AF672968

Dr. (phil.) Franz-Josef Klar

Die Konstruktion der Neuro-Linguistisch-Programmierenden Psychotherapie (NLPPt)

Metatheorie einer Struktur- und Prozess-Beschreibung der NLPPt
Vor-Entwurf einer „Allgemeinen Psychotherapie“
Eine begleitende Auseinandersetzung mit der Psychoanalyse

Zum Autor

Diplom-Psychologe Dr. (phil.) Franz-Josef Klar studierte Psychologie, Sozialwissenschaften und Pädagogik an der Universität zu Köln. Parallel zum I. und II. Staatsexamen für das Lehramt am Gymnasium machte er das Diplom in Psychologie (Studienschwerpunkt „Morphologische Psychologie") bei Prof. Dr. Wilhelm Salber. Nach dem Diplom durchlief Franz-Josef Klar eine psychoanalytische Ausbildung. Heute ist er ausgebildeter Psychotherapeut (DGIP), Psychoanalytiker (DGIP und DGPT), Psychologischer Psychotherapeut und Gruppenpsychotherapeut für tiefenpsychologisch fundierte und analytische Gruppentherapie (DGIP). 2003 promovierte Franz-Josef Klar an der Universität Duisburg-Essen mit einer Dissertation zur „Wirksamkeit Individualpsychologisch-Psychoanalytischer Psychotherapie - eine Langzeitstudie zur Psychotherapieforschung" zum Doktor der Philosophie (Dr. phil.). Danach vollzog sich bei Franz-Josef Klar ein radikaler Wechsel in seiner wissenschaftstheoretischen und psychologischen Sichtweise, und zwar weg von der „psychoanalytischen" Sichtweise und hin zu einer „neurolinguistisch-programmierenden" Sichtweise. Im Rahmen des „Deutschen Verbandes für Neurolinguistisches Programmieren" (DVNLP) durchlief Franz-Josef Klar die Ausbildungen zum „NLP-Lehrtrainer", „NLP-Lehrcoach", „NLPt-Lehrtherapeut" und „NLPt-Supervisor". Diese Ausbildungen machte er hauptsächlich bei Stephan Landsiedel, Carlos Salgado und Birgit Bader. Zur Vervollständigung seiner neurolinguistischen Therapie-Kenntnisse machte Franz-Josef Klar bei der EMDRIA-Deutschland eine Ausbildung zum „EMDR-Therapeuten". Neben zahlreichen beruflichen Tätigkeiten in den Bereichen Pädagogik, Psychologie und Therapie war er als staatlich anerkannter „Psychologischer Psychotherapeut" in einer freien psychotherapeutischen Privat- Praxis tätig.

Ein ausführliches Autorenportrait finden Sie am Ende dieses Buches.

Dr. (phil.) Franz-Josef Klar

Die Konstruktion der Neuro-Linguistisch-Programmierenden Psychotherapie (NLPPt)

Metatheorie einer Struktur- und Prozess-Beschreibung der NLPPt

Vor-Entwurf einer „Allgemeinen Psychotherapie“

Eine begleitende Auseinandersetzung mit der Psychoanalyse

Bibliografische Information der Deutschen Nationalbibliothek: Die Deutsche Nationalbibliothek verzeichnet diese Publikation in der Deutschen Nationalbibliographie. Detaillierte bibliografische Daten sind im Internet unter http://dnb.d-nb.de abrufbar.
ISBN: 978-3-940692-46-7

Herausgeber: Stephan Landsiedel
Lektorat: Evi Anderson-Krug
Herstellung: BoD – Books on Demand, Norderstedt
Verlag: Landsiedel NLP Training
www.landsiedel-seminare.de/nlppt-fjk

WIDMUNG

Ich widme dieses Buch meiner Familie,
meiner Frau Gabriele, die mich all die Jahre versorgt und zum Durchhalten ermuntert hat, sowie meinen volljährigen Kindern Julia, Nadine und Ruben, die schon mal gefragt haben, was ich da so Merkwürdiges schreibe.

Vielen Dank an Stephan Landsiedel für die immer freundschaftliche Unterstützung.

Vielen Dank auch an Evi Anderson-Krug für ihre Lektorarbeit.

„Das Sein ist immer das Sein, was meine gerade zugängliche Neurotransmitter-Konstellation mir vorgibt zu sein."
(Unbekannter Autor)

Üxheim / Vulkaneifel, von 2005 bis zum 07.07.2020

Achtung! Warnung! Caution!

Dieses Buch ist ein ausdrücklich unwissenschaftliches Buch - und daher zur Lektüre an Universitäten denkbar ungeeignet.

Hinweis zur Rechtschreibung und Schreibstil

Dieses Buch enthält die alte Rechtschreibung, welche mir seit vielen Jahrzehnten vertraut ist. Wenn in diesem Buch von Patienten oder Therapeuten die Rede ist, so ist selbstverständlich immer die weibliche und die männliche Form gemeint, ebenso natürlich auch diverse. Aus Gründen der besseren Lesbarkeit wurde die vereinfachte Schreibweise gewählt.

Inhaltsverzeichnis

Vorwörter

Vorwort eins: „Keine Zitate-Sammlung"

Was Sie hier nicht bekommen, das ist eine Zitate-Sammlung. Als „wissenschaftlich" bezeichnet man ja nur solche Veröffentlichungen, die von Zitat-Aneinanderreihungen nur so strotzen, die dafür aber - versprochen - auf keinen Fall neue Gedanken vortragen. Diese Zitat-Sammlungen prüfen nicht die in den Zitaten vorgetragenen Inhalte, sondern sie werden lediglich als Verifikationsinstanz für die Richtigkeit der abgeschriebenen Texte herangezogen.

Das Ergebnis dieser Zitate-Sammlungen besteht darin, daß es in solchen Schriften wirklich keinen vom Autor selbst gedachten neuen Gedanken gibt. „Nein, dieser Gedanke stammt nicht von mir, ihr könnt mich für ihn nicht verantwortlich machen, ich habe diesen Gedanken anderswo gefunden, zitiere ihn ja nur, benenne euch die Fundstelle des Gedankens - und man kann überprüfen, daß ich richtig zitiert habe. Damit habe ich einen empirisch überprüfbaren Satz geschrieben."

Die Summe einer Anzahl solcher intersubjektiv überprüfbaren objektiv vorhandenen Sätze ergibt dann ein wissenschaftliches „Buch". Man könnte fragen: „Wo lassen Sie denken?" Wenn ich also nachweisen kann, daß ein Gedanke nicht von mir ist - und dieser Beweis liefert ein Zitat, dann kann ich eine wissenschaftliche Aussage wie folgt treffen: „Mustermann hat dies und das a.a.O. gesagt oder geschrieben." Wenn ich auch der inhaltlichen Aussage des Satzes nicht zustimme, so kann ich doch die Tatsache des „Gesagt-Seins" des Satzes objektiv überprüfen. Damit wechsele ich quasi heimlich meinen ursprünglichen Gegenstand (Spur-Wechsel), und zwar „weg von der thematischen Auseinandersetzung" und „hin zur formalen Verifikationsinstanz" für das an anderer Stelle Gesagt-Sein eines Satzes. Für den empirischen Wissenschaftler aber kommt erst mit diesem geheimen Spur-

Wechsel der Sprung von der Ebene der Unwissenschaftlichkeit auf die Ebene einer Wissenschaftlichkeit zustande.

Dieses einengende wissenschaftsneurotische Denkmuster wird niemals in der Lage sein, etwas „Neues“ zu denken. Das ist doch toll: da habe ich der Welt also nichts Neues mitzuteilen - das aber mache ich streng wissenschaftlich, indem ich alles, was ich sage, durch Zitate absichere. Eins ist sicher, daß man mit einer theoretischen Zitaten-Sammlung kein guter Psychotherapeut werden kann. Es ist die „Erfahrung“, die den Fachmann macht, nicht das bloße Wissen.

Wenn man kinderlos geblieben ist, also in erzieherischen Fragen ohne die „Erfahrung“ eigener Kinder (Laie) ist, dann sollte man den „Kleinen Süßen“ keine Geschenke aussuchen. Ohne die Erfahrung eigener Kinder, ohne die Erfahrung von Kinder-Geburtstagen und die Erfahrung, immer das Falsche eingekauft zu haben, weiß man, warum es gut ist, Geld zu schenken. Beispiel: Meine Tochter feierte ihren 16-ten Geburtstag und bekam von ihrer Tante ein Kindermalbuch mit Malstiften geschenkt. Die Tante war kinderlos, hatte also keinerlei „Erfahrung“, sondern „wußte“ was man auf welcher Entwicklungsstufe schenkt.

Vorwort zwei: Gegen den Hochmut der Wissenschaften

Die Menschheit gebärdet sich so, als gäbe es einen Primat des Denkens vor dem Handeln. Der Mensch sei ein vernunftbegabtes Wesen, heißt es. Das sagt auch das Sprichwort: „Erst denken, dann handeln.“ Gott sei Dank hat die Menschheit sich daran nicht gehalten, denn dann wäre sie schon lange ausgestorben. Gott sei Dank ist es umgekehrt: es gibt einen „Primat des Handelns“ vor dem „Denken“ - sprich vor der Wissenschaft. Das Denken zielt nicht ab auf Erkenntnis, sondern auf das Finden der jeweils besten Überlebensstrategie. Was dabei herauskommt, erscheint uns dann „vernünftig“ - vernünftig aber nur in Hinblick auf den jeweils geltenden Frame. Wenn sich der Frame aber ändert, dann „erinnern Sie mich nicht an mein Geschwätz von gestern.“ (Adenauer).

Und der Mensch ist ganz und gar nicht ein vernunftbegabtes Wesen, sondern ein vorteilorientiertes Tier, koste es was es wolle. Vernunftgesteuert sehen wir die Klimakatastrophe auf uns zukommen, doch wir sind handlungsgelähmt. Normalerweise müßte jetzt der Handlungsimpuls anspringen - doch diesmal scheint er in Anbetracht der Problemgröße zu resignieren.

Früher war das anders. So wurde z.B. seit Beginn der Menschheit immer schon „erzogen“ (kommt von ziehen, her-ziehen), obwohl es erst seit Kurzem (seit ca. 150 Jahren) eine „Pädagogik“ und (seit ca. 50 Jahren) eine „Erziehungswissenschaft“ gibt. Wie ist das möglich? Woher nahm sich das „Handeln“ so ganz ohne Wissenschaft das Recht zum Handeln? Aber es kommt noch schlimmer: Jetzt ist die Erziehungswissenschaft endlich in der Gegenwart angekommen, da verweigert sich diese Erziehungswissenschaft allen Aufforderungen, Empfehlungen hinsichtlich der richtigen Erziehungsmaßnahmen auszusprechen. Warum dies? Antwort: Wissenschaft beobachtet und beschreibt, mischt sich aber nicht wertend ein. Wissenschaft gibt aus Gründen der Sicherung der eigenen Wissenschaftlichkeit grundsätzlich keine Handlungs-Empfehlungen. Und so sind die Betreuer und Lehrer wieder auf ihr spontanes Handeln zurückgeworfen.

Und so ist es auch mit der Psychotherapie. Die Welt ist bis vor ca. 120 Jahren (Stichtag 1900, Erscheinungsjahr von Freuds „Traumdeutung“) ganz gut auch ohne Psychotherapie ausgekommen. Dann zeigen zunächst die Psychoanalyse, 100 Jahre später dann das NLP, ein Feuerwerk an therapeutischen Techniken - die aber alle als unwissenschaftlich gelten.

Während die wissenschaftliche Psychotherapie nur aus langweiliger Mathematik besteht, wird es sofort spannend, sobald man auf die Einengung der Wissenschaft auf das Beobachtbare und das Zählbare verzichtet. Wir betreiben dann auch keine „positivistische Empirische Sozialforschung“, sondern können unsere Psychologie mit der „Schöpfungs-Geschichte“ beginnen lassen.

Schon der Begriff „Schöpfungs-Geschichte“ (Gott schuf die Welt in sechs Tagen) hat andere psychologische Implikationen in Richtung Sünde, Schuld, Bestrafung und Entwicklung. Aber das reicht nicht, denn: Selbst die Schöpfungsgeschichte braucht Bilder: „Gott schuf die Erde, schuf Adam und Eva, schuf ein Paradies und schuf die Möglichkeit zur Sünde“. Und was passiert? Gott sei Dank kam es zur Sünde, denn sonst wäre es nur zu einem ständigen „Hosianna-Singen“, aber nicht zu einer Entwicklung gekommen. Der „Apfel“ und die „Sünde“ sind Symbol einer notwendigen Vertreibung aus dem Paradies, aber damit auch zu einer Entwicklung. Die Vertreibung ist notwendig zur Entfaltung einer Vision. Oder wir sprechen nicht von Schöpfungsgeschichte, sondern von Abstammungslehre, dann haben wir andere Bilder im Kopf.

Wir alle haben solche Bilder (Archetypen) und Geschichten also immer schon in uns getragen. Wir hatten schon Bilder in unseren Köpfen, als es noch gar keine Wissenschaft und noch keine Kinos gab (Primat der inneren Bilder vor den großen Filmen).

Nach diesen unwissenschaftlichen Anfangs-Geschichten vom Paradies kamen noch viele Fortsetzungen auf den Markt. Diese Fortsetzungen wurden irgendwann einmal zusammengetragen und fanden unter dem Titel „Die Bibel“ große Verbreitung. In der Bibel schlug sich das Wissen, der Glaube, das Recht, die Moral, die Psychologie und sonstige Fächer der damaligen Zeit nieder, ohne daß die genannten Bereiche bereits wissenschaftlich verankert waren. Und damit die große Bibel-Gemeinde immer zueinanderfinden konnte, bauten sie in jedem Dorf eine Filiale und nannten diesen Ort „Kirche“.

Heute ist die Bibel ein Vorratsbehälter (Sammlung/Magazin) für Metaphern, Märchen, Geschichten oder Seelenmuster der Menschheitsentwicklung, die man therapeutisch sehr gut nutzen kann, weil viele Menschen die „Gleichnisse“ und Geschichten kennen.

Beispiel aus dem neuen Testament für VAKOG/SM und DLSM: Es ging das Gerücht, Jesus sei auferstanden von den Toten. Daraufhin erschien Jesus den Aposteln, doch die glaubten nicht was sie sahen. Daraufhin sagte Jesus, sie sollten alle ihre Hände in seine Wunde legen - und da erst wußten die Jünger, daß er es war. DLSM: „sie glaubten nicht (Glaubenssatz) - dann aber wußten sie)“ und VAKOG/SM: „K“ hat die stärkste Wirkkraft. Primär wirksam ist die Handlung (anfassen).

Machen wir einen großen Schritt weg von der Schöpfungsgeschichte, weg von der Bibel, hin zu Platons Erkenntnistheorie (Höhlengleichnis/Drei-Ebenen-Staat/Drei-Ebenen-Aufbau der Kognition) und den Beginn des empirischen Denkens bei Aristoteles. Was damals als Weltordnung erdacht wurde, das legte über den Moment hinaus das Abendland für die nächsten 2500 Jahre fest. Das was die Leute in dieser Zeit zu wissen glaubten, das ist aus unserer heutigen Sicht zwar alles nicht Wissenschaft, doch es waren und es sind Denk- und Handlungs-Konzepte, die auch ohne daß wir etwas verstehen, die Welt ins Funktionieren bringen.

Machen wir noch einen großen Schritt und wir sind bei den Hexenverbrennungen, der Renaissance und dem Ablaßhandel. Darin steckte auch wieder implizit ein unwissenschaftlich-psychologisches Denken, das uns in der Schrift „Die protestantische Ethik und der Geist des Kapitalismus“ (Max Weber) vorgestellt wird (Glaubenssätze/Werte/Kapitalismus/Religion). Hier wird aufgezeigt, wie der Glauben und die Glaubenssätze unser Handeln bestimmen und nicht gewollte soziale Veränderungen erzwingen.

Da hatte man also über ca. 2500 Jahre keine oder nur ein wenig Wissenschaft von der Psychologie und von den anderen Fächern, aber das Leben funktionierte auch ohne das.

Die vermeintliche „Tiefe“ der Tiefenpsychologie (die gar nicht in die Tiefe, sondern nur in die Tiefenschärfe geht) und die Mythen der Neuropsychologie, das ist spannend und wird im Leben mehr gebraucht als das Denken über eine Sache.

Vorwort drei: Entschuldigung für eine anverwandelte Denkweise

Manch einem Leser werden meine Wortwahl, meine Begriffsbildung und Denkweise merkwürdig erscheinen. An dieser Stelle möchte ich die Herkunft meiner Denkweise offenlegen, sonst träfe mich wohl zu Recht ein Plagiatsvorwurf. Also: Die Denkweise und die Begrifflichkeit lehnen sich an die Begrifflichkeit und Denkweise von Wilhelm Salber (1928 - 2016) an. Nach 16 Semestern Studium seiner „Morphologischen Psychologie" (dahinter verbirgt sich ein vereinheitlichender Ansatz von Gestaltpsychologie, Psychoanalyse und Phänomenologie zu einer „Allgemeinen Psychologie") hat dies in mir seine Spuren hinterlassen. Teile der morphologischen Begrifflichkeit wurden (von mir unbemerkt) in meine Alltagssprache assimiliert - teilweise richtig, teilweise aber auch falsch übertragen. Dadurch kommt es bei mir sicherlich zu so mancher Bedeutungsverschiebung, so daß ich nicht nur fremde undefinierte Begriffe, sondern diese auch noch nicht überprüft und so ggf. auch noch bedeutungsfalsch einbringe.

Es handelt sich dabei z.B. um Worte wie „Gegenstandsbildung“, „Wirkungseinheiten“, „Logifizierung“, „Seelenlogik“, „Zerdehnung des Augenblicks“... u.a.

Wenn ich also den einen oder anderen morphologischen Begriff nicht oder nur teilweise begriffen habe und im Weiteren falsch verwende, dann fällt mir das gar nicht auf - Salber möge mir verzeihen. Auf jeden Fall ist jetzt durch meinen Hinweis sichergestellt, daß jeder Lesende um die Anlehen weiß und sich über die merkwürdige Begrifflichkeit kundig machen kann. Ich definiere diese Begriffe nicht, denn sie werden den Lesern beim Lesen intuitiv klar sein.

Näher Interessierte schlagen nach bei Salber, W., (1), Der psychische Gegenstand, Bonn 1957) - doch bitte darüber die NLPPt nicht aufgeben. Hier können Sie nur etwas über NLPPt erfahren, nicht aber über die „Morphologische Psychologie.“ Wenn Sie Letzteres kennen lernen möchten, empfehle ich Kontaktaufnahme zu den „Morphologen“ in Köln und Berlin.

Vorwort vier: Zielgruppen

Dieses Buch wendet sich an verschiedene Zielgruppen.

Die erste Zielgruppe ist die der fortgeschrittenen NLP-, NLPt- oder NLPPt-ler. Dieses Buch ist keine Einführung in das NLP, sondern das NLP wird als bekannt vorausgesetzt. In diesem Buch geht es einmal nur um Theorie, nicht um neue Formate, nicht um Übungen, nicht um Kleingruppenarbeit, sondern um Theorie - und ich denke, der psychotherapeutische Arm des NLP hat einen großen Nachhol-Bedarf an Theorie.

Die zweite Zielgruppe, die sich hoffentlich angesprochen fühlt, ist die Gruppe der Psychoanalytischen Psychotherapeuten. Denn ich behaupte einmal bewußt provokativ, daß das NLP die stärkste Konkurrenz-Veranstaltung zur Psychoanalyse und die einzige allen anderen Psychotherapie-Formen überlegene Psychotherapie-Methode darstellt. Ich behaupte dies zunächst einmal nicht als NLP-ler, der seine Sache verkaufen will, sondern ich behaupte dies als Psychoanalytiker mit 30 Jahren Erfahrung in der Psychotherapie.

Dem kann man entgegenhalten, daß dem NLP bzw. der hier vorgetragenen NLPPt die wissenschaftlichen Wirksamkeitsnachweise fehlen. Ja, das stimmt, und das wird in Deutschland auch so bleiben, denn die Anzahl der in NLPPt ausgebildeten Personen, die eine Approbation als „Psychologischer Psychotherapeut“ oder „Ärztlicher Psychotherapeut“ besitzen und gleichzeitig NLP-, NLPt- oder NLPPt-ler sind und damit auf privater Basis mit Zustimmung der Patienten NLP betreiben dürfen, umfaßt in Deutschland geschätzt vielleicht gerade einmal fünfzehn Personen. Und deren private wirtschaftliche Kraft reicht nicht aus, die vom Wissenschaftlichen Beirat der Bundesregierung geforderten Wirksamkeitsnachweise (Forschungsprojekte) zu finanzieren. Es bleibt also nur die Hoffnung, daß einmal der eine oder andere approbierte Psychotherapeut rein zufällig mit einem Sponsor zusammentrifft.

Die dritte angesprochene Personengruppe sind die Vertreter einer „wissenschaftlich-theoretischen Psychologie“. Genau für diese Freaks soll mit diesem Buch ein möglicher metatheoretischer Vergleichsrahmen zur Einordnung aller auf dem Markt befindlichen Psychotherapieschulen aufgezeigt werden. Dieser Rahmen macht es möglich, psychotherapeutisches Handeln auch bei Wechsel des Therapieverfahrens weiterhin wie aus einem gelungenen Gesamtsystem heraus weiter zu betreiben. Die bisherigen autonom agierenden Psychotherapiearten lassen sich aus einem Gesamtsystem heraus als Unterformate der NLPPt verstehen.

Ja, man könnte von diesem System ausgehend auch alle bislang noch gar nicht realisierten aber möglichen Formate konstruierend auffinden und so neue Formate entwickeln. Hier kommt es darauf an, die verschiedenen Therapiearten untereinander und ineinander zu übersetzen, um so eine Metatheorie der Psychotherapie, also eine „Allgemeine Psychotherapie", auf die Beine zu stellen.

Die vierte Gruppe von Interessierten könnte die Gruppe derjenigen sein, die auf der Suche nach dem Wirkmechanismus von Psychotherapie (Wirkungsforscher) sind. Unter der Lupe: Wie genau wirkt eine Therapie, was ist ihr Wirkmechanismus?

Das Ziel von NLPPt besteht nicht darin, Psychotherapie als eine Kunst zu sehen. Kunst ist nicht lern- oder lehrbar. Da wollen wir nicht hin. Wir verstehen die NLPPt als eine objektive lern- und lehrbare Methode samt ihrem Verfahren sowie mit einem benennbaren Wirkmechanismus.

Die fünfte Zielgruppe, die sich angesprochen fühlen sollte, ist die der Gesundheitspolitiker. Die frohe gesundheitspolitische Botschaft dieses Buches lautet, daß sich die bundesweiten Kosten für Psychotherapie durch die Zulassung von NLP (NLPPt) als kassenabrechnungsfähige Psychotherapie um geschätzte 70% senken ließen. Der eingesparte Betrag dürfte im Milliardenbereich liegen. Es kommt darauf an, die Gesundheitspolitiker auf die hohe und schnelle Wirksamkeit der NLPPt sowie die dadurch gegebene Einsparmöglichkeit von ansonsten für klassische Psychotherapie zu verausgabenden Mittel aufmerksam zu machen.

1. Einleitung

1.1) Der Meta-State des/der NLP/NLPPt

Wenn man Psychologie oder Psychotherapie betreiben will, dann geht das zwar auch ohne Vorkenntnisse, andererseits ist der gnadenlos im Vorteil, der sich „meta" ausrüstet und sich Wissen um die theoretischen Bedingungen (Meta-Kennzeichen) eines solchen Unternehmens verschafft.

Das vorliegende Buch ist schwer zu schreiben und schwer zu lesen, weil es von dem Jahrhunderte alten und immer wieder mal diskutierten Zusammenspiel von Körper und Psyche handelt. Bei diesem Thema kann man schnell in falsche Abteilungen abgleiten. Dieses Buch kommt an unglaublichen Beobachtungen und Formulierungen nicht vorbei, so daß man denken mag: „Nun ist es aber gut - so einen Unsinn lese ich nicht weiter." Wenn Sie an solche Stellen kommen, dann kann das bedeuten, daß Sie sich in der falschen Meta-Position befinden.

Nur wenn Sie dieses Buch durchgehend aus der Metaposition einer neuropsychologischen Provenienz bearbeiten, können Sie verstehen was ich meine. Ich muß zugeben, daß selbst mir als „Schreibender" diese Meta-Position gelegentlich abhanden kommt - und zwar deshalb, weil mir die Konsequenzen meines Handelns in den Therapiesitzungen und meiner Darstellungen unheimlich sind. Wenn ich z.B. sage, daß wir „mit Worten operieren", dann schrecke ich zurück, und trotzdem muß ich diesen Satz aussprechen und nach vorne treiben, auch wenn man mich für einen Idioten hält.

Die immer mitlaufende Meta-Bedingung dieses Buches besteht darin, daß alle hier vorgetragenen Ausführungen nur und ausschließlich von der Basis einer „neuropsychologischen Sichtweise" (und keiner anderen) richtig verstanden werden können. Das soll heißen, daß wir einen Grundgedanken, und zwar unseren Grundgedanken, einmal stur durchhalten – ja, das nennt man dann „methodisch", koste es was es wolle.

Wir dürfen uns weder von Philosophen, Biologen, Pädagogen, Vertretern der Empirischen Sozialforschung, ja noch nicht einmal von den Kollegen der Mathematisch-Naturwissenschaftlichen-Fakultät sagen lassen, was Psychologie ist. Die Kollegen der anderen Fakultäten reden nämlich alle gerne mit - unreflektiert und von ihrem völlig anders geladenen Standort aus. Die Kollegen anderer Fächer merken gar nicht, daß alle ihre Urteile durch die Brille ihrer Fächer gesehen standortgebunden sind.

Es ist wie mit der Supervision: Ein Verhaltenstherapeut braucht und kann sich nicht durch eine allgemeine Supervision supervidieren lassen, sondern nur von einem verhaltenstherapeutisch erfahrenen und ausgebildeten Kollegen. Soll heißen: Wir akzeptieren Kritik nur von denen, die sich durch Fachkenntnis hervortun.

Wer von diesem Buch etwas haben will, der sollte die (wie bei uns allen) vorhandene unreflektierte Standardeinstellung (die sog. Werkseinstellung) im Gehirn vorübergehend einmal ausschalten.

Manch einer hat sich durch Beibehaltung der alltagsüblichen Voreinstellungen (Mischung aus bio-chemisch-physikalisch-psychischer Weltanschauung) sowie durch eine phobische Vermeidung jeglicher neuen Erkenntnisse den Blick für das Wesentliche verstellen lassen.

Damit dies dem Leser dieses Buches nicht passiert, sollte er sich fragen lassen, ob er sich für den begrenzten Zeitraum des Lesens (also nur die Stunden des wirklichen Lesens) dieses Buches auf eine radikal einseitige neuro-psychologische Sichtweise einlassen kann. Wenn er das nämlich nicht kann, dann ist das fast ein Ausschlußkriterium zum Weiterlesen, denn er hat dann die unreflektierte, im Alltag aber übliche Sichtweise von Herrn Jedermann auf dem Schirm. Aus einer unreflektierten Alltagsposition oder aus der Position der Logik heraus beurteilt ist die NLPPt, so wie sie betrieben wird, nämlich einfach nur Unsinn. Wenn der Leser zu dieser quatsch-kognitiven Einschätzung gekommen ist, sollte er das Buch zur Seite legen und es nie wieder anschauen, oder aber sollte sich jetzt erst recht in die Materie hineinlesen.

Es folgt ein kurzer Test, zu welcher Gruppe Sie gehören, zur „positiven Psychologie-Gruppe“ oder zur „negativen Quatsch-Gruppe“:

Beispiel: Eine Frau will sich von ihrem brutalen Mann trennen, schafft dies aber seit Jahren nicht. Sie ist sehr depressiv und steht unter Medikation. Ob das Thema „Ehe-Mann“ etwas mit der Depression zu tun hat oder nicht, das erscheint psychologisch gesehen doch evident zu sein: Natürlich ist das der erklärende Zusammenhang. Für eine hirnneuronale Denkweise ist der Zusammenhang deshalb aber noch ganz und gar nicht bestätigt. Die psychologische zusammenhangsuchende Sichtweise beinhaltet aus hirnneuronaler Position eine potentielle Spekulation. Erst das gemeinsame Feuern von Hirnarealen liefert den Nachweis, ob es einen psychischen oder neuronalen Erklärungszusammenhang gibt. Das Verbleiben bei ihrem Mann erklärt sie damit, daß es ihr Hauptanliegen sei, Kraft für die Trennung zu sammeln, die Depression habe damit also wenig zu tun.

Ich forderte sie auf, Bilder ihres Mannes mitzubringen. Das machte sie, ich gab ihr eine Schere und fragte, ob sie die Bilder zerstückeln mag. Nein, das wolle und könne sie nicht. In der dritten Sitzung brachte sie alle Bilder wieder mit, denn sie habe sich vorgenommen, die Bilder doch zu zerschneiden. Sie zerschnitt die Bilder ganz langsam und warf die gesammelten Schnipsel bei kurzer Unterbrechung der Sitzung in flüssigen Beton, mit dem eine Firma 100 Meter weiter den zufällig den Bürgersteig reparierte. Sofort trat Heilung ein, sie zog noch in der gleichen Woche in eine eigene kleine Wohnung und verabschiedete sich von mir in einer letzten vierten Sitzung. Die Hilfe sei nicht durch das Zerstückeln der Bilder entstanden, sondern weil sie jetzt ganz anders denken könne - und zwar sei dies der Todeswunsch gegen ihren Mann gewesen. „Aus dem harten Beton kommt der da nicht mehr raus“, das war der Todeswunsch. Daß ihr Mann aber jetzt biologisch und physikalisch noch frei herumlaufe, das sei ihr egal, das sei eine andere Ebene. Ihr reiche die freie Vorstellungs-Auswahl, nämlich den „Tod“ denken zu können.

Was denken Sie, was war das? Psychotherapie oder Quatsch? Was hat Bilderzerschneiden und Einbetonieren mit Psychotherapie zu tun?

Unser Gegenstand ist die Ein-Bildung. Da wo andere Fächer aus Gründen nicht zulässiger Grenzüberschreitung Stopp machen, da wo für die Anderen der „esoterische Unsinn" beginnt, dem man weiter keine Beachtung schenken sollte, da fängt es für unsere Psychologie überhaupt erst an, interessant zu werden. Uns interessiert nämlich gerade das, was andere abschätzig als eine „Ein-Bildung" („in einem Bild unterbringen") abtun.

Mit einer physikalischen Darstellungs- und Sicht auf die Dinge ausgerüstet, mißt der Physiker eine Temperatur von „gemessenen Minus 4 Grad Celsius". Das ist die zutreffende physikalische Aussage. Wenn es dann im Zusatz heißt: „gefühlte Minus 11 Grad Celsius", dann ist das eine psychologische, besser noch eine neuropsychologische Aussage. Der Physiker ist (hart gesehen) nur für die physikalische Messung zuständig. Der Punkt ist nur der, ob es erlaubt ist, die Dinge auch noch unter einer anderen als nur und ausschließlich physikalischen Sicht sehen zu dürfen. Dann müßte der Physiker sagen: Aussagen über „Gefühlte Minusgrade" sind physikalisch unzulässig, da wegen fehlender Meßbarkeit der gefühlten Minusgrade unwissenschaftlich. Das kann man tun, dann sieht man aber nur noch einen Teil der Dinge.

Wie ist es? Kann man aus seinen Problemen physikalisch heraustreten und das Leiden ist weg? „Ja" oder „Nein?" Psychisch geht das, und zwar in einer psychologischen oder neuropsychischen Realität.

Es ist wie bei „Dinner for One": Physikalisch ist „Mister Winterbottom" nicht dabei und auch seine Tischgenossen sind physikalisch nicht anwesend. Wenn wir die physikalische Wirklichkeit verlassen und in die psychische Wirklichkeit wechseln, dann sind Mister Winterbottom und auch seine Tischgenossen natürlich anwesend. Das Spiel lebt von dem ständigen Wechsel zwischen physikalischer und psychischer Realität. Oder kann man die psychischen Anteile des Stücks wegnehmen, ohne daß es an Witzigkeit verliert?

Wir nehmen die physikalisch ablaufenden Geschehnisse in unserem sozialen Umfeld auf den fünf VAKOG/SM-Kanälen wahr und können diese imaginär als Film vor unseren inneren Wahrnehmungsorganen ablaufen lassen. Was eben noch physikalische oder soziale Realität war, das wird mittels „Verfilmen“ in eine imaginative psychische Ebene übersetzt. Die Geschichtenbildung ist das Alleinstellungsmerkmal des Psychischen. Und was sich dabei in der psychischen Realität abspielt und was dabei überhaupt psychische Realität ist, das bestimmt die Psychologie ganz allein.

Wenn jemand während einer Psychotherapie-Sitzung psychisch „aus seinen Problemen heraustreten möchte“, dann ist der zu beschreitende Weg ja bereits mit dem physikalischen Wort „heraustreten“ formuliert: „Heraustreten“ ist eine Handlung, die nach einer Richtung verlangt. Begriffe wie „Handlung“ sind hier als „Physikalismen“ eingesetzt, die eine eigenständige psychische Realität mit einem nicht erfüllbaren physikalischen Materialisierungsdrang darstellen, also immer Physikalismen bleiben.

„Lass deinen Schmerz hinter dir“: „hinter dir“ erzeugt zunächst die Handlung des „Aufschreibens des Schmerzes“ und dann des „Hinter-Sich-Werfens“ des beschriebenen Zettels. Physikalisch gesehen geht das zwar auch, aber es hat nur eine physikalische (und keine psychische) Wirkung. Auf der Ebene der Physikalismen wäre die Wirkung psychischer Art sofort und problemlos da.

Es geht der Psychologie und der Psychotherapie darum, „Ein-Bild-Ungen“ psychisch zu realisieren und/oder psychisch zu verwalten. Wir können psychische „Ein-Bildungen“ herstellen, die damit zu „eingebildeten Realitäten“ (ein-durch-Bildung-ge-bild-et), - damit aber auch auf jede Fall zu Realitäten - psychischen Realitäten - , werden, nämlich zu psychisch angestoßenen Materialisierungs-Bestrebungen, die damit zu unserem von uns zu erforschenden neuropsychischen Forschungsgegenstand werden.

Ist die ganze Psychologie ein Bluff - eine Einbildung (eine Bildung, eine Bild-ung, Be-Bilder-ung)? Ja so ist es - es ist ein innerlich gemachtes Bild, eine

Bildung. Und wir lieben unsere Ein-Bild-ungen, denn obwohl physikalisch nicht sichtbar - sie sind psychologisch als Tagträume sichtbar - sie sind immer für uns da. Sie sind da, obwohl physikalisch nicht da.

Das ist der Punkt, der alles entscheidet. Wir beschäftigen uns mit der psychischen Realität als einer Realität, die genauso real ist wie die physikalische Realität.

Die Psychologie der NLPPt benutzt die physikalische Realität und die physikalische Sprache, um ihre Zustände zu beschreiben. Dabei entstehen physiknahe Begriffe, die Physikalismen, welche die ins Psychische übersetzte Arbeit als eine physikanaloge - aber nur analoge - Realität festhält.

Psychologen können zu fremdfachlichen Äußerungen anderer Professionen mit Sachverstand eigentlich gar nichts sagen - weil sie nämlich in deren Fach nicht Fachmann sind.

Und so ist es auch mit der Psychologie. Wer von der psychischen Realität keine Ahnung hat, der sollte möglichst auch nicht darüber reden. Extremer noch: Wenn kein Hintergrundwissen über „Reiki“ vorhanden ist, dann sollte man sich hinsichtlich des therapeutischen Gehalts von „Reiki“ möglichst auch nicht äußern.

Umgekehrt ist es genauso. Was auch immer die Physik über einen physikalischen Umstand sagt - das ist und bleibt ein physikalisch begründeter Satz. Und wenn die Psychologie etwas über diesen physikalischen Gegenstand sagen sollte, dann kann diese Äußerung immer nur eine psychologische oder eine laienhafte sein - am besten aber gar keine.

Und an den Physiker die Aufforderung, psychische Phänomene nicht unter physikalischer, sondern nur unter physikanaloger Deutungshoheit zu bewerten.

1.2) NLP - Nein Danke

Ich wurde einmal von einem NLP-Trainer für die Mitwirkung an einer geplanten Weiterbildung in einem Weltkonzern umworben. Vor dem ersten Kontakt mit der Weiterbildungsabteilung des Konzerns wurde ich jedoch vergattert, das Kürzel "NLP" und „Neurolinguistisches Programmieren“ auf keinen Fall zu benutzen, andernfalls könne es mit meiner Mitarbeit nichts werden. Und das, obwohl die meisten Manager-Seminare inhaltlich reines NLP anbieten. Und auch die Mitarbeiter auf den niedrigeren Rängen besuchen zuhauf NLP-Seminare. Am Ende möchten einige Teilnehmer aber neben dem offiziellen DVNLP-Teilnahme-Zertifikat noch ein zweites Zertifikat, und zwar eine einfache Teilnahme-Bescheinigung häufig ohne NLP-Hinweis zur Vorlage in der Personalabteilung.

Es scheint, als interessierten sich zwar viele Menschen für NLP, doch wollten die Wenigsten auch offiziell zur Familie der NLP-ler gehören. Ein mitgehörtes Gespräch in netter Small-Talk-Runde: "Nein, was Sie nicht sagen, NLP (?), da halte ich ja gar nichts von. Nein, wir doch nicht, das ist doch Manipulation. Ist ja auch völlig unwissenschaftlich. Das kommt alles von den Scientologen - jaja, NLP-ler und Scientologen sind wohl dasselbe - oder sind es doch die Esoteriker - oder die Spirituellen? Nein, mit so etwas haben wir nichts zu tun. Nein das sind wir nicht, das sind die anderen."

Obwohl NLP verpönt ist, tauchen die Begrifflichkeiten des NLP seit ca. dem Jahrtausendwechsel in vielen Lebensbereichen verstärkt auf. Zum Beispiel in der Politik. Dort ist man seit einigen Jahren merkwürdigerweise "gut aufgestellt" - man hat also wohl an einer zum theoretischen Dunstkreis des NLP gehörenden „Aufstellungsarbeit" teilgenommen - auf jeden Fall scheinen alle gut aufgestellt. Aber die Leute sind heute alle nicht mehr nur aktiv, nein sie sind heute alle „proaktiv“.

Merkwürdig auch, daß es im Fernsehen seit einigen Jahren „Formate" gibt, ein wichtiger Begriff aus dem NLP. Und im Bundestagswahlkampf 2017 hieß es doch, daß Frau Merkel mit dem „Format" der Publikumsbefragung ganz gut zurechtgekommen sei. Vor dem gab es den Begriff des „Formats" im deutschen Sprachgebrauch nur zur Größenbezeichnung von Papier - sagte doch der Lehrer: „Und nächste Schulstunde bitte alle ein Heft im Format Din A 4 mitbringen.“ Nachdem das NLP den Begriff des „Formats" über seine Seminare verbreitet hatte, wurde er von den Seminarteilnehmern in die Welt hinaus getragen. Die Fernsehkommunikatoren haben den Begriff aufgegriffen und heute spricht man wie selbstverständlich von allen möglichen Formaten.

Und auch in psychotherapeutischen Publikationen findet man immer wieder NLP-Strategien, Denkweisen und Formate - was natürlich nicht schlimm, sondern eher erfreulich ist - nur daß meist die Quelle nicht genannt wird und der Publizierende sich nicht als ein Abkömmling von NLP zu erkennen gibt. Also selbst bei den sonst so aufdeckungsfreudigen und selbstkritischen Psychotherapeuten soll etwas verdeckt, verheimlicht und verdrängt werden. Und das bei dieser Berufsgruppe, die sich doch dem Offenlegen verpflichtet fühlt!

1.3) NLP - Ein Steinbruch guter Ideen

Das NLP scheint wertvolle Tools zu haben. Anders kann ich es mir nicht erklären, warum ich immer wieder kognitive Diebstähle von NLP-Gedankengut erkenne. Typisches Beispiel für den Klau am NLP ist eine Publikation, deren Titel ich mir aus juristischen Gründen nicht merken kann, der aber wohl bei minimaler Werbung maximale Verbreitung gefunden hat. Es handelt sich hierbei um eine Auflistung psychologischer Einzeltipps, die aus leicht abgeänderten Bestandteilen des „Meta-Modells der Sprache“ besteht. Das Schlimme ist, daß so etwas ungestraft von der Wissenschaft durchgewunken wird. Es heißt doch: „Wahrheit braucht einen, der sie ausspricht.“ Oder was singen die Prinzen?: „Das ist alles nur geklaut, ja das hab ich mir erlaubt.“

1.4) NLP - Ein Small-Talk-Thema

Man kann sich heute in psychotherapeutischer Gesellschaft als gebildet erweisen, wenn man nebenbei einfließen läßt, daß das NLP unwissenschaftlicher Unsinn, schlechte Esoterik, Magie oder scientologisches Gedankengut sei. Dies ist ein Urteil, das gefällt wird, bevor der Urteilende sich kundig gemacht hat - es ist deshalb im wörtlichen Sinne ein sogenanntes Vor-Urteil.

Ein Gespräch im Verwandtenkreis: „Ach, du machst NLP! Du willst also Menschen manipulieren? Ach, und deine Kurse laufen schlecht? Schön. Da würde ich mich an deiner Stelle als Psychoanalytiker mal fragen, warum."

1.5) NLP - Zugehörigkeit schadet dem Renommee

Mehrfach mußte ich mir den Hinweis anhören, ich sei doch Psychoanalytiker, wie könne es da sein, daß ich mich für NLP interessiere. Man suchte mich wohl daran zu erinnern, daß man doch als Analytiker gleichsam automatisch einer gehobeneren Zugehörigkeit verpflichtet sei - daß man doch immerhin eine Art psychoanalytischen Amtseid geleistet habe und dem psychoanalytischen Zölibat verpflichtet sei. Hier wird ein Metaprogramm aktiviert: Hier sind wir, und dort sind die Anderen, unsere Feinde - und so wird ein Denk- und Veränderungsverbot ausgesprochen. (Hier liegt eine unzulässige Kopplung von „Positiver Absicht" und „negativem Verhalten" (Six-Step-Reframing rückwärts)) vor. Denkverbote sind Anzeichen einer unwissenschaftlichen Naivität, die heute leider auch zu einem Kennzeichen der Psychoanalyse geworden ist - der gleichen Psychoanalyse, die vor 100 Jahren doch selbst einmal ein revolutionäres Gespenst war. Aber die Revolution frißt ja bekanntermaßen ihre Kinder.

Was die Psychoanalyse anbelangt, so ist völlig klar, daß diese heute überholt ist. Die Psychoanalyse war einmal revolutionär, heute ist es ein zwangsneurotisches Wort- und Satzgebilde, dessen Entwicklungschancen ausgereizt sind.

Das merken all die, die in der gymnasialen Oberstufe den Leistungskurs Psychologie oder Pädagogik gewählt haben. Da ist das Instanzenmodell von Freud eine Sache, die man gut lernen, behalten und prüfen kann, die bei den Schülern jedoch auch immer wieder den Eindruck einer gewissen antiquierten Muffigkeit, Oberflächlichkeit und Lächerlichkeit hinterläßt. Die Psychoanalyse spiegelt eine Zeit wider, in der Freud es nicht zu schreiben wagte, er habe seine Mutter nackt gesehen, und deshalb ausweichend formulierte, er habe sie „nudam" gesehen. Das passt so gar nicht in diese neue Zeit.

1.6) NLP - In der Hand von Laien

Da steht die Behauptung im Raum, nicht die Psychologen, nicht die Ärzte, dafür aber eher ein Handwerker oder ein Beamter oder ein Arbeitsloser könnten NLP-Programmierungen gleichwertig oder vielleicht sogar noch besser als Psychotherapeuten und Ärzte erfolgreich durchführen.

Die hier angesprochene Thematik ist seinerzeit unter den österreichischen Psychoanalytikern bereits Anfang der 20-iger Jahres strittig diskutiert worden. Freud sprach sich für die sog. Laienanalyse, also die Durchführung von Behandlungen durch „Nicht-Ärzte" aus. Freud sprach sich für die Durchführung von Therapien durch medizinische Laien aus. Er war sogar der Meinung, eine vorgeschaltete ärztliche Ausbildung könne sich ungünstig auf die berufliche Tätigkeit als Psychoanalytiker auswirken. (Diese Diskussion findet man unter Freud, Sigmund, IX, Zur Frage der Laienanalyse, 1926).

Entsprechend lautet die Frage heute: „Ist die Durchführung von NLP-Coachings- oder NLPt-Therapien durch Laien mit Bedenken behaftet oder nicht?" Ich habe gesehen, wie ausgebildete NLP-ler, die im Erstberuf weder Psychologe noch Arzt, sondern Meister in handwerklichen Berufen sind/waren, ein hoch wirkungsvolles und Ärzten und Psychotherapeuten überlegenes NLP-Coaching praktizierten.

Daß das NLP zu 95% von Laien durchgeführt wird, läßt für die medizinische Fachwelt nur einen Schluß zu: Wenn das Verfahren auch von Laien durchgeführt werden kann, dann kann es sich nicht um ein medizinisch anzuerkennendes Verfahren handeln. Wenn es sich aber dennoch jetzt als ein Heilverfahren herausstellen würde, dann müßte dieses Verfahren den bisherigen Betreibern entrissen und sofort dem Medizinbetrieb übergeben/überantwortet werden - und die jetzigen Anwender müßten ganz revolutionär eine Approbation erhalten.

Wegen diesen juristischen Unwägbarkeiten wird im Bereich des NLP das Wort „Psychotherapie“ vermieden. Das Vermeiden des Wortes „Psychotherapie" trifft sich gut mit dem Umstand, daß das NLP von besonders krassen Gegnern nicht als Psychologie, geschweige denn als Psychotherapie, gesehen wird. Naive Ableitung: „Wo nicht Psychotherapie draufsteht, da ist auch keine Psychotherapie drin.“

Laienanalyse und Lehranalyse ist nicht das Gleiche. Die Laienanalyse ist die Durchführung von Analysen durch Laien, Lehranalyse ist die Ausbildungsanalyse des zukünftigen Psychoanalytikers.

Übertragen wir das auf die NLPPt:

Laienprogrammierung und Lehrprogrammierung ist nicht das Gleiche. Die Laienprogrammierung ist die Durchführung von Programmierungen durch Laien. Lehrprogrammierung ist die Selbsterfahrung, der sich der Auszubildende zu Lernzwecken unterzogen hat.

1.7) NLP - Marktführer beim Coaching

Das NLP ist auch ohne Unterstützung von außen das derzeit modernste und wirkungsvollste Instrument in den Bereichen Psychologie, Psychotherapie, Kommunikation und Coaching.

Gerade im Bereich des Coachings, also der Psychotherapie mit gesunden Menschen, genießt das NLP eine heimlich führende Rolle.

Seit einigen Jahren versuchen die psychoanalytischen Verbände und Gesellschaften der Richtlinienpsychotherapien angesichts zurückgehender Nachwuchszahlen markterweiternd in den Coaching-Markt (Einzel-Coaching und Unternehmensberatung) einzudringen - und treffen dort auf den Marktführer NLP (DVNLP).

1.8) Nachwuchslage im NLP und in psychoanalytischen Ausbildungsinstituten

In den 70iger, 80iger und 90iger Jahren standen viele Ausbildungswillige vor überfüllten Ausbildungsinstituten, die niemanden mehr zuließen. Heute ist die Lage eine andere. Die psychoanalytischen Schulen haben Nachwuchsprobleme. Das ist die Abstimmung mit den Füßen:

Ich zitiere: „Der Rückgang psychoanalytischen Nachwuchses ist eine gemeinsame Sorge vieler psychoanalytischen Fachgesellschaften. Gleichzeitig erfahren verhaltenstherapeutische Ansätze unter dem Label »evidenzbasierte Therapie« weite Verbreitung mit weitreichenden Konsequenzen für die universitäre Lehre“ (Lebiger-Vogel, a.a.O. …S.347).

1.9) Kolportage über NLP und Psychoanalyse

Mittlerweile ist die Psychoanalyse ja über ca. 100 Jahre lang durch alle Presseorgane (wenn auch inhaltlich meist falsch) erzählt und um-erzählt worden, so daß es heute zum guten Bildungsstandard gehört, an einem unbewußten Ödipuskomplex oder an Bindungsangst zu leiden. Man muß sich ja bereits schämen, wenn man sagt, man fühle sich psychisch gesund. Das kann einfach nicht sein, sondern ist ein Anzeichen größten Widerstandes und zu früh abgebrochener Lehranalyse - da muß man aber noch einmal schnell in Therapie oder zumindest zur Supervision.

Man spürt die Lächerlichkeit der inflationären Verwendung von Fachbegriffen: So macht sich eine A-cappella-Gruppe „Basta“ bereits lustig, indem sie mit dem Publikum verhöhnend und lachend singt: „Ich habe Bindungsangst“. Wer so darüber lachen kann, der hat ganz sicher keine Bindungsangst mehr, sondern der hat diese Diagnose aufgelöst und verloren.

1.10) Sprachliche Verstiegenheit (semantische Geschlossenheit) in der Psychoanalyse

Schauen wir uns die Wissenschaftlichkeit der Theoriesprache der Psychoanalyse mit Hilfe von Literatur einmal etwas näher an: Ich gehe also zum Bücherregal, Abteilung Psychoanalyse, greife zufällig irgendein psychoanalytisches Buch, was ist es? Es ist Otto F. Kernberg (1990), Kernberg ist Psychiater, lebt in den USA, eine Weltgröße in Sachen psychoanalytischer Psychotherapie und Erfinder der Objektbeziehungstheorie. Ich schlage eine x-beliebige Seite auf (es ist die Seite 84) und lese den nachfolgenden Text von Kernberg aus dem Blickwinkel einer „Wissenschaftlichkeitsprüfung“ wie folgt:

Zitat: „Menninger (1959) hat die Bedeutung der Hoffnung als einer Grundstrebung der Menschen untersucht und sie als Ausdruck des Lebenstriebes entgegen den Kräften der Destruktivität und Selbstdestruktivität beschrieben. Money-Kyrle (1956) zufolge entspringt die Sorge des Analytikers um das Wohlergehen seiner Patienten aus Wiedergutmachungstrieben gegen frühe destruktive Tendenzen des Analytikers sowie aus seinen Identifizierungen mit den Eltern. …Winnicott (1963) nimmt an, daß die Sorge um andere Menschen aus abgewendeten Schuldgefühlen stammt. Ermöglicht werde diese Entwicklung beim Kinde durch die gelungene Verarbeitung vielfacher Zyklen von Aggression, Schuldgefühl und Wiedergutmachung.“ (Kernberg a.a.O. S. 84)

Haben Sie das verstanden? Ich nicht - zumindest nicht beim ersten Durchgang. Hier bekommt man den Eindruck, als würde nur wild rumspekuliert und rumkonstruiert. Man hat auch nicht den Eindruck, daß es ein tatsächliches Hintergrundgeschehen gibt, von dem man jetzt berichtet.

Ganz anders Freud, Sigmund (Freud V, a.a.O. S. 56): „Die Mutter hatte sich für einige Zeit entfernt und Anna saß am Krankenbette den rechten Arm über die Stuhllehne gelegt. Sie geriet in einen Zustand von Wachträumen und sah, wie von der Wand eine schwarze Schlange sich dem Kranken näherte, um ihn zu beißen. … Sie wollte das Tier abwehren, war aber wie gelähmt; der rechte Arm, über die Stuhllehne hängend, war eingeschlafen, … und als sie ihn betrachtete, verwandelten sich ihre Finger in kleine Schlangen mit Totenköpfen (Nägel).“

Erleben Sie den Unterschied zwischen den beiden sprachlichen Chunkhöhen der verwendeten Sprache? Das eine sind Spekulationen hochbetagter Kapazitäten, das andere sind Beschreibungen konkreter Tages-Ereignisse.

Da wird von wissenschaftlichen Ergebnissen berichtet, aber wie man dabei vorgegangen ist, das sagt man nicht. Und man hört die Theoretiker „unter sich“ heraus - mit einem Ressentiment gegen den im „Konkreten“ arbeitenden Kollegen. Ja, so wie es da geschrieben steht, sind das alles nur Vermutungen, Konstruktionen, Annahmen, Glaubenssätze und wilde Deutungen. Der Psychoanalytiker steht immer in der Not, für irgendein auftauchendes Thema eine Erklärung oder eine Sinnreichung abgeben zu sollen. Richtig wäre es, das Fallmaterial sprechen zu lassen, doch der Analytiker wolle sich beweisen und erdenke sich abenteuerliche Geschichten. Genau das aber ist der Fehler, denn mit der Weichenstellung zum Denken läßt man nicht mehr das Material sprechen, sondern man denkt sich eine Geschichten-theoretische Erklärung aus, und das war‘s dann.

Money-Kyrle (siehe oben) sagt nicht, wie er zu seiner Erkenntnis gekommen ist. Er sagt, daß die Sorge des Analytikers um seinen Patienten gar nichts mit dem Patienten zu tun hat. Vielmehr habe alles mit einem Wiedergutmachungstrieb als Reaktion auf die zerstörerischen Tendenzen in der Kindheit des Analytikers zu tun, wobei einige Identifikationen mit den Eltern eine ungeklärte Rolle gespielt haben müßten. Und Winnicott weiß es auch nicht so genau, weshalb er nur annimmt - aha, er nimmt also nur an (!) -, daß die Sorge des Analytikers mit dessen gelungener Verarbeitung von ganzen Zyklen von Aggression, Schuldgefühl und Wiedergutmachung zu tun hat, aber er kann das nicht beweisen, weshalb er es nur annimmt. Und es ist der Glaubenssatz in uns, der da sagt, es hänge ja alles mit der schlechten Kindheit zusammen. Nach welchen kontrollierten und benennbaren Ablaufregeln ist Money-Kyrle nur zu solch scheinwissenschaftlichen Erkenntnissen gekommen - nach dem wissenschaftlichen Prinzip der schlichten Behauptung?

Ich höre es gelegentlich von meinen Patienten, daß bei meinen Kollegen in den Behandlungssitzungen analog zu dem obigen Textauszug theoretisiert wird. Und man muß sich einmal klar machen, daß solchermaßen unwissenschaftliche und nicht empirisch unterlegte Aussagen in den Kreisen der Psychoanalyse als Wissenschaft gelten - und daß eine so katastrophal unwissenschaftlich denkende Psychoanalyse ihre Behandlungen mit den Kassen abrechnen darf - die NLP-Therapie (NLPPt) aber darf das nicht.

Blicken Sie da noch durch? Glaubenssätze über Glaubenssätze! Alles, was die Psychoanalyse vorbringt, gilt als Wissenschaft, während die NLPPt-Therapie, die mit den beweisbaren fünf therapeutischen Sinnen daherkommt, als Esoterik bezeichnet wird. Welt, wie stehst du mal wieder auf dem Kopf.

1.11) NLP und NLPPt an die Universität?

In 2019 wurde ein Gesetz auf den Weg gebracht, die Ausbildung zum Psychotherapeuten in den Universitäten anzusiedeln und damit unter öffentliche Kontrolle zu stellen. Einerseits ist dies zu begrüßen, um die Mauscheleien privater Anbieter zu beenden, andererseits wird die Qualität der Psychotherapeutenausbildung sinken. Es ist genauso, wie mit der Wirtschaft: Beamte verstehen nichts vom Bauen. Das sollten sie besser den privaten Betrieben überlassen. Und jetzt soll der „Öffentliche Dienst" die Therapeutenausbildung übernehmen. Dies wird dazu führen, daß der neue „Dienst" auch nur „Dienste" erbringen wird - aber nicht mehr. Das Eigen-engagement bleibt direkt auf der Strecke. Das Niveau der Therapien wird sinken.

Wenn die Therapieausbildung an die Universitäten kommt, dann bedeutet das, daß die Ausbildung in die Hände von theoretisch arbeitenden Professoren, nicht mehr aber in die Praktiker-erfahrenen Hände der weniger theoretisch denkenden, dafür aber einen Blick für die Behandlung habenden Ganztags-psychotherapeuten, Der Laie muß wissen, daß ein Universitäts-Professor für Psychotherapie nie mit Patienten im Rahmen eine Praxis gearbeitet hat, sondern sich Zeit seines Lebens theoretische Gedanken über Psychotherapie gemacht hat. Und diese Nicht-Praktiker sollen dann werdende Therapeuten praktisch anleiten?

Und es stellt sich die Frage, ob diese Neuerungen die Lage der NLPt verbessern werden - ob die NLPt im Zuge der Verstaatlichung der Ausbildung mit einer besseren Berücksichtigung/Repräsentanz rechnen kann, das wird ein Glaube bleiben. Die zu vergebenden Professoren-Planstellen werden zu 90% an die Vertreter der Richtlinienverfahren (Verhaltenstherapeuten und psychoanalytische Therapeuten) gehen.

1.12) Woher kommt die Ablehnung des NLP?

Das ist doch sehr merkwürdig, daß ein so gut wirkendes Verfahren wie das NLP so stark abgelehnt wird. Die Ablehnung kann man natürlich damit zu erklären suchen, daß einige Größen des NLP durch ihr unseriöses Auftreten (massenhysterisches Tschakka-Tschakka-Geschrei vor tausenden von Menschen) und durch ihre Profitgier das Bild von NLP negativ aufgerüstet haben. Aber diese Erklärung greift zu kurz. Schwarze Schafe gibt es in jedem Bereich, doch meistens schleift sich das mit der Zeit ab - hier aber nicht.

Nein, es hat wohl eher damit zu tun, daß es sich hier um ein völlig neues Paradigma handelt, das irgendwie Angst auslöst. Ich vermute, daß die weitverbreitete Ablehnung des NLP als eine Fortsetzung der von Freud beschriebenen drei großen narzißtischen Kränkungen der Menschheit zu sehen ist: Nach Freud besteht die erste Kränkung der Menschheit in der Tatsache, daß die Erde seit Kopernikus/Galilei nicht mehr im Mittelpunkt der Welt steht (heißt: wir sind Gott nicht so zentral wichtig, wie wir dachten). Die zweite Kränkung erfolgte durch Darwin: wir sind nicht die Nachkommen der von Gott geliebten und in einer Sonderschicht geformten „Adam und Eva“, sondern wir unterliegen der ganz unspektakulären Evolution und stammen vom Affen ab. Die dritte Kränkung sei aus der Erkenntnis entstanden, der Mensch sei nicht vom Bewußtsein, sondern von seinem Unbewußten gesteuert.

Vielleicht setzt das NLP die Serie der Kränkungen, Enttäuschungen oder die Zunahme von Angst fort. Vielleicht ist es der Gedanke und das Gefühl einer über uns hereinbrechenden Machbarkeit.

Diese Machbarkeit ist absolut und gilt zwingend für uns alle. Was das für unser Weltbild bedeutet, ist völlig ernüchternd: wir sind wirklich nur „Wasser mit Gräte.“ Das Folgende ist angekündigt und wird die Welt verändern: Die Neuro-Wissenschaften arbeiten daran, Gehirne von Todkranken einzufrieren, sie dann wieder aufzutauen, ohne daß dadurch an den Hirnen irgendeine Funktion gestört würde und dieses Gehirn todkranken anderen Patienten zu implantieren.

Bei Tieren soll dies bereits gelungen sein. Die vor dem Eingriff gemessenen „psychischen" oder sonstigen Eigenarten der Tiere seien dabei völlig erhalten geblieben - so daß man zu denken geneigt ist, daß auch alle psychischen und flüchtig eingeschätzten Faktoren irgendwo im Gehirn (in den Synapsen?) eine körperliche Fixierung erfahren. Der nächste Schritt wird sein, Hirne zu scannen, in 3D auszudrucken und dann einem anderen menschlichen Körper einzupflanzen.

Das Pikante dabei ist, ob die rein psychischen Merkmale die Gesamtprozedur ohne Verluste überstehen werden oder nicht. Da gibt es zwei Möglichkeiten: die psychischen Anteile sind rein flüchtig und haben sich aufgelöst, oder die psychischen Anteile sind erhalten geblieben, dann müßten sie in den Synapsen gespeichert gewesen sein.

Dieses Bild vom Neuronalen und vom Psychischen macht endgültig deutlich, daß das, was wir stolz „Mensch" nennen, nur aus Wasser und ein paar Synapsen besteht. Das Psychische ist dann zum Neuronalen konvertiert. Kann es sein, daß die Menschen spüren, daß die Reise dorthin geht?

Es ist wie nach schnellen Therapieerfolgen, so nach zwei bis fünf Sitzungen: Die Patienten zeigten sich einerseits hoch erfreut, gleichzeitig war ich ihnen aber gerade wegen des schnellen Behandlungserfolges sehr suspekt. Ich erinnere mich an eine im Master-Kurs vorgeführte „Fast-Phobia" Behandlung, die nach sieben Minuten einen durchschlagenden Erfolg zeigte. Die Kursteilnehmer zeigten danach mehr Bedenken als Begeisterung - und Angst, einer fremden Macht ausgeliefert zu sein.

Obwohl wir also Machbarkeit gewinnen, sind wir gleichzeitig alle unbemerkt schon jetzt programmgesteuert. Das ist ein Widerspruch: Es besteht ein theoretischer Widerspruch zwischen der NLP-gestützten Machbarkeit und der überwiegend „Operativen Geschlossenheit" des „neuronalen Systems". Die Auflösung dieses Widerspruchs: Alles ist machbar, jedoch nur in dem Zeitfenster der operativen Öffnung, und wann die kommt, das wissen wir bisher nicht. Und so müssen wir warten, bis der Zufall, warum auch immer, kommt. Durch therapeutische Maßnahmen können wir zusätzliche Öffnungszeiten herstellen.

Es kommt täglich mehrfach vor, daß ich auf Menschen treffe, die jede Verantwortung für ihr Handeln ablehnen. Aus dem Wissen um unsere Programmierung bietet es sich an, für das eigene Handeln jede Verantwortungsübernahme abzulehnen. Wir sind zwar vom Unbewußten gesteuert, dennoch haben wir alle Ressourcen in uns, unsere Programmierungen gegen den Beharrungs-Widerstand zu verändern.

Format: Stelle dir die Frage, was du bereit bist für die Rückeroberung der Verantwortlichkeit zu erlernen. Es geht darum, ein kleines Stück Selbstverantwortung zu übernehmen. „Arsch huh, Zäng ussenander“ (Kölsche Mundart). Das spüren die NLP-Gegner: sie wollen sich nicht der Mühe unterziehen, aus dem warmen Bett der schlechten Kindheit und des unverantworteten Lebens heraus zu kommen. Sie möchten, daß die Glaubenssätze der derzeitigen Komfortzone erhalten bleiben. Sich auf NLP einlassen bedeutet nämlich nicht "Befreiung von der Arbeit“, sondern bedeutet ganz im Gegenteil „mühevolle Arbeit an sich selbst“.

NLP steht in dem Ruf, es verspreche schnelle Verhaltensänderungen und leichte Erfolge. Doch das ist ein Irrtum. Das NLP verspricht nur dann Erfolg, wenn man bereit ist, alles für diesen Erfolg zu tun und niemals aufzugeben. Und genau das ist die Falle des nicht richtigen Zuhörens: Gehört wurde nur die Botschaft, daß man mit NLP zum Erfolg kommen kann. Nicht mehr gehört wurde der Zusatz, daß diese Erfolge nur durch kontinuierliche Arbeit zustande kommen. Und wenn jetzt jemand ohne Arbeitseinsatz erfolglos bleibt, dann wird der herumerzählen, daß es mit dem Erfolg durch NLP nicht weit genug her ist.

1.13) Zukunft des NLP

Und jetzt müssen wir erneut 100 Jahre warten, bis wieder eine wirkliche Neuerung, ein neues Paradigma von Psychotherapie, auf den Markt kommt, welches das NLP ablöst. Und dazwischen dürfen sich nun alle, die zu Ehre und Ruhm drängen, mit dem Ausschlachten und dem Differenzieren der NLP-Sichtweisen beschäftigen, so wie es die Psychoanalytiker auch 100 Jahre lang (von der Traumdeutung im Jahre 1900 bis zu Kernberg u.a.) im ausgehenden 20. Jahrhundert mit der Psychoanalyse machten.

2) Kennzeichen der NLPPt-Struktur

2.1) Strategie der Namensgebung: NLPPt oder NLPt

Die Gegner des NLP werfen diesem vor, in der Namensgebung keinen psychotherapeutischen Bezug hergestellt zu haben. Schon alleine wegen dieses Fehlens sei das NLP keine Psychotherapie.

Ein weiterer Beleg für die fehlende therapeutische Kompetenz des NLP sei der Umstand, daß geschätzt ca. 95% aller NLP-ler nicht psychotherapeutisch ausgebildet sind und als Coach arbeiten. Dem können wir entgegenhalten, daß es uns hier nicht darum geht, die Coachs nun alle zu Psychotherapeuten zu ernennen. Es geht uns nur um die Bewertung der 5 % approbierten Psychotherapeuten. Aber die etablierten Verfahren legen alles daran, das NLP gar nicht erst als eine Psychologie und erst recht nicht als Psychotherapie anzuerkennen. Da auf NLP nicht „Psychologie“ draufsteht, ist auch keine Psychologie drin. Konsequenz: auch in Psychologie-Nachschlagewerken findet man nicht den geringsten Hinweis auf NLP.

Das NLP steht nicht alleine, sondern ist immer in die unterschiedlichsten sozialen Kontexte und Interessen eingebettet. An dieser Stelle wird deutlich, daß man sich zunächst in anderen Kontexten, Verbänden und der Politik umtun muß, um gesehen zu werden. Diese anderen Kontexte machen es erforderlich, daß das NLP den Anspruch auf ein Tätigwerden im psychotherapeutischen Raum ausdrücklich mit einer neuen Namensgebung anmeldet. Wenn das NLP nicht ausdrücklich psychotherapeutische Relevanz reklamiert, dann ist es gesellschaftlich gesehen „weg vom therapeutischen Fenster."

Die Namensgebung ist also wirklich wichtig für die Wirkung unseres psychotherapeutischen Produkts auf dem Therapiemarkt. Dies belegt auch ein Blick in die Geschichte:

Beginnen wir bei dem ersten Psychotherapeuten auf dieser Welt: Sigmund Freud mit seiner „Psychoanalyse". Freud hielt man z.B. unter Bezugnahme auf das Wort „Psychoanalyse“ vor, er betreibe ja nur Analyse, er sage aber nichts über die Psychosynthese, was natürlich völliger Unsinn ist und nur zeigt, daß die Betreffenden nie mehr als die Einbanddeckel der Bücher - also Freud nicht - gelesen haben.

Was sind denn die Abwehrmechanismen anderes als der Versuch des Psychischen, auf Teufel komm raus für die Wiederherstellung früherer Ganzheiten, also der Synthese, zu sorgen. Und was ist denn „Eros und Thanatos" anderes, als der Versuch, den Konflikt zwischen „Bindung“ (Synthese) und „Zergliederung“ (Analyse) immer wieder in einer Ganzheit enden zu lassen? Hätte Freud sein Werk nicht „Psychoanalyse', sondern „Psychosynthese" genannt, dann wäre es nicht besser gekommen - denn dann hätte man ihm vorgehalten, er betreibe ja nur Psychosynthese und er vernachlässige die Analyse.

Und da ist Alfred Adler mit der Namensgebung „Individualpsychologie". Diese Namensgebung kann man nun wirklich nicht als geglückt bezeichnen. Nach Salber (Quelle: mündliche Mitteilung von Salber ca. 1978 an den Autor dieses Buches, damals Hilfskraft am Psychologischen Institut der Uni Köln) habe Adler ursprünglich das Wort „analytisch“ in der Namensgebung berücksichtigt haben wollen. Adler habe u.a. auch mit dem Begriffs-Entwurf „Ganzheitsanalytische Psychologie“ gespielt. Nun sei das Wort „analytisch“ schon durch Freud und Jung besetzt gewesen, also habe er weiter nach einer anderen Bezeichnung gesucht. So sei er u.a. auf den Begriff „Ganzheitspsychologie“ gekommen, habe aber nicht in Konflikt mit der universitären Leipziger „Ganzheitspsychologie“ kommen wollen. Dann habe Adler sich ausweichend in der lateinischen Sprache umgesehen und sei auf das „Individuum“ (übersetzt „unteilbares Einzelding“) gestoßen. Diese Bezeichnung habe ihm gefallen und damit habe das Suchen ein Ende gefunden und der Begriff „Individualpsychologie“ sei geprägt gewesen. So sei aber auch die unglücklichste aller Begriffsmöglichkeiten gewählt worden. Im Deutschen nämlich habe das „Individuum“ einen doppeldeutigen Gebrauch genommen: Individuum als „Person“, oder aber als „Teil des Ganzen“.

Ob diese Geschichte stimmt oder nicht stimmt und woher Salber dieses doch Spezialwissen hatte, das weiß ich nicht, aber diese Geschichte klingt plausibel. Im deutschen Sprachgefühl erwächst aus „Individualpsychologie“ allerdings nichts „Herausragendes“, sondern es fühlt sich „schlicht“, „mittelmäßig“ und „unauffällig“ an. Und als ob die anderen Therapieansätze sich nicht auch mit dem Individuum, dem Individualen und dem Individuellen beschäftigen würden.

Desweiteren suggeriert das Sprachgefühl, man würde sich nur mit einem Teil (eben dem Individuum) eines Ganzen, nicht aber mit dem „Ganzen“ beschäftigen.

Und zweitens wird suggeriert, man würde sich im Gegensatz zu allen anderen Theorien mit dem Alleinstellungsmerkmal „Individuum" beschäftigen. Als würden das die anderen Therapien nicht auch tun - alle beschäftigen sich doch in irgendeiner Weise mit dem Individuum. Selbst in der Fachwelt ist streckenweise nicht bekannt, daß die Individualpsychologie eine „Psychoanalytische Psychotherapie“ ist.

Grawe bezeichnet die „Individualpsychologie“ aus Unkenntnis heraus in seinem Gutachten für die Bundesregierung 1999 denn auch als „Individualtherapie". Das Wort „Individualtherapie“ aber wird weder von den „Individualpsychologen“ noch von der sonstigen Fachwelt benutzt. Aber nicht nur das, sondern auch, daß mit dieser kleinen Verschiebung von Wortbestandteilen, hier von „Individualpsychologie" zu „Individualtherapie", der Bedeutungshof des „Analytisch-Ganzheitlichen“ verlorengeht. Man bekommt den Eindruck, die Individualtherapie behandele (Überraschung-Überraschung) den „Einzelmenschen“ bzw. das Individuum.

Es klingt so, als würde die Individualtherapie nur mit Einzelpersonen arbeiten, während die anderen Therapierichtungen schlußfolgernd nicht mit Einzelmenschen, sondern mit Paaren oder Gruppen arbeiten - aber welchen? Ist denn die Psychoanalyse Freuds keine Individualtherapie? Doch, ist sie, denn sie behandelt einzelne Individuen! Ja aber dann ist die Namensgebung nun doch noch stärker mißlungen als gedacht.

Zur Komplettierung: C.G. Jung, hatte schon sehr früh einen Namen für analytisches Vorgehen - nämlich „Analytische Psychotherapie". Dieser Namen sollte ein Geschenk an Freud werden. Doch nachdem es zwischen Freud und Jung zum Konflikt gekommen war, war von dem Geschenk natürlich keine Rede mehr. Jung verwendete diesen Begriff dann für seine eigenen Theoriebildungen.

Und wie sieht es bei der NLPPt aus? Was heißt denn „NLPt"? Ist doch ganz einfach. NLPt heißt „Neuro-Linguistische Psychotherapie". Und woher kommt dieser Begriff? Wieder ganz einfach. Von „NLP". Und was heißt NLP? Auch einfach. NLP heißt „Neuro-Linguistisches Programmieren". Aha. Also alles ganz einfach. Tatsächlich? Alles wirklich ganz einfach? So scheint es beim unreflektierten Hinhören. NLP heißt „Neuro-Linguistisches Programmieren", dann heißt NLPt ganz einfach „Neuro-Linguistische Psychotherapie".

Wirklich? Ist das eine richtige Ableitung? Hinhören! Da stimmt doch was nicht. Da stimmt was nicht mit dem „P". Einmal steht das „P" für „Programmieren", dann steht das „P" für „Psychotherapie". Ist doch egal. Oder? N E I N !!! Das ist gar nicht egal. Hier ist etwas g e t i l g t (Metamodell der Sprache) worden - und das bei den NLP-lern? Das macht doch kein guter NLP-ler. Wenden wir denn unsere eigenen Formate nicht auf uns selbst an? Bei der Transformation vom NLP zur psychotherapeutischen Variante des NLP, also zur NLPPt ist ein „P" verlorengegangen, wurde sozusagen geschluckt - das „P", das für „Programmieren" steht, wird einfach so ohne viel Nachdenken getilgt - und keiner merkt es und keiner protestiert.

Kann die psychotherapeutische Variante des NLP denn so einfach auf das „Programmieren" in der Namensgebung verzichten? Ist das „Programmieren" so unwichtig, daß man darauf verzichten kann? Ich denke: N E I N - wir können auf das verlorengegangene „P" nicht verzichten. Das geht nicht, das geht ganz und gar nicht. Denn würden wir den Verlust akzeptieren, dann würde die psychotherapeutische Variante des NLP bereits in der Namensgebung auf ein Kernstück ihres Denkens verzichten.

Von den drei Wort- und Namensbestandteilen „Neuro“, „Linguistisches“ und „Programmieren“ ist das „Programmieren“ vielleicht der wichtigste, weil revolutionärste und provokativste Namensbestandteil. Die entscheidende Wendung und der entscheidende Kunstgriff des NLP und der NLPt im Vergleich zu anderen therapeutischen Schulrichtungen liegt in zwei Punkten: Da ist zum Einen die Idee eines gezielten Eingriffs in die im Gehirn vorhandenen neuronalen Verschaltungsstrukturen mittels Sprache (Linguistik), und zum Zweiten der geniale Gedanke zur Herstellung und Sicherung der Nachhaltigkeit der so veränderten Verschaltungsstrukturen mittels einer „Programmierung“. Radikal zu Ende gedacht entspricht dem die Programmierung im Personal-Computer. Und dann lassen die Vertreter der psychotherapeutischen Variante des NLP in der Namensgebung ihres therapeutischen Vorhabens das „Programmieren“ einfach so unter den Tisch fallen? Das kann es nicht sein.

N E I N, da wehrt sich alles in mir. Das „P“ für Programmieren“ muß in die Namensgebung wieder mit rein! Die „Meta-Modell-Verletzung“ muß wieder rückgängig gemacht werden.

Also versuchen wir einmal, das verlorengegangene „P“ wieder in die Namensgebung zurück zu holen. Das müßte doch ganz einfach sein. Aber dann stellt sich heraus, daß das gar nicht so einfach ist. Ich habe monatelang immer mal wieder darüber nachgedacht und fand doch lange nicht die naheliegende Lösung. Ich experimentierte: Aus NLPt machen wir NLPPt. Das müßte dann wie folgt lauten: „Neuro-Linguistisches Programmieren Psychotherapie“. Das geht nicht, das war ein Danebentreffer, das klingt falsch. Aha, weil das so falsch klingt, haben die Namensgeber auf ein „P“ verzichtet - deshalb sagt man also NLPt und nicht NLPPt. Aber geben wir nie, nie, niemals auf. „Wenn du irgendwie nicht weiterkommst, versuche etwas Anderes", heißt es im NLP. Wie könnte es denn noch heißen? Fällt schwer? Eigentlich nicht. Eigentlich ist es ganz einfach. Man muß nur draufkommen. Ich tue jetzt mal so, als würde mir die Lösung einfallen - und es heißt: „Neuro-Linguistisch-Programmierende Psychotherapie“, abgekürzt „NLPPt“. Ja, endlich, das geht, das paßt, das macht Sinn, da paßt der Schlüssel ins Schloß. Es handelt sich nämlich bei der NLPPt um eine Psychotherapie, deren Vorgehen „neuro-linguistisch-programmierend“ ist. Jetzt ist in der Namensgebung alles drin, was der Sache zusteht.

Es gibt auf dem Markt viele Veröffentlichungen zur „NLPt“. Damit muß man leben. Wenn ich könnte, wie ich wollte, dann machte ich „Schnipp“ und „NLPt“ wäre überall mit „NLPPt“ ausgetauscht. Leider geht das nicht. Aber es steht mir ja offen, in meiner Sicht der Dinge immer nur von „NLPPt“ zu sprechen, wenn die anderen „NLPt“ meinen. Ein Schelm, der dabei denkt, ich wünschte mir Nachahmer.

Was den DVNLP anbelangt, da gab es im Jahre 2013 im DVNLP den Versuch einer Namensänderung. Man hatte nämlich wohl erkannt, wie wichtig eine richtige Namensgebung ist. So kam es zu dem Vorschlag eines Verbandsmitgliedes, das NLP (Neurolinguistisches Programmieren) in „Neurolinguistische Psychologie“ umzubenennen. Dahinter steckte der nicht falsche Gedanke, dem NLP mit dieser Namensänderung einen Auftritt auf der Bühne der universitären Psychologie erleichtern zu können - ja für die akademische Welt überhaupt erst einmal wahrnehmbar zu werden. Dabei ist das NLP natürlich immer schon und von Anfang an eine Psychologie - was denn sonst! Aber unsere akademische Welt ist ja zu eingeschränkt, daß man so etwas dort nicht sieht - oder ist es der psychoanalytisch beschriebene Widerstand, der sich hier auslebt?

Also: NLP ist ein Coaching-Verfahren, aber natürlich auch eine implizite Psychologie und ausgesprochen auch eine implizite Psychotherapie. In Österreich konnte diese Einschätzung gesundheitspolitisch umgesetzt werden. Die NLPt wurde in Abgrenzung vom nicht psychotherapeutisch definierten NLP als kassenrechtlich zugelassene Psychotherapie anerkannt. Man konnte also nicht sagen, wir betreiben NLP, sondern es mußte NLPt (Neurolinguistische P S Y CH O - T H E R A P I E !! heißen und nicht anders. Und es mußten in Österreich noch andere Bedingungen erfüllt sein. Eine

Bedingung war die, daß es auf dem Büchermarkt eine jedem zugänglich seiende Buchveröffentlichung (Selbstdarstellung) über die NLPt zu erwerben sein mußte. In dieser Lage kreierte Peter Schütz (2001), zwar etwas vorschnell, aber unter dem damals gegebenen Zeitdruck verständlich, den Begriff „Neurolinguistische Psychotherapie“ (NLPt) und brachte auch eine entsprechend genannte Publikation auf den Markt.

Aber egal - Peter Schütz aus Österreich hatte mit seiner Namenschöpfung „NLPt“ zunächst einmal einen Frontbegriff geschaffen, mit dem er den gesellschaftlichen Anspruch des NLP anmelden konnte, eine Psychotherapie zu sein. Gesellschaftliche Ansprüche werden einem nicht zugeschmissen, sondern müssen angemeldet und erkämpft werden.

Übertragen wir das auf deutsche Verhältnisse: Nachdem also erst mal der Namen NLPt stimmen muß, geht es nur sehr holprig weiter: In Deutschland darf sich nur derjenige „Psychotherapeut“ nennen und nur der Psychotherapie durchführen, der entweder eine „Approbation für Psychotherapie“ oder eine Anerkennung als „Heilpraktiker für Psychotherapie“ vorweisen kann.

Eine Approbation kann man nur mit einer Ausbildung (Fachkunde-nachweis) in den sogenannten Richtlinienverfahren erwerben, als da sind: Psychoanalytische Psychotherapie (inkl. „Tiefenpsychologisch- Fundierte-Psychotherapie“) und Verhaltenstherapie. Eine Approbation mit einem Fachkundenachweis für NLPPt zu bekommen, ist nicht möglich. Dies deshalb, weil NLPPt vom Beirat der Bundesregierung nicht als eigenständiges psychotherapeutisches Verfahren anerkannt ist - und folglich auch nicht als ein eigenständiges psychotherapeutisches Verfahren bewilligt, eingesetzt oder finanziert werden kann.

Die NLPPt ist nur zu verstehen, wenn man folgende Kennzeichen, besonders aber das „Meta-Kennzeichen“ berücksichtigt.

2.2) NLP, NLPt, NLPPt und das Psychotherapeutengesetz

Die „Neurolinguistische Psychotherapie“ (NLPPt) ist in den wesentlichen Grundaussagen und Formaten identisch mit dem Neurolinguistischen Programmieren (NLP). Wieso dann die unterschiedliche Begriffswahl NLP, NLPt - und was ist mit dem Titel „NLP-Therapeut“ gemeint?

NLP ist zunächst einmal eine grundlegend neue Sichtweise, ein Grundmodell neuropsychologischen Sehens. In dieser Hinsicht sind NLP und NLPt deckungsgleich - beide haben als Grundlage die gleiche neuropsychologische Sichtweise.

Wie kommt eine Therapie-Schule zu einer Ausbildungsberechtigung (verkürzt: Kassenzulassung)? Oder: Wie hat das EMDR es geschafft, als ein ursprüngliches NLP-Format vom „Beirat Psychotherapie der Bundesregierung“ als psychotherapeutisches Verfahren anerkannt zu werden? Was müßte die NLPPt tun, um hier nachzuziehen? Antwort: Um die Anerkennung als eigenständige Therapieform zu erlangen, müßten für fünf unterschiedliche Krankheitsbilder je drei wissenschaftlich fundierte Studien mit entsprechenden empirischen Wirkungsnachweisen vorgelegt werden.

Dies aber setzt voraus, daß die Patienten zum Zweck der Erbringung des Wirksamkeitsnachweises rechtlich abgesichert werden. Es müßte zu diesem Zweck eine Behandlungs-Erlaubnis für die daran beteiligten Patienten und Therapeuten geben. Dies ist jedoch in der Bundesrepublik weder vorgesehen noch zu erwarten. Da sich willige Patienten zum Stand 2020 nicht mit NLPPt behandeln lassen dürfen und die Therapeuten diese Therapien auch nicht durchführen dürfen, ist das Ende der NLPPt abzusehen. Bevor das passiert werden sich die Therapeuten auf die Coaching-Seite schlagen.

Die Behandlung von Patienten mit NLPPt aber ist nicht erlaubt, weil das NLPPt ja nicht als Behandlungsverfahren zugelassen ist. Da beißt sich die Katze in den berühmten eigenen Schwanz. Dieses Problem ist nicht zu lösen. Aus diesen Problemen folgt ein weiteres Problem, nämlich daß die Ausbilder für NLPPt (Lehrtherapeuten) keine Zertifikate mit der Berufsbezeichnung „Neurolinguistischer Psychotherapeut“ vergeben dürfen, weil die Bezeichnung „Psychotherapeut“ ja gesetzlich geschützt ist und an die Bedingung der Erbringung des Fachkundenachweises in Verhaltenstherapie oder Psychoanalyse gebunden ist.

Wie die EMDRIA (Fachverband des EMDR) diese Probleme gemeistert hat, bleibt ein Rätsel - wahrscheinlich in einer Grauzone zum Nicht-Erlaubten. Geschickt gemacht von einem Gesetzgeber, der Lobbyisten-geleitet nicht zur Kenntnis nehmen will, daß die Psychotherapieentwicklung in Deutschland in einer Verelendung und in einer Sackgasse steht. Da bildet eine Gesellschaft bzw. die Politik gute Therapeuten aus - die sich selbst nicht so nennen dürfen und Patienten, die sich nicht behandeln lassen dürfen. Die Finanzierung einer Privatpraxis mit Einnahmen nur durch Selbstzahler, Private Krankenkassen bis zu 24 Sitzungen (ab der 25igsten -Sitzung nur mit Gutachterverfahren), Heilpraktiker-Patienten sowie Patienten, die über kommerzielle Therapieplatz-Vermittlungsfirmen gekommen sind.

Aus all dem folgt, daß es eine Ausbildung in NLPPt nicht mehr gibt, juristisch gesehen auch nicht mehr geben kann und auch nicht mehr geben darf. Dieser Konsequenz unterliegen aber nicht nur die NLPPt, sondern auch alle anderen neueren Verfahren mit "psychotherapeutischem Anspruch". Wir sprechen umschreibend vom „psychotherapeutischem Anspruch", weil die Formulierung „neuere Psychotherapie" ja bereits in Gedanken den strafbaren Sachverhalt billigend in Kauf nähme, daß eine nicht staatlich legitimierte Person sich (unter Bezug auf eine NLPPt-Ausbildung) „NLPPt-Psychotherapeut" nennen würde - und zwar an der Gesetzeslage (nur in staatlich anerkannten Ausbildungsinstituten) vorbei eine Ausbildung in „Psychotherapie" anbieten und nach erfolgreich abgeschlossener Ausbildung den Titel „Psychotherapeut" vergeben würde.

Da also die Berufsbezeichnung „Psychotherapeut" aus der NLPPt-Szene heraus nicht vergeben werden darf, suchte man seitens der damalig noch existierenden „Deutschen Gesellschaft für Neurolinguistische Psychotherapie“

(DGNLPt) nach einem Ausweg. Dieser schien mit der Bezeichnung „NLP-Therapeut“ gefunden zu sein - also nicht „Psycho-Therapeut", sondern einfach nur „Therapeut". Dies war jedoch keine wirkliche Lösung, denn was sollte ein „NLP-Therapeut" denn schon therapieren, wenn nicht die „Psyche". Und damit wäre dann wieder die Strafbarkeit gemäß Psychotherapeutengesetz gegeben.

Wenn es etwas anders zu therapieren gäbe als die Psyche, wäre das Problem beseitigt. Der Berufsbezeichnung „Therapeut“ fehlt sozusagen der nicht-psychische Gegenstand, an dem therapiert werden kann.

Ein Ausweg läge darin, nicht die Psyche, sondern die substantiellen Neuronen (besser: Neurotransmitter-Konstellationen) mit NLPPt (mit Worten) behandeln zu wollen. Man begäbe sich damit aber in den körperlichen Bereich. Hätte das vor dem Psychotherapeutengesetz Bestand? Oder würde man nun sagen, die auf das Körperliche abzielende Behandlung sei nun einmal den Ärzten vorbehalten? Denn mit der Aussage, man behandele die Nerven, geht es ja um Eingriffe ins Körperliche. Also ist auch diese Möglichkeit verbaut.

Oder aber man böte eine psychotherapeutische Ausbildung an - das Zertifikat wäre aber wie oben beschrieben unter Weglassung des Wortes „Psyche" wieder nur auf „NLP-Therapeut" ausgestellt - was würden die Teilnehmer wohl sagen? Nun gut, diese Lösung wurde in der Zeit vor dem Psychotherapeutengesetz so gehandhabt. Ergebnis: Die DGNLPt hatte bei ihrer Auflösung ca. 80 Mitglieder - die meisten im Grundberuf keine Psychotherapeuten, sondern Sozialarbeiter und Sozialpädagogen mit dem Titel „NLP-Therapeut" - vor dem Gesetz eine brotlose Kunst, da nicht kassenzulassungsfähig. Folgerichtig löste sich die DGNLPt im Jahr 2000 - also in etwa zeitgleich zum Psychotherapeutengesetz, als eigenständige Gesellschaft auf und trat dem DVNLP als eigenständiger Verband DVNLPt bei. Seit dem Psychotherapeutengesetz hat es in Deutschland keine Ausbildung in NLPPt mehr gegeben - kann es auch unter diesen Bedingungen nicht mehr geben.

In der Zeit vor dem Psychotherapeutengesetz (1999) konnte man sich jederzeit Psychotherapeut nennen und es gelangten ständig neue

Therapieformen auf den Markt. Das ist nun durch die geänderte Gesetzeslage vorbei. Es kommen auch keine neuen kreativen Therapieformen mehr auf den Markt. Und die letzten NLPPt-Therapeuten stammen alle noch aus der wilden Zeit vor dem Psychotherapeutengesetz. Neue Kräfte wachsen nicht nach, weil sie gesetzlich geschnitten werden.

Die Berufsbezeichnung „Neurolinguistischer Psychotherapeut“ könnte nur dem Personenkreis verliehen werden, der schon eine Berechtigung zur Ausübung der Psychotherapie hat, also den approbierten Psychotherapeuten. Aber auch hier gibt es eine Fußangel im Psychotherapeutengesetz: der approbierte Psychotherapeut darf nur die Psychotherapieverfahren anwenden, in denen er ausgebildet ist, für die er einen Fachkundenachweis führen kann und deren Wissenschaftlichkeit vom Beirat bestätigt ist. „Deren Wissenschaftlichkeit vom Beirat bestätigt ist“, das ist die Fußangel!! Der approbierte Therapeut darf sich also in NLPPt ausbilden lassen, darf sie dann aber nicht anwenden. Denn wissenschaftlich anerkannt sind nur die beiden Richtlinienverfahren „Psychoanalyse und Verhaltenstherapie". Um diese „Beschneidungen“ der Kreativität und der „Entwicklungsblockierung für wirksameren Therapieformen“ aufzubrechen, muß es approbierten Psychotherapeuten erlaubt sein, auch therapeutisches Neuland beschreiten zu dürfen.

Ähnlich kompliziert verhält es sich bei den Heilpraktikern für Psychotherapie. Diese dürfen Psychotherapie betreiben, sind jedoch in keiner psychotherapeutischen Fachrichtung approbiert und haben letztlich überhaupt keine psychotherapeutische Ausbildung erhalten. Die Heilpraktiker sind dadurch in einer schwierigen Lage. Sie sind nämlich von Gesetzes wegen gehalten, sich eigeninitiativ um die notwendige Fachkunde erfolgreich zu bemühen. Doch wie kommen Heilpraktiker an Fachkunde? Nun, man würde denken, daß sie sich von den anerkannten Ausbildungsinstituten schulen und ausbilden lassen. Diese Ausbildungsinstitute aber verweigern die Ausbildung mit der Begründung, daß sie nur approbierte Ärzte und Psychotherapeuten ausbilden.

Welche Konsequenz hat das für die Heilpraktiker? Nun, es hat die Konsequenz, daß sie sich nur in nicht anerkannten psychotherapeutischen Verfahren ausbilden lassen können - dieses aber müssen. Das ist schon paradox. Da schafft man eine Berufsgruppe (Heilpraktiker), die sich nicht Psychotherapeut nennen, gleichwohl psychotherapeutisch tätig sein darf, die deshalb Fachkunde in Psychotherapie nachweisen muß, die sich auch gerne ausbilden ließe, dann aber zur Ausbildung in den Richtlinienverfahren faktisch nicht zugelassen ist. Diese Berufsgruppe muß deshalb ja wohl zwangsläufig zu Therapieverfahren greifen, die vor dem Gesetz nicht anerkannt und nicht zugelassen sind, wie z.B. die NLPPt. So können Heilpraktiker eine Ausbildung zum NLP-Therapeuten (nicht NLP-Psycho-Therapeuten) machen und dürfen dieses als Psychotherapie juristisch nicht anerkannte Verfahren dann doch wieder als ein Äquivalent für den fehlenden Fachkundenachweis bei den staatlichen Behörden verwenden. Deutschland, Deutschland! „Denk ich an Deutschland in der Nacht" - von wem noch einmal war dieser Satz?

Jeder NLPPt-Begeisterte muß für sich klären, ob es sinnvoll ist, sich ausbilden zu lassen. Einige hoffen darauf, daß sich im Rahmen einer späteren Rechtsangleichung innerhalb der EU eine Öffnung auch für bisher nicht anerkannte Psychotherapieverfahren ergeben könnte. Allerdings sind in diesem Falle die Normen hinsichtlich der Umfänglichkeit der Ausbildung durch das ECP (European Certificate of Psychotherapy) vorgegeben. Der Ausbildungsumfang ist utopisch groß (ca. 1500 Ausbildungsstunden) und lehnt sich an Größenordnungen an, wie sie derzeit bei den beiden in Deutschland zugelassenen Richtlinienverfahren üblich und vorgegeben sind.

Lösung: Die DVNLPt müßte sich zu einer Übergangslösung durchringen, sich sozusagen zu einer Notfallmaßnahme am sterbenden Patienten bekennen. Der Verband DVNLPt ist mit solch einer Notfalloperation nicht einverstanden, auch nicht als Übergangslösung. Begründung: Solch eine Lösung ist in Deutschland nur mit Zustimmung des Europäischen Dachverbandes (ECP) möglich. Dort bekomme man jedoch niemals eine Zustimmung zur Absenkung des Ausbildungsumfangs. Es gehe darum, die Standards für alle Therapieschulen gleich zu halten, um eine eventuelle europäische Anerkennung nicht durch hausintern unterschiedliche Standards zu gefährden. So gibt es so gut wie keine Anmeldungen und folglich auch keine Wirtschaftlichkeit zur Durchführung von Ausbildungskursen.

Es steht zu erwarten, daß mit dem Aussterben der letzten ca. zehn in Deutschland noch lebenden NLPPt-Therapeuten (oder richtiger NLP-Psychotherapeuten) die Zukunft der NLPPt hierzulande ein jämmerliches Ende nimmt. Warum soll es uns besser gehen als dem Breitmaulnashorn, das mit dem Tod der letzten Exemplare am 22.03.2018 (gestern während ich dies schrieb) ausgestorben ist?

Man kann angesichts dieser Situation wirklich nur von der Verelendung der Psychotherapie in Deutschland sprechen.

2.3) Paradigmenwechsel

Es sind nicht immer die großen Veränderungen, die uns klar machen, wenn wieder einmal ein wirklich neuer Gedanke die Runde macht. Manchmal muß man darauf 100 Jahre warten.

2.3.1) Paradigmenwechsel in der Menschheitsgeschichte

Psychisches, Psychologie und Psychotherapie sind nicht einfach da, so wie Pilze nach einer feuchten Septembernacht. Psychologie und Psychotherapie sind auch nicht einfach wissenschaftlich oder unwissenschaftlich. Sondern, Psychologie und Psychotherapie bewegen sich entlang einer wissenschaftstheoretischen und wissenssoziologischen Geschichte, die mitbestimmend dafür ist, welches Paradigma sich jeweils ausgebildet hat. So gibt es politische, militärische, gesellschaftliche, pädagogische, psychologische usw. Paradigmen, und auch die Wissenschaftstheorie ist nicht frei von Paradigmen.

Ein Paradigma ist ein an einen Sachverhalt herangetragenes grundlegendes Denkmuster, das, einmal in die Welt gesetzt, fortan die Wahrnehmung, das Verstehen und den Umgang mit diesem Sachverhalt bis in die feinste Zergliederung hinein dominierend bestimmt, bis ein Paradigmenwechsel den Untergang des bis dahin geltenden Alt-Paradigmas vollzieht.

Warum ist es für das NLP/die NLPPt nützlich, sich mit den Paradigmen anderer psychotherapeutischen Schulen gründlich zu beschäftigen? Es würde doch völlig reichen, festzustellen, daß die NLPPt funktioniert. Das genügt nicht.

Darüber hinaus besteht die Frage, ob das NLP/die NLPPt NLPPt etwas revolutionär Eigenes in den gedanklichen Raum der Psychotherapie einbringt und damit bleibend und überdauernd ist - so wie die Psychoanalyse - oder ob NLP/NLPPt nur eine kurze Randerscheinung der Psychologie ist. An der Paradigmenfrage klärt sich, in wieweit das NLP/die NLPPt mit einem wirklic.h neuen Gedanken daherkommen und sich damit in der "Hall of Fame“ der Psychotherapie verewigen.

Die Geschichte der Menschheit ist eine Aufreihung von Paradigmen. Das in der Menschheitsgeschichte erste Paradigma muß wohl das Denkmuster von „oben und unten“, „Gott und Mensch“ gewesen sein. Denn für alles, was die ersten Menschen sich nicht erklären konnten (und das war wohl sehr viel), lösten sie diesen Erklärungsnotstand mit der Einführung der Existenz eines dafür Verantwortlichen, nämlich eines Götzen/Gottes. Wenn es also blitzte und donnerte, dann konnten diese Menschen nicht denken, daß dies ein erklärbares Naturphänomen sei, das konnten sie noch nicht denken. Und ohne Erklärung zu sein - das macht Angst. Aber die Konstruktion „Gott“ als Erklärung, das paßte in ihren anschaulichen und konkreten Denkhorizont und minderte Angst. Die Urmenschen brauchten, und auch der moderne Mensch braucht für den Blitz eine Erklärung, die in die jeweilige Sichtweise von Welt hineinpaßt. Das war für den Urmensch eine großartige Leistung, aus dem Kausalitätsbedürfnis heraus mit seinen Denkmöglichkeiten die Leistung vollbracht zu haben, etwas Sichtbares (Blitz) mit einer „Nicht-Sichtbaren“ Wirkursache zu erklären.

Vom Grundvorgang her gesehen machen wir es heute noch genauso: Wir sehen, daß etwas zu Boden fällt, und machen als Verursacher die nicht sichtbare Gravitationskraft verantwortlich - das ist Konstruktivismus.

Irgendwie ist „Gott" ein sehr erfolgreiches Denkmuster, denn es lebt ja letztlich bis heute fort. „Gott" ist die erfolgsreichte Marketing-Strategie der Menschheitsgeschichte: sie hat in jedem Dorf eine Filiale: den Kirchturm. Für sehr viele Menschen ist die Gottesgeschichte immer noch der Erklärungsgrund für unerklärliche Phänomene wie den Tod: Ein Arzt fragte mich angesichts des schlechten Gesundheitszustands seiner Frau mit deutlichem Wunsch nach Übereinstimmung: „Glauben Sie an Engel?" „Engel" als Erklärungsmodell können ein Paradigma sein. Da ist sie wieder, die alte phylogenetisch frühe Angst aus der Zeit des beginnenden Erwachens. Die Frage nach den Engeln offenbart eine Regression für den Fall, daß die Medizin nicht weiterkommt.

Andere fragen direkter, ob es „Gott" und „Teufel", „Paradies" und „Hölle" gibt. Das alles gibt es oder gibt es nicht - das weiß ich nicht. Was ich aber psychologisch gesehen weiß ist, daß solche Bilder archetypische Bild-Angebote zum jederzeitigen Hineinschlüpfen sind, wenn uns die Erklärungen fehlen, wenn wir merken, daß das alles Konstruktionen unserer Angst-bewältigung angesichts des Unerklärbaren sind. Man merkt, wir stecken noch mitten drin im frühzeitlichen Denken und so lange das so ist, brauchen wir das Paradigma „Gott". Denn hätten wir dieses Paradigma nicht, würde bei vielen wieder Angst entstehen. Man muß sich das einmal vorstellen: Man kann Todesangst mit dem Wirkparadigma „Gott" sofort auflösen - natürlich nur bei dem, der an das Paradigma glaubt.

Wie sehr wir noch an den alten Paradigmen des Mittelalters hängen, mag man daran erkennen, daß es z.Z. zumindest in zwei Staaten (Türkei, Rußland) aus politischen Gründen Bestrebungen gibt, wieder auf die Schöpfungsgeschichte zurück zu kommen und die Abstammungslehre im Schulunterricht zu verbieten. Das Erklärungsmuster „Gott" wird trotz 50 Jahre Kommunismus mit einer einzigen Unterschrift wieder eingeführt und der frühere Mitarbeiter des Geheimdienstes in Bonn namens Putin wird im

Fernsehen gezeigt, wie er Weihnachten in die Kirche geht. Ja wenn das keine Paradigmenwechsel sind.

Aber nicht nur die Menschheitsgeschichte ist eine Abfolge von Paradigmen. Jede Sichtweise, auch jede Wissenschaft basiert auf Paradigmen, denn jede Sichtweise basiert auf einem Modell von Welt - unter Vernachlässigung anderer Modelle von Welt.

Und auch die Psychotherapie arbeitet mit zugrundeliegenden Paradigmen. Solange ein Psychotherapeut psychoanalytisch arbeitet, besteht sein Paradigma in der "Sinnsuche". Er bewegt sich dann wie in einem Sinn-Korridor, egal ob er nun nach Freud, Adler oder Jung arbeitet. Denn in allen drei Schulen wird nach der Rekonstruktion einer zerstückelten Sinn-Geschichte gesucht. Dabei ist es nebensächlich, in welchem Inhalt man den tiefsten „Sinn-Grund“ gefunden zu haben glaubt: ob in der Libido-Verteilung (Freud), der Kompensation des Minderwertigkeitsgefühls (Adler) oder der Archetypenwahl (Jung) - das Paradigma „Sinn“ ist immer das Gleiche.

Aus wissenssoziologischer Sicht fällt auf, daß es in allen Wissenschaften ähnliche Paradigmen gibt/gegeben hat. Um das Jahr 1800 herrschte das Paradigma des „Sammelns und Ordnens“. Es war eine wirkliche Erkenntnis für die Wissenschaftler, festzustellen, daß man mit „Sammeln“ zu einem Erkenntnisgewinn gelangt, nämlich daß es uns möglich ist, durch das Sammeln eine in dem Gesammelten steckende Ordnung zu erkennen. So kam es denn, daß die Biologen Tierarten und Pflanzen sammelten, die Chemiker sammelten die chemischen Elemente, die Astronomen sammelten Sterne, die Sprachwissenschaftler sammelten Sprachen, die Gebrüder Grimm sammelten Märchen. Die Welt befand sich allumfassend im Zustand des Sammelns. Das „Sammeln“ war eine Zeitlang das wissenschaftliche Grundparadigma erster Ordnung.

Und auch die Psychologie hatte ihre Phase des Sammelns - verpackt in der „Vermögenspsychologie“. Vermögen waren definiert als selbständige isolierte Einheiten der Psyche, und so glaubte man in jeder Fertigkeit des Menschen (z.B. sich die Schuhe anzuziehen) solche isolierten Anlagen (Schuhanzieh-vermögen) erkennen zu können. Auch die Begriffe Motivation, Kognition, Denken und Wille wurden zu Vermögen umbenannt, deren mengenmäßige Ausprägungen man messen konnte. Dieses Meß-Paradigma ist uns bis heute als Reminiszenz neben anderen Entwicklungen der Psychologie erhalten geblieben und lebt in den modernen Messungen von Vermögen, die heute „Eigenschaften" heißen, in der Testpsychologie (empirische Psychologie) weiter fort. Das Problem dieser Psychologie besteht darin, daß sich eine extreme Sammelwut immer weiter in die kleinsten Verzweigungen ergoß. Man sammelte bis zur Unsinnigkeit und Lächerlichkeit immer kleiner atomisierte psychische „Vermögen", wie z.B. das „Kaffeekochekünne-Vermögen" (Kölsche Mundart) oder das „Schuhanzieh-Vermögen".

Nach der „Sammelei" kam eine Zeit (ca. ab 1850), da herrschte das Paradigma des „Funktionierens" („Denken in maschinellen Abläufen") vor. Dies war eine Zeit, in der man für alles und jedes Maschinen und Apparate erfand, wie z.B. um Brot zu schneiden die Brotmaschine, um zu waschen die Waschmaschine, um zu schreiben die Schreibmaschine usw. Wen wundert es da, daß das neue Paradigma des Maschinendenkens auch in allen Wissenschaften, also auch in der Psychologie, Fuß faßte. Freuds Denken produzierte auch eine Maschine, den „psychischen Apparat".

2.3.2) Paradigmenwechsel in der Psychologie durch Psychoanalyse

Hier geht es um grundlegende Wechsel von gleich mehreren Denk-Konzepten - also um fünf grundsätzlich andere Systematisierungen einer Gesamttheorie (Salber 1988). Salber kommt nach Durchsicht der Texte Freuds auf vier unterschiedliche theoretische Konzepte. Die Inhalte der vier Konzepte sind nichts Weltbewegendes, doch war das eine Zeit, in der man es noch leicht hatte, Paradigmen von sich aus zu sehen oder sie zu übersehen.

Das erste Konzept freudscher Theoriebildung (1890-1895) ist nach Salber (VII, S. 26) dadurch gekennzeichnet, daß Freud seine ersten psychologischen Überlegungen mit dem betreiben mußte, was er vorfand, nämlich die Begriffe des damalig geltenden auf Platon zurückzuführenden Paradigmas, also die Begriffe „Vorstellung“, „Urteil“, „Wille“ und „Affekt“.

Diese Begriffe haben dann vereinfacht gesagt 2000 Jahre allen Anfeindungen zum Trotz gehalten. Besonders der Begriff des „Willens“ war für Freud wichtig. Der „Wille“ beherrschte denn auch gleich die erste psychologische Veröffentlichung: „EIN FALL VON HYPNOTISCHER HEILUNG nebst Bemerkungen über die Entstehung hysterischer Symptome durch den „Gegenwillen“ (1895).“

Freud „überraschte“ die Fachwelt mit einem Rückgriff auf den „alten" Begriff des „Willens“, dem er mit dem "neuen" Begriff des "Gegenwillens" eine polarisierende, zugleich aber auch ausgleichende Kraft, entgegen stellte, Damit wurde das ja doch jedermann bekannte und innerpsychisch zu beobachtende Phänomen der innerpsychischen Konflikthaftigkeit erstmals einer theoretischen Verortung zugeführt. Man sollte denken, das sei doch kein großer Akt gewesen, die Konflikte auch als solche zu verbegrifflichen, Was sich dem laienhaften Blick ganz einfach von selbst erschließt, dafür braucht das wissenschaftliche Denkgerüst oftmals Jahrhunderte oder gar Jahrtausende. Wie dem auch sei, - jedenfalls ist nach Freud der "Konflikt" als Kategorie psychologischer Theoriebildung nicht mehr wegzudenken.J

Damit war ein neues Paradigma entstanden: Das Konzept von „Wille“ und „Gegenwille“ war aus heutiger Sicht doch nur ein kleiner Schritt in der psychologischen Theoriebildung - doch nahm hier eine neue Art zu denken ihren Anfang.

Das zweite Konzept des Freud’schen Denkens beginnt laut Salber, als dieser den begrenzten Erklärungswert des Modells von „Wille und Gegenwille“ erkannt hatte. Freud hat in Anlehnung an „Carl Gustav Carus“ (1789–1869) den Gedanken „innerer psychischer Gesamtzustände“ (den

„unbewußten Zustand“ und den „vorbewußten Zustand“) entdeckt, auf die „Wille und Gegenwille“ nicht mehr so recht passen wollen.

Zur Klarstellung: Nicht Freud hat das Unbewußte entdeckt, sondern Carl Gustav Carus. Freud aber ging über Carus hinaus, indem er einen Weg fand, die „Regeln“ des Unbewußten, aber auch des Vorbewußten, zu erforschen. Dies geschah zwischen 1895-1900 anhand der minutiösen Beschreibung der psychischen Abläufe im Traum („Traumdeutung“). Das paradigmatisch Neue war die Haltung, das Geschehen aus einer atomisierten Sichtweise heraus in seinen Abläufen (Salber spricht von „Sekundenwelten“ / NLPPt spricht von „Mikro-Strategien) beobachten und verstehen zu lernen.

Im dritten Konzept (1900-1905) - (Salber, VII) sei Freud mit Beobachten, Systematisierungen und theoretischen Darstellungen („Drei Abhandlungen zur Sexualtheorie“ 1905) seiner Theorie beschäftigt gewesen. In dieser Phase sei es bei Freud zum Funktionsdenken und zur Ausbildung des Gedankens eines paradigmatischen „psychischen Apparates“, bestehend aus den psychischen Bausteinen / Instanzen „Ich“, „Über-Ich“ und „Es“, gekommen.

Im vierten Konzept (1905-1920) habe Freud sich (Salber, VII) dann mit den Schwierigkeiten eines Apparatedenkens und der Bewältigung durch eine Ausgestaltung der Libido-Theorie im Rahmen des übergreifenden Entwicklungsgedankens beschäftigt. Diese habe zu einer psychoanalytischen Entwicklungstheorie als ein Paradigma für den Gedanken des Perspektivismus (Maxi-Strategien / Wirkungseinheiten) geführt.

Die dritte und vierte Konzeption wird bei Salber als eine Einheit gesehen. Dieser zu folgen oder nicht zu folgen ist beides nicht ganz einfach, was hier zu diskutieren den Rahmen sprengen würde. Ich füge das fünfte Konzept der Vollständigkeit halber hier an:

Im fünften Konzept (1920-1939) hat sich Freud dann um den Entwurf einer allgemeinen Konstruktionsanalyse nach dem Muster von „Eros und Thanatos“, also um eine neue andere allübergreifende „Allgemeine Psychologie“ bemüht.

Auch diesem Konzept liegt ein Paradigmenwechsel zu Grunde. Dieser besteht in einer völlig neuen Sichtweise über die Daseinsform und Daseinsmöglichkeit des Psychischen. Das Psychische wird dann nun jetzt nicht mehr nach dem Abbild einer biologistischen Triebverwandlungsmaschine, sondern einer Konflikttheorie oder als „psychischer Apparat“ gesehen.

Das fünfte Konzept schließlich sieht das Psychische als eine in Paradoxien lebende gestaltbrechende Gestaltungs- und Umgestaltungsmaschinerie. Die Lösungs-Paradoxien bestehen aus „Zwei-Einheiten.“ Das fünfte Konzept Freuds blieb unvollendet - ist dann aber von Salber in seiner „Morphologie des seelischen Geschehens“ als eine „Allgemeine Psychologie“ der „Morphologischen Psychologie“ ausformuliert worden.

Aus dieser morphologischen Sichtweise heraus besteht eine „psychische Erkrankung“ in dem Versuch des Psychischen, die Verwandlungen unserer Gestaltbildungen – mit und in einer einzigen Gestalt, nämlich einer zweieinheitigen Gestalt – zu lösen und damit zu beenden. Da es diese Gestalt- , wenn überhaupt – , nur in Stundenwelten des Verliebtseins in eine narzistische Gestaltverfassung gibt, setzt im Psychischen ein neurotisches Gezerre um die Aufrechterhaltung oder Veränderung dieser Gestaltbildungen ein. Das Psychische schwankt zwischen fest und beweglich, wobei die Beweglichkeit ein Maßstab für Gesundheit ist.

Das dazu passende Bild" ist der „Narziß“, a.a.O. „Die Metamorphosen des Ovid.“ Geschichte in etwa so: „So kam die Reisegruppe und der Jüngling an ein Gewässer, an dem sie rasten wollten. Der Jüngling beugte sich über das Ufer um zu trinken. Dabei sah er in der ruhigen Oberfläche des Gewässers sein Spiegelbild. Er verliebte sich so stark in sein eigenes Antlitz, daß er den Blick auf dieses Bild nicht mehr aufheben konnte und er so an dieser Stelle - man könnte sagen wegen Fehlens jeder Entwicklungsmöglichkeit - verstarb. Später habe man sich gewundert, daß an der Todesstelle des Jünglings eine Blume wuchs, die noch heute auf den Namen „Narzisse“ hört.

Diese Geschichte beinhaltet das Freudsche Konzept von „Ganz-Machen" und „Kaputt-Gehen." Dies ist wie die Rhythmisierung von „Einatmen" und „Ausatmen" oder von „Yin" und „Yan". Mit diesem Konzept hätte Freud nun wohl seine letzte psychische Krankheitslehre neu schreiben lassen müssen. Dazu ist er aber nicht mehr gekommen.

Zu einer neuen psychologischen Denkweise gehört auch der Gedanke, alles einmal auf den Kopf zu stellen. Das, was vordem „Störung" hieß, das nennt sich nun „Not des Lebens" und „Wirkung des Zufalls". So gesehen erscheint die Störung ganz anders, nämlich als Garant der notwendigen Weiterentwicklung.

Dieses erste Konzept des „Akzeptierens" oder des „Nicht-Akzeptierens" von Veränderungen basiert auf dem Gestaltwandel des sich immer neu bildenden „gestörten primären Narzißmus".

Für die Psychologie insgesamt gesehen kann dieses Konzept des „gestörten Narzißmus" als erklärendes Prinzip des Ingangsetzens von psychischem Leben nur von Nutzen sein.

Hier schließt sich der Kreis von der fünften und dann wieder zur ersten Version, in welcher der Konflikt (zwischen Bindung vs. Entwicklung) nicht als theoretische und lästige Störstelle gesehen, sondern ganz im Gegenteil zu einem wesentlichen Theoriebestandteil des Denkens gemacht wird.

Die fünf Konzepte können nicht wie beim Puzzeln durch geschicktes Anlegen zu einem Ganzen als eines in sich stimmigen geschlossenen Etwas zusammengefügt werden. Wenn man es doch ausprobiert, einige Begriffe zueinander in eine Ordnung zu bringen, dann rutschen die bereits passend geglaubten Begriffe wieder in eine andere Positionierung und kommen in Unordnung. Es gelingt einfach nicht, ein Aufgehen ohne Rest hinzubekommen.

Beispiel: Wir haben neun Spieler. Jeder wählt heimlich zwei Referenzpersonen. Aufgabenstellung an jede der neun Personen: jeder wähle für sich den Ort im Raum, der von beiden Referenzpersonen gleich weit entfernt ist.

Stellen Sie sich vor, was jetzt für ein Gedränge losgeht. Und das Spiel kommt nicht zu einem Stillstand, weil es immer eine Person gibt, die sich noch bewegt, was dann dazu führt, daß keine Ruhe eintritt sondern eine völlige Neuorientierung einsetzt.

Versuchen wir beispielhaft, die Begriffe der verschiedenen Entwürfe in eine Reihe oder in eine Parallelität zu bringen. Ich beginne mit der Reihe „Ich", „Es" und „Über-Ich" und versuche diese Begriffe mit „Bewußt", „Vorbewußt," und „Unbewußt" so miteinander in eine teilweise Ordnung zu bringen.

Erster Versuch: Ich bringe das „Es" in Zusammenhang mit dem „Unbewußten", das kann man sich vorstellen. Zweiter Versuch: Dann bringe ich das „Ich" mit dem „Vorbewußten" zusammen. Da kommen schon die Einwände: Kann es nicht sein, daß das „Ich" auch „unbewußte Anteile" hat? Treffer. Und jetzt auch noch das „Über-Ich" und das „Bewußte" – da kommt sofort die Fehlermeldung, daß hier etwas auseinander läuft, was nicht zusammen paßt. Das „Bewußtsein" ist aber bei Freud gar keine Systemkraft, sondern lediglich eine innere Taschenlampe für den Sofort- und Einmalbedarf, während die Vergleichsmasse, das „Über-Ich" mit seinen Moralvorstellungen als Wirk-System nun aber völlig unpassend neben dem „Ich" liegt. Hier sieht man schon, wie schwierig und letztlich unmöglich die Zuordnung wird. Und wenn dann noch die Phasenlehre (oral, anal und ödipal) dazu berücksichtigt werden muß, dann blickt hier niemand mehr durch. Nein, das ist kein Weg, den man gehen muß, sondern den man gehen kann. Jedes der fünf Konzepte birgt eigenständige Ansätze mit eigenen Paradigmen – so daß man für die Auswertung dieser Funde ein ganzes Forscherleben an Arbeit an sich binden könnte.

Jedes Konzept rollt die komplette Theorie nach der jeweils eigenen Perspektive (Paradigma) jeweils immer wieder neu auf. Möchten Sie lieber das passende Puzzle oder eine nicht passende Abenteuer-Version der fünf Konzepte erlernen? Immer wieder trifft man auf Versuche, Freuds Aussagen so passend zu machen, daß man sie als Bausteine seines Bildes verbauen könnte.

Zur Paradigmenfrage gehört auch eine Prüfung hinsichtlich der „Gegenstandsbildung“ (Salber, I) der verschiedenen Psychologien und Psychotherapien. Die Gegenstandsbildung der Psychoanalyse besteht darin, „Psychisches nur aus Psychischem“ erklären zu wollen. Dagegen kommt die NLPPt mit einem anderen Paradigma, nämlich „Psychisches“ mit „Neurologischem“ erklären zu können.

Aber wie kam Freud zu seiner Festlegung, Psychisches aus Psychischem erklären zu wollen? Nun, Freud war ursprünglich Neurologe und hoffte, durch Untersuchungen am Gehirn die neuronalen Steuerungsschaltkreise psychischer Realitäten zu finden. Erfolglos brach er schließlich seine Bemühungen ab und sah es fortan als eine Aufgabe kommender Generationen an (nach einer aus damaliger Sicht noch nicht stattgefundenen, aber für späterhin zu erwartender medizinisch-technische Entwicklung), die hirnorganischen Substrate psychischer Funktionen zu finden. Auf Grund seiner eigenen Mißerfolge hinsichtlich diesbezüglicher Forschungen ließ Freud schließlich von seinem anatomischen und physiologischen Forschungsbereich ab und betrieb fortan eine rein „Psychologische Psychologie“ mit der Gegenstandsbildung, Psychisches streng nur aus Psychischem zu erklären.

Zu diesem Thema findet man in Freudschen Vorlesungen zur „Einführung in die Psychoanalyse“ folgende Worte:

Zitat: „Weder die spekulative Philosophie noch die deskriptive Psychologie oder die an die Sinnesphysiologie anschließende sogenannte experimentelle Psychologie, … , sind imstande, Ihnen über die Beziehung zwischen dem Körperlichen und Seelischen etwas Brauchbares zu sagen und Ihnen die Schlüssel zum Verständnis einer möglichen Störung der seelischen Funktionen in die Hand zu geben. … Hier ist die Lücke, welche die Psychoanalyse auszufüllen bestrebt ist. Sie will der Psychiatrie die vermißte psychologische Grundlage geben und sie hofft, den gemeinsamen Boden aufzudecken, von dem aus dem Zusammentreffen körperlicher und seelischer Störung verständlich wird. Zu diesem Zweck muß sie sich von jeder ihrer fremden Voraussetzung anatomischer, chemischer oder physiologischer Natur freihalten, durchaus mit rein psychologischen Hilfsbegriffen arbeiten, und gerade darum, fürchte ich, wird sie Ihnen zunächst fremdartig erscheinen." (Freud, I., a.a.O. S.46)

Daraus wird deutlich, daß Freud ursprünglich eine neuro-psychologische Gegenstandsbildung im Blick hatte. Und genau dies ist 100 Jahre nach der „Traumdeutung" mit der NLPPt Realität geworden. Mit dem Jahrtausendwechsel stellt sich uns eine neue Lage dar: Freuds große Vision von einer neuro-psychologischen Neurologie oder einer psycho-neurologischen Psychologie scheint in Erfüllung zu gehen. Die bildgebenden neurologischen Verfahren lassen ungeahnte Einsichten in die neuronalen und psychischen Wirkzusammenhänge deutlich werden. Was klemmt, das ist, daß sich der damals notwendige und nicht zu vermeidende, aber damals auch fortschrittliche Weg zu einer „Psychologischen Psychologie" heute als konservativer Hemmschuh quer in den Weg zu einer Entwicklung neuro-psychischen Theoriebildung legt. Freud wäre unter diesen Umständen heute wohl zwangsläufig NLPPt-ler geworden.

2.3.3) Paradigmenwechsel in der Psychologie durch NLP / NLPt / NLPPt

Freuds Einschätzung liegt nun ca. 100 Jahre zurück. Heute sind Freuds Visionen in Erfüllung gegangen. Der technische Fortschritt, insbesondere die bildgebenden Verfahren machen es heute durchaus möglich, Psychologie und Psychotherapie auf der Basis der experimentellen Sinnespsychologie zu betreiben. NLP/NLPPt ist angewandte experimentelle Neuro- und Sinnespsychologie sowie Sinnestherapie. VAKOG/SM als Kürzel (Sehen=visuell V, Hören=auditiv A, kinästhetisch=körperlich K, Riechen=olfaktorisch O, Schmecken=gustatorisch G) für die 5 Sinne und EMDR (Kürzel eines Therapieverfahrens, vgl. unten) sind experimentelle Sinnespsychologie und Psychotherapie in Einem.

Diese NLPPt-Neuropsychotherapie bringt damit aber das ursprünglich von Freud angestrebte und dann fallengelassene neuro-psychotherapeutische Paradigma wieder in die Diskussion. Hier wird nämlich nach dem direkten Zusammenhang zwischen neurologischen und psychischen Abläufen gesucht, genauso wie Freud dies vorhatte. Die NLPPt aber liefert genau das. Sie macht sich die heutigen neurologischen Erkenntnisse für den Einsatz in der Psychotherapie nutzbar.

So wie die Psychoanalyse geradezu inflationär eine ganze Reihe von neuen Paradigmen hervorbrachte, so ist dies heute bei der NLP/der NLPPt der Fall. Zu den neuen von der NLPPt in die Psychotherapie eingebrachten Paradigmen gehört:

- die neuro-psychologische Gegenstandsbildung anstelle der Freud'schen Sinnsuche in einer Welt voller unzählbarer psychischer Geschichten
- die Dominanz des neuronalen Steuerungs- und Kontrollsystems über das psychische System
- die grundsätzliche Ausrichtung auf die „Machbarkeit von Psychischem" (Marx), und zwar sowohl hinsichtlich der Vergangenheit (Change History) wie auch der Zukunft (Future-Pace; Adlers Konstruktivismus)
- der Wechsel von der rückwärts gerichteten und nie zu klärenden „Warum-Frage" hin zu einer zukunftsorientierten Zielarbeit
- die Reduzierung der „Letztheiten" auf allseits anerkannte Wirklichkeiten (VAKOG/SM) erster Ordnung (Watzlawick)
- das inhaltsfreie formale Vorgehen
- die Behandlung auch bei negativer Übertragung
- Kontrollierbarkeit der Verfahrenstreue durch Lehr- und Lernbarkeit von erprobten vorgefertigten Formaten

Punkt zwei dürfte dem Laien am meisten Schwierigkeiten bereiten - die Dominanz des „neuronalen Systems". Oder wie Grawe, Klaus (I, 2004, a.a.O., S. 18) sagt: Zitat: „Vom Hirn auf die Psyche, aber nicht von der Psyche auf das Hirn." Diesem Satz können wir jedoch nur teilweise zustimmen: - der erste Satzteil von der Dominanz des Gehirns über die Psyche ist richtig - der zweite Satzteil von der absoluten völligen Ohnmacht der Psyche ist falsch.

Wenn man Psychotherapie betreiben möchte, dann muß der Wirkungsweg wechselseitig nicht nur vom Neuronalen zur Psyche, sondern auch von der Psyche zum Gehirn mitgedacht sein. Wenn dem nämlich nicht so ist, dann ist keine Psychotherapie möglich.

Paradigmenfähig ist auch, daß die NLPPt die fünf Sinne und deren Submodalitäten zu Grundeinheiten (Letztheiten) der NLPPt herangezogen hat. Der Vorteil dieser Grundeinheiten besteht darin, daß es sich bei ihnen zugleich um neuronale wie auch psychische Begriffe, also um ganzheitlich körper-psychisch-umklammernde Begriffe handelt.

Aber: Die NLPPt hat die fünf Sinne (VAKOG) und deren qualitative Untergliederungen (Submodalitäten/SM) nicht erfunden. Daß es die fünf Sinne gibt, das wußten die Leute immer schon. Auch wußten sie, daß es Submodalitäten der fünf Sinne gibt. Schließlich wurden und werden sie ja in der Alltagssprache täglich benutzt (etwas ist größer, kleiner, lauter, leiser usw.). Daß man aber mit Hilfe der simplen fünf Sinne und vor allem mit deren Submodalitäten ein völlig neues Therapie-Paradigma in der Hand hat und damit eine völlig neue Psychologie und Psychotherapie machen kann, das wußten die Leute noch nicht.

Es ist wie mit allen genialen Entdeckungen: nicht im Komplizierten liegt das Geniale, sondern im Einfachen, das direkt vor uns liegt. In diesem Punkt ist die NLPPt der Psychoanalyse deutlich überlegen. Auf VAKOG/SM aufzubauen ist einfach eleganter als einen „psychischen Apparat" mitzuschleppen.

Das EMDR ist das bisher stärkste und ausgefeilteste Format der neuro-psycho-therapeutischen Denkweise. Es zeigt prototypisch alle aufgeführten neuen Paradigmenwechsel an.

2.3.4) Gezeitenwechsel mit dem Flaggschiff „EMDR“

Ein Vorzeichen für einen Gezeitenwechsel/Paradigmenwechsel ist das Aufkommen und die schnelle Verbreitung von „EMDR“ (Eye-Movement Desensitization & Reprocessing). Dies ist ein fachlich-faktisches und prominentes Format der NLPt-Psychotherapie, das sich aus kommerziellen Vorteils-Gründen ihrer Betreiber vom NLP losgesagt hat, dessen Siegeslauf jedoch jetzt schon Bände füllt: ist es doch das erste Verfahren, das vom "Wissenschaftlichen Beirat Psychotherapie der Bundesregierung" zwar nicht als selbständiges, aber doch als ein unselbständiges Psychotherapie-Verfahren vor einigen Jahren anerkannt worden ist.

Im Frühjahr 2015 wurde das EMDR (Eye-Movement- Desensitization and Reprocessing) - aus Sicht der NLPt nur ein Format der NLPt als wirksames Verfahren, einzig zur Behandlung der PTBS (aber nur bei dieser Diagnose) vom Beirat der Bundesregierung teilanerkannt - teilanerkannt als eingestreute Methode im Rahmen der Durchführung eines anerkannten Richtlinienverfahrens. Leider ist das EMDR vorerst nur bei einer diagnostizierten PTBS zugelassen. Aber egal, entscheidend ist die Tatsache der Anerkennung eines immerhin aus dem NLP kommenden Formates (nämlich EMI, von Shapiro in EMDR umbenannt). Das allein schon ist ein spektakulärer Vorgang, der in seinen Konsequenzen für die NLPt noch gar nicht abzusehen ist.

Und die Psychoanalytiker, die sich doch sonst anderen Verfahren gegenüber so abgeschottet verhalten, und deren wissenschaftstheoretische Grundlage (die Phänomenologie/Hermeneutik) doch so gänzlich anders als die des EMDR (Naturwissenschaft) ist, lassen sich nach und nach in EMDR ausbilden. Scheinbar ist ihnen jedoch der Umstand nicht bewußt, daß sie mit der Ausübung von EMDR stillschweigend die wissenschaftstheoretischen Implikationen des EMDR schlucken und sich damit sowohl von der Psychoanalyse wie auch von deren wissenschaftstheoretischer Position losgesagt haben. Sich als Psychoanalytiker in EMDR ausbilden zu lassen, bedeutet erstens, einen Paradigmenwechsel für sich vollziehen zu müssen, und zweitens, mit dem EMDR das Hoheitsgebiet des NLP zu betreten.

„Denn sie wissen nicht, was sie tun“. Sie wissen nicht, wen sie sich mit EMDR in „ihr Bett geholt“ haben und welche Konsequenzen und Risiken das für die Theoriebildung der Psychoanalyse mit sich bringt. Es ist wie mit „den sieben Geißlein und dem bösen Wolf“, der sich als die liebe Großmutter verkleidet hat. Nachdem die Psychoanalyse das EMDR erst einmal akzeptiert hat, muß es verdaut werden - doch das macht wissenschaftstheoretische Schwierigkeiten und kann im schlimmsten Falle zur schleichenden Auflösung der Psychoanalyse führen.

Und nachdem das EMDR wie eine Bombe eingeschlagen ist, wird irgendwann jemand auf den Gedanken kommen, ob es da noch weitere Formate dieser Art gibt. Und da werden sie über den Zaun des EMDR in das Land der NLPPt schauen und werden dort die Geschwister-Formate des EMDR sehen. Es bedarf dazu eigentlich nur noch der Anfertigung je eines "Muster-Standardprotokolls" für jedes NLPt-Format - so wie es vom EMDR als Standardprotokoll bekannt ist. Das dürfte zu schaffen sein.

Wenn sich jedoch alle Formate nicht als Ganzes verstehen, sondern sich jedes Format so verhält, als hätte es die Berechtigung zur Gründung einer neuen Therapieform erworben, dann wird es zu einem wilden Durcheinander aller Formate untereinander kommen. Es bedarf dann zur Schaffung von Ordnung die Hilfe der NLPt.

Und dennoch ist eins gewiß: die Entwicklung ist mit der NLPPt nicht am Ende angelangt. Es wird auch eine Zeit nach der NLPPt geben und es wird dann erneut andere paradigmatische Sichtweisen geben, die mit der bis dahin veralteten NLPPt-paradigmatischen Sichtweise nichts mehr anzufangen weiß.

Das 21. Jahrhundert ist bislang durch ein computeranaloges Denken gekennzeichnet, d.h. die Technik wird immer kleiner, alles ist „to go" oder „to share", (alles wird in ja/nein digitalisiert) und die Lösungen werden immer eleganter. Liegt darin ein neues Paradigma? Vielleicht ist die NLPPt ja auch eine Psychotherapie „to go“.

2.4) Das hohe Lied der NLPPt: vom Vorzug der Theorielosigkeit

Selbst unter NLPPt-lern hört man immer wieder, die NLPPt hätte ja keine eigenständige umfassende Theorie. Die einen bedauern dies, die anderen sind froh darüber.

Hat die NLPPt eine Theorie oder nicht? Nun, in der NLPPt sind alle notwendigen Theoriestücke vorhanden - man müßte sie nur wie ein Puzzle einmal richtig zusammensetzen, dann ergäbe sich tatsächlich eine NLPPt-eigene Theorie. NLPPt ist wie ein IKEA-Schrank: Fast alles liegt da in Einzelteilen, doch wie wird alles zusammengesetzt? Warum ist das bisher nicht geschehen? Vielleicht, weil es einem Tabubruch gleichkäme, das in den „Wild Days" (McClendon, 2003) von den Erfindern des NLP vorgelebte Vermächtnis einer gewissen offenen Wildnis der Theorie zugunsten einer möglichst eleganten Theoriebildung aufzugeben und damit zu entweihen. Es hat nämlich etwas gefühlt Strafbares an sich, den Sinn der bisherig hochgehaltenen und verteidigten Theorielosigkeit in Frage zu stellen. Die NLPPt-ler sind nämlich geradezu stolz, theorielos zu sein - zumindest meinen sie, theorielos zu sein.

Man kann sich aber auch die generelle Frage stellen, ob das überhaupt geht, theorielos zu sein? Haben wir nicht immer und zu allem, was uns entgegentritt, eine insgeheime Theorie - und zwar zumindest eine privatlogische Theorie?

Beispiele aus dem Alltag: Gespräche

- „Ich habe Schmerzen im Bauch“. „Was hast du denn gegessen?“ „Ich habe Kirschen gegessen.“ Und schon habe ich eine privatlogische Theorie über Ursache der Schmerzen: Theorie eins: „Ich habe zu viel gegessen", oder Theorie zwei: „Ich habe Verstopfung", und die Heilungs-Theorie: „Hoffentlich ist das nichts Schlimmes".

- Oder: „Mein Auto stottert" - und schon habe ich eine Theorie über die Ursache: „Es sind bestimmt die Zündkerzen", der ADAC fragt als Erstes: „Haben Sie denn noch Benzin im Tank?", „Dann ist es bestimmt der Verteiler".

Wir haben also immer schon eine Theorie über alles und jedes, und zwar noch bevor wir unseren Denkapparat eingeschaltet haben. Das Gehirn ist schneller als der Denkapparat.

Sind unsere Theorien nicht identisch mit unseren Glaubenssätzen? Oder aber sind nicht unsere Glaubenssätze identisch mit unseren Theorien und unsere Theorien identisch mit unseren Glaubenssätzen? Theorien sind Glaubenssätze, mehr nicht. Glaubenssätze aber entstehen ganz automatisch - und zwar immer dann, wenn wir uns etwas nicht erklären können.

Die Urzeitmenschen konnten sich Vieles nicht erklären. Aber sind wir heute besser dran? Oder können wir uns heute mehr erklären? Ja, das können wir, doch gleichzeitig hat sich unser Nicht-Wissen gegenüber unserem Wissen explosionsartig vergrößert, so daß es heute wohl sehr viel mehr Glaubenssätze und auch einen noch sehr viel größeren Bedarf an Glaubenssätzen gibt, als zur Urzeit der Menschheit.

Wenn die Urzeitmenschen sich etwas nicht erklären konnten, dann legten sie sich eine gruppenlogische und mehrheitsfähige Erklärung zurecht, die sich meistens auf die Götter bezog. Die Götter sind der Ort für das Nicht-Erklärbare - oder der Ort der Verhandlung. Damit aber hatten die Urmenschen erste haltgebende Theorien der Welterklärung. Und wenn sich eine solche Theorie als weniger erklärungstauglich als eine andere Theorie herausstellte, dann wechselten die Urzeitmenschen die Theorien einfach aus. Und so geht das heute in der sog. Wissenschaft immer noch wie damals. Wissenschaft bedeutet nicht, daß wir einen Fundus von Wissen haben, sondern, daß uns immer mehr klar wird, was wir alles nicht wissen.

Wie ist es, wenn wir uns entscheiden, theorielos zu bleiben? Das hat wirklich etwas Leichtes, theorielos zu sein Aber können wir überhaupt theorielos sein? Sind wir theorielos, nur weil wir das von uns behaupten? Nein, wir sind nie theorielos. Allein die Behauptung, theorielos zu sein, ist ein theoretischer Satz. Und was dann kommt, das sind auch Theorien, nämlich privatlogische Theorien, die dann als Glaubenssätze in unseren Gedanken herumvagabundieren. Nach derer Existenz gefragt streiten wir ab, Glaubenssätze oder Theorien zu haben und wir glauben diesen Unsinn auch noch. Richtig ist vielmehr, daß immer irgendwelche Glaubenssätze und Theorien im Spiel sind. So wie man nicht unpolitisch sein kann, und so wie man auch nicht „nicht kommunizieren" kann, so kann man auch nicht ohne Theorie sein.

Jetzt stehen wir vor der Wahl, entweder sind wir als NLPPt-ler mit bewußter Theorie ausgestattet, oder wir sind mit unbewußter Theorie unterwegs. Beides geht. Nur eines sind wir nicht: ohne Theorie unterwegs.

Das große Vorbild der Vertreter der Theorielosigkeit ist Friederich Nietzsche. Er hat sich über Theorien genauso lustig gemacht wie über Begriffe, Definitionsversuche und die sog. Wissenschaftlichkeit. So findet man bei ihm auch keine geschlossene Theorie, sondern bestenfalls Aphorismen. Seinerzeit sah niemand so recht, daß er damit so etwas wie eine „Theorie der Theorielosigkeit“ propagierte. Nietzsche war ein Gegner von Theorien, weil jede ausformulierte Theorie automatisch etwas ist, was sich nach außen abgrenzen/immunisieren will und sich durch eine konservative und auf Erhalt ausgerichtete Verfassung zu erhalten sucht. Und so blieb Nietzsche bei seiner Liebe zur Theorielosigkeit.

Die Umgebung von Nietzsche verstand nicht, wieso er es nicht wie alle anderen anerkannten Philosophen machte, die theoretisch runde Ordnungsgefüge ablieferten. Nietzsche überlegte wohl gelegentlich auch, diesem Drängen nachzugeben. Er hatte kurz vor seinem Tod für eine neue Veröffentlichung auch schon einen Veröffentlichungstitel, nämlich „Der Wille zur Kraft" vorgesehen. In Vorbereitung war auch eine Veröffentlichung „Der Wille zum System", mit der er vorhatte, seine Feinde lächerlich zu machen.

Seine Erben hatten nach Nietzsches Ableben freie Fahrt, machten aus den Aphorismen so etwas wie eine logische Theorie-Abfolge, machten aus „Wille zur Kraft" einen „Willen zur Macht". Der von ihm abgelehnten Titel „Wille zur Macht" brachte ihm später den Vorwurf ein, mit nationalsozialistischem Gedankengut verstrickt zu sein. Zu spät. Die Volksseele bekam ihre Theorie und diese auch noch mit einer wirkungsgesteigerten Überschrift. Hätte er sich zu Lebzeiten durchgesetzt und sein Werk noch vor seinem Ableben unter dem Titel „Wille zur Kraft" veröffentlicht, dann sähe seine Verortung in unserer Philosophielandschaft heute ganz anders aus.

Mit der NLPPt verhält es sich ähnlich. Von ihrem Selbstverständnis her will die NLPPt entweder keine oder doch zumindest nur eine wilde Theorie sein. Das ist so nicht explizit ausgesprochen, aber niemand wagt sich, für eine Theorie der NLPPt eine Lanze zu brechen. Damit ergibt sich ein paradoxer Zustand: Viele, nicht alle, bedauern das Fehlen einer schlüssigen Theorie, aber niemand will sie wirklich herstellen.

NLP versteht sich selbst als eine vielfältige Sammlung von kommunikativen psychischen Wirkungstechniken mit Einsetzbarkeit im Business-Bereich (Managerschulung), im Coaching-Bereich (Begleitung und Förderung gesunder Menschen in ihrer Entwicklung zu ihren selbstgesetzten Zielen) wie auch im Psychotherapie-Bereich.

Sowohl die Vielfältigkeit der NLP-Techniken wie auch die Vielfältigkeit der Einsetzbarkeit haben dem Ansehen des NLP paradoxerweise (leider) geschadet, insbesondere bei den Vertretern der klassischen Psychotherapie.

Der Denkknoten besteht in einem negativen Glaubenssatz: 'Wenn eine Technik für alles einsetzbar ist, dann kann es doch nicht sein, daß sie gleichzeitig Spezialistin zur Behandlung eines so differenzierten Systems wie eine psychische Erkrankung ist.“

Durch die Bezeichnung „NLP", also ohne das Wort „Therapie" in der Kopfzeile, kam bei den Psychotherapeuten nicht an, daß es sich beim NLP um eine Psychotherapie handelt. Vielleicht wäre das anders gewesen, wenn das NLP von vorne herein bereits in der Namensgebung ihren psychotherapeutischen Anspruch angemeldet hätte, sei es nun durch den Begriff „Neurolinguistische Psychotherapie" (NLPt) oder „Neurolinguistisch Programmierende Psychotherapie"(NLPPt).

Angesichts von NLP-Großveranstaltungen mit „Feuerläufen“, spektakulärer „Bühnen-Hypnose-Show“ und übertriebener Gewinnsucht der Veranstalter entwickelten die klassischen Psychotherapeuten Berührungsängste zum NLP, die durchaus verständlich sind. Das Bekenntnis eines klassischen Psychotherapeuten zum NLP war einfach eine zu große Gefahr für den guten Ruf eines Psychotherapeuten. Und die Distanzierung vom NLP war ja auch ganz einfach, hatte das NLP ja seinen Anspruch, Psychotherapie zu sein, nie wirklich laut angemeldet. Dies hat sich in letzter Zeit etwas verändert.

Ziel dieses Textes ist es, einen Theoriebeitrag zur NLPPt zu leisten - und aus dem wilden NLP eine System-NLPPt zu machen. Ein erster Schritt wäre die Namensänderung in „NLPPt“, denn damit könnte zumindest der psychotherapeutische Anspruch öffentlich angemeldet werden.

2.5) NLPPt- Begriffsverwirrung: Methode, Technik oder Verfahren?

Auf dem Weg zu einer systematischen NLPPt ist es ratsam, bestimmte Begriffe im Vorfeld ihrer Verwendung kritisch zu prüfen oder zu vergleichen. Drei dieser Begriffe sind „Methode“, „Verfahren“ und „Technik“. Drei Begriffe, leicht zu verwechseln.

Die Methode bezeichnet die Art und Weise, in welcher ein Verfahren ausgewählt, eingesetzt oder ausgewertet wird. Es ist die Methode, die über die Verfahren entscheidet - und nicht umgekehrt.

In der Wissenschaftstheorie ist „Methode“ eine streng durchgehaltene Perspektive (Perspektivismus), die die Bedingungen einer gleichbleibenden Betrachtungs- und Interpretationsweise zur Ordnung von Einzelphänomenen achtet und überprüft.

Ein „Verfahren" ist hingegen lediglich die Art und Weise einer Handlungs-Abfolge im Sinne einer Gebrauchsanweisung. deren Anwendung richtig oder falsch durchgeführt wird. Darüber wird dann aber erst im Rahmen einer umfassenderen „Methode" entschieden. Ein „Verfahren" ohne umfassende „Methode" bleibt beliebig, erst die Methode gibt dem Verfahren sinnhafte Bedeutung und Interpretationshorizonte.

Die „Technik“ gibt die genaueren Modifikationen der Verfahrensbedingungen an.

Also: Methode gleich Perspektive; Verfahren gleich Umsetzung; Technik gleich Störungsbeseitigung.

Was heißt das für die Psychotherapie? Im Bereich der Psychotherapie gibt es bis heute trotz allerlei Varianten und Spielarten letztlich nur zwei grundlegende „Methoden". Dies hat mit der begrenzten Anzahl wissenschaftstheoretischer Grundpositionen zu tun.

Eine erste Methode ist die hermeneutische Beschreibung im Rahmen der Phänomenologie. Die psychotherapeutische Variante finden wir in der Psychoanalyse.

Eine zweite Methode ist die des „naturwissenschaftlichen Zählens und Messens“ von beobachtbaren Ereignissen. Die psychotherapeutische Ausprägeform ist die Verhaltenstherapie.

Eine dritte Position wird vom Positivismus besetzt. Hier geht es um die statistische Erfassung von Daten zur Berechnung von signifikanten Zusammenhängen. Eine psychotherapeutische Ausprägung gibt es nicht - es besteht jedoch eine Wahlverwandschaft zur naturwissenschaftlichen Methode.

Hinsichtlich der Verwendung der Begriffe „Methode“ und „Verfahren“ sollte man den linguistischen Konflikt zwischen der wissenschaftstheoretisch-richtigen und einer krankenkassen-rechtlichen Verwendung der beiden Begriffe vermeiden.

Als „Richtlinienpsychotherapie" bezeichnet man die zwei von den Krankenkassen anerkannten Therapieformen, die ihre Leistungen gemäß den Richtlinien erbringen und ihre Leistungen abrechnen dürfen. Diese zwei abrechnungsberechtigten Therapieformen sind die „Verhaltenstherapie" und die „Psychoanalytische Psychotherapie“ (incl. der „tiefenpsychologisch fundierten Psychotherapie" als Teil der „psychoanalytischen Therapie").

Dummerweise bezeichnen die Kassen diese zwei (plus eins gleich drei) Therapieformen nicht als „Methoden" sondern als „Verfahren". Man spricht also von den „Richtlinienverfahren" und nicht, wie es richtig wäre, von den drei „Richtlinienmethoden". Zugegebenermaßen klingt „Richtlinienmethoden" vom Sprachgefühl eher unangenehm, wohingegen „Richtlinienverfahren" sich eher besser anhört. Das aber das ist vielleicht Gewöhnungssache.

Derzeit liegt noch kein Problem in der Begriffsverwendung. Denken wir aber einmal über den Fall einer eventuellen späteren Anerkennung der NLPPt als Richtlinienverfahren nach. Methode und Verfahren würden dann begrifflich über Kreuz verwendet werden. Die NLPPt wäre dann ein Verfahren und keine Methode.

Derzeit ist die NLPPt nicht anerkannt und kann sich somit als eine Methode verstehen. Die Methode der Erkenntnis besteht darin, alle Lebensformen streng perspektivisch nur unter einer neuropsychologischen Sichtweise zu sehen.

Worin bestünde in dem Fall das Verfahren der NLPPt? Das Verfahren bestünde darin, neuro-physikalisch wirkende sprachliche Formate zu den verschiedensten Lebensbereichen zu entwickeln.

Derzeit wird die Methodik der NLPPt in der Anwendung einer vermuteten psycho-neuronalen Parallelität gesehen. Im Neuronalen wie im Psychischen finden die analogen Prozesse (hauptsächlich des Verbindens und des Lösens) statt. „Lösen" und „Verbinden" sind die hauptsächlichen Vorgänge im Neuronalen wie im Sprachlichen.

Das dieser Methode zugeordnete Verfahren ist das Format. Formate haben den Vorteil- daß sie unendlich oft wiederholt werden können. In dem Gedanken der „Wiederholung" liegt der Gedanke einer festen Zuordnung von Format und neuronaler Repräsentanz.

Wenn es aber bei der „Methode" nicht nur um das „Vorgehen", sondern um das wiederkehrende „Muster" des Vorgehens, also um eine die Wissenschaft erst hervorbringende Beibehaltung einer abgesprochenen Beobachtungs- und Deutungs-Perspektive handelt, dann ist „Methode" ein dem „Verfahren" übergeordneter Begriff.

Es gibt zwar viele Verfahren (z.B. ein Sandspiel nach C.G. Jung oder ein HAWIE nach Wechsler), aber je nach Anwendung verschiedener Methoden (hermeneutisch oder statistisch) auf ein Verfahren kommt man zu völlig unterschiedlichen Ergebnissen.

Die verhaltenstherapeutische Methode besteht im planmäßigen Umgang mit den zur Verfügung stehenden Verstärkern. Die psychoanalytische Methode ist die der Sinnsuche.

Ein Beispiel für den Unterschied zwischen Methode und Verfahren: In der Kinderpsychotherapie setzt der Psychotherapeut den Sceno-Test-Kasten ein. Das Kind spielt mit den in diesem Kasten befindlichen Figürchen und Spiel-Gegenständen. Der Sceno-Test-Kasten ist ein allen in der Psychologie Tätigen bereitgestelltes Verfahren. Sowohl der Verhaltenstherapeut wie auch der Psychoanalytiker kann dieses Verfahren einsetzen. Woraufhin die beiden dann ihre Beobachtungen ausrichten, wie sie was bewerten, zu welchen Ergebnissen sie dabei kommen und welche Schlußfolgerungen sie daraus ableiten, das richtet sich nach der jeweilig zur Anwendung gekommenen übergreifenden Methode.

So achtet der Verhaltenstherapeut darauf, ob sich in dem Spiel des Kindes ein vorher beschriebenes unerwünschtes Verhalten „Schulverweigerung" zeigt und welche „Verstärker“ sich in welcher Häufigkeit beobachten lassen.

Der Psychoanalytiker achtet hingegen auf die gespielte Mutter-Kind-Beziehung und den „Sinn“ des Symptoms „Schulverweigerung".

Bei gleichem Verfahren werden hier die zwei dominanten aber völlig unterschiedlichen methodischen Herangehensweisen deutlich. Der Sceno-Test-Kasten ist ein untergeordnetes Verfahren. Das würden wir spätestens dann merken, wenn ein theoretischer Neuling dem Spiel des Kindes mit der Vorgabe zusehen solle, hinterher eine psychologische Bewertung abgeben zu sollen. Nun, der Neuling würde hinterher nicht wirklich sagen können, welchen Erkenntnisgewinn er aus dem Beobachteten ziehen könnte. Da der Neuling noch keine Einweisung in die möglichen Beobachtungs- und Deutungskategorien bekommen hätte, wäre er nicht in der Lage, aus welcher Perspektive auch immer, psychoanalytisch oder verhaltenstherapeutisch, an die Aufgabenstellung heranzugehen. Merke: Keine Methode - folglich auch keine relevanten Beobachtungen.

Der Psychoanalytiker mit seiner Methode der „hermeneutischen Sinnsuche“ würde nach der Beobachtung etwas über den Sinn der Symptome sowie die Familiendynamik sagen können.

Der Verhaltenstherapeut würde mit seiner Methode der Beobachtung von Belohnungssystemen und Verstärkungskreisläufen genau nach diesen suchen, sie natürlich auch finden und darüber berichten. Er würde alles Beobachtbare seiner Methode gemäß ordnen. Daraus folgt: Methoden sind Zwangsmittel, was nicht paßt wird „geordnet“ gemacht.

Und der NLPPt-ler würde mit seiner neurolinguistisch-programmierenden Methode das spielende Kind auf das Vorkommen schlimmster Momente, nach Glaubenssätzen, obersten Werten, Zielen, Visionen, den Ausprägungen der „Daseinslogischen Modalitäten“ oder dem „Schlimmsten Moment“ beobachten.

Also: Alle Therapieschulen können die vorhandenen „Verfahren“ einsetzen und nutzen, doch welche Ergebnisse die Verfahren zeigen, das bestimmt die „Methode". Dies ist weiter nicht schlimm, man muß nur wissen, daß der Einsatz eines Verfahrens im Rahmen eines Methodenwechsels jeweils ein völlig anderer ist. Was heißt das für die NLPPt? Ist die NLPPt ein Verfahren oder eine Methode? Nun, das NLP sollte von seinen Begründern her gesehen eher eine Verfahrenssammlung denn eine Methode sein.

Die Begründer des NLP faßten ihre Beobachtungen hinsichtlich erfolgreicher Strategien in manualisierten Handlungsanweisungen (Formate) zusammen - egal ob diese Ergebnisse eine bewußt eingesetzte Methode abbildeten oder nicht. Herausgekommen ist dabei eine Formatsammlung, die „querbeet" aus den abgekupferten anderen therapeutisch erfolgreichen „Schulen" besteht. Diese Formate-Sammlung ist letztlich nur eine Anhäufung von „Verfahren", die, weil es nur Verfahren und keine Methoden sind, durch alle - auch die Verhaltenstherapie, Psychoanalyse und andere - zu nutzen sind. Sie bilden eine Sammlung von wirksamen Interventionsschritten. Diese stehen jedoch zunächst einmal als Formate ohne methodische Bearbeitung der

Nutzungsvielfalt nebeneinander - bereit, sich durch eine welche auch immer andere neue Methode absorbieren und systematisieren zu lassen. Die beiden großen „methodologischen Schulen" können die NLPPt-Formate also zu Recht, weil sie ja von ihnen abgekupfert sind, als die ihren begreifen, sie innerhalb ihrer Interpretationsregeln einsetzen und methodisch interpretieren. Und dennoch, was beim Abkupfern und Zusammentragen von Teilstücken anderer Methoden und Verfahren herausgekommen ist, das ist etwas Neues und Anderes.

Daß die NLPPt das Potential für eine eigenständige Methodik hat, davon ist auszugehen. Diese Methodik ließe sich mit dem Wort „modellieren“ leicht herausarbeiten. Zum Modellieren bedarf es der folgenden Arbeitsfrage: Was haben alle Formate gemeinsam? Wovon könnte man sich trennen, aber auch: „Was muß bei jedem Format unbedingt dabei sein, damit die Wirksamkeit aller Formate erhalten bleibt?“

In der Frage nach der Methode ist auch ein Blick auf die in den letzten Jahren gewonnenen Ergebnisse der Hirnforschung nützlich. Je länger die NLPPt auf dem "Markt“ ist, je mehr die moderne Hirnforschung die NLPPt bestätigt, je mehr sich eine Allianz zwischen der Neurologie und dem NLP herausbildet, desto mehr wird die NLPPt zu einer eigenen Methode, nämlich zu einer primär naturwissenschaftlichen und sekundär zu einer neuropsychotherapeutischen Methode.

Was deutlich wird: Je nach Methode ergibt sich bei gleichem Verfahren eine je andere Psychotherapie. Es sind also nicht eigentlich die Formate, sondern es sind die methodischen Vorentscheidungen, welche die Therapieform bestimmen.

2.6) NLPPt: Privatlogische Bilder oder Formatierungszwang?

Es gibt kein Wort, bei dem das Gehirn uns nicht irgendein wenn auch noch so rudimentäres Bild zu diesem Wort zur Verfügung stellt. Wenn wir „Oma" hören oder sagen, stellt sich quasi zeitgleich dazu ein bei jedem Menschen anderes Bild - vielleicht auch ein Geräusch, Körpergefühl, Geruch und/ oder ein Geschmack, ein.

Dieser Vorgang der VAKOG/SMISIERUNG geschieht auch, wenn wir wissenschaftliche Worte benutzen, z.B. das Wort „Hypnose“ oder „Ankern“. Es stellt sich automatisch eine vakogisierte Vorstellung für ein Wort ein. Wenn das nicht passieren würde und es gäbe keine Bilder, dann müßten wir mit rein wissenschaftlichen Beschreibungen vorliebnehmen, die niemand verstehen könnte. Ja, auch die Wissenschaft braucht privatlogische Bilder, um sich selbst überhaupt denken, vorstellen, verstehen und darstellen zu können.

Beispiel Physik: Als mein Physiklehrer uns Physik beibringen wollte, hörte sich das wie folgt an: „Die kleinsten Teile sind die Atome. Das sind kleinste ‚Knübbelchen‘. Wenn mehrere Knübbelchen zusammenkommen, dann nennen wir das ein ‚Molekül‘. Damit diese Knübbelchen nicht wieder auseinander gehen können, halten sie sich mit ‚Ärmchen‘ gegenseitig fest. Die Ärmchen heißen ‚Wertigkeiten‘. Jedes Molekül hat eine andere Anzahl von Wertigkeiten.“ Das war ein Gesamtbild und die Klasse hatte es verstanden. Aber es wird in der Astro-Physik ja noch toller: Da gibt es „schwarze Löcher" und sogar „Würmer" im All - wer hätte das gedacht (Stephen Hawkings).

Die Wissenschaft arbeitet an der Grenze zum Nicht-Verstandenen bzw. dem Nicht-Verstehbaren, und braucht deshalb Bilder als ungefährer Vorentwurf einer schwierigen Beschreibung. Kekulé suchte lange Jahre vergeblich nach der Struktur organischer Verbindungen, denn diese führt zum Verständnis der chemischen Eigenschaften dieser organischen Verbindungen. Es ging um die Frage, wie die sechs Kohlenstoff- und sechs Wasserstoff-Atome des Benzol-Moleküls angeordnet sind. Dann träumte er von einer

Schlange, die sich im Kreise legte, und das war die Antwort: Er wachte auf und die Atome bildeten einen Ring.

Bilder stellen sich auch beim Denken der Menschen über Psychotherapie ein. Da sind zunächst die Bilder einer „Couch" oder der „schweigende Psychoanalytiker", der hinter dem Kopfende des Patienten sitzt und eingeschlafen ist.

Zur Verhaltenstherapie gehören die Bilder vom „Pawlow`schen Hund" und die „Black Box", zur Gesprächspsychotherapie gehört der Spiegel, zur Hypnose das „Pendel", zum EMDR der „Scheibenwischer".

Freud selbst benutzte Bilder, um Theoretisches auszudrücken. So arbeitete er zeitweise mit dem Bild einer „Schichtung" (entnommen von Platon oder der Archäologie), später dann mit dem Bild des „psychischen Apparates", dann mehr mit einer Abfolge von Bildern, die wir Geschichten nennen, wie z.B. die Geschichte des „Ödipus" und des „Narziß" (aus den Metamorphosen des Ovid). Später arbeitete er dann mit Prinzipien wie das asiatische „Yin-und-Yang" bzw. des griechischen Gegenstücks von „Eros und Thanatos", um die Nichtherstellbarkeit einer störungsfreien Zweieinheit zu verdeutlichen.

Die Bedeutung des bildhaft Anschaulichen wurde von Piaget in seiner Entwicklungspsychologie der Intelligenz beschrieben. Dabei unterscheidet er das infantil-anschauliche (also das bildliche) vom adultomorph-formalen (bildlosgelösten) Denken. Das heißt, daß jede Erkenntnis (also auch jede Theorie) zunächst vom anschaulichen Bild seinen Anfang nimmt, um dann zur theoretischen Ebene voranzuschreiten. Und wenn wir auf dieser theoretischen Ebene nicht klarkommen, dann regredieren wir wieder auf die bildhafte Ebene, und dann können wir wieder verstehen.

Beispiel: Ein Kind kann die Rechenaufgabe „Drei Katzen und zwei Katzen“ richtig lösen: „Das sind fünf Katzen“. Das Kind ist zu der Rechenaufgabe befähigt, weil Katzen anschaulich sind. Stellt man diese Aufgabe jedoch nicht anschaulich, sondern theoretisch (drei und zwei sind), dann kann das Kind diese Aufgabe nicht lösen, weil es über die Phase des anschaulichen Denkens noch nicht hinaus ist.

Wir brauchen auch Bilder, wenn wir NLPPt verstehen wollen: Bei dem Wort „Neuro“ denken wir vielleicht unwillkürlich an die Kunst-Ausstellung „Körperwelten“ oder ein Bild von ausgenörgelten Nervenbahnen, die so aussehen wie Verdrahtungen mit Knoten an den Verbindungsstellen. Dann kann man sich die Neurotransmitter-Ausschüttung als Bläschenbewegung vorstellen, wie sie durch die Membran raus aus der Synapse, dann rein in den synaptischen Spalt und bei der Neuaufnahme wieder rein zurück in die Synapse gelangen.

Bei dem Wort „Linguistisch“ stellen wir uns vielleicht ein Bild eines wurmartigen Nacheinanders von Buchstaben und Worten (eine auditive Sukzessivgestalt) vor. Ich vermute, daß die Parallele zwischen dem Bild von Drähten und einem wurmartigen Nacheinander nicht zufällig ist, sondern wir haben ein Bild davon, wie die wurmartigen Sätze in den Nervendrähten hineinkriechen und dabei neuronale Veränderungen vornehmen. Das mag neurologisch Quatsch sein, aber so und nur mit solchen auch „falschen“ Bildern können wir etwas verstehen und behalten. Die Aufgabe von Psychologie besteht darin, die Gesetzmäßigkeiten besonders guter und dabei völlig irrer Bilder zu erforschen.

Und wir haben Bilder beim „Programmieren": Wir arbeiten im Arbeitsspeicher/auf dem Bildschirm/im Bewußtsein. Damit aus dieser so hergestellten Datei nicht etwas Flüchtiges wird, müssen wir den Arbeitsspeicher an anderer Stelle auf der Festplatte so sichern und speichern, daß man die Datei jederzeit wiederfinden kann/Verankerung. Das meinen wir mit „Programmieren". Da müssen wir mit der Maus nur kurz auf „speichern“ drücken, um aus dem Zustand der Flüchtigkeit in den Zustand der Programmierung zu gelangen. Die NLPPt bedient sich dazu mehrerer Techniken (Ankern, Future-Pace, schneller Durchlauf, Separator).

Und welches Bild habe ich bei dem Wortungetüm „Neurolinguistisch-Programmierende Psychotherapie“? Um uns dieses geniale Wortungetüm bildhaft vorstellen zu können, sehen wir vielleicht vor uns ein Knäuel von Nervensträngen, die so aussehen wie Wort-Würmer, die im Gehirn wie in einer Festplatte herumkriechen und dort gespeichert sind. Das alles verbackt sich zu einem skurrilen Gesamtbild - kein Bild aus der vorwissenschaftlichen Zeit, sondern eher moderne Bilder, einem Magritte oder einem Dalí vergleichbar. Ach hätte Dalí doch die Nervenstränge, die so aussehen wie Wort-Würmer, die in meinem Hirn gespeichert werden, einmal gemalt - wie sähe dieses Bild wohl aus?

Jeder macht sich seine eigenen privatlogischen Bilder und versteckt diese vor anderen, denn was würden die bloß denken, wenn sie wüßten, welch kranke Bilder ich im Kopf habe? Man kann damit aber auch anders umgehen, und zwar die eigenen Bilder in Supervisionsgruppen offenlegen, um möglichst Bilder zu kreieren, die von Vielen gebraucht werden können. Dies führt auch hin zu einer besseren Verfahrenstreue.

In der Regel gehen wir davon aus, daß alle Psychotherapeuten einer Therapieschule qua Ausbildung das jeweils Gleiche gelernt haben und daher bei gleichem Verfahren innerhalb des Rahmens eines bestimmten Fensters so etwas wie "Verfahrensgleichheit" und „Verfahrenstreue“ eingeübt haben. Dem ist aber bei weitem nicht so (auch nicht in der Lehranalyse) - was ein Mangel in der Therapeuten-Ausbildung ist. Zutreffend aber ist, daß jeder Psychotherapeut neben der gelernten offiziellen Theorie/Therapie eine selbst gebastelte „privatlogische wirkungstheoretische Annahme" hat, nach der er bewußt oder unbewußt arbeitet. Das ist kein Fehler, denn das macht die Natur nun mal mit uns. Wir müssen dies nur offenlegen, damit wir dieses Geschehen nicht als Störung verdammen, sondern um diese Bilder kontrollierbar und sogar für unsere Zwecke nutzbar zu machen.

Es wäre ein großer Gewinn, wenn die Therapeuten um ihre Bilder wüßten. Diese Bilder verankert und richtig vor den Therapien zum Selbstcoaching eingesetzt, können sie uns helfen, in die richtige Verfassung zu kommen. Es ist wie beim Pastor, der sich vor jeder Messe in der Sakristei durch Bekreuzigung, Niederknien oder sonst eine Handlung in den immer gleichen inneren Zustand „Gottes-Dienst“ versetzt und dadurch auch Verfahrenstreue herstellen kann. Die Psychotherapeuten könnten diese Technik abkupfern und nachmachen.

Das Fehlen entsprechenden bewußten Wissens um die eigenen privatlogischen Bilder und das Nicht-Vorhandensein von Hilfstechniken kann im Einzelfall dazu führen, daß die privatlogischen Bilder in der Therapie die Oberhand gewinnen. Die privatlogischen Bilder können die Therapien dann dominieren und die Fortführung der Therapie blockieren. Dagegen muß etwas unternommen werden.

Die Psychoanalyse hat dagegen etwas unternommen und führte Lehranalysen und Supervisionen ein, in denen die eigenen Muster herausgearbeitet und so in ihrer unbemerkten Einflußnahme eingeschränkt werden. Hier könnte der Ansatzpunkt für die NLPPt sein, ähnliche Ausbildungsschritte und Berufsbegleitungen, wie sie im therapeutischen Bereich üblich sind, einzuführen

Beispiel: NLPPt-Therapeut bekommt bei besonderen Themen von Versöhnung Tränen in die Augen und biegt die Gespräche während der Sitzungen auf ein Nebengleis ab, um sein Störbild situativ zu entmachten. Das ist jedoch keine Lösung, denn das heißt für die Therapie, daß der Therapeut bestimmten Patienten ab der „Versöhnungsstelle“ nicht mehr helfen kann. Dieser Zustand könnte nach seiner Offenlegung durch eine Reihe von Maßnahmen aufgelöst werden.

Vielleicht wäre es auch möglich, gesellschaftlich anerkannte Grundmuster inhaltlicher Art einzusetzen, so wie wir sie in den Märchen, der Bibel als Ansammlung von menschlichen Existenzmustern, den Romanen der Weltliteratur oder Theaterstücken vorliegen haben und darauf zurückgreifen können. All dies sind nämlich Bilder, Muster, Schemata, über die es möglich ist, Formstrenge und Verfahrenstreue herzustellen und darüber in seinem Tun steuerbar zu sein (Bilder als Anker zur Herstellung verfahrenstreuer

Therapien). Die so festgelegten Bilder können dann einen Pool von Grundmustern und Standard-Bildern darstellen, auf die der Therapeut zurückgreifen könnte. Märchen und Bibel-Gleichnisse sind archaische Formangebote (Formate), die automatisch eine höhere Verfahrenstreue einfordern. Man könnte diese Bilder modeln und so zu Formaten werden lassen.

Aber es wird nicht leicht sein, gesellschaftliche Bilder (Archetypen) an die Stelle privatlogischer Themen zu setzen. Die privatlogischen und archetypischen Bilder und Theorien fallen im günstigsten Falle zusammen oder durchmischen sich. Sie entfalten eine disziplinierende Wirkung, denn sie entstammen früheren phylogenetischen Programmierungen in den damaligen Gehirnen. Umgesetzt wird das, was die neuronalen Programmierungen vorschlagen bzw. erzwingen. Wir alle sind ständig und ohne Lücke in solch permanenten uns zwingenden Bilderwelten unterwegs.

Die Archetypen sind Bilder aus unser aller phylogenetischen Frühzeit. Damals waren unsere Vorfahren realen Gefahren ausgesetzt, die es heute nicht mehr gibt. So gab es den Dinosaurus Rex. Wenn der vor unserem Vorfahren stand muß das Gehirn eine Programmierung „Weglaufen lohnt nicht" in so starker Dosis erhalten haben, daß dies bis heute im Stammhirn restgelagert ist und uns in Bildern der Angst noch heute bis in die Panik beängstigen. Da wir aber alle noch keine Begegnung mit diesem Rex haben, können wir unsere Angst nicht erklären. Aber wir erinnern uns an so manchen Traum, in denen wir vom Rex oder anderen Urgetümen verfolgt wurden.

Was soll uns dieses Kapitel in Hinblick auf die NLPPt sagen? Es soll uns sagen, daß wir 95 % unseres Lebens in solchen verrückten Bildern und Geschichten und nur 5 % in bewußter Kognition verweilen. Das hat Konsequenzen für die Therapie wie folgt:

Wenn wir mit den Patienten ü b e r deren Zustand arbeiten, dann halten wir uns im wahrsten Sinne des Wortes „ü b e r" einer psychischen Sache auf - wir reden dann ü b e r etwas hinweg. Das bringt therapeutisch gar nichts. Wenn ich aber mit dem Patienten in die 95% Bild-Geschichten eintauche, dann bin ich in der Wirkungsebene, zwar auf der infantilen Ebene, aber halt in der Wirkungsebene.

Das Problem liegt darin, daß viele Therapeuten Gespräche mit den Patienten
„ü b e r" deren Krankheitsbild führen, sie aber nicht in den Bereich des „Redens mit der Erkrankung" eintauchen. Eintauchen können wir, wenn wir in Märchenspielen die Bilder des Patienten ein Stück weit übernehmen können und der Patient aktiv der Reihe nach alle Rollen des Krankheitsbildes selbst übernimmt, den vorgegebenen Rollentext (Format) in einem imaginierten Zustand genau nachspricht und hinspürt, wie sich das körperlich auswirkt. Wir sind dann wie ein Schauspieler, der seinen vorgefertigten Rollentext auswendig gelernt hat und sich aus dieser Sicherheit heraus so mit seiner Rolle identifiziert, daß er da nur mit Mühe wieder rauskommt.

An dieser Stelle, wo es um feste Rollen geht, setzen die NLPPt-Formate an: Ein NLPPt-Format ist nämlich eine Art extrahierte Kurzgeschichte oder ein Märchen, die/das der Patient in einigen Schrittfolgen durchläuft.

Beispiel: Six-Step-Reframing als ein/e Kurzgeschichte/Märchen: Das Six-Step-Reframing ist die formatierte Geschichte einer engen Zugehörigkeit, die sich durch Trennung von Positiver Absicht und Verhalten aufhebt.

Ein Format ist eine auf das Funktionsgerüst abgespeckte Geschichte zur besseren Lern- und Lehrbarkeit und zur Vereinfachung der Wahrung von Verfahrenstreue. Die NLPPt hat ein therapeutisches Handlungsmodell, das mit vorgegebenen Formaten, also mit lern- und lehrbaren wohldefinierten manualisierten Schrittfolgen (Formaten) arbeitet.

Das Wort „Format" löst bei Gegnern der NLPPt reflexartig den Vorwurf aus, es mit einem manipulativen Verfahren zu tun zu haben. Dagegen ist einzuwenden, daß das NLPPt nicht die Kraft und nicht die Möglichkeit hat, jemanden gegen seinen Willen zu manipulieren. Der Patient braucht nämlich lediglich eine andere neurologische Datei in den bewußten Arbeitsspeicher zu „laden" (meint: an etwas Anderes denken) und schon ist der eventuell eingeleitete Manipulationsversuch beendet. Wenn der Patient jedoch mitmacht, der geplanten Schrittfolge zustimmt, sich psychisch - und damit auch neuronal – öffnet, was so viel heißt wie, daß er die passenden neuronalen Steuerungsschaltkreise weisungsgemäß hochfährt, weil er sich Gesundung verspricht, dann tritt ein gewünschter Therapieerfolg/Veränderungserfolg in der Regel sehr schnell ein.

Diese Schnelligkeit ist den Kritikern der NLPPt wiederum suspekt. Dagegen steht der Glaubenssatz, daß es Veränderungen nur langsam gibt. Nur eine langsame Therapie kann eine gute Therapie sein. Alles Quatsch! Eine Therapie ist kein Ponyhof, sondern eine Methode, die konstruiert ist, zu möglichst schnellen Ergebnissen zu kommen. Alle anderen Ziele mystischer Art kann man nur ablehnen.

Ist das nicht paradox? Solange es Psychotherapie gibt, hat man bedauert, daß man auf dem Gebiet der Psychologie nicht so recht weiterkam und auch keine wirksame Psychotherapie zur Verfügung stand. Nachdem jetzt bessere Therapiemöglichkeiten vorliegen, beanstandet man, daß es so schnell gehen kann.

Das Bedürfnis nach solch einer Therapie zeigt sich in folgender Anekdote: Ich treffe auf der Straße einen ehemaligen Dozenten von der UNI. Er ist pensionierter Sozialwissenschaftler, ich bin u.a. auch Sozialwissenschaftler und war in seinen Seminaren. Seine Frage an mich: „Wie ist der Stand der Dinge? Hat man endlich eine Psychotherapie, die wie die Medizin von außen erfolgreich behandelt, ohne daß so hohe Ansprüche an den Intellekt und die Mitarbeit des Patienten gestellt werden?" Meine Antwort darauf: "Ja, es gibt ein sogenanntes EMDR-Format, das funktioniert mit einem Minimum an Voraussetzung seitens des Patienten." Antwort: „Habe ich nie von gehört." Gegenantwort: „Das ist Teil von NLP." Gegenantwort: „Oh, das soll ja sehr manipulativ sein.“

Was ist eine privatlogische wirkungstheoretische Annahme? Beispiel: Der Vater, der seinen Sohn ermahnt, er möge bitte Hausaufgaben machen, geht implizit von dem privatlogischen Modell aus, daß das „Sagen" bzw. das „Ermahnen“ eine unmittelbare Wirkung auf das Handeln des Sohnes hat, sonst würde er ja auf das „Sagen" bzw. das „Ermahnen“ verzichten. Der Vater hat sich also nicht wissenschaftlich kundig gemacht, sondern er folgt einem privatlogischen Glaubenssatz, daß es einen Wirkungszusammenhang „Sagen - Handlung" gibt. Und so ist er denn enttäuscht, wenn sich die erwartete Wirkung nicht beobachten läßt. Er zieht daraus aber nicht den Schluß, daß „Sagen" nichts bewirkt, sondern er denkt, daß er nicht stark genug geredet hat und er das „Sagen" verstärken muß, z.B. durch „Schreien“, damit die erhoffte Wirkung zustande kommt. Also redet er jetzt mit dem Sohn lauter und eindringlicher. Wieder ohne Erfolg.

So wie der Vater, so hat auch jeder Psychotherapeut neben der in der Ausbildung erlernten Theorie noch ein unbemerktes privatlogisches Wirkungsmodell, dem sie unbewußt meist näher sind als den Weisheiten der Ausbildung.

So hat z.B. ein führender Vertreter des EMDR die privatlogische Annahme, die Wirkung des EMDR basiere nicht auf der schnellen Augenbewegung, sondern darauf, daß immer (wie im NLP/in der NLPPt auch) mit allen fünf geöffneten Sinneskanälen gleichzeitig gearbeitet wird, wohingegen andere Therapieverfahren ja nur mit einem Kanal arbeiteten (vgl. Kapitel EMDR). Ist da noch Verfahrenstreue zu erkennen, oder hat er innerlich das NLP-VAKOG/SM-Format vor Augen?

Viele Therapeuten arbeiten z.B. nach dem Modell des o.g. Beispiel-Vaters: Sie sagen den Patienten, was sie tun, denken oder fühlen sollen. Sie glauben dann, sie hätten dem Patienten doch gesagt, woran er leide und was er dagegen tun müsse, und die Patienten würden sich dann auch alle gleich mit Freuden ändern. Aber die Worte des belehrenden Therapeuten waren wirkungslos, was die Therapeuten überrascht. Die Überlegung, zur Verfahrenstreue zurückzukehren, stellt sich meistens jedoch nicht ein, denn der privatlogische

Glaubenssatz über die Theorie der Behandlung ist stärker als der Selbstzweifel. Wir lieben unsere Glaubenssätze.

Der Comedian Rüdiger Hoffmann hat das in verdrehter Weise auf den Punkt gebracht: „Ich habe ihm das gesagt, und er hat es dann auch gleich eingesehen ... (Gelächter)". Das Gelächter macht deutlich: Das Publikum geht davon aus, daß der Besagte durch das „Sagen" natürlich nichts eingesehen hat, und alle scheinen zu wissen, daß Worte zunächst einmal keine verändernde Wirkung haben.

Die privatlogischen Theorien entstehen „unbemerkt" und werden ohne Meta-Reflektion bei sich selbst gar nicht wahrgenommen. Eine privatlogische Theorie entsteht aus dem Zwang, zu allem und jedem eine spontane VAKOG/SM-Repräsentation bzw. VAKOG/SM-Konstruktion bereitliegen zu haben oder eine solche in Blitzesschnelle erstellen können zu müssen (Flucht- oder Jäger-Verhalten).

Eine privatlogische Theorie wird sichtbar, wenn ein Proband unerwartet irritiert wird (Geschichte: „Peter grüßt mich nicht.“ Aufbrechende Irritation: „Grüßt du denn Peter?“). In der Regel führt die Überraschung dazu, daß nicht auf Rationalität oder eingeübte Verfahrenstreue, sondern auf das bereitliegende privatlogische Modell zurückgegriffen wird, was dadurch aber überhaupt erst sichtbar wird.

Ähnliches geschieht z.B. bei dem in der psychologischen Literatur beschriebenen Experiment mit „Maluma“ und „Takete": Jeder der das inhaltsleere Wort „Maluma" hört (A), verbindet damit auch ein Bild (V) und ein Körpergefühl (K). Bei dem inhaltsleeren Wort „Takete" bekommen wir ein anderes Bild und ein anderes Körpergefühl. Wir beobachten diesen Vorgang natürlich erst recht bei inhaltsgefüllten oder thematisch valenten Worten wie z.B. Fahrrad und Freiheit. Bei „Fahrrad" sehen wir wohl alle ein Fahrrad vor uns. Darauf kann man sich wohl leicht einigen.

Schwieriger ist die Einigungsmöglichkeit schon bei z.B. „Freiheit". Der eine sieht dabei vielleicht das Meer vor sich, der andere sieht sich vielleicht beim Wandern und der dritte sieht sich vielleicht bei einem Rock-Konzert. Die dazu passenden Körpergefühle sind entsprechend individuell unterschiedlich. Was wir festhalten: Wir haben immer privatlogische Vorstellungen zu Allem und Jedem.

Und so wie wir mit Worten privatlogische Empfindungen haben, so haben wir bei ein und derselben Therapieform bei jedem Therapeuten privatlogische Abweichungen von der offiziellen Therapieanwendung, und zwar sowohl auf der theoretischen wie auf der therapeutischen Ebene.

Wenn ein Medikament verordnet wird, dann gehen wir davon aus, daß dieses Medikament bei allen Menschen das Gleiche bewirkt - ob es aber tatsächlich die gleiche Wirkung hat, bleibt offen. Aber es ist unklar, ob wir diese Gleichheit der Gabe der Medikamente oder der Psychotherapie zu verdanken haben, bzw. auch von einer Psychotherapie erwarten können. Soll heißen: Wir denken z.B. Verhaltenstherapie ist Verhaltenstherapie. Das stimmt nicht. Verhaltenstherapie bei 100 Therapeuten - das ergibt 100 verschiedene Therapieunikate und zwar durch privatlogische Abwandlungen.

So behauptet z.B. ein Therapeut, er würde analytisch arbeiten. Tatsächlich hält er sich jedoch nicht an die Deutungsregel und gibt Ratschläge. Hier handelt es sich um ein Beispiel nicht vorhandener Verfahrenstreue bei gleichzeitigem Rückgriff auf eine privatlogische Wirkungsannahme/ Theorie/Therapie. Die privatlogische Wirkungsannahme lautet: Ratschläge sind wirkungsvoller als Deutungen.

Auch die staatlich besonders ausgezeichneten Richtlinientherapeuten haben privatlogische Theorien, nach denen sie insgeheim alle unterschiedlich arbeiten - meist ohne es zu wissen. Aber so eine gewisse Ahnung, daß es ein privatlogisch unterschiedliches Handhaben von Theorie und Therapie gibt, haben diese Therapeuten doch. Aber damit verbindet sich ein schlechtes Gewissen und die Hoffnung, daß da niemand dran rührt. Und sie wollen diese privatlogischen Unterschiede des Vorgehens vor anderen Kollegen und natürlich auch vor den Psychotherapeutenkammern, den Krankenkassen und den Patienten verbergen. Dort wird nämlich Verfahrensstreue unterstellt. Um sich nicht angreifbar zu machen, läßt wohl auch kein Therapeut zu, bei seiner Arbeit gefilmt zu werden.

Mir ist eine Krankenkasse bekannt, die schreibt in die Antragsformblätter hinein, daß nur das bewilligte Verfahren - und auf keinen Fall EMDR durchgeführt werden darf. Darin steckt die Sorge hinsichtlich der Verfahrenstreue. Und auch nicht alles, was in Supervisionen positiv und mit viel Stolz berichtet wird, ist tatsächlich so passiert. Das sind wohl alles mehr nur Geschichten.

In der NLPPt ist dies letztlich auch nicht anders. Das stimmt nicht ganz, denn Bandler und Grinder haben einen anderen Umgang mit dieser Problematik eingeführt und etwas anderes vorgemacht: Sie sind hin zu Virginia Satir, Milton Erickson und Fritz Perls und haben sie bei der Arbeit beobachtet und Skripte angefertigt, aus denen dann die Formate wurden. Und sie sind strikt öffentlich vorgegangen, vielleicht um privatlogischen Verheimlichungen und Zulagen von vorne herein entgegen treten zu können. Durch die Öffentlichkeit der lern- und lehrbaren Formate kommt es zu einem Zurückdrängen privatlogischer Textabwandlungen. Bei strikter Anwendung der Formate ist die Verfahrenstreue einigermaßen hergestellt. Also muß man auf die Anwendung der Formate drängen. Wenn dies so geschieht, dann sind die ausgebildeten Master psychisch stark genug, sich bei der Durchführung der therapeutischen Formate beobachten zu lassen.

Die Durchführung der Formate geschieht mittels vorgefertigter und auf ihre Wirkung vorgetesteter Formulierungen. Hier ist also Textsicherheit, Textstrenge und Textgenauigkeit gefragt. Dies ist zwar eine Einengung des Therapeuten, andererseits gibt diese Formatierung den Therapeuten einen gewissen Halt und eine Zuversicht, eine Erkrankung auch wirklich heilen zu können. Die Verantwortung liegt nämlich nun nicht mehr im künstlerischen Geschick des Therapeuten (Psychoanalyse sei eine Kunst, schwer lern- und lehrbar, deshalb auch die umfangreichen Lehranalysen und das Fehlen von Videomaterial), sondern die Verantwortung für den Therapieerfolg liegt mehrheitlich beim (korrekt durchgeführten) Format. Das entspannt den Therapeuten, wodurch er letztlich besser arbeiten kann. Es ist gewollt und ratsam, die Formate mit einer starken „Textsicherheit" durchzuführen. Leider wird auf diese Textsicherheit in den mir bekannt gewordenen NLP/NLPPt-Ausbildungen oft noch viel zu wenig Wert gelegt.

Die Einführung von lehr- und lernbaren Formaten gehört zum Paradigmenwechsel der NLPPt: galt Psychotherapie bisher als eine Kunst in der Anwendung therapeutischer Theorien, so kann die NLPPt für sich in Anspruch nehmen, kein Kunstwerk, sondern ein beobachtbares Handwerk zu sein - und das ist mehr als eine Kunst. Die privatlogischen Theorien über die NLPPt sind zwar noch nicht völlig überwunden, doch mit den Formaten ist eine starke Wirkung hin zur Überprüfbarkeit der Verfahrenstreue entstanden.

Ein weiterer Schritt in diese Richtung wäre, sich am EMDR anzulehnen und zu jedem Format genormte „Standardprotokolle" einzuführen. Durch EMDR ist die Psychotherapie noch einmal ein Stück weiter auf die Ebene einer medizinischen Operation gerückt, einer Ebene, auf der es Standard ist, zu jeder Operation ein Standardprotokoll/Operationsprotokoll anzufertigen.

Und auch bei Vorliegen einer optimalen Formatierung und unterstellter, aber auch gegebener Textsicherheit hat jeder Psychotherapeut neben dem, was er gelernt hat, immer noch in Reserve ein privatlogisches Modell über das Psychische und eine Privatlogik darüber, warum seine Worte bei seinem Gegenüber eine Wirkung haben und darüber, warum und wie die Wirkung zustande oder eben nicht zustande kommt. Man muß sich klar machen, daß jede Intervention und jeder gesprochene Satz auf dem Hintergrund einer wie auch immer gearteten privatlogischen Wirkungsannahme erfolgt.

Für den Gesprächspsychotherapeuten nach Rogers gilt, daß er sich theoriegemäß richtig wie ein Spiegel verhalten soll. Die Wirkung soll davon ausgehen, daß der Therapeut die Aussagen des Patienten mit möglichst treffenderen Nachformulierungen spiegelt und dadurch beim Patienten ein Gefühl des empathischen Verstanden-Seins auslöst. Es kann sein, daß der Therapeut sich dabei als Spiegel fühlt. Es kann jedoch auch sein, daß der Therapeut angesichts des ständigen „Empathie-Fühlen-Müssens" mit der Langeweile dieses Verfahrens kämpft und dann zu der privatlogischen Therapie eines Mischmaschs aller ihm bekannten Therapieschulen kommt.

So wie wir uns bei jedem Alltags-Satz unbemerkt Bilder zu unserem Satz machen, so passiert dies wie oben bereits gesagt auch bei theoretischen oder wissenschaftlichen Sätzen oder Begriffen. Diese Bilder sind nichts anderes als unsere privatlogischen Theorien. Theorien sind Bilder und Bilder sind Theorien. Wenn unsere Theorien keine Bilder in uns wachrufen könnten, könnten wir nicht eine einzige Theorie verstehen.

2.7) NLPPt ist eine funktionierende „Neuropsychotherapie“

NLPPt ist die Anwendung des NLP auf die Therapie psychisch erkrankter Menschen. Beide sind Psychologien. Allerdings hört man immer wieder die entgegengesetzte Aussage, NLP sei keine Psychologie und auch keine Psychotherapie. NLP sei vielmehr ein Manipulationsinstrument - bestenfalls vielleicht eine Kommunikationstheorie, oder ein System von Sätzen zur Personal- und Organisationsentwicklung. Aber eine Psychologie? Nein, NLP sei doch keine Psychologie. Na, wie dumm ist das denn?

Oder genau so dumm: die Psychologie gibt es nur an der Universität. NLP ist nicht an der Universität, folglich ist NLP keine Psychologie. Welch ein naiver und dem Wissensmonopol der Universitäten zuträglicher Gedanke.

Um es klar zu stellen: NLP ist Psychologie, so wie auch die Psychoanalyse eine Psychologie ist.

Zwar finden wir in der Psychoanalyse Freuds keine explizit ausgewiesene „Allgemeine Psychologie". Gleichwohl schleppt die Psychoanalyse eine implizite „Allgemeine Psychologie" mit sich herum. Zur „Allgemeinen Psychologie der Psychoanalyse" gehören z.B. alle Aussagen über die „Ablaufregeln" (Salber, III) des Psychischen in „Handlungseinheiten", so wie sie vorzugsweise in der „Traumdeutung" beschrieben sind.

Offensichtlich hat die Psychoanalyse auch eine Entwicklungspsychologie. Dazu gehören alle Aussagen, die sich auf die Perspektiven und das Schicksal der infantil-libidinösen Partialtriebe der psychischen Kindheitsorganisation beziehen. Dazu gehört die Schichtenlehre (oral, anal, ödipal) und die sich hieraus ergebenden über Jahre und Jahrzehnte übergreifenden Wirkstrukturen.

Salber unterscheidet weniger zwischen der „Allgemeinen Psychologie" und den Anwendungsfächern (pädagogische, forensische, Verkehrs-Psychologie u.a.) als vielmehr zwischen „Handlungseinheiten" und „Wirkungseinheiten". Ich war sehr überrascht, als ich in der NLPPt, und zwar im Kapitel „Strategien", diese Einteilung von Handlungs- und Wirkungseinheiten wiederfand. Danach werden im Kapitel „Strategien" zwei grundlegend verschiedene Herangehensweisen an eine Sache beschrieben - eine Mikro- und eine Makro-Strategie. Die Mikro-Strategien sind für die Beschreibung der Geschehnisse im Sekundentakt ablaufender Vorgänge (Allgemeine Psychologie) und Makro-Strategien für die übergreifenden Entwicklungen (Fach-Psychologien) zuständig.

So kann man jedes psychische Geschehen mit der Mikro- und/oder mit der Makro-Strategie bearbeiten. Für welche Strategie ich mich entscheide hängt davon ab, was ich untersuchen will. So kann man entweder mit der Mikro-Strategie untersuchen, was psychoanalytisch gesehen bei einer Kaufentscheidung, dem Autofahren, bei einem Unfall usw. in „minutiöser" Abfolge (Handlungseinheiten) im Kopf des Beteiligten psychisch geschah. Mit der Makro-Strategie kann man dagegen die Gesamtentwicklung einer Sache, z.B. des Leseverhaltens seit der Kindheit bis in die Gegenwart (Wirkungseinheiten) untersuchen.

So wie es heißt, die NLPPt sei keine Psychologie, so heißt es auch, NLPPt sei keine Psychotherapie. Dies stimmt in dem Sinne, daß mit „Neuropsychotherapie“ die Behandlung schwerst hirnorganisch verletzter Menschen gemeint ist, deren psychischer Zustand als „Exogene Psychose“ oder als „Zustand nach Autounfall“ zu diagnostizieren ist. Für diesen Personenkreis kann die NLPPt nichts tun.

Dies stimmt - insofern hier mit „Neuropsychotherapie“ keine neuromedizinische Behandlung gemeint ist. Die Neuropsychotherapie kann hier nur für den Personenkreis eine Indikation sein, die sich aus den Diagnosen der Gruppe der neurotischen (also reaktiven) Störungen, der Persönlichkeitsstörungen (Software-Defekt) und streckenweise auch der endogenen Erkrankungen (Begleitbehandlung zum reaktiven Umgang mit der Kernerkrankung) rekrutieren. (Zur Abgrenzung von medizinischer und psychotherapeutischer Zuständigkeit siehe unten),

Seit dem Einsatz der bildgebenden Verfahren in Neurologie und Psychiatrie kann man im wahrsten Sinne des Wortes in das Gehirn hineinschauen und beim Denken zusehen. So konnten vertiefte anschauliche Einblick in die neuronalen Abläufe und Funktionsgesetzmäßigkeiten gewonnen werden.

Parallel und unabhängig von der Entwicklung der bildgebenden Verfahren kam es zu Versuchen, auf der Grundlage neuronalen Denkens neue psychotherapeutische Verfahren zu entwickeln.

Hier kam es zu einigen Neuropsychotherapie-Verfahren - wie das NLP nach Bandler und Grinder, das EMDR nach Grinder und Francine Shapiro, die Klopftechnik nach Fred Gallo und die Neuro- und Hirnstimulation durch Ohr-Akupunktion im Rahmen der chinesischen Medizin.

In den 80er Jahren des letzten Jahrhunderts, in etwa zeitgleich zur Entwicklung der Neurowissenschaften, entwickelte sich das NLP/die NLPPt. Heute ca. 40 Jahre später kommen Hirnforschung und NLPPt zu gleichen und ergänzenden Aussagen. Obwohl dies so ist, wissen Hirnforschung und NLP quasi „nichts“ voneinander. Die fachliche Nähe und Verwandtschaft werden scheinbar von niemandem gesehen.

Einer hätte dieses Auseinanderlaufen sehen und gegensteuern müssen, und zwar ist das derjenige, der 1999 das Psychotherapiegutachten für die Bundesregierung erstellt hat: Klaus Grawe, der leider verstorben ist. Grawe hat über die Frage der Bewertung der Neuropsychotherapie eine Transformation vom „Saulus zum Paulus“ hinter sich gebracht. Die folgenden seiner Zitate markieren diese Transformation in eindrucksvoller Weise, besonders sein ehrliches Überraschtsein darüber, welch ein falsches Bild vom Psychischen er jahrelang vor sich hergetragen habe. Die folgenden Zitate sind nicht um des Zitieren-Willens nebeneinandergestellt, sondern um einen radikalen Umschwung eines führenden Neuropsychologen zu dokumentieren.

Die von Grawe selbst geschriebene Einleitung zu seinem Buch „Neuropsychotherapie“ (Grawe 1, a.a.O,) läßt das Bild eines enttäuschten Kriegers im Rückzuggefecht entstehen, in dem alle ehemaligen gedanklichen Festungen Stück um Stück - dann aber auch wieder ganz schnell - wie Falschgeld aufgegeben werden.

Wie verwirrend und noch nicht richtig durchdacht das alles bei Grawe ist, kann man in der besagten „Einleitung“ der „Neuropsychotherapie“ sehen. Die folgenden Zitate machen die Widersprüchlichkeit deutlich:

a) Ich zitiere: „Bis dahin waren mir keine Versuche von Psychotherapeuten bekannt geworden, sich auf neurowissenschaftliche Erkenntnisse zu beziehen und daraus praktische Schlußfolgerungen für die Psychotherapie zu ziehen.“ (Grawe I., S. 24)

b) Und wie wir erfahren, ist es sogar gefährlich, sich auf solche Therapien einzulassen: Ich zitiere: „Vor einer direkten Umsetzbarkeit neurowissenschaftlicher Befunde in wissenschaftlich fundierte Therapiestrategien beim gegenwärtigen Kenntnisstand wird sogar ausdrücklich gewarnt“ (Beutel, 2002, S.9 in Grawe, I., S. 25).

c) Ich zitiere: „...wenn also das, was wir als seelisch bezeichnen, sowohl in seiner Existenz als auch in seiner Beschaffenheit vollständig eine Hervorbringung neuronaler Schaltkreise ist, dann gibt es fürwahr viel zu überdenken" (Grawe, I., S.17).

d) Ich zitiere: „Der Gedankengang besagt dann, daß neurotische Störungen mit Veränderungen an der neuronalen Struktur und Funktion einhergehen, genau wie bestimmte Geisteskrankheiten strukturelle (anatomische) Veränderungen des Gehirns mit einschließen. Eine psychotherapeutische Behandlung von Neurosen und Persönlichkeitsstörungen müßte dann, wenn sie erfolgreich sein sollte, auch zu strukturellen Veränderungen der involvierten Neuronen führen." (Grawe, I., S. 18).

Mit diesem letzten Satz hat Grawe erstmals die neuro-psychische Gegenstandsbildung formuliert.

e) Ich zitiere: „Daraus ergibt sich, daß Psychotherapie dauerhaft neuronale Prozesse und Strukturen verändern kann" (Grawe, I., S.18). Das ist der zentrale und alles entscheidende Satz: „mit Worten die Biologie verändern“, sprich: Neurolinguistik.

f) Ich zitiere: „Und ein geradezu riesiger Fortschritt wäre es, genau zu wissen, was man im Gehirn verändern müßte, um die wünschenswerten Veränderungen im Erleben und Verhalten zu erzielen. Herauszufinden, welche Art von Erfahrungen ein Patient machen müßte, damit eben solche Veränderungen im Gehirn bei ihm eintreten, wäre Aufgabe der Neuropsychotherapieforschung. Die wirkliche Herbeiführung solcher Erfahrungen wäre schließlich Aufgabe von Neuropsychotherapeuten“ (Grawe, I., S. 19). „Herbeiführung von Erfahrungen“ - das machen doch die Formate der NLPPt.

g) Ich zitiere: „Ein gestörtes Gleichgewicht zwischen Neurotransmittern kann nicht nur medikamentös, sondern auch durch Psychotherapie korrigiert werden. Schon lange bevor es künstlich hergestellte Psychopharmaka gab, haben natürlich eintretende Lebenserfahrungen den Serotonin- oder

Dopaminspiegel ansteigen oder abfallen lassen. Gezielt und professionell zu diesem Zweck herbeigeführte Erfahrungen können das natürlich auch". (Grawe, I., S. 20)

Hier formuliert Grawe zum ersten Male, daß man Medikamente durch Sprache ersetzen kann. Das genau ist Ziel der NLPPt, nämlich eine exakte Auflistung zu erstellen, welche psychischen Störungen mit welchem Format zu behandeln sind.

h) Ich zitiere: „Eine gezielte Veränderung der Balance von Neurotransmittern in einer bestimmten Hirnregion kann zu ganz ähnlichen Veränderungen an den Synapsen führen, wie sie durch Lernerfahrungen bewirkt werden." (Grawe, I., S. 20)

i) Ich zitiere: „neurowissenschaftliche Schriften enden immer öfter mit Spekulationen über Möglichkeiten, psychotherapeutisch gezielt auf neuronale Strukturen und Prozesse einzuwirken oder darüber, wie die Psychotherapie sich unter dem Einfluß der Neurowissenschaft weiterentwickeln könnte... Es handelt sich um Zukunftsvisionen." (Grawe, I., S. 23).

Zukunftsvisionen? Nein, keine Zukunftsvisionen, sondern es handelt sich um etwas, was es bereits gibt, nämlich in der NLPPt. Die NLPPt ist die Durchführung der Vision von einer revolutionär modernen Neuropsychotherapie.

Es stimmt, daß es zur psychotherapeutischen Wirksamkeit der NLPPt keine statistischen Wirkungsnachweise gibt. Doch hat dies nichts mit der Wirkkraft der NLPPt zu tun, sondern damit, daß neue Verfahren zunächst einmal auf private Förderung angewiesen sind. Eine private Förderung der NLPPt ist derzeit nicht gegeben, was mit der vergleichsweisen schwachen privaten Finanzkraft der (geschätzt ca. zehn NLPPt-Psychotherapeuten in Deutschland) zu tun hat.

Und was ist mit der Förderung durch den DVNLP als der Dach-Verband der NLP-Tätigen? Ich schätze, daß ca. 95% der DVNLP-Mitglieder keine approbierten Psychotherapeuten sind. Warum sollte der Verband bei einer so geringen Anzahl von psychotherapeutisch tätigen Mitgliedern teure Wirksamkeitsnachweise in Auftrag geben?

Es müßte eigentlich im Interessenbereich des Bundesministeriums für Gesundheit liegen, die Wirksamkeit der NLPPt mit öffentlichen Mitteln zu erforschen. Man könnte nämlich unter Nutzung der im Vergleich zu den Richtlinienverfahren höheren Wirksamkeit der NLPPt eine Kosteneinsparung im Gesundheitswesen im Milliardenumfang erzielen.

Die Sprache der NLPPt verweist nun nicht mehr auf das seit 1950 in der Psychotherapie geltende humanistische, sondern vielmehr jetzt auf das notwendige naturwissenschaftliche Menschenbild. Die neue Begrifflichkeit der NLPPt hat nämlich von ihrem Grundansatz her einen naturwissenschaftlich/ mathematisch/klötzchenhaft-physikalischen Gesamteindruck. (Salber, ca. 1980, spricht von „Seelenkubismus“). Das Menschenbild der NLPPt betont die nüchterne Machbarkeit des Psychischen. Das führt zu einer Psychotherapieform, wie wir sie in unserem klassischen Bild von Psychotherapie bisher nicht kannten. Da passen die humanistischen Ansätze des Seelenverstehens nicht mehr hinein. An die Stelle des Verstehens treten eine Denkweise der neurologischen Wirksamkeit und der Marxschen Machbarkeit von Psyche sowie die Wirksamkeit von neuronalen Abläufen durch neuronale Programmierungen und Um-Programmierungen.

Es ist so wie in der Kunstgeschichte: Früher war Kunst „Abbilder der Welt malen". Heute ist Kunst etwas „Gemachtes“ und sie stellt sich provokant als Gemachtes dar.

Da steckt Joseph Beuys das Kabel eines Telefons in den Boden und nennt es „Erdtelefon", und schon ist es gemachte Kunst. Wie ist das zu verstehen? Nun, es geht Beuys nicht um „Realitätsnachbildung“, sondern es geht um Machbarkeit / Marx). Diese wird im Minimalismus besonders deutlich: Stelle etwas auf ein Podest und gib ihm einen Namen - das ist Kunst. Kunst ist etwas Gemachtes. Genau so macht es das NLP und die NLPt.

Grawe zeigt in seinem Gutachten für die Bundesregierung 1999 ein zumindest unglückliches Verhalten. Er hat es versäumt, auf das EMDR von Francine Shapiro überhaupt nur einzugehen. Dabei muß er das EMDR bereits gekannt haben. Dafür spricht, daß es in Grawes Gutachten eine Stelle gibt, aber auch nur diese eine Stelle (a.a.O. S. 131), in der er EMDR eher beiläufig erwähnt, als es ihm um den medizinischen Befund geht, daß nach EMDR-Sitzungen eine „erhöhte Stoffwechselaktivität im präfrontalen Cortex und eine verminderte Aktivität im limbischen System“ festgestellt worden sei. Grawe hat also EMDR schon gekannt, doch anstatt, daß er das Revolutionäre an diesem Verfahren herausstellt, referiert er lediglich einen medizinischen Befund. Dabei bringt das Format EMDR doch gerade das grundsätzlich Neue im Vorgehen des NLP/ der NLPPt auf den Punkt.

Die NLPPt hat das Ziel, durch vorher erprobte, getestete und zu Schritten verdichtet festgelegte Denkabfolgen (Formate) bestimmte Neurotransmitter-Veränderungen zu generieren, um damit zu psychischen Veränderungen zu kommen.

Zitat: „Formate einsetzen“ bedeutet, durch gezielte neuro-stimulierende und neurotransmitter-wirksame Techniken Veränderungsprozesse neuronaler Art herbeizuführen, die sich dann auf psychischer Ebene in einem neuen Erleben/in einer neuen Geschichte darstellen. Formate sind „vorbereitete" neuronale wie gleichzeitig auch psychische Erfahrungsmöglichkeiten. Ein Format einsetzen bedeutet: planmäßiges wirkliches Herbeiführen von korrigierenden Erfahrungen zur Veränderung der neuronalen Abläufe im Gehirn und in den Geschichten des Psychischen. Dazu werden Bilder, Sätze und Körpererfahrungen (VAK) in vorgegebenen Schritten aufgesucht, kunstanalog (seelenlogisch) bearbeitet (Submodalitäten/Prozessieren/Aufstellen usw.) und ver-stellt, ver-rückt und in Geschichten verkleidet neuronal abgelegt. Grawe beschreibt einen Bedarf, der im „NLPPt-Koffer“ zur Anwendung bereit liegt. Aber anstatt zuzugreifen und voranzugehen, kommt Grawe offensichtlich in eine Blockade:

Forschungsziel: Behandlung eines Tourette-Syndroms nicht mehr mit eingepflanzter Batterie, sondern Ersatz der Batterie durch eine Neurostimulations-Behandlung.

Wenn man dann noch sieht, daß das EMDR aus dem NLP erwachsen ist (vgl. EMI von Steve Andreas, ca. 1980) und daß EMDR und NLPPt vom paradigmatischen Ansatz her bis zu den „Einheiten" identisch sind und wenn man weiß, daß Francine Shapiro Sekretärin bei John Grinder (Universität San Diego) (einem der führenden NLP-ler) angestellt war und dort den Grundgedanken des EMDR „mitgenommen" hat, um ihn ganz schnell patentrechtlich schützen zu lassen, dann fragt man sich, ob es auch finanzielle Interessen sind, die ein Zusammenkommen von Neurologie und NLPPt behindern.

2.8) NLPPt: Psychisches drängt zur Materialisierung

Marx beschreibt in seinem Kapitel „Entfremdete Arbeit" (Marx, 1844, a.a.O., S.: 510) den Vorgang der Vergegenständlichung - nicht den Vorgang des „Materialisierens" - von Psychischem. Zunächst sei im Kopf des Arbeiters ein Modell, ein Objekt, das dort repräsentiert bleibe, bis der Arbeiter durch seine entäußernde Arbeit die Verwirklichung des Objekts in der physikalischen Vergegenständlichung erreicht hat. Sobald das Objekt außerhalb des Arbeiters eine eigene Existenz gefunden hat, handelt es sich um einen Gegen-Stand - „gegen etwas stehen". Das heißt, daß das Objekt, einmal vom Erzeuger befreit, im wahrsten Sinne des Wortes hinsichtlich des Erzeugers zum „Gegen-Stand", zu dem „gegen den Erzeuger Stehenden", zu dem „dem Erzeuger entgegenstehenden" Objekt wird und darüber hinaus auch feindliche Gesinnungen verspürt. Hierbei handelt es sich um eine gelungene Materialisierung, sprich Vergegenständlichung.

Marx beschreibt den Vorgang der Verwirklichung, nicht jedoch den Vorgang der Materialisierung. Bei der Verwirklichung wird psychische

Formgebung mittels Materie hergestellt oder symbolisiert, es wird aber keine Materie neu geschaffen. Die Esoteriker behaupten, es sei möglich, mittels psychischer Kraft Psyche zu Materie umzuwandeln (Materialisierung). Das ist aus Sicht der NLPPt nicht möglich, sondern ist Quatsch. Psyche kann zwar an Materie arbeiten, es kann aber keine Materie „schaffen". Dies trifft auch auf Imaginationen therapeutischer oder nicht-therapeutischer Art zu. Hier gibt es in der Psyche so etwas wie eine „Blut-Hirn-Schranke", man könnte auch sagen, so etwas wie eine psycho-physische Schranke.

Wenn man sich als NLPPt-ler outet, kommt kurz danach die Frage: „Bist du Esoteriker, Geistheiler oder Spiritueller? Und machst du auch schamanische Rückführungen und Materialisierungen?"

Unter Spiritualität und Esoterik wird so ziemlich alles verstanden, was aus der materialisierten Welt herausfällt: Übersinnlichkeit, Hellsehen, Engelkontakte, Seelenverwandtschaft, alte Seelen, Geistheilen, Meditation, Astrologie, Chakren, Meridiane und anderes.

Um an dieser Stelle sofort möglichen Missverständnissen vorzubeugen: Das NLP und die NLPPt haben beide mit all dem nichts zu tun. Die NLPPt arbeitet weder übersinnlich, noch gibt sie dem Gedanken von der Wiedergeburt Raum. Die NLPPt denkt und arbeitet diesbezüglich absolut positivistisch und beschränkt ihren konstruktivistischen Anteil nur auf diesseitige und nicht jenseitige Konstruktionen.

Daß die NLPPt weder in der Theoriebildung noch in der Praxis etwas mit Spiritualismus zu tun hat, heißt nicht, daß es keine NLP-ler/NLPPt-ler gibt, die auch Spiritualisten sind und beides zu verschmelzen suchen. Der Unsinnigkeit sind hier keine Grenzen gesetzt, doch das wird vom NLP und der NLPPt weder theoretisch begleitet, noch verkündet oder gar curriculär im Ausbildungsgang festgeschrieben oder nur einfach so propagiert.

Es kann natürlich sein, daß ein NLPPt-ler psychisch erkrankt und er dann aus dieser persönlichen Not heraus ein Esoteriker wird, das Esoterische dann mit dem NLP vermischt - doch das ist dann seine persönliche psychische Verarbeitung. Dies hat aber nichts mit den Sachaussagen der NLP oder der NLPPt zu tun.

Was wir in der NLPPt mit „Materialisierung“ meinen, hat nichts mit Spiritualität, sondern mit Nutzung von Materialisierung zu Heilzwecken zu tun. Als Beispiel zur Anregung gruppendynamischer Prozesse in einer neu zusammengefundenen Gruppe kann man ein harmloses und lockeres Spiel anbieten, das sich dem Phänomen der Materialisierung bedient. So kann man ein virtuelles Ballspiel vorschlagen, in dem man bei sich selbst ein psychisches Drängen hin zu einer physikalischen Materialisierung wahrnehmen kann - ohne daß dieses Drängen aber jemals in Erfüllung gehen kann.

Zum Spiel: 8 bis 15 Personen stellen sich im Kreis auf und spielen ein Zuwerfspiel mit einem physikalisch nicht vorhandenen imaginierten Ball. Einer beginnt und wirft den virtuellen Ball einem anderen Gruppenmitglied zu. Dieses Mitglied tut so, als würde es den nicht vorhandenen Ball fangen und wirft den virtuellen Ball dann dem nächsten Spieler zu, usw. Schon nach wenigen Minuten haben alle Teilnehmer das Gefühl, den Ball in der Flugbahn materialisiert sehen zu können. Die Teilnehmer kommen automatisch in eine Dynamisierung hinein und beginnen, schneller zu spielen, sich „abzuwerfen“ und in einen Wettkampf darüber einzutreten, wer die meisten „Abwürfe“ erzielt. Dabei kommt es zu handfesten und „realen“ Streitereien, ob der Ball das Bein des Getroffenen nun berührt hat oder nicht. Der nichtvorhandene bzw. der doch irgendwie vorhandene Ball ist nun Bestandteil der Psyche eines jeden Mitspielers geworden. Er ist ja „psychisch“ auch da - nicht physisch, wohl aber psychisch und er ist wohl auch neurologisch im Gehirn abgebildet - wenn auch nur schwach. Man kann nicht sagen, der Ball sei ja nur eingebildet. Das wäre eine aus der Naturwissenschaft stammende unzulässige Sichtweise nicht-physischen Tatsachen und Phänomenen gegenüber - diese nämlich als Störquellen zu bezeichnen. Aus psychologischer Sicht ist der virtuelle Ball „psychologisch“ gesehen eine „psychische Wirklichkeit“ - besser gesagt eine „Wirklichkeit“, weil sie nämlich wirkt, eine „wirkende Wirklichkeit.“

Die Psychologie hat einen eigenen Wirklichkeitsbegriff. Da ist das Wirklichkeit, was wirkt. Der Ball im Spiel ist bewirkt „wirklich" - es ist eine bewirkte Wirklichkeit. Man kann auch davon reden, es handele sich bei dem virtuellen Ball um eine Vorstellung, aber Vorsicht, diese Rede kann sehr schnell inflationär werden, denn in der Psychologie haben wir es überwiegend mit solchen Vor-stellungen, Vor-Sich-Hin-Stellungen zu tun, die alle psychische Realität sind, die aber niemals in physikalische Realitäten materialisiert werden kann.

Man kann das Ballspiel sowohl mit wie auch ohne physikalischen Ball spielen. Neurologisch ist das kaum ein Unterschied, wie wir seit der Entdeckung der Spiegelneuronen wissen. In beiden Spielen ist der Ball psychisch anwesend. Was psychisch eine durchgehende Realität ist, ist im physikalischen Bereich aufgeteilt in objektiv anwesend oder objektiv nicht anwesend - je nachdem, ob der Ball gegenständlich da ist oder gegenständlich nicht da ist. Anders im Psychischen oder im Neuronalen. Es ist den „Spiegelneuronen" nämlich egal, ob der Hirnstrom-Impuls nun von einem physikalisch anwesenden Ball oder einem virtuellen Ball herrührt - Hauptsache der Input ist da. Wenn es neurologisch gesehen gleich ist, welcher Input das materialisierende Ballgefühl auslöst, ist es egal, wie weit die Materialisierung voranschreitet.

Es gibt Familien, da ziehen alle Familienmitglieder das Vereins-Trikot an, wenn der Fußballclub im Fernsehen spielt. Auch ein Ball liegt auf dem Boden und alle treten mal dagegen. Die Unterscheidung, ob der Ball physikalisch da ist oder nicht, das unterscheidet die Wahrnehmung und die Logik. Die logische Ebene ist aber nicht die psychische Ebene. Logisch gesehen gibt es zwischen beiden Bällen einen Unterschied, neuronal gibt es einen schwachen kleinen Unterschied zwischen den beiden Bällen, denn neuronal gesehen sind beide Bälle gleich.

Bei einem Fußballspiel sitzen Millionen von Menschen vor den Bildschirmen. Alle erleben den Torschuss und bei Millionen von Fernseh-Zuschauern zuckt das rechte oder linke Schussbein, so, als sei der Ball doch nur noch einen Meter entfernt und als wolle ein Zuschauer, besser noch ich selbst, eigentlich „alle“, das Tor schießen. Die Zuschauer sind dann psychisch und neuronal „im Spiel drin“.

Der psychische Ball ist zu Beginn des Spieles nicht da. Mit dem „Sagen“ (auditiv) von „Ball“ haben alle ein materiales „Bild“ von „Ball“. Dieses Bild ist da, wird auch wirklich imaginativ „gesehen“, denn es wird ja sogar die Flugbahn in Blitzesschnelle berechnet, so daß die Spieler unwillkürlich den Kopf wegziehen, um nicht getroffen zu werden. Und dennoch handelt es sich um einen durch das Spiel hergestellten/konstruierten virtuellen Ball. Er wird zunächst psychisch in der konzentrierten „Hier-und-jetzt-Bezogenheit“ und zeitgleich auch neuronal hergestellt. Es kommt zu einem Drängen des „neuronalen Systems“, den flüchtigen Ball physikalisch real werden zu lassen, ihn zu sehen, ihn anzufassen - ja ihn zu materialisieren - bevor solche Spielchen irgendwann zu Ende gehen.

Warum und wieso ist das so? Ich denke, daß das mit dem Umstand der Spiegelneuronen zu tun hat, denen es ja bekannterweise egal ist, ob der Input nun von einer psychischen Vorstellungswelt oder von einer neuronalen Anregung des physikalisch festen Balls herrührt. Reiz ist Reiz. Trotzdem bleibt die Materialisierung auf der psychischen Ebene – sie wird nicht physisch - das Material bleibt psychisch. Deshalb spricht man ja auch nur vom „psychischem Material“ und nicht vom materialisierten Material.

Mit welcher Begründung sprechen wir dem virtuellen Ball Wirklichkeits-qualität zu? Weil der Ball ja intersubjektiv anschaulich wahrnehmbar gemacht werden konnte - jedes Gruppenmitglied beteuerte hinterher, den Ball gesehen zu haben.

Die Entwicklungsrichtung hin zur Materialisierung kann aber nicht bis zur physikalischen Vergegenständlichung vordringen, obwohl niemand etwas gegen die physikalische Verwirklichung gehabt hätte. Freud berichtet (ich glaube in der „Traumdeutung“ oder den „Fünf Vorlesungen zur Einführung in die Psychoanalyse“…), daß Kinder bis zu einem bestimmten Alter nicht zwischen einem physikalischen Bild und seiner Traum-Materialisierung unterscheiden können. Sie träumen nachts von Kirschen und berichten der Mutter dann von den Kirschen, sie sie nachts gegessen habe. Die Mutter sagt: „Nein, du hast das nur geträumt“. Kind: „Nein, ich habe das nicht geträumt, ich habe die Kirschen wirklich gegessen.“ Ist das Kind nun krank, hat es vielleicht eine Psychose? Nein, das Kind ist so gesund wie der Ballspieler. Das sind Realitäten unterschiedlicher Entwicklungsstufen. Und während wir im alltäglichen Wachtraum vor uns hinträumen oder wenn wir nachts träumen, dann sind wir auf der gleichen Ebene, auf der Ebene der bruchfreien Materialisierungen. Soviel zur psychischen und physikalischen Realitätsebene.

Wie steht die NLPPt zu esoterischen Rückführungen? Bei solch einer Rückführung wird einerseits eine ganz normale Timeline-Arbeit gemacht. Darüber hinaus wird die Rückführung auch in die vorgeburtlichen Zeiten hinein ausgedehnt. Sie kann aber auch in die Zukunft und über den Tod hinaus in die Zukunft weitergeführt werden. Das Ganze ist dann nichts anderes als eine in zwei Richtungen weitergeführte Timeline-Arbeit. Dies ist eine nüchterne Aussage. Den „Rückführungsfanatikern“ ist das natürlich zu wenig. Sie versprechen sich davon eine Veranstaltung, die Zugang und Aufdecken vorgeburtlicher und mystischer Erfahrungsschätze bei ihnen verspricht. Dies ruft einen besonderen Kitzel auf den Plan: Kontakt mit dem Jenseits, Hoffnung auf etwas Erschütterndes, den Frust alle Therapien gemacht zu haben und dennoch nicht weiter gekommen zu sein, dem eigenen Archetypus immer noch nicht begegnet zu sein, das Sensationelle noch nicht erlebt zu haben usw.

Steigerung: Schamanische Rückführungen? Eine schamanische Rückführung bietet dem Zweifler an der Durchführung der Timeline-Arbeit eine Art Leistungsgarantie mittels Zertifizierung, und zwar bewirkt die schamanische Zugabe ein größeres Heilsversprechen, „denn hier werden Sie vom Meister persönlich bedient“, mehr nicht.

Übersinnliche Materialisierung? Damit ist die Kontaktaufnahme zum Jenseits und zu den Verstorbenen gemeint, die sich dann durch Geräusche auf einem Tonband, durch Stühle-Rütteln, durch das Verlöschen von Lichtern, das

Knarren von Fußböden oder durch das Zuschlagen von Türen und Fenstern, also durch diesseitig materialisierte Phänomene, zeigen.

Alle diese Themen sind dem Begriff der „Materialisierung" subsumierbar. Gemeint ist damit immer der Glaube, daß es erstens eine übersinnliche Welt gibt und daß diese sich durch physikalisch materiale Zeichen in der diesseitigen Welt meldet.

Darüber hinaus soll durch „Rückführungen" das an das Jenseits verloren gegangene Material dem Jenseits wieder entrissen und dem Diesseits wieder zugeführt werden. Und der Schamane soll als Beweis seines Kontakts zum übersinnlichen Bereich eine schnelle Heilungs-Materialisierung vornehmen. An dieser Stelle wird in der Regel auf die Heilerfolge der „Aborigines" verwiesen, die angeblich Knochenbrüche sofort beheben können. Man sieht, hier herrscht noch viel seriöser Aufklärungsbedarf.

Materialisierung meint „vollständig gelungene Vergegenständlichung" durch Verwandlung von psychischem Material in physische Materie - allein durch die Kraft der Spiritualität. Aus Sicht der NLPPt gibt es keine Materialisierung derart, daß Psychisches durch was oder wen auch immer zu Materie verwandelt werden kann. Psychisches ist Psychisches und Materie ist Materie.

Psychisches kann sich im Materialisierten und Materialisiertes kann sich in Psychischem ausdrücken. „Ausdrücken" meint hier aber nur „symbolisch" ausdrücken. So kann man Liebe (psychisch) mit Blumen (physisch) ausdrücken und eine Körperverletzung (physisch) kann sich in Angstträumen (psychisch) realisieren, aber beide können ihre Seins-Beschaffenheit (die Art der Materialität) nicht eintauschen.

Wenn der Versuch einer Überschreitung der Seins-Beschaffenheit vorliegt, dann nennt man dies eine „Psychose". Wenn ich im Zoo einen Elefanten sehe und mir sicher bin, daß der Elefant auch wirklich da ist, wo er hingehört, nämlich ins Freigehege, dann nennt man das „normal" oder „gesund" oder realitätsgerecht. Wenn aber kein Elefant da ist, ich aber dennoch einen Elefanten mit allen Zeichen der Leibhaftigkeit und einem Nachweis in einem bildgebenden Verfahren wirklich „sehe“, also mehr als wenn ich ihn mir „vorstelle“, dann nennt man dies „krank“ und diagnostiziert eine Psychose. Wenn kein Elefant da ist und auch kein Elefant gesehen wird, ich mir den Elefanten jedoch vorstelle, wohl wissend, daß es sich dabei immer nur um eine Vorstellung handelt, dann haben wir es mit dem Wunsch nach einer Materialisierung zu tun. Der Versuch, aus einem Wunsch eine gelungene Materialisierung zu machen, kann ebenfalls in die Psychose führen.

Nachdem jetzt gesagt ist, was alles nicht geht, kann man ja auch mal sagen, was geht. Was geht, das ist eine „Therapeutische Materialisierung.“ Damit ist z.B. die geplante Übernahme einer Rolle zur Gewinnung einer VAKOG/SM- und DLSM- „Struktur-Erfahrung“ gemeint. (DLSM = Daseins-Logische-Seins-Modalität=Neurologische Ebenen, vgl. unten).

Ein sehr bekanntes Beispiel für eine therapeutische Materialisierung - so wie sie oben bereits kurz angedeutet wurde: Psychische Verlassenheit kann durch ein selbst hergestelltes physikalisches Verlassen-Sein materialisiert und damit „auf der Beschwerdedruck-Scala verrechnet“ werden. Konkret: Eine Frau ist verlassen worden und ist seit Monaten depressiv. Therapeutischer Vorschlag: Schreiben Sie alle Ihre schmerzhaften Gedanken auf einen ersten Zettel und basteln aus einem zweiten Zettel ein Boot. Dann bringen Patientin und Therapeut die beiden Zettel an ein größeres Gewässer und setzen das mit ihrem Sorgenzettel beladene Schiffchen auf dem Gewässer aus. Nicht sofort wieder nach Hause fahren, sondern (Salber, VI, „Zergliederung des Augenblicks“) „Winke-Winke“. „Bleiben Sie im schlimmsten Moment“, schauen Sie dem Schiffchen nach, bis es am Horizont verschwunden ist.“ Mache das „Verschwinden“ zu einem großen neuronalen Film. Ergebnis: Der depressive Beschwerdedruck ist in seiner Stärke deutlich gemindert.

Wie ist das möglich? Nun, das hat erstens damit zu tun, daß Denken und Imaginieren weniger wirksam sind als Handeln. Das Gehirn kann sich besser an eine Handlung (also wirklich zum Bach gehen) als an einen nicht in

Handlung umgesetzten Gedanken erinnern, und zwar deshalb, weil der visuelle Input bei einer Handlung größer ist als der visuelle Input bei einer Visualisierung.

Ähnliche Beispiele gleicher Machart: Bilder des weggegangenen Liebhabers verbrennen, zerschneiden und in die Beton-Misch-Maschine werfen.

Beispiel: Sich ein kleines Modell vom eigenen Lebensziel basteln: Haus mit Zimmer-Grundriss, Spielauto, Bild der Soll-Partnerin malen, alles zusammenstellen. Grundvorgang: im Kopf befindliche Bilder entweder material (=stofflich) verwirklichen oder material verkleinern oder zerstören, größer und kleiner machen (Submodalitäten-Arbeit).

Beispiel: Materialisierung in einem Erstgespräch: Ein Patient (erfolgreicher Akademiker) fragt im Erstgespräch nach, wie die NLPPt arbeitet. Ich stehe auf und bitte ihn, dies auch zu tun. Er soll kurz an sein Problem denken und dieses im Raum verorten. Dann fordere ich ihn auf, sich dort hinzustellen und noch intensiver an seinen Leidensdruck zu denken, diesen bildhaft, akustisch und gefühlsmäßig immer deutlicher werden zu lassen. Und dann in einem Moment, der gut für ihn sei, solle er derart aus seinem Problem heraustreten, daß er einen Schritt nach vorne mache, die Beschwerden aber an dem alten Stand-Ort belassen, also im wahrsten Sinne des Wortes „hinter" sich zu lassen. Die Übung gelingt, der Patient kann um sein im Raum verortetes Leiden sogar herumgehen, er schaut es sich von allen Seiten an, so als sei es materialisiert. Dann setzen wir uns wieder. Als der Patient am Ende der Sitzung gehen will, macht er einen Bogen um die Stelle, an der er sein Leiden stehen gelassen hat.

Ich ahne sofort, daß mir ein Kunstfehler unterlaufen ist. Ich frage ihn, was „das da gerade“ war. Er sagt: „Da steht doch noch mein Leiden." Richtig, ich hatte die Suggestion noch nicht wieder rückgängig gemacht (Hypnotherapie), ich hatte die Rolle noch nicht wieder entrollt (Aufstellungsarbeit), oder wie man in der NLPPt sagen würde: Ich hatte die Materialisierung und deren Verortung noch nicht rückgängig gemacht. Meine Frage an den Patienten:

„Was machen wir nun?" Der Patient: „Ich nehme das, was im Raum steht, am besten wieder mit, denn ich muß mir das erst noch mal alles überlegen, ob ich die Therapie bei Ihnen überhaupt mache." Er schlägt vor, noch einmal in den Ort des Leidens einzutreten, wieder mit dem Problem zu verschmelzen und es so wieder mitnehmbar zu machen. Ich stimme dem zu, er geht in den Problemort, nimmt das Problem sichtbar auf, indem er eine Bewegung des Hineinschlüpfens macht und verlässt die Praxis. Jetzt hatte sich das Problem räumlich wieder in seinen Körper materialisiert. Das, was wir materialisiert haben, das steht räumlich vor uns. Das ist keine bloße Phantasie, das ist psychoneuronale Wirklichkeit.

Wenn eine Therapie tiefgehend ist, können psychische Zustände entstehen, in denen sich auf Seiten der Patienten ein starkes Vergegenständlichungsgefühl ergibt.

Beispiel: Beziehungs-Materialisierung-Wunsch im Rahmen einer Übertragungsliebe. Eine Übertragungsliebe ist eine artifizielle, auf dem Boden einer künstlichen einseitig gewachsenen Beziehungsgestaltung (Beziehungsneurose), so wie sie sich in psychoanalytischen Therapien gelegentlich einstellt. Der Klassiker ist, daß die Patientin sich in den Therapeuten verliebt. Dem Therapeuten ist zu raten, die Therapie unter Einhaltung der Abstinenz sofort an einen Kollegen abzugeben, aber das ist eine juristische oder ethische Sache. Was ist geschehen? Die Patientin erfuhr in dem so alles verstehenden Therapeuten vielleicht den verständnisvollsten Mann ihres Lebens - alle ihre Beziehungswünsche scheint dieser Mann zu erfüllen. Doch sie sieht nicht, daß dies das Ergebnis einer professionellen und aus methodischen Gründen künstlich beibehaltenen, alles verstehenden Haltung des Therapeuten ist. Der Therapeut stellt somit eine „artifizielle Wunsch-Materialisierung" der Patientin dar. Es hat sich bei ihr eine Materialisierung hergestellt, die auf dem Umstand beruht, daß sie den Therapeuten noch nie in seinem außertherapeutisch-echten alltäglichen und fehlerbehafteten Leben erleben konnte. Die Idealisierung konnte in der künstlich professionellen Beziehung nicht zerstört werden.

Der „verständnisvolle Therapeut“ ist ein artifizielles Konstrukt auf dem Boden einer professionell-neurotisch-künstlichen Therapieverfassung. Die Patientin hat in der Regel einen Partner, über den die Therapeuten regelmäßig erfahren, daß dieser ein ganz schrecklicher Unmensch sei. Darin liegt ein verstecktes Beziehungsangebot (vgl. Schulz von Thun) an den Therapeuten, den die Patientin mittels ihrer Geschichte hören lassen will, daß er der bessere Partner bzw. sie die bessere Partnerin für ihn sei. Weiterhin beteuert sie, sie würde ihren Partner jederzeit zugunsten des Therapeuten verlassen, um ganz schnell bei ihm sein zu können. Wenn der so geschmeichelte Therapeut darauf nicht sofort distanzschaffend reagiert und eine Formulierung benutzt, mittels der er die Patientin hören lässt, daß er uninteressiert sei, kann das zu beiderseitig agierenden Materialisierungen in Form einer körperlichen Beziehung (ggf. mit juristischen Konsequenzen für den Therapeuten) kommen. Dabei stellt sich dann in aller Regel für beide zu spät heraus, daß es sich gar nicht um eine gesund ausgehandelte Beziehung, sondern um ein artifizielles krankes neurotisches Gebilde handelte. Dieses neurotische Gebilde basiert nicht auf Gleichrangigkeit, sondern auf dem missbräuchlichen Ausnutzen eines schutzbefohlenen Menschen.

Was die Patientin nämlich nicht wissen konnte: Die Wirkung des Therapeuten beruht nicht auf dem präsentierten Bild eines Idealpartners und Alles-Verstehers, sondern auf der Wirkung eines professionell gelernten ausgiebigen Zuhören-Könnens. Dieses professionelle Verhalten ist aber nicht identisch mit dem Alltagsverhalten des Therapeuten. Die typische Patientin weiß in der Regel nicht, daß sich der Therapeut in der Sitzung professionsbedingt anders benimmt als im privaten Bereich. Sie weiß auch nicht, daß der Therapeut sich als ein noch viel schrecklicherer Partner erweisen könnte, als der vorherige eigene Partner. So kommt es denn zu einer kranken Materialisierung, einer künstlichen Scheinbeziehung. Ähnlich gelagert ist der Fall, wenn sich der Therapeut in eine Patientin verliebt.

Der gute Therapeut ist immer eine halluzinatorische Wunscherfüllung (aber Achtung: das ist keine Psychose, ja noch nicht einmal eine bloße

Wunscherfüllung), eine Sehnsucht der Patientin. Das Zulassen dieses Wunsches (bis in eine sexuelle Beziehung) muß aus ethischen Gründen, aber auch wegen der Täuschung der Patientin darüber, daß sie sich in eine künstliche Laborverfassung (Übertragungsliebe) verliebt hat, unterbunden und wieder zur Auflösung gebracht werden - und zwar zum beiderseitigen Schutz (Verletzung/Schuldgefühle/Rechtsfragen).

Worin besteht die Materialisierung? Sie besteht in dem Wunsch, ein im Labor gezüchtetes Kunst-Gefühl (psychische Seite) als Realgefühl (Materialisierung) anzuerkennen. Esoterik und Spiritualismus würde hier einsteigen und schwärmerisch rosarote Liebesgefühle erleben lassen, wo es doch nur Kunstprodukte gibt.

Wie an all diesen Beispielen unschwer zu erkennen ist, macht die NLPPt keinen Abstecher in die Esoterik. Egal zu was man in der NLPPt greift, sei es z.B. um durch gespielte oder inszenierte Veranstaltungen einen Gruppen-Prozeß mit diagnostischen oder psychotherapeutischen Absichten durchzuführen - alles bleibt immer auf der Seite naturwissenschaftlicher Beschreibung und Erklärung, nie wird von Therapeutenseite der Boden der Esoterik betreten. Weder ist die NLPPt esoterisch, noch hat die NLPPt esoterische Theoriestücke. Auch die Therapeuten sind in ihrem Beruf, solange sie sich professionell verhalten, nicht esoterisch. Aber wie schon gesagt: Ob die Patienten oder die Therapeuten privat Esoteriker sind, ist für die NLPPt ohne Belang, solange sie im beruflichen Bereich professionell bleiben.

Was hat Materialisierung mit NLPPt-Psychotherapie zu tun? Nun, wir dürfen uns Materialisierung nicht nur als physische Verwirklichung vorstellen. Auch eine psychosomatische Symptomatik kann als Verkörperung/ Materialisierung einer Störung verstanden werden. Vielleicht kann man eine psychische „Störung“ grundsätzlich als eine Störung der Materialisierung sehen, eine Störung die darin besteht, von einem Inneren in eine Entäußerung zu kommen.

Sobald beim Patienten Esoterik im Spiel ist, spürt der Therapeut, daß der Patient versucht, ihn auf dieses Feld zu ziehen. Und man spürt als Therapeut, daß der Patient vorsichtig und zögerlich wird, so als würde er sich unsicher vorab eines offenen Gesprächs von der diesbezüglichen Haltung des Therapeuten überzeugen wollen, um sich seiner Glaubensverbundenheit wegen nicht abgewertet fühlen zu müssen. Der Patient spürt, ob der Therapeut den Weg in die Esoterik mitmacht oder nicht und daß die therapeutische Beziehung auf dem Spiel steht. Wenn der Therapeut mitgeht, ist es keine Therapie mehr, weil die therapeutische Wand nicht mehr da ist, gegen die der Patient laufen muß. Geht der Therapeut nicht mit, fühlt sich der Patient beschämt und bricht die Therapie nach einigen Schamsitzungen unter Vorwänden ab. Die Patienten müssen die Therapie abbrechen, weil sie im Falle der Fortsetzung die damit verbundene Spaltung nicht aushalten können. Eine Spaltung hinsichtlich des Esoterischen, wegen der er mit dem Therapeuten keine Einheit mehr herstellen kann.

Beispiel für infantile Materialisierung: Ein Kind geht in den Keller und hat Angst vor dem Gespenst. Das Gespenst ist für das Kind real, und zwar deshalb, weil von dem durch das Kind selbst materialisierten Gespenst reflexiv eine Wirkung auf das Kind ausgeht. Erst wird das Gespenst hergestellt, dann die Angst vor dem hergestellten Gespenst. Das Kind reagiert nicht auf ein das Gespenst, sondern auf die von ihm hergestellte Materialisierung des Gespenstes - auf das Bild, das es sich von dem Gespenst gemacht hat. Diese Angst zeigt sich physiologisch durch Angstperlen auf der Haut und man kann diese Angst auch messen. Was wir bei dem Kind sehen, ist die Auswirkung von etwas. Es hat eine Wirkung, und wo es Wirkung gibt, da gibt es auch eine Quelle. Wenn es eine Wirkung gibt, dann nehmen wir eine bewirkende Ursache an, die das bewirkt.

Materialisierung von „Keller-Geistern“: Wenn Sie als Leser dieses Buches sich einmal kurz in das Kind versetzen, das in den Keller geschickt wurde, um für Vater zufälliger Weise heute Abend eine Flasche „Keller-Geister“ (Anmerkung: ein Perlwein-Getränk) im Keller zu holen. Was passiert dann hier und heute, jetzt sofort therapeutischerseits? Antwort von Freud: „Erst erinnern, dann Gefühle wiederbeleben und dann durcharbeiten, an damals denken, dabei in den Keller versetzen und dann richtig hinspüren, also eine Art Kopie der Szene von damals herstellen, bis Sie das Gruseln auf dem Rücken wirklich (also wirk-end) spüren. Wenn Sie also sicher sind, daß hinter der Tür der Mörder steht, der nach Ihnen greift, dann sind Sie in der Materialisierung - und die wirkt, auch wenn Sie noch so erwachsen sind. Wenn die Vorstellung vom angstbesetzten Keller so intensiv ist, daß ein kurzes Antriggern schon die Keller-Materialisierung aufruft, dann wirkt die von uns selbst hergestellte / vorgestellte und nach außen projezierte Materialisierung auf uns selbst zurück. Wir reagieren also nicht auf die körperliche Realität, sondern wir reagieren auf die psychischen Materialisierungen (materialisierten Bilder, Geräusche, Gefühle, Geschmäcke, Gerüche) von vorgestellter Realität.

Wenn ein Patient den Briefkasten nicht leeren kann, weil er damit den Gedanken verbindet, daß da drin die Hand des Teufels sitzt, dann ist das eine Materialisierung.

Materialisierung und Regression: Wenn wir uns als Erwachsene auf die Stufe der Kinder bewegen, z.B. bei einem Versteckspiel, oder bei einem Monopoly-Spiel, dann begeben wir uns in die Materialisierung von damals, als wir selbst noch Kinder waren. Damals waren wir Kind und es war uns ernst mit dem starken Willen, bei diesem Spiel zu gewinnen. Aber wir sind in der erwachsenen psychischen Gegenwart, und da sollten wir meinen, heute sei es nur ein Spiel und als ginge es uns nicht mehr um das Gewinnen, sondern nur darum, die Kinder gewinnen zu lassen und ihre Siegesfreude zu hören.

Kennen Sie das? Glauben Sie daran, daß alles ein Spiel bleibt, daß Sie Ihre Kindheit beherrschen? Weit gefehlt, auch heute noch: Aus dem Spiel wird innerhalb von Sekunden Ernst. Die zuletzt vor 25 Jahren betätigten alten Gewinnen-Wollen-Regungen der Neuronen werden aktiv, übernehmen die Regie und versuchen nun, so als würde der eingerostete Neuronen-Feuerungsstand an der Stelle weiter machen wollen. Und da wo man seinerzeit aufgehört hatte, beim Versteckspiel gewinnen zu wollen - und zwar besonders dann mit aller Vehemenz, wenn wir damals als Kinder das Spiel verloren haben. Das kindliche Neuronengeflecht will die alte Niederlage ausgleichen und möchte gewinnen. Wir sind dann als Erwachsene im Zustand der neuronalen Ergriffenheit (Numinosität) - da sind wir nicht in der Vergangenheit, sondern wir sind in einer nicht vergangenen und sich als Gegenwart gehaltenen Vergangenheit.

Erschreckend ist dabei folgendes: Wenn wir in der - gegenwärtig in den Arbeitsspeicher hochgefahrenen - psychischen Materialisierung der Vergangenheit sind, dann sind wir für diesen Zeitraum nicht mehr erwachsen, sondern wir sind Kind. Und wenn wir als Elternteil unser Kind bei dem Spiel auch großzügig gewinnen lassen wollten, jetzt während des Spiels ist dieser Großmut wie weggeblasen, und wir möchten nur noch gewinnen, und es ist uns völlig egal, welch noble Absichten wir hatten, unser Kind großzügig gewinnen zu lassen - jetzt sind wir wieder das neuronale Kind, das gewinnen will. Es ist nicht das freudsche „Ich“ das gewinnen will, sondern es sind die kindverbundenen Neuronen, die das Spiel gewinnen wollen. Wir sind Kind und das Kind in uns will zwanghaft gewinnen.

Wenn wir gewinnen und wieder erwachsen geworden sind, dann spüren wir, daß uns irgendein fremder Geist geritten hat. Wir wollten soeben noch beim Monopoly gegen unsere Kinder gewinnen. Aber eine Kopie der Ereignisse ist neuronal abgelegt, zur jederzeitigen Wiederbelebung als psychische Materialisierung - nicht physikalischer (gegenständlicher) Materialisierung und auch nicht gesellschaftlicher (entfremdeter) Materialisierung, sondern psychischer (neuronaler) Materialisierung. „Imaginieren“ bedeutet „Kopie(n) hochladen.“

Forensische Materialisierung: Die forensische Materialisierung ist die Wirkkraft, die einen Mörder immer wieder an den Ort des Geschehens zurückholt - denn das Geschehen „steht im Raum“. Oder legen Sie sich mal in ein Bett oder an einen Platz in einer Wohnung, von dem sie wissen, daß an diesem Ort jemand durch Mord gestorben ist, dann spüren Sie die Realität durch und durch.

Materialisierungen in der Politik: Es gab 1942 einen Mann, der hatte einen bösen Gedanken im Kopf, zunächst noch gar nicht materialisiert, sondern nur ein Gedanke, doch das Gehirn dieses Mannes arbeitete an der Materialisierung. Sein Gehirn sah vor, die Eroberung Russlands in Handlung zu materialisieren, und das Gehirn hat die Materialisierung vorangetrieben, hat gehandelt und hat versucht, Russland, also das Material „Land" zu erobern. Nun, dieser Materialisierungsversuch hat ca. 40 Millionen „Menschen" in die Materialisierung von Gräbern gebracht - das glauben Sie nicht? - dann besuchen Sie mal die Soldatenfriedhöfe. Jedes Grab eine Materialisierung.

Und es gab um 1800 einen anderen Menschen, der kam aus Frankreich, der hatte den gleichen Gedanken im Kopf - und dessen Gedanken suchten sich auch zu materialisieren und sein Gehirn schaffte es bis Moskau. Da sieht man, von welcher machtvollen Realität, von welcher Wirk-Kraft, von welcher Wirk-Lichkeit diese „Materialisierung" ist. Und da sag noch jemand, es sei nur Psyche und ja nicht wirk-lich. Doch, beide Gehirne haben (wirk-sam) „Wirk-lichkeit" hergestellt. Ja, Psychisches ist in seiner Wirkung wirk-lich. Das Gehirn sucht bekanntlich das zu materialisieren/zu vergegenständlichen, was es denkt.

Materialisierung und Erdbestattung: Anlässlich des Todes zeigt sich Materialisierung in der Wahl der Bestattungsart. Es gibt Kulturen mit Feuerbestattung, andere bevorzugen die Erdbestattung. Die Seelenlogik entscheidet sich für die Erdbestattung, um zum „Jüngsten Gericht“ mit ihrem Körper (Materialisierung) auferstehen zu können. Ist der Körper erst einmal verbrannt, so logifiziert die Seelenlogik des anschaulichen Denkens, wie und wo bekomme ich dann meinen Körper raum- und zeitgerecht wieder zurück? Ohne Materialisierung kein ewiges Leben.

Kulturen mit Feuerbestattung suchen sicherzustellen, daß der Zirkel von Tod und Wiedergeburt nicht ins Stocken gerät. Die Feuerbestattung stellt sicher, daß niemand in der Folge der Erdbestattung in dieser Welt verharrt, nicht ins Jenseits hat kommen können und so an der Wiedergeburt nicht teilhaben kann. Die Materialisierung ist nur ein Zwischenspiel.

Materialisierungen in der Pädagogik: Wenn ein Gehirn vor Video-Gewaltfilmen sitzt, dann versucht dieses Gehirn, das Gesehene zu materialisieren, sprich nachzumachen, anders ausgedrückt: über den neuronalen Funktionsweg der Spiegelneuronen in Handlung umzusetzen. Weil es so wichtig ist, noch einmal: Funktional behilflich sind die Spiegelneuronen, die Handlung, Wahrnehmung und Vorstellung neuronal verschalten, d.h. daß die gesehenen Bilder sich über Handlung zu materialisieren suchen, indem sie in den „Vorstellungskreis" und in den „Handlungskreis" drängen. Der Aufklärungsgedanke vom rational-guten Menschen ist angesichts der zunehmenden aus „Bildern" abgeleiteten Gewalthandlungen überholt. Zuerst „Gewalt sehen", dann innerzellulär ausgelöstes „Gewalt vorstellen", dann innerzellulär angeschobenes „Gewalt Handeln" - das ist die dreischrittige Funktionsweise der Spiegelneuronen. Was heißt das für die Fernseh-Diskussion über die Folgen von Gewaltdarstellungen im Fernsehen? Antwort: Gewaltdarstellungen sind gefährlich, denn die Spiegelneuronen wollen die Inputs über den automatischen Dreischritt wiederholen.

2.9) Naturwissenschaftsanaloge Denkweise in der NLPPt

Wissenschaft hat nicht einfach einen Gegenstand, sondern indem wir einen bestimmten perspektivischen Aspekt an eine Sache herantragen, beginnen wir, uns aus der Vielzahl möglicher Sichtweisen eine Sichtweise als unseren Gegenstand zu formen. So können wir mit einer biologischen oder chemischen oder welcher Perspektive auch immer an eine Sache herangehen. Dadurch entsteht unser Gegenstand als eine künstliche Gegenstandsbildung - künstlich deshalb, weil die Natur uns ja eine solche Perspektive nicht anbietet. Die Natur wird durch menschliche Einwirkungen in Fächer zergliedert. Der Gegenstand ist also auch nicht einfach da, sondern wir schaffen ihn uns, und er ist dann nur solange da, wie er für uns da ist, und er ist weg, sobald er für uns weg ist. Außer „für uns" gibt es nämlich nichts.

Jedes wissenschaftliche Fach hat seine Perspektive. Beispiel: Die Perspektive der Soziologie ist der „gemeinte Sinn“, nicht zu verwechseln mit dem „erlebten Sinn“ der Psychoanalyse. Was ist der „gemeinte Sinn?“ Nun, ein Kind wird von einem Kfz angefahren. Der Kfz-Fahrer will sich schützen und erklärt, es seien 50 km/h erlaubt gewesen, die er eingehalten habe. Und: Das Kind habe zwischen den geparkten Autos gespielt und sei plötzlich auf die Straße gesprungen, er habe also keine Schuld. Der Richter hat nun die Aufgabe, die Straßenverkehrsordnung in ihrer vom Gesetzgeber „gemeinten Sinnlage“ auf den Fall einzuordnen. Nach Auffassung des Staatsanwaltes hat der Gesetzgeber in den einschlägigen Paragraphen der StVO „gemeint“, daß die PKW-Fahrer ihre Fahrweise bei unübersichtlichen Verkehrslagen durch „spielende Kinder“ anzupassen haben. Die Schwierigkeit besteht darin, daß Texte immer ein Mehrfaches „Meinen“ beherbergen können und was ist dann „gemeint“? Die unterschiedlichen Auffassungen hinsichtlich des vom Gesetzgeber „gemeinten Sinns“ führen in die zweite Instanz.

Die Perspektive der Politikwissenschaften liegt in dem Begriff des „Entscheidungsträgers“. Alle politischen Ämter haben nur die eine Aufgabe, nämlich auf allen Ebenen der Staatsstruktur Entscheidungen vorzubereiten, eine Abstimmung durchzuführen und das Ergebnis bekannt zu machen.

Unter welcher Perspektive tritt die NLPPt an? Die Perspektive, unter der die NLPPt antritt, ist eine physikanaloge Perspektive. Hierzu ein Beispiel: Ich nehme zwei gleich große Gläser. Das eine Glas fülle ich mit 100 Grad heißem Wasser. Das andere Glas fülle ich gleich hoch mit Wasser, aber mit 0 Grad. Jetzt nehme ich eine größere Tasse und schütte den Inhalt der beiden ersten gleich großen Gläser in die größere Tasse. Was habe ich dann? Ich habe dann die gesamte Menge Wasser in einer doppelt so großen Tasse, und zwar bei 50 Grad. Das ist ein einfaches physikalisches Modell, ist leicht durchzuführen und steht für das grundsätzliche Vorgehen der NLPPt.

Das physikalische Muster finden wir z.B. sehr deutlich im NLPPt-Format „Anker-Löschen“ wieder. Hier geht es darum, ein negatives Gefühl mittels eines positiven Zustandes zu neutralisieren. Vorgehen: negatives Bild bestimmter Stärke mit einem positiven Zustand gleicher Stärke verschmelzen und dadurch gegenseitig in der Impulsstärke abschwächen. Durchführung: Imaginieren des positiven Bildes (Stärke +8) und in der linken Hand verorten und wachhalten, dann das negative Bild (- 6) imaginieren und in der rechten Hand verorten und wachhalten …dann „Zerdehnung des Augenblicks" (Salber), dann verschmelzen beide Ankerzustände durch Zusammenlegen beider Hände, durchmischen, Körperzustand beachten … was ist jetzt mit dem negativen und positiven Bild? Antwort des Patienten: Beide Hände fühlen sich gleich an. Der erreichte Gefühlswert für das negative Gefühl (+1) und für das positive Gefühl auch nur noch (+1). Beide also Wert 1.

Wir gehen also mathematisch-physikalisch vor, d.h. wir tun einfach so, als ob die Psyche nach naturwissenschaftlichen Gesetzmäßigkeiten funktioniert, und siehe da, genau so funktioniert die Psyche, was unverhofft an den bisherigen physikanalogen Therapien deutlich wurde.

Nehmen und prüfen wir ein physikanaloges anderes Format, das Six-Step-Reframing. Ein unerwünschtes Verhalten ist mit einer positiven Absicht gekoppelt. Verhalten und Absicht blockieren sich gegenseitig, die Entwicklung stockt. Wie lösen wir dieses Problem auf physikalischer Basis: Durch einen trennenden Schlag mit der Axt. Oder nicht so brutal: Es ist wie bei einem Zug, bei dem man zwei Waggons, nämlich Wagen 8 von Wagen 9, also der Wagen Nr. 8 („Verhalten") vom Wagen Nr. 9 („Absicht"), voneinander trennt, damit beide einem verschieden Ziel folgen können. Hinsichtlich der positiven Absicht prüfen wir, ob das Ziel mit einem anderen Verhalten erreicht werden kann.

Was ist das Grundprinzip dieses Formates? Wir tun so, als würden wir von einem Zug einen Waggon abkoppeln und lassen beide gesondert weiterfahren. Das hat etwas mit physikalischem „Rangieren" zu tun. Und nur weil das „Rangieren" in unserem Kopf eine Möglichkeit des Verhaltens ist, deshalb können wir uns so etwas wie Rangieren für den Zugverkehr vorstellen. Und weil wir dem äußeren Rangieren zuschauen können, können wir Formate des Rangierens für das Psychische als verständlich in die Therapie einfügen. Und genau das bringen wir 1:1 als eine gespielte Kurz-Geschichte vorgedacht auf die Bühne: Wir legen die sechs Stationen dieser Kurzgeschichte mit sechs Raumankern aus und machen damit klar, daß es sich um genau sechs, nicht fünf und nicht sieben, sondern mathematisch genau um sechs Stationen handelt. Und dann geht der Patient durch die sechs Stationen und spricht in jeder Position einen schlichten und einfachen Satz. Das Format ist also absolut logisch aufgebaut und das Setting lässt überhaupt keinen Zweifel am Erfolg des Formates aufkommen. Es herrscht das Flair einer exakten Naturwissenschaft oder eines öffentlichen Gelöbnisses.

Ähnlich mathematisch-physikalisch bzw. naturwissenschaftlich sind alle NLPPt-Formate aufgebaut. Nehmen wir noch ein Beispiel, diesmal aus einem naturwissenschaftlich-biologischen Denken:

Future-Pace: Dies ist ein Format, das nach dem biologischen Vorbild einer „Impfung“ abläuft. Impfung ist die Vorwegnahme einer Erkrankung („Als-Ob“) unter kontrollierten Bedingungen. Der Körper wird getäuscht, indem ein biologischer Zustand vorweggenommen wird, der bei späterer Abfrage den Status einer bereits überstandenen Krankheit ausweist.

Dieses biologische Muster lässt sich analog auch psychisch abbilden: Man geht mit dem Patienten psychoprophylaktisch in eine in der Zukunft liegende Angstsituation, lässt den Patienten in einem „zerdehnten Augenblick“ (Salber) die Situation extrem gespreizt spüren, bis der verspürte Leidensdruck merklich sinkt. Wenn dann die angstbesetzte Situation näher rückt, reagieren Körper und Psyche weitgehend abgeflacht, weil das Gehirn sich an die im Impfvorgang vorweg gespürte Angst in reduzierter Stärke erinnert und mittels Spiegelneuronen in eine Autosuggestion verwandelt: „Gegen diese Erkrankung bin ich geschützt, denn das kenne ich doch von gestern, und das lief doch in der Impfung alles ohne Angst ab und war auch gar nicht spektakulär.“

Ein weiteres Beispiel für die physikanaloge Vorgehensweise ist die „Mentor-Technik“: Dies ist die Geschichte vom Senden und Empfangen von Ressourcen sowie das Stapeln von randvollen Kisten - mit Ressourcen gefüllt.

Darin steckt das Bild eines Paketes, das irgendwo abgeschickt wurde, das aber vom Empfänger auch anerkennend angenommen werden muß, damit es aktiv hereingebeten (verortet) wird und dadurch seine innere Wirkung entfalten kann. Hier gehört die komplette Geschichte hin, nämlich die möglichst vom Patienten komplett gespielte Handlung. Entscheidend für den Erfolg dürfte sein, daß der Patient nicht „über" das erbetene, verschickte und empfangene Paket (also darüber hinweg) redet, oder aber, ob der Patient sich quasi in einer vakogisierten Handlungsabfolge „handelnd und von der Paket-Geschichte mitgerissen", befindet. Ziel muß es sein, ein Verlangen nach dem Paket zu steigern - das Paket muß physikalisiert werden. Dies kommt durch das Format mit Rollenspiel zustande.

Wie in diesen Beispielen gezeigt, so geht die NLPPt letztlich in all ihren Formaten vor. Nehmen wir die Arbeiten an den Submodalitäten. Es ist das Muster eines Funktionierens nach mathematischen und physikalischen Gesetzlichkeiten: Es geht um Größenveränderungen, farblichen Veränderungen, Bewegungsveränderungen, Rahmungsveränderungen, Tonlageveränderungen…usw. - nach dem analogen Modell eines physikalischen Mischpultes.

Man kann zu Recht sagen, daß alle NLPPt-Formate nach dem gleichen positivistisch-neurophysikalischen Grundmuster funktionieren. Dabei gehen wir immer wortwörtlich vor.

Beispiel: „Ich habe Angst vor der Prüfung." Psychoanalytisches Vorgehen geht hier deutend, Sinn-suchend „vor". Dagegen das NLPt-Vorgehen: Genaue Satzanalyse im Hier und Jetzt: Verortungsfrage: „Wo genau ist die Angst jetzt? Zeigen Sie mal drauf." (Beide Zeigefinger werden in Richtung gegen sich selbst gerichtet.) „Was sagt denn Ihr Satz, wo die Angst jetzt ist?" „Irritiertes Umhersehen." „Dann sagen Sie noch einmal den Satz. „Ich habe Angst vor der Prüfung." Nachfragende Bestätigung: „Ich habe Angst vor der Prüfung?" „Wortwörtlich; Wo genau, sagen Sie, ist die Angst?" „Vor der Prüfung." „Stehen wir mal auf. Wo ist die Prüfung und wo ist die Angst, örtlich von hier aus gesehen?" „Und wo genau ist das, dieses ‚vor der Prüfung?' " „Ja das ist morgen.“ „Wo genau?“ „Vor dem Prüfungsraum.“ „Und in der Prüfung?“ „Da bin ich ganz ruhig.“ „Dann ist der Satz ja ganz zutreffend ‚Ich habe Angst vor der Prüfung.‘ Denn in der Prüfung ist die Angst ja weg.“ „Ja, das stimmt.“ „Dann könnten Sie sich vielleicht jetzt mal in den Prüfungsraum hinein beamen und Sie sehen sich, wie Sie da ganz ruhig sitzen. Ist das logisch?“ „Ja das ist logisch.“ „Und? Was sehen Sie da?“ „Wie ich da ganz gelöst dasitze.“ „Und die Angst?“ „Ist weg.“

Das ist logisches und naturwissenschaftliches Denken in der NLPPt. Wir nehmen alles wortwörtlich: Vor der Prüfung heißt, daß etwas räumlich davor ist. „Vor“ ist eine Ortsangabe.

Obwohl die NLPPt sich am „physikalischen Raum“ orientiert, sind der psychologische und der physikalische Raum nicht identisch.

2.10) Das Material des Psychischen bestimmt sich aus den Physikalismen der Sprache

Die „Materialisierung“ und das „Material“ des Psychischen, das klingt so verdammt ähnlich. Dennoch ist es nicht das Gleiche. Materialisieren, das ist ein Wunsch nach Transformation in eine physikalisch materielle Seinsweise. Dagegen hat das „psychische Material“ zunächst erst mal noch keine Zielgerichtetheit.

Es ist, wie wenn man sich eine Hose kauft. Dann will man wissen, aus welchem Material, aus welcher Stofflichkeit die Hosen sind. Cord, Baumwolle, Jeans, Kamelhaar oder was sonst? Das sind Bestimmungen, die mit „Hose“ noch nicht getroffen sind.

Übertragen wir das auf die Psyche. Dann stellt sich die Frage: „Aus welcher Stofflichkeit ist meine Psyche? Was ist nun das „Material des Psychischen? Nun, das sind die Physikalismen (Begriffe des Gegenständlichen und die Prä-

Positionen), dle den Teilnehmern an der Kommunikation unbemerkt angeboten werden.

Beispiel für Präpositionen / Prä-Position (Prä = Vor; Position = Orts-bestimmung). Präpositionen geben raum-zeitliche Verhältnisse an wie: „an, auf, unter, über, recht, links, bei, für, wegen, vor“ u.a.

Definition „Physikalismen:“ Physikalische Wörter zur Darstellung nicht-physikalischer Zusammenhänge.

Jeder Begriff hat Bedeutungshöfe. So hat z, B. der Begriff „Vorstellung“ einen riesigen physikalisierten Bedeutungshof. „Vor-Stellung“ heißt: „vor sich hin stellen“, „sich bei jemandem vor-stellen“, „Bühnen-Vorstellung“, „Ein-Stellung“, „politische Ein-Stellung“, „Einstellung am Herd“, „medikamentöse Ein-Stellung“; „Medikamente stellen“, usw.

Ich bin vorsichtig = „Ich bin sichtig, bevor ich etwas tue“, also „vor-sichtig“. „Vor-aus-sichtig sein“, also erst schauen dann handeln; „Ich bin voraus-sichtig“. „Ich bin sichtig, bevor ich etwas tue“. Was ursprünglich einmal eine Handlung war, nämlich ein „Voraus-sehen“ (z.B. um nicht zu stolpern), wird zu „vor-sichtig“, Wenn wir jemanden auffordern, vorsichtig zu sein, dann wissen wir ganz genau, was wir damit meinen, nämlich aufzupassen. Aber niemandem geht dabei im Kopf ein bewußtes „vor“ (physikalische Platzanweisung) und ein (biologisches) „sichtig“, also ein „vorsichtiges“ Etwas herum.

So auch „unter-werfen“: „Sich-Nach-Unten-Werfen“ (Unterlegenheits-geste):

Oder: „Ein-Sicht“ heißt „Herein-Sehen“ können als Bedingung. Zur Validität gab es Untersuchungen über die Intelligenz von Affen (Wolfgang Köhler, Teneriffa, ca. 1914, Untersuchungen an Anthropoiden) Ergebnis: Die Affen, denen man den Blick in die Blackbox verwehrt hatte, erschienen signifikant dümmer als die Affen, die vor der Untersuchung einmal einen längeren Blick in die Blackbox tun durften. Eine Sicht nach innen auf den

Öffnungsmechanismus der Box macht die Affengruppen unterschiedlich intelligent.

„Donnerwetter“: „Donnern des Wetters“, „Der Wettergott donnert.“ Heißt heute so viel wie Alle-Achtung.

„Angst-vor-der-Prüfung“. „Ja das stimmt, du hast die Angst nur vor der Prüfung, nicht aber „in“ der Prüfung, da ist die Angst dann nämlich weg.“

Oder: „über-den-Tisch-ziehen lassen“. Damit meinen wir, reingelegt worden zu sein. Das Bild aus der Kneipe. Da werden Menschen sportlich über den Tisch gezogen, und wer verliert, der zahlt die nächste Runde.

Oder: Was steckt alles in dem Wort „Auseinandersetzung“ Dies zu entdecken überlasse ich dem Leser.“

Und eine, wie ich finde, lustige Variante: Wer kennt den Begriff „nicht-doch“? „Aber nicht-doch, das wäre aber nicht nötig gewesen.“ Das „Nein“ steht für Klarheit und Entschiedenheit des vorbewußten Systems, doch dann kommt die unbewußte Seite des Raffens und das sagt: „Doch“, wir wollen das Geschenk als Ganzes haben. Und damit wir das alles nächstes Jahr schneller haben wollen, machen wir ein „Nicht-Doch“ aus der Situation und fertig ab.

Diese Beispiele sind ein Zeugnis für emergente Materialisierungen (Transformation): Unsere Sprache symbolisiert unsere Handlungen und umgekehrt: unsere Handlungen materialisieren unsere Sprache.

Bemerkenswert: Unsere Sprache hat zwar Physikalismen, jedoch keine Biologismen oder Chemieismen. Das könnte damit zu tun haben, daß der Natur die physikalische Stofflichkeit hinsichtlich der feindlichen Gefährdungen (Durchsetzung von Eigen- und Bestandssicherung) in der Ausbeute am ergiebigsten erschien.

Unsere Stofflichkeit, das sind also die ständigen physiknahen sprachlichen Anleihen, die zwar nicht unser Denken, aber unser Sprechen mitbestimmen.

Die Physikalismen sind Worte, deren Nähe zur Physik zwar weiterhin vorhanden sind, wir diese Nähe im Gespräch aber gar nicht mehr spüren. Das „Material des Psychischen“ stellt so etwas dar wie ein Hinweis, daß die Worte und die Handlung zueinander in einer Vertretungsgemeinschaft stehen.

Die linguistischen Gebilde (also die Sprache) sind von äußeren gegenständlich verorteten Objekten und/oder beobachtbaren Natur-Ereignissen abgeleitet. Diese Handlungen und Beobachtungen sind in Sprache symbolisiert.

Zur Aufdeckung unserer physiknahen Sprache folgt ein linguistisches Experiment zur erlebbaren Aufdeckung des Unterschiedes zwischen der ursprünglichen Handlung und der heutigen Wortbedeutung. Zunächst geht es um unser Alltagsverstehen, dann um ein parallel mitlaufendes Satzverstehen auf der Basis eines frühen Handlungsverstehens.

Erster Durchgang: Stellen Sie sich bitte einmal eine Blume vor. Einfach nur so vorstellen. Pause. Brauchen Sie noch etwas Zeit, um sich die Blume vorzustellen? Frage an Sie: Wo ist die Blume? Wo im Raum stelle ich mir die Blume vor? Wie stelle ich sie mir vor? Erlebtes in der linken Faust festankern. Break. Alles auf Null.

Zweiter Durchgang: Jetzt stellen Sie sich die Blume nun bitte nicht mehr mit der Akzentuierung „Blume“ vor, sondern mit der akzentuierten Betonung auf der ursprünglichen Wortbedeutung von „ich stelle mir das vor“, „etwas vor-sich-hin-stellen“, also die „vor-mich-gestellte“ und damit „vorgestellte“ Blume.

Dritter Teil: Was spüren Sie, wenn Sie beide Durchgänge miteinander vergleichen?

Und wie fühlt sich das an, wenn Sie vergleichen zwischen erstens „sich eine Vase vorstellen“ und zweitens sich die Vase mit ursprünglich alter Wortbetonung physikalisch und wort-wörtlich „vor sich-hin-zu-stellen“?

Das Experiment macht klar, daß wir hinter unserer Alltagssprache eine physikalische Matrix der Sprache mitlaufen haben. Wir haben zum Beispiel den allgemeinen Satz gesprochen: „Du führst dich ja auf, als seist du Gott-Vater persönlich.“ Wir prüfen nun die thematische Valenz der Kernwörter dieses Satzes.

Dieser Satz wird von einer physikähnlich vorgebildeten Sprach-Struktur parallel mitgedacht:

„Aufführen“ kann bedeuten: „Auf“-führen“, also „Auf“ und „Führen“. „Auf“ gibt die physikalisch Verortung des Satzes in Richtung von unten kommend nach oben gehend an.

Was ist „Führen“ physikalisch übersetzt? Was ist ihre thematische Valenz? „Führen“ hat für uns die thematische Valenz, etwas von „vorne“ nach hinten und von „oben“ nach unten zu sehen.

Und wie wird jetzt der Satz erlebt: „Du führst dich ja auf, als seist du Gott-Vater persönlich“? Mit „Führen“ verbinden wir nicht ein „Unten“, sondern ein „Oben“. Das „Sich-Aufführen“ wirkt kritisch, macht aber über physikalische Grundkategorien auf die Herkunft der mitsuggerierten unbewußten Wirkkräfte aufmerksam.

Wir sagen zwar häufig, wir hätten unterschiedliche Sprachebenen, führen dann aber keine Beispiele an. Das NLPPt sieht zumindest zwei parallele Sprachebenen, die Handlungssprache, die physikalische Sprache und die emergente derzeitige Alltagssprache.

Jetzt ist die Physik und die Nutzung physikalischer Sprachsymbole nicht das Gleiche. Die Nutzung physikalischer Begrifflichkeit zu nicht-physikalischen Zwecken nennen wir Physikalismen. Dahinter steckt die philosophische Position des „Physikalismus“, die besagt, daß alles was existent ist, zuförderst immer eine physikalische Realität ist. Diese These findet sich in unserer Darstellung an der Stelle bestätigt, daß unsere Sprache nämlich ohne hintergrundphysikalische Absicherungs-Begleitung nicht sprechbar sind, also dann aber auch nicht existent wäre.

Wie bereits oben erwähnt, fällt im Hinblick auf die philosophische Position des Physikalismus auf, daß wir in unserer Sprache zwar Physikalismen ohne Ende, aber tatsächlich keine Biologismen oder Chemieismen haben. Dem Physikalischen scheint damit eine Sonderrolle zuzufallen. Man kann vermuten, daß die physikalische Sichtbarkeit Vorrang vor den versteckten Biologismen und Chemieismen hat.

Was wäre anders, wenn wir die Physikalismen nicht hätten? Wir hätten dann keine Bedeutungsträger mehr und andere Bedeutungsträger sind nicht in Sicht. Da gäbe es noch die „Geschichten als Bedeutungsträger", doch damit würde man lediglich Sprache mit Sprache ersetzen, woraufhin sich ergibt, daß beide dann wieder im Physikalischen nach Physikalismen suchen. Es gibt Überlegungen, Gedanken mit physikalischem Inhalt in eine psychische Geschichte zu transformieren und zu verstehen.

Wir hören so oft, daß wir bildlich denken - aber denken uns dabei weiter nichts. Vor allem denken wir uns nichts dabei, wenn wir beim Reden und Denken Begriffe aus der physikalischen Wahrnehmung verwenden.

Nehmen wir es aber ernst damit, daß wir in Bildern denken - was sehen wir dann in unserem Blickfeld? Wir sehen Gegenstände – und Gegenstände unterliegen zunächst einmal der Physik. Von daher ist es richtig, daß die NLPPt eine vermutete „physikalisch-psychotherapeutische Grundhaltung " an den Tag legt.

Man könnte sehr viele Wörter auf die ihnen zugrunde liegende physikalische Handlung zurückführen und erkennen, daß unsere Sprache beobachtbare und beobachtete Handlungen abbildet. Was sind Handlungen anderes als Materialisierungen der Gedanken. Aus der Handlung kommend, machen die so gebildeten Worte einen emergenten Bedeutungswandel durch, und zwar mit der Konsequenz, daß uns die ursprünglichen Handlungs-

Bedeutungen im Alltag nicht immer bewußt sind, uns verlorengehen und Platz machen für eine andere Bedeutung. Wir können diesen Vorgang für den einzelnen Interessenten erlebbar rückgängig machen, indem wir auf die Ursprungsbedeutung der gehandelten Worte verlangsamen und wiederholt fokussieren - dann kommt es zu einer Art „Rückführung" auf die ursprüngliche Materialisierung/Handlung. Aber wir bekämen ein völlig anderes Sprachgefühl - unser derzeitiges emergentes Sprachgefühl ginge verloren.

2.11) NLPPt: Psychisches existiert nur in Bildern und Geschichten

Wo ist der Ort der Psyche? Wo ist Psyche verortet? Die einen meinen, das Psychische sei im Kopf, die anderen meinen im Bauch. Wieder andere vermuten, sie läge in der Luft zwischen zwei Kommunizierenden.

Wenn die Psychoanalyse von der „Sinnsuche" als der höchsten Arbeitsweise spricht, dann sagt sie damit, daß sie das Psychische im „Sinn" vermutet.

Und wo steckt die Psyche gemäß der NLPPt? Antwort: in den Bildern (visuell) und Geschichten (auditiv). Mit „Bilder" sind wir im visuellen, mit „Tönen" sind wir im auditiven Bereich, und schon nähern wir uns dem VAKOG/SM an. Aus systematischen Gründen müßten wir jetzt danach suchen, wir die verbleibenden „K" „O" und „G" näher an den Ort der Psyche mit hineinnehmen können - aber das lassen wir fürs Erste.

Die Oma zeigt den Enkeln bildhaftes Material und Bilder - und liest ihnen Tonaneinander-Reihungen (in Form von Wörtern und Sätzen) vor. Beide, also Bilder und Wörter sind aufeinander angewiesen, denn erst zusammen bilden sie eine „Bild-Wort-Aneinanderreihung." Solange die Oma noch nicht liest und nicht Bilder zeigt, ist die Psyche noch nicht produziert - ist noch nicht existent. Sobald die Oma aber liest, entsteht aus den Aneinanderreihungen von Bildern und Aneinanderreihungen von Sätzen - also im Verbund, die Psyche, die in der

Lage ist, Bild- und Tonebene miteinander zu einer „Bild-Geschichte“ zusammen zu nähen.

Psyche wird also erst durch Bild-Geschichten hergestellt. Die Not, visuelle und auditive Elemente zu einem Ganzen zu motivieren, ist Psyche-bildend.

Ein Einzel-Bild zeigt die Momentaufnahme einer unterbrochenen Bild-Geschichte im zerdehnten Augenblick. Aber mit der Unterbrechung der Bild-Geschichte ist nicht das Ende der Geschichte eingeläutet, sondern der Stopp ist eine Chance für die Geburt neuer Bild-Geschichten. So wie das Bild ein Teil der Bild-Geschichte ist, so ist eine Bild-Geschichte die Weiterentwicklung eines Bildes.

Man könnte nun meinen, die NLPPt basiere ja auf VAKOG - und deshalb müßte wohl in VAKOG auch der Ort des Psychischen zu finden sein. Dem ist nicht ganz so, aber es ist die richtige Richtung. Wenn das Psychische gleich VAKOG wäre, dann würden wir nur biochemisch (Neurotransmitter) miteinander kommunizieren. Da ist nichts mit „Erleben.“

Wir können uns dann noch auf die DLSK beziehen und uns fragen, ob die Psyche dort anzusiedeln ist. Da kommen wir der Sache schon näher, denn die Daseinskategorien haben etwas mit dem Erleben von Welt zu tun. Aber sie bleiben stumm. Sie brauchen „Sprache für ihre Entfaltung“. Und wenn wir so schon bei „Sprache“ sind, da kann man schon einmal ein akustisches Etwas in die Welt setzen. Wir sind jetzt auf der VAKOG-Ebene angekommen. Und dann spüren wir, daß ein Bild natürlich viel leichter und schneller Wahrnehmungen transportieren kann als das Auditive das vermag.

Wenn wir so weit sind, dann produzieren wir Einzelbilder, die, wenn man sie hintereinander geschaltet vorgeführt bekäme, einen emergenten Zusammenhang in die Bilder hineinlegen könnte.

Die dabei entstehenden Wortgebilde nennen wir „Geschichten“. Da das Auditive die Welt nicht alleine beherrschen kann, verbindet es sich mit dem visuellen Zugang. Der visuelle Zugang zur Welt ist aber immer ein physikalischer Zugang, denn das „Visuelle“ und das „Auditive“ orientieren sich daseinsgebunden und strukturdeterminiert nur so und nicht anders an Wirklichkeit. Wirklichkeit meint hier die möglichst dissoziierte Form von Wirklichkeit - diese Bedingung ist visuell-auditiv gegeben. Die Orientierung an Sprache macht deutlich, wie viele Physikalismen wir tagtäglich wiederholen: „Ich habe es hinter mir?“ „Zwischen den Jahren.“ „Er geht mir auf den Geist.“

Wenn die Psychoanalyse nach „Sinn“ sucht und die NLPPt mit „Geschichten“ kommt, dann ist das der Punkt, zu dem beide Theorien sich am nächsten sind. Paradoxerweise ist das der Punkt, zu dem die Inhalte verortet werden müssen und die prozeßhafte Arbeitsdominanz zurücktreten muß. Denn wir praktizieren Psychotherapie und spielen nicht „wissenschaftliches Oberseminar.“

Die Geschichten sind nun einmal die Transporter für die Inhalte - sind dadurch im Sündenfall. Die Inhalte müssen ununterbrochen in der Lage sein, dem Zwang zur Logifizierung von zunächst noch getrennten Bestandteilen zu folgen und zu bewältigen. Es ist möglich, daß zwei x-beliebige und bisher nicht verbundene Hirn-Areale erstmals zeitgleich feuern, z.B. das Areal „Kuh“ und Areal „Sonntag“ (wobei das Denken in Arealen zwar falsch, aber didaktisch hilfreich ist). Da sollte man meinen, da kommt kein zusammenführender Flow/Sinn zustande, denn diese Kopplung von „Kuh“ und „Sonntag“ ist doch unsinnig. Falsch vermutet: Die Geschichtenebene stellt jederzeit einen x-beliebigen notfalls konstruierten Zusammenhang her: Der Sinn/die Geschichte zwischen beiden Begriffen kann nur mit Psyche/Inhalten in der Form einer Super-Visions-Geschichte mit Längsstruktur (Entwicklung) hergestellt werden.

Beispiel: Patient hat einen Autounfall erlitten. Wenn jemand „Autounfall“ sagt, kommen bei einigen der in der Nähe stehenden Besucher Bilder hoch. Auch der verunfallte Patient hat Bilder von seinem Unfall eingeschaltet. Das Neuronale feuert „Unfall“. Sofort stellen sich in der psychischen Schicht die entsprechenden Bilder, Geräusche und andere Verkörperungen des Unfalls, also eine Erinnerung an eine andere erzählbare Unfall-Geschichte zu dem Unfall, ein.

Beispiel: Wir können mit den bildgebenden Verfahren beobachten, daß es bei der Stimulation von zwei getrennten hirnneuronalen Schaltkreisen zu psychischen Reaktionen/Bildern/Geschichten kommt. Das ist neuronaler Stress. Jetzt hat das „psychische System“ die Aufgabe, beide Themenkreise mit Hilfe einer - beide miteinander verbindenden - Geschichte zu harmonisieren.

Dabei kann es zu rationalen wie irrationalen Geschichten kommen, wobei irrationale Geschichten solange akzeptiert werden, bis ihre Verwerfungen zu stark werden, daß selbst das großzügigste Gehirn den Prozeß der freien Geschichtenbildung nicht mehr laufen lassen kann, weil die Verwirrung zu stark wird. Wenn sich die Geschichten wiederholen, werden sie hirnorganisch eingelagert und wir sprechen von Programmierungen (Muster/Schemata).

Diese neuronal verfestigten Programmierungen lassen dem Psychischen keine Freiheitsspielräume, andere als die gespeicherten Inhalte erleben zu können. In diesem Falle kommt es zu ständigen Perseverierungen (Beharren), ohne daß neue Themenentwicklungen eröffnet werden.

Beispiel: Sie gehen bummeln, sehen, hören, fühlen etwas ohne Fokussierung auf einen Punkt. Die aufgenommenen Sinnesreize werden vom „psychischen System“ über den VAKOG/SM-Apparat ins „neuronale System“ eingespeist und werden im Arbeitsspeicher zur Speicherung vorbereitet, aber nicht gespeichert. Dann sehen Sie „rote Schuhe“. Das Bild davon wird auch neuronal eingespeist und feuert in die neuronale Struktur für „rote Schuhe“. Die zuständige Region in der neuronalen Schicht entscheidet sich zum „Kaufen“. Von dieser Entscheidung erfährt das Bewußtsein erst einen Sekunden-Bruchteil später - und erst dann kommt es zur eigentlichen Kaufhandlung. Die Begründung für die neuronal angeordnete Kaufhandlung liefert die Endkontrolle in Form einer nachträglichen Begründung / „Geschichte“: „Diese roten Schuhe werden meinem Freund ganz scharf machen“.

Diese Geschichte hat mit der vom „neuronalen System“ völlig autonom gefällten Kaufentscheidung zunächst einmal rein gar nichts zu tun. Die Geschichte ist als eine Art Streckenwartung unterwegs - immer wieder zu einer neuen Geschichte bereit. Das Bewußtsein ist lediglich der „Pressesprecher“ des Gehirns und hat ja bekanntermaßen die Haupt-Aufgabe, schöne glatte Geschichten als Beleg zu liefern, daß alles in Ordnung ist.

Beispiel Standort Kaufhaus, Mutter mit Kind, defekte Ware, Geschichtentext nach der Musikgruppe BSE, aus dem Gedächtnis: „Ich habe dir schon 1000mal gesagt, du sollst es sein lassen.“ „Was, ist das defekt?“ „Das war ich nicht, das war schon kaputt.“ „Was? Sie beschuldigen meinen Sohn?“ „Sie sind hier verantwortlich.“ „andernfalls Prozeß am Hals.“

Jedes Textstück ist für sich schon eine andere Geschichtenbildung: Wir zählen die Geschichte der Schuldaberkennung für das Kind, die zweite Geschichte ist die Geschichte der Zurückweisung von Verantwortungsverteilung, die dritte Geschichte ist die von der juristischen Androhung.

Unterschiedliche und sich widerstreitende Sinneinheiten werden neuronal einfach nebeneinandergestellt und können vom psychischen System mit Bildern und suggerierten Sinnbrücken, also Geschichten, wunderbar zu einer Einheit, einen Zusammenhang gebracht werden.

Die Germanen konnten sich die Blitze am Himmel nicht erklären. Das „Nicht-Erklären-Können“, die fehlende Erfüllung des „Kausalitätsbedürfnisses“ war psychisch unaushaltbar. Die frühe Gesellschaft suchte und fand eine Lösung für dieses „Problem“. Das in ihnen steckende Erklärungsbedürfnis brauchte nicht lange, um zu einer Lösung zu finden. Die Lösung war die Einführung eines oder mehrerer Götter. Einer dieser Götter wurde zum „Gott des Feuers“ erkoren, ein anderer als „Gott des Donnerns“ inthronisiert. Jemand hat diesen Gott geärgert oder das morgendliche Opfer zugunsten des Gottes ist zu klein ausgefallen - jedenfalls haben wir jetzt eine erklärende Geschichte dafür, warum es blitzt und donnert.

Vor allem aber wurde so das Kausalitätsbedürfnis erfüllt, was sich beruhigend ausgewirkt haben dürfte. Wenn es fortan blitzte, war das der zornige Gott des Blitzes, der gerade böse war. Da mußte man ihm ein üppiges Opfer bringen, und meist hörte der Donnergott (daraus ist heute das Donnerwetter geworden) dann mit Donnern auf. Das war doch erfolgreich - und das beweist, daß es ihn gibt. Und schon war eine glaubhafte Geschichte im Umlauf. Die „Götter“ saßen damals auf dem Platz, auf dem heute die Wissenschaftler sitzen. Die Wissenschaftler von heute sind nichts anderes als die damaligen Götter, nur daß wir die Götter jetzt ausmessen können.

Wozu brauchen wir das „psychische System?“ Nach Watzlawick brauchen wir das „psychische System“ hauptsächlich um „schöne Ordnungen" (Watzlawick, 1998), um „schöne Geschichten“ zu schaffen. Ob wir nun von Glaubenssätzen, von Geschichten oder schönen Ordnungen reden, es handelt sich dabei immer um das Gleiche. Wir nehmen konstruktivistisch gesehen nichts als Wahrheit, sondern alles nur als geglaubte Geschichte (Karl Jaspers spricht von „Ideen"). Es gibt nicht die Wahrheit, sondern es gibt nur die Geschichten „über“ die Wahrheit - also die geglaubten Wahrheitsgeschichten.

Dies könnte die Schnittstelle für ein Missverständnis sein, das sicherheitshalber ausgeräumt sein sollte. Man könnte nun denken, daß, weil es ja nur um geglaubte Geschichten geht, diese wirkungslos oder irrelevant sind. Dies sind die geglaubten Geschichten aber auf keinen Fall. Geglaubte Geschichten werden durch den Glauben an sie erst wirk-lich, doch ab dem Moment, in dem sie wirk-lich werden, haben sie volle Wirkkraft - sind also im wahrsten Sinne des Wortes „wirk-lich" wirkend. Sobald sie vom Lichtkegel aber nicht mehr angestrahlt wird, so ist auch die Geschichten-Wirkkraft vorbei.

Wir reagieren nicht auf Wahrheit oder Nicht-Wahrheit, sondern wir reagieren auf die in unserem Kopf sich befindenden nützlichen Geschichten und deren Verwerfungen.

Geschichten sind durchsetzt mit Unwahrheiten - böswillig könnte man sagen, mit „Lügen" - doch auch Lügengeschichten werden hier als gleichberechtigtes Zahlungsmittel angenommen.

Beispiel für die Wirkung von Geschichten in der Weltgeschichte: Ein „religiöser Glaube" ist immer auch eine „Geschichte", und die Bibel ist ein Buch voller Geschichten - Romane, Filme, Oper und Kino - das sind die Märchen für Erwachsene.

Es gibt ein Beispiel dafür, mit welch starker Wirkkraft eine religiöse Geschichte/Glaube ausgestattet ist. Das sind Kräfte, die die Geschichte der Menschheit über Jahrhunderte bis heute durchschlagend verändert haben. Dies zeigt die konstruktivistische Geschichte des Calvinismus (vgl. Max Weber, Die protestantische Ethik und der Geist des Kapitalismus, 1904):

Infolge des durch Luther bewirkten Abschaffung des „Ablasshandels" war es den Menschen nicht mehr möglich, mit Gott Händel zur Tilgung ihrer Sünden zu treiben. War der Ablasshandel schon eine sehr einseitige Beziehungsgestaltung, so fühlten sich die Menschen nach der Abschaffung des Ablasshandels von Gott verlassen und kollektiv einsam. Dies führte in die gesellschaftliche Depression und es wurde den Calvinisten klar, daß man für die Volksseele ein neues Stück (Geschichtenbildung) erfinden mußte, um dem Volk wieder Luft zum Atmen zu geben - es mußte unbedingt eine neue Befreiungsgeschichte erfunden werden. Diese wurde dann auch entdeckt: Dabei mußte der bis dahin erzählte Geschichtenbestand ja auch nur ein ganz kleines Stück erweitert werden. Danach blieb es zwar weiterhin Bestandteil der Geschichte, wonach der Mensch mit Gott keinen Kontakt herstellen könne, es blieb auch bei der Abschaffung des Ablasshandels, aber es wurde ein funktionell autonomes Zeichensystem zwischen den Menschen und Gott eingeführt: Dieses bestand wieder an einer schönen Geschichte.

Diese bestand in dem Glauben, daß der diesseitige sichtbare wirtschaftliche Erfolg / bzw. auch Misserfolg ein untrügerisches Zeichen für eine im Jenseits zu erwartende göttliche Gnade oder aber göttliches Verstoßen-Sein erkennen lässt. Da es den „Ablass“ nun aber nicht mehr gab, blieb den Menschen nichts anderes übrig, als sofort und ohne Ausnahme gottgefällig zu leben. Dieses durch den Glaubenssatz gesteuertes Verhalten wurde „wirk-lich" (wirk-sam), als er plötzlich die Massen ergriff und schlagartig zu einer gesellschaftlichen auferlegten asketischen Lebensweise führte. Das Ziel dieser asketischen Lebensweise war nicht primär der „wirtschaftliche Erfolg“. Das Ziel bestand vielmehr darin, Askese zu leben um Gott zu gefallen. Daß sich dabei Kapital anhäufte, war ein zwangsläufig auftretendes aber auch wichtiges Nebenprodukt - war dies doch das Anzeichen dafür, wahrnehmen zu können, daß Gott dem Asketen wohlgesonnen war.

Dieses Denken war der unbewußte und nicht geplante Anstoß zu einem flächendeckend sich entwickelnden Kapitalismus. Abenteuer-Kapitalismus gab es schon immer, das war die Sache von Einzelnen. Doch jetzt kam es zu einer von religiös-gläubigen und von Askese getragenen, nicht mehr zu stoppenden, systematischen Geldvermehrung. Da brauchte man nur noch den calvinistischen Hintergrund abstoßen oder gehenlassen - und schon hatte man den perfekten funktionell autonomen Kapitalismus.

So wie die Calvinisten ihre Wirklichkeit herstellten und gar nicht bemerkten, daß sie alle von der Wirklichkeit eines selbst hergestellten Gottes bestimmt waren, so glauben auch wir im Jahr 2019 an unsere Geschichten und schönen Ordnungen. Geschichten sind zwar meistens falsch, aber sie machen uns die Welt fiktiv verständlich, indem sie uns die Angst vor dem ewigen vor- und nachgeburtlichen Chaos (Alfred Adler) zu nehmen scheinen - also eine Wirkung haben. Aber auch dieser mir aus den Fingern fließende Satz selbst ist nichts weiter als der Versuch, für den Leser eine schöne Ordnung, eine Perspektive, eine Geschichte herzustellen. Ob diese Geschichte etwas auslöst, kann sein oder auch nicht, wir wissen es nicht.

Was lernen wir von dem Beispiel der Calvinisten? Nun, das Gottesbild war und ist eine Konstruktion, eine Geschichte, die aber insofern wirk-lich ist, wie sie Wirkung er-wirkt hat. Ob es Gott nun wirklich gibt oder nicht, das ist dem

Konstruktivismus egal, denn beide, der Gott, den es gibt und der Gott, den es nicht gibt, haben die gleiche Wirkung.

Geschichten suchen nicht nach der Wahrheit. Der Wahrheitsgedanke resultiert aus dem menschlichen „Sinn- und Kausalitätsbedürfnis“ (Universitätsprofessor Paul Bresser, Köln, Psychiater, Vorlesungsmitschrift 1978). Die „Warum-Frage“ ist dauerhaft „falsch gestellt“.

Man darf der Geschichte zwar eine Geschichtenrealität, jedoch keine davon unabhängige Seins-Realität beimessen. Wenn die psychoanalytischen Deutungen sich als Versuche zur Wahrheit und nicht als Angebote zur Konstruktion von „Geschichten“ verstehen, solange sie also nach der Wahrheit suchen, solange sind Deutungen sinnlos.

Wie sagte deshalb Steve de Shazer einmal: „Wenn dir einmal eine Interpretation einfällt, nimm ein Aspirin, setz dich in die nächste Ecke, und warte, bis der Anfall vorbei ist."

Was aber passiert, wenn es einmal zum Abriss des ständigen Flusses von Geschichten kommt? Dann ist auch das Psychische zu Ende, wir lägen im Koma oder wären tot, denn das Psychische hätte seinen Ort verloren.

Wilhelm Schapps‘ Veröffentlichung „In Geschichten verstrickt“ sollte man als NLP-/NLPPt-lers einmal durchgeblättert haben. Dort kann es dem Leser deutlich werden, daß alles Psychische in Geschichten lebt und welche Macht die Geschichten haben, in die wir verstrickt sind.

Die Geschichten aber sind der Stoff, aus dem die Psyche ist. Stellen wir uns vor, ohne Geschichten zu sein. Dann bestünde unsere Welt komplett aus VAKOG-Standbildern, doch da gäbe es niemanden mehr, der sich das ansehen könnte. Alles würde still da stehen bis in alle Ewigkeit, und es gäbe niemals mehr eine Entwicklung über dieses Standbild-Dasein hinaus. Wir bestünden aus einem Punkt-Dasein heraus und könnten nicht kognitiv sein, denn das würde Bewegung verlangen, die es aber nicht gibt.

Geschichten als Widerstand gegen die Veränderung: Wie kommt es, daß Menschen sich so selten verändern? Menschen wollen sich zwar ständig verändern, das sagen sie zumindest, aber das soll alles ohne Anstrengung verlaufen. Der „gute Wille“ ist eine Geschichte vom „guten Willen“. Das Scheitern ist auch eine Geschichte und die Erklärung, warum das so ist, das ist auch eine Geschichte. Unsere Geschichten stehen unveränderbar da. Bei unterschiedlichen Geschichten sind es doch immer die gleichen zugrundeliegenden Schemata. Es kommt aber nicht darauf an, daß sich die Geschichten ändern, sondern es kommt darauf an, daß sich die neuronalen Muster ändern. Und warum verändern sich diese Muster nicht? Antwort: weil die einmal erstellten Grundmuster von ihren Träger-Geschichten abgetrennt und dadurch in den Vorbereitungszustand zur neuronalen Abspeicherung (Abtrennung des Inhalts) versetzt werden und damit Vorfahrt vor neuen Geschichten bekommen.

Zu den unverrückbaren Geschichten gehören die esoterischen Grenzüberschreitungen wie die Annahme eines „Jenseits“, die „Sofortheilung durch den Schamanen“, die „Geistheiler“ oder die „mehrfachen Leben“ gehören.

Dann gibt es die Geschichten, die noch nicht zu neuronalen Autobahnen geworden und deshalb noch verrückbar sind. Das sind nette wirkungslose Geschichten, die darauf warten, von irgendeinem neurologischen Bedarf einmal angefordert zu werden - aber das geschieht nicht.

Die Geschichten sind die Verpackungen, die die Eingangstore zum Neuronalen bewachen. Alles was nicht geschichtenverpackt daher kommt (z.B. kontextloses inhaltliches Wissen) wird der Vergessenheit überantwortet. Wenn wir Neuronales öffnen wollen, müssen wir den Input in eine „schöne Geschichte“ verpacken, um die Wächter des „neuronalen Systems“ zu verzaubern. Es ist wie bei einem Türsteher vor der Disco.

2.12) NLPPt als „State-Psychotherapie"

Andere Bezeichnungen für den Begriff des „States" sind „Status", „Zustand" und „Verfassung". Wenn man im Duden eine Definition von „Zustand" und „Verfassung" sucht: Fehlanzeige. Den besten Zugang zur Bedeutung des Begriffs sollen die folgenden Beispiele geben:

Beispiel 1) Ein kleiner unscheinbarer unterwürfiger Mann stellt sich ab Betreten des Gerichtsgebäudes als Richter heraus. Als Richter macht er eine gute Figur. Wie ist es zu dieser Veränderung gekommen? Psychisch handelt es sich um einen Verfassungswechsel vom kleinen Mann außerhalb zum großen Mann innerhalb des Gerichtssaales. Zu diesem Wechsel tragen wohl auch die Robe und das erhörte Sitzen des Richters bei.

Beispiel 2) Wir gehen schwatzend spazieren. Dann betreten wir eine Kirche und sofort ist Ruhe und Flüstern. Kirchen haben eine hoch eindrückliche Verfassung, die sie auch den Nichtgläubigen aufzwingt.

Beispiel 3) Bänker sind in jeglicher Richtung edle und selbstlos für die Kunden arbeitende Menschen. Die Wirkung führt zu einer Verfassung blinden Vertrauens. Dann die Enttäuschung mit Verfassungswechsel. Solche Verfassungswechsel sind immer gefühlsdurchdrungen. „State" und „Gefühl" können sogar zusammenfallen.

Allen drei Beispiele sind in folgenden Punkten gleich: Bei allen drei Beispielen

- kommt die Veränderung „plötzlich" und nicht schleichend.
- Die Veränderung ist ganzkörperlich/ganzpsychisch und nicht örtlich oder organbegrenzt.
- Man kann sich gegenüber der Veränderung nicht wehren, man fühlt sich fremdbestimmt und gezwungen.

- Der Wechsel wird durch eine den ganzen Körper betreffende Veränderung ersten Grades herbeigeführt - also nur von außen beobachtbar Situation.
- Die Veränderung ersten Grades zieht Veränderungen aller aufgestellten Sätze nach sich.

Ich denke, man hat einen guten State-Begriff. Da braucht man keine Ersatzbegriffe,

Ein ähnliches Problem steht mit dem „Gefühlsbegriff." Im NLPPt-internen Diskurs wird gelegentlich die Forderung laut, den „Gefühlsbegriff in das NLP einzuführen. Verortung: entweder Aufstockung der NLPPt-Grund-Einheiten (VAKOG/SM) oder aber Verortung als zusammenhang-stiftender eigenständiger Begriff für die Beantwortung der Frage nach dem „Zusammenhang" der NLPPt-Grundeinheiten zueinander - sozusagen als Kitt zwischen den NLPPt-Einheiten anzusehen.

Man kann diese Argumentation aber auch verschärfen, und zwar über den o.g. „State"-Begriff: Ein „State" ist eine temporäre oder andauernde körperliche Verschmolzenheit (Legierung) von neuronaler und psychischer Aktual-Befindlichkeit (Gefühl) in dem ständig „wachen" und niemals abgeschalteten K-Kanal von VAKOG/SM.

Beispiel: Endogene Angst ist ein aus dem Körperinneren herrührendes Gefühl, besser gesagt ein „State". Dieses Angstgefühl ist ein Abkömmling des aus der Menschheits-Geschichte stammenden archaischen Gefühls, das in der Frühzeit der Menschheit zum Überleben sehr wichtig war. Die Angst, von einem Archaeopteryx-Saurier gefressen zu werden (endogene Angst, scheinbar ohne Anlaß), wirkte wie eine ständig eingeschaltete Alarmanlage. Die Angst von damals ist bis auf den heutigen Tag geblieben, steckt uns heute noch in den frühen Hirnarealen des Stammhirns - nur daß die immer noch verengte Sichtweise der Menschheit hier kleinlich mit dem Gegenargument kommt, die Saurier seien aber doch schon lange ausgestorben, und deshalb erscheine uns die Angst von damals als unsinnig. Da man keinen akuten Anlaß für die Urzeitangst erkennt, schließt man gerne, es sei eine „endogene“, also aus dem Körper kommende Angst. Man kann an diesem Beispiel gut erkennen, daß das Gefühl mit dem körperlichen Symptom einher gehen muß - daß beide eine Legierung miteinander eingehen und dann so ein psychosomatisches Gesamtbild abgeben.

Wenn man sich kundig macht, ist sich der gesamte NLPPt-Laden einig, daß wir unsere Theorie offen oder heimlich um den Begriff des „Gefühls“ erweitern - dann ist das dumm und voreilig. Wenn man sagt „Wir haben keinen theoretischen Ort für das, was andere ‚Gefühl‘ nennen“, dann ist dies nicht richtig, denn es gibt einen Ort, bei dem die NLPPt die „Gefühle“ unter dem Begriff der „States“ schon immer verortet hat.

Auch ist die Betonung, man habe in der NLPPt ja auch nur drei States, (Stuck-State, Separator-State und Ressourcen-State) eine Finte. Das ist allerdings ein Unding, geradezu eine riesige Theorielücke, die sofort geschlossen werden muß. Die Schließung aber kann natürlich nicht mit dem „Gefühls-Begriff, sondern mit einer Erweiterung des „State-Begriffs“ erfolgen. Und: Es gibt so viele States wie es Gefühle gibt. Anders geht es doch auch gar nicht. In unseren Therapien verfahren wir eigentlich immer schon so: Wenn ich mal nicht mehr weiß, wo mein Patient gerade psychisch steht frage ich sofort den aktuelle State ab (was siehst, hörst, riechst, schmeckst und fühlst du körperlich?), egal ob er nun in einem der drei offiziellen States ist oder nicht, und schon ist man in einem neuen State.

Zur Beruhigung: Daß es nur drei States sind, das hat mit der Gottgläubigkeit der NLPPt-ler zu tun, denn wenn es nur „drei States“ seien, dann sei das halt so. Tatsache jedoch sei, daß es so viele Gefühle gibt wie wir fühlen können. Und jedes Gefühl ist auch ein State, und ein State ist die jeweilige körperliche Gesamtverfassung.

Es gibt eine Veröffentlichung von namhaften NLPPt-Therapeuten (Hamburg 2005), in dem es darum geht, ein Mangelgefühl bei sich zu beseitigen. Der Tenor lautet in etwa so: Die anderen Theorien haben alle ein Spielzeug, das sie „Gefühl" nennen, das wir noch nicht im Repertoire haben, das wir aber sehr gut brauchen könnten. Also lasst uns versuchen, eine „Theorie der Gefühle" in die NLPPt einzuführen. Offensichtlich hat die derzeitige Generation der NLPPt-ler den Eindruck, die Gründungsväter der NLPPt hätten etwas übersehen, und das sei das Phänomen der „Gefühle.“ Aber vielleicht haben die Gründungsväter ja auch gar nichts vergessen und es hat einen Sinn, vielleicht sogar eine Absicht, warum die „Gefühle" nirgends auftauchen.

In der genannten Veröffentlichung heißt es bei Unterberger (2005, S. 15): Zitat: „Für Campi (1997) sind die Affekte (die Emotionen in meinem Sprachgebrauch) der Leim oder das Bindegewebe sowohl der Wahrnehmung als auch der Kognition. Wenden wir dieses Bild auf NLP an, so kann man auch beim NLP davon ausgehen, daß den NLP-Konzepten bisher der Leim oder das Bindegewebe weitgehend fehlt. Anders ausgedrückt: Die Aufnahme einer Theorie der Emotionen schließt viele Lücken und führt zu einem besser integrierten NLP-Gebäude: Die zentrale Variable *Zustand* (Physiologie) ergibt sich automatisch und differenziert ebenso wie ein Konzept der Motivation jenseits von nur einem allgemeinen hin-zu und weg-von; Emotionen geben uns sehr differenziert vor, was wir im momentanen Zustand anstreben und was wir vermeiden sollten", sowie : „Mit den emotionalen Reaktionen ... hat sich das NLP bisher nur wenig befasst; deshalb fehlt dem NLP ein ausgearbeitetes Konzept zur zentralen Variable *Zustand* (Physiologie). Im Gegensatz dazu sind die Emotionen zu einem Schwerpunkt neurowissenschaftlicher Forschung geworden" (Unterberger, 2005, S.15).

Das klingt sehr vernünftig, ist aber der Theoriebildung des NLP/der NLPPt im höchsten Maße abträglich und gefährlich. Warum? Weil der Begriff der „Emotion" aus einer anderen Logifizierung, aus einer anderen Theoriesorte stammt. Würde man den Begriff der Emotion in die NLPPt zu integrieren suchen, müßte man damit rechnen, daß sich die derzeitige Logifizierung der NLPPt verschieben könnte. Ändere ein Teil des Systems und das ganze System ändert sich. Wir wissen aber nicht, in welche Richtung diese Veränderung stattfinden würde. Die Verarbeitung der Störung liegt nicht bei uns, sondern beim System („operative Geschlossenheit mit Strukturdeterminiertheit.“)

Der Begriff „Gefühl“ entstammt der Romantik, als es darum ging, daß die Menschen aus einer kulturellen Bewegung heraus die Existenz ihrer Gefühle entdeckten/bemerkten, (Aufblühen von Hochzeit und Weihnachten, Liebesbriefe). Das hat die Sprache bis in die tieferen Bedeutungshöfe der Begriffe hinein verändert.

Dann tauschte man den Begriff „Gefühl“ durch den Begriff „Emotion“ ein, so als wäre das Problem damit vom Tisch. Es ist aber nur eine Problemverschiebung hin zu dem Begriff der „Emotion“. Und jetzt geht der Rummel der Definitionsfreaks los: Gefühl und Emotion müssen theoretisch abgegrenzt werden und schon wieder gibt es ein heilloses Durcheinander von Vorschlägen. „Gefühl“ meint „Zustandsbrei“ aller zeitgleicher psychisch-geistig-körperlicher Wahrnehmungen (Kitt). „Emotion“, bedeutet emotion, emovere, sprich „heftige Bewegung.“ „Emotion“ kommt vom Lateinischen über den angloamerikanischen Umweg zu uns und paßt von daher besser zum „State“-Begriff als „Gefühl“.

Es besteht überhaupt kein Grund, innerhalb der NLPPt von Emotionen zu sprechen oder dem Begriff „Gefühl" theoretischen Rang zuzuerkennen. Die NLPPt hat das, was mit Emotion gemeint ist, in seiner Theorie mit dem „States-Begriff“ (Verfassung) bereits hinreichend berücksichtigt und hat dem auch schon einen theoretischen Ort beigemessen. Dieser Ort ist z.Zt. mit dem „K" aus VAKOG/SM (alle Gefühle sind Körpergefühle) systemimmanent verortet logifiziert.

Wenn die NLPPt jetzt den Begriff des „Gefühls“ einführen würde, hätte sie den Gefühls-Begriff mehrfach vergeben. Dies würde nicht nur zu einer großen Verwirrung führen, sondern auch zu einer unnötigen Theorieausweitung. Dagegen steht die Wissenschaftslogik, der es immer darum geht, Theorien so zu formulieren, daß sie mit möglichst wenigen Zusatzannahmen auskommen.

Da bringt die NLPPt gleich mehrfache grandiose Paradigmenwechsel ein, natürlich dann auch mit einem anderen Vokabular und einer anderen Fachsprache, wo man doch gleichzeitig als Theorie wissenschaftlich ernst genommen werden möchte. Und da kommen hochdekorierte NLPPt-ler und machen mit „Zusatzannahmen" die schöne Ordnung der NLPPt-Theoriebildung ohne Not kaputt. Was man mit den Händen aufgebaut hat, reißt man mit dem Hintern wieder ein.

In der NLPPt heißen die „Gefühle“ neuhochdeutsch „States“. Diesen „States“ ordnen wir die uns bekannten (jetzt bloß nicht „Gefühle“ sagen, sondern) Physiologien zu, welche die NLPPt bis heute noch nicht vollständig beschrieben hat. Die im Gesicht und in der Körperhaltung beobachtbaren physiologischen Zustände zeigen die inneren Zustände an.

Üblicherweise findet man in den NLPPt-Veröffentlichungen vier offiziell anerkannte States/Zustände/Gefühle wie folgt aufgeführt: Problemphysiologie, Zielphysiologie, Ressourcenphysiologie und Versöhnungsphysiologie. Dem entsprechen die Gefühlszustände: Gefühl des Versagens, Gefühl des Erreichens, Gefühl des Könnens, Gefühl der Versöhnung. Diese Liste ließe sich jedoch spielend erweitern: Gefühl und Physiologie des Glücks, der Lust, des Übergriffs, der Traurigkeit, des Hasses oder der Wut, Gefühl der Müdigkeit mit einer Müdigkeitsphysiologie, Gefühl der Sehnsucht mit einer Sehnsuchtsphysiologie, Gefühl der Angst mit einer Angstphysiologie, Gefühl der Neugierde mit einer Neugier-Physiologie usw. usw.

Zusatz: Den Begriff des „Gefühls“ / der „Emotion“ können wir in der Alltagssprache natürlich verwenden wie wir wollen. Ich benutze in der Alltagssprache auch beide Begriffe. Wenn diese Begriffe allerdings innerhalb der NLPPt als theoretische Kategorie benutzt werden sollen, dann ist das etwas ganz anderes. Dann verbietet sich die Einführung dieses Begriffs aus wissenschaftslogischen Gründen. Nochmals: Eine Theorie sollte mit möglichst wenigen Begriffen auskommen, sollte möglichst eine in sich stimmige Begriffs-Logifizierung betreiben und keine unnötigen oder inhaltsleeren

Zusatz-Begriffe verwenden. Und genau gegen diese Punkte würde man verstoßen, würde man den „Gefühlen“ Kategorie-Relevanz zubilligen.

Der Verstoß gegen diese Regeln ist in der NLPPt-Szene überall zu beobachten. So gibt es auch Versuche, Begriffe der Psychoanalyse in die NLPPt zu implementieren. So spricht man in NLPPt-Kreisen merkwürdigerweise von „Übertragung“ und „Gegenübertragung" und stellt diese Begriffe einfach neben die NLPPt-Begriffe, so als sei die Sammlung nun einmal einfach ein bisschen erweitert worden. Und keiner scheint zu bemerken, welch eine Kröte die NLPPt damit schluckt und daß damit ein gravierender Theoriebruch verbunden ist. Innerhalb der NLPPt stört man sich aus einer Haltung theoretischer Naivität, wissenschaftstheoretischer Unkenntnis und Gedankenlosigkeit nicht gegen solch einen Eklektizismus.

Die darin durchscheinende theoretische und wissenschaftstheoretische Naivität und Unkenntnis kann dafür mitverantwortlich sein, daß die NLPPt von ihrer wissenschaftlichen Umgebung zu Recht nicht ernst genommen wird. So bringt man die NLPPt unnötig in Verruf. Statt Theorien additiv mit Zusatzannahmen zu erweitern, gilt es, die Theorien ineinander zu übersetzen.

Es ist wie bei den alten Römern und ihrer Götterwelt: Wenn sie neue Völker unterwarfen, ließen sie die Götter der unterworfenen Völker weiter bestehen, verlangten also nicht zu konvertieren, erwarteten aber, daß ihre importierten Götter einfach neben die Götter der Unterworfenen gestellt und gemeinsam mit den alten Göttern verehrt wurden.

Allein der hier rezensierte Buchtitel „Emotion und Beziehung", im Untertitel „Diskussion und Praxis der NLPt", bezeugt theoretisches Nichtwissen, bestenfalls Theorienaivität. Hier wird NLPPt nicht nur mit „Emotion“, sondern auch noch mit dem Begriff der „Beziehung" zusammengebracht. Das „Wort" Beziehung ist in seiner alltäglichen Nutzung frei, der theoretische „Begriff" der „Beziehung" ist jedoch nicht mehr frei, sondern ist dem psychoanalytischen Theoriekreis im weiteren Sinne zuzuordnen.

Hat die NLPPt keinen logischen Ort für den Begriff der „Beziehung?" Doch, in der NLPPt haben wir eine Stelle, an der die psychoanalytisch denkende Gemeinde den Begriff der „Beziehung" für uns abgelegt hat - und dieser Ort ist das Rapport-Format. Wir betreiben in der NLPPt keine Beziehungsanalyse, auch nicht ein Herausfiltern unbewußter inhaltlich gefüllter psychoanalytischer Lebensmuster, aber wir betreiben mit Hilfe des Rapport-Formates eine planmäßig herbeigeführte Herstellung von „Gemeinsamkeit/Gleichheit/Zugehörigkeit" als Grundlage unserer therapeutischen Arbeitsbeziehung.

Im Gegensatz zu anderen therapeutischen Schulen arbeitet die NLPPt ausdrücklich ohne eine Beziehungsanalyse, und zwar deshalb, weil wir nicht inhaltlich, sondern auf der formalen Prozessebene - und damit auch verdeckt - behandeln wollen und können. In der NLPPt sind wir bemüht, keine Töpfe zu öffnen, die uns dann das inhaltsfreie Arbeiten zunichte machen. Beziehungsanalyse heißt „inhaltlich" zu arbeiten!!! Hierbei kommt es dann auch nicht zu einer sich ausweitenden artifiziellen Beziehung zwischen Therapeut und Patient, sondern es bleibt bei einer unreflektierten, weitgehend dissoziierten Allerwelts-Beziehung - so wie sie es z.B. auch zwischen einem medizinischen Operateur und seinem Patienten zu einer nur kurzfristigen und oberflächlichen Arbeitsbeziehung kommt. Der Arzt arbeitet auch nicht inhaltlich, sondern formal, und ohne Ansehen der Person. Sollte die NLPPt die Emotionen und die Beziehung zu ihrem Thema machen, würde sie automatisch in die inhaltliche Arbeit hineinrutschen und damit wäre das, was den unschlagbaren Vorteil der NLPPt ausmacht, wieder dahin.

Ich ließ mich vor Jahren einmal von einer Kollegin überreden, auf einem Kongress des DVNLP einen Vortrag über die Wissenschaftlichkeit von NLP-Therapie zu halten. Ich wurde dann vor der versammelten Zuhörerschaft angekündigt als jemand, der, weil er Psychoanalytiker sei, jetzt etwas über die Bedeutung der Gegenübertragung im Rahmen des NLP sagen würde. Da war er wieder, dieser Glaube, man könne einfach alle Theorieansätze nebeneinanderstellen. Besser ist es, die Begriffe ineinander zu übersetzen und dann zu integrieren, so wie wir „Beziehung“ als „Rapport“ übersetzt haben.

Was soll eine Gegenübertragung im Rahmen einer NLPPt-Behandlung, in der ich ein Format abspule, auf die physiologischen Hinweise für das Stattfinden von Hirn-Prozessen achte, ggf. auch noch inhaltsfrei und verdeckt arbeite? Hier finden zwar auch Gegenübertragungen statt, die man aber als Antwort-Rapport bezeichnen kann, auch dann, wenn das NLPPt-Setting gar keine Analyse und Handhabung der Gegenübertragung vorsieht. Freuds Verfassung der freien und zurückhaltenden Therapeuten-Verfassung mit dem Patienten auf der Couch wie auch die gleichschwebende Aufmerksamkeit lässt das Arbeitsmuster der Gegenübertragung zu. Dies trifft aber für das schnelle Behandeln des leadenden NLPPt-Settings nicht zu. Dies den NLPPt-lern klar zu machen, ist scheinbar sehr schwer.

Bevor wir also einen neuen Begriff (hier beispielhaft Emotion) in unsere Theoriewelt einführen, dessen Abgrenzung vom Begriff des State (Zustand/ Verfassung) uns dann viele theoretische Bauchschmerzen machen würde, verzichten wir auf den neuen Begriff.

Wir sollten immer im Blick haben: Die bessere Theorie ist immer die, welche mit möglichst wenigen Annahmen und Sätzen ein Höchstmaß an umfassender Erklärung abgibt. Wir sollten diese Regel auch und insbesondere in Hinblick auf unsere Theoriebildung und in Hinblick auf die Anerkennung innerhalb der Fachwelt einhalten. Wir sollten die Begriffe zwar zwischen den einzelnen Therapieschulen übersetzen können, wir sollten uns jedoch nicht als unwissend zeigen, indem wir wahllos andere nicht NLPPt-kompatible Begriffe von anderen Denkschulen bei uns aufnehmen, nur um als besonders modern oder erfahren zu gelten.

Wir haben die Emotionen also unter dem Begriff des „State" verortet. State heißt „Status" oder „Verfassung". Diese Begriffe sind sehr geeignet, das auszudrücken, was wir mit Emotionen oder Gefühle meinen. Wenn wir z.B. in Wut sind, dann sind wir nicht nur wütend hinsichtlich einer Sache, sondern wir sind dann wütend auf die ganze Welt. Schlußfolgerung: Das leitende Dominanzerleben verdrängt alles Andere. So auch wenn wir depressiv sind, dann ist für uns die ganze Welt traurig und grau. Die Gefühle breiten sich also über alles aus, sind dann in ihrer „Färbung" allbestimmend. Eine „Verfassung" meint, daß alles durch und durch nach einer Richtung gekämmt ist. So spricht man z.B. von einer demokratischen Verfassung, einer Präsidialverfassung, einer depressiven Verfassung oder auch einer geistigen Verfassung, und meint damit, daß ein ganzes System von einem einzigen höchsten und alles bestimmenden Grundgedanken ausgefüllt und durchtränkt wird. So auch im Psychischen: Wir werden in der Regel jeweils von einem einzigen dominanten Stimmungsbild durchtränkt und das bestimmt dann unsere VAKOG/SM-Wahrnehmung.

Bliebe die Frage, wie man States verändern kann. Nun, das machen wir, indem wir den jeweils eingeschalteten State mit VAKOG und den Submodalitäten ausleuchten, also „laden" und dann mit der Submodalitätenarbeit systematisch verändern. Damit ist alles gesagt.

Aber da möchte ich auf eine Seite im Internet aufmerksam machen, wo das alles noch einmal neu erzählt wird: „Das Zustandskonzept im NLP". Zu übersetzen in diese Formel: Zustand = State = Gefühl. Und ich hoffe, daß jetzt das Zeitalter der States … stolper … der Gefühle beginnt.

2.13) NLPPt: Psychisches ist räumlich organisiert

Kennen Sie das: Sie sind im Garten und wollen etwas aus dem Keller holen, Sie gehen in den Keller und … vergessen! Was wollte ich nur im Keller? Mir fällt es nicht ein. Ich gehe in den Garten, suche genau die Stelle im Garten auf, an der ich den Gedanken hatte, etwas aus dem Keller holen zu wollen und …. da fällt es mir wieder ein: Ich wollte das Saatgut aus dem Keller holen. Dann gehen Sie in den Keller und holen das Saatgut.

Daß wir etwas vergessen, das ist normal, daß wir dann aber an den Entstehungsort des Vergessenen zurückgehen müssen, um das Vergessene wieder ins Bewußtsein zu heben, das ist nicht so ohne Weiteres zu verstehen. Was hat der Ort mit meiner Erinnerung zu tun? Es ist so, als würden wir alle unsere Gedanken (Gedankenkette) im Raum an der Stelle stehen lassen, an dem wir den Gedanken hatten.

Persönliches Erlebnis: Ich habe mich 1979 in Vlissingen auf eine Prüfung vorbereitet. Als ich 1993 wieder in Vlissingen war, erinnerte ich mich an die dort gelesenen Bücher, teilweise bis in die Kleinigkeiten genau. Woran ich mich nicht mehr erinnerte, das war der Name des Kommilitonen, mit dem ich gemeinsam dort die Zeit verbracht hatte. Ich wusste aber, daß unser Haus direkt am Supermarkt stand. Ich suchte und fand den Supermarkt wieder und als ich an unserem Haus war, fiel er mir mit Namen, Bild und Charakter wieder ein. Und es fielen mir eine ganze Reihe von Gedanken wieder ein, die ich dort 1979 hatte. Es war mir so, als müsste ich einmal alle Wege meines Lebens rückwärts gehen, und alle jemals gedachten Gedanken würden sich rückwärts entrollen. Gedanken und Orte scheinen miteinander verbunden zu sein.

Als Erklärung könnten wir jetzt auf die Theorie des „Ankerns“ zurückgreifen. Man könnte denken, der Anker-Vorgang liefe 24 Stunden immer durch und alle Gedanken seien an die Orte gebunden, in denen ein Gedanke produziert, gedacht oder ausgesprochen wurde (ein ständiges Ankern von Gedanken und Orten).

Oder müssen wir von dem Gedanken einer ständigen Ankerung Abstand nehmen? Kann es sein, daß wir annehmen sollten, daß das Psychische räumlich organisiert ist? Oder ist dies schon zu esoterisch gedacht und das Anker-Modell reicht als Erklärung aus?

Dem Gedanken einer ganzheitlichen räumlichen Organisiertheit des Psychischen steht dem Modell eines elementenhaften Ankerns gegenüber. Vielleicht ist eine Beobachtung aus dem Tierreich hilfreich: Neu geborene Bergziegen im Hochgebirge stürzen nicht ab, obwohl sie noch nichts geankert haben. Wieso stürzen sie dann nicht erst dreimal ab, um beim vierten Versuch das Gelernte anwenden zu können und nicht mehr abzustürzen? Wenn es so wäre, gäbe es keine Bergziegen mehr. Die neugeborenen Ziegen müssen eine Art vorgeburtliche Raum-Programmierung haben.

Die räumliche Organisation der Psyche basiert auf unserer grundsätzlichen anthropologischen Möglichkeit und auch Notwendigkeit, uns qua Lebewesen zu bewegen (Nahrungssuche und Nachkommenschaft).

Buytendijk (1887-1974) beschäftigte sich mit der Psychologie der Tiere und unbelebter Gegenstände, in Abgrenzung zum Menschen. Steine bewegen sich nicht, zumindest nicht ohne äußere Einwirkung. Da Steine sich nicht bewegen, können sie nicht erleben, haben also auch kein Raummodell. Pflanzen bewegen sich, und es besteht die begründete Annahme, daß sie ihre eigenen Bewegungen in einer uns bisher nicht bekannt gewordenen Weise „erleben", indem sie ein räumliches Modell ihrer Selbstbewegung haben. Die Tiere und die Menschen bewegen sich im Raum völlig frei und bilden damit sofort ein Raummodell ab. Die Bewegung als raumschaffende Wirkkraft ist bei VAKOG/SM in den Submodalitäten von „K" zu verorten.

In dieser Hinsicht unterstützend sind Experimente mit Pflanzen, die man getrennt voneinander entweder freundlich oder unfreundlich angesprochen hat. Dabei stellte sich heraus, daß Pflanzen mit positiver Zuwendung signifikant besser wuchsen, als Pflanzen mit negativer oder gar keiner Ansprache.

Nach Buytendijk stellt die „Bewegung" den Raum überhaupt erst her. Und umgekehrt stellt der Raum die Bewegungs- und Erlebensfähigkeit überhaupt erst her. Erleben ist ohne Ortsveränderung nicht möglich. Die Ortsveränderung ist die Grundlage der Erlebensfähigkeit. Damit aber ist „Erleben“ von Anbeginn der menschlichen Existenz schon immer an Ortsveränderung gekoppelt, und das Erleben ist von Anbeginn an immer schon räumlich organisiert.

Die Entwicklung der „Aufstellungsarbeit" und des „sozialen Panoramas" (Derks) machen sich die Räumlichkeit als eine Grundkategorie des menschlichen Existierens und als anthropologische Grundtatsache zunutze. Wäre das Psychische nicht räumlich organisiert, könnte es „raumbasierte“ Formate gar nicht geben.

Folgendes ist einfach trivial, doch man sollte einmal darüber nachdenken: Die Kultur hat die Organisation unseres Erlebens in eigentümliche Verortungen übersetzt: Wir haben nämlich Räume konstruiert, in denen wir schlafen und haben diese Räume linguistisch mit dem auf Verortung abzielenden Wort „Schlafzimmer“ belegt. Wir haben einen Raum für die Zubereitung und Aufnahme unseres Essens gebildet und markieren diesen verorteten Raum linguistisch mit „Küche“. Und wir haben einen Raum zur Abwicklung unserer Reinigungsarbeiten an uns selbst konstruiert und nennen diesen Ort „Bad“.

Und es geht noch weiter: wenn ich gar nicht in meinem Bad stehe, mir diese Räumlichkeit visualisiere, es mir also „vor-stelle“, dann habe ich wieder ein komplettes Raumprogramm vor mir und kann auf den Ort zeigen, an dem meine Zahnbürste steht, die Dusche angebracht ist oder wo das Fenster ist. Ich kann mich auch fragen, in welcher Richtung und Entfernung mein Geburtsort, meine Arbeitsstelle oder der Bäcker liegt, und in der Regel zeige ich jeweils in eine gefühlt bestimmte Richtung und gebe eine gefühlte Entfernung an. Ich habe also immer ein komplettes räumliches Programm meiner Landkarte vor, hinter oder seitlich von mir und ich bewege mich im Raum, immer wissend, wo was zu finden ist. Mit dem Betreten dieser Räume kommen wir in die zu diesen Orten dazugehörigen inneren Erlebensverfassungen und bereiten uns damit neuronal auf mögliche Handlungen vor.

Bei alten Menschen beobachten wir den Verlust des Raumprogramms. Da gibt es Menschen, die sind von jetzt auf gleich räumlich desorientiert. Wie sich das für die Betroffenen anfühlt, das kann man sich mit einem Selbstexperiment einmal verdeutlichen:

Experiment: Fahren Sie einmal mit Ihrem PKW durch eine Ihnen seit Jahrzehnten bekannte Wald-Gegend. Warten Sie dann ab, bis Sie alleine auf der Straße fahren. Jetzt beginnt das Experiment: Sie wissen bei der Ihnen bekannten Straßenführung genau wo Sie sind. Dann beginnt der für Sie fremde Teil, weswegen Sie vorsichtig fahren sollten: Schauen Sie beim Fahren auf die Straßenführung und stellen Sie sich intensiv vor, sie führen genau jetzt in den Skiurlaub und sie seien schon mehrere Stunden unterwegs, seien jetzt bereits im Alpenvorland und kommen gleich an. Schauen Sie auf die Straße und Sie werden spüren, daß sie vorsichtiger fahren, weil Sie ja fremd sind und die Straßenführung nicht kennen. Versuchen Sie dieses Fremdheitsgefühl einige Sekunden beizubehalten, bevor Sie jetzt versuchen, wieder in Ihre altbekannte und vertraute Verortung hinein zu kommen. Versuchen Sie, in Ihre Gewissheits-Verfassung zu kommen und dann versuchen Sie zu denken, das sei ja alles nur eine Fehlvorstellung und in Wirklichkeit seien Sie auf der Ihnen bekannten heimatnahen Landstraße. Sie werden Schwierigkeiten haben, sich örtlich wieder zurechtzufinden. Jetzt kommt das Entscheidende: Erst nachdem Sie eine Ihnen sehr markante Stelle durchfahren (z.B. ein REWE-Markt), lädt das alte Raumprogramm wieder hoch, „Reset“ sozusagen.

Wir scheinen also rund um die Uhr in diesem Raumprogramm eingebunden zu sein. Menschen die beruflich bedingt ständig in anderen Hotels übernachten, kennen das: man wacht auf und weiß fünf Sekunden nicht wo man ist - das Raumprogramm muß erst resettet werden und hochfahren.

Die NLPPt nutzt diese Tatsache, daß das Gehirn alle psychischen Objekte automatisch räumlich verortet/organisiert psychotherapeutisch aus, indem sie Formate zur Verfügung stellt, die zu ihrer Entfaltung das räumliche Ausgedehnt-Sein einer psychischen Landkarte benötigt bzw. diese generiert oder unterstützt. Hierzu zählen vor allem die Formate der Metaposition, der Raumanker, der Timeline, die Aufstellungsarbeit und das „Walt-Disney-Format“.

Im Walt-Disney-Format wird dieser Verortungsgedanke auf die Spitze getrieben. Wir werden durch drei Räume geführt und betreten zunächst den

Raum der grenzenlosen Phantasie, dann den Raum der Verwirklichung und dann schließlich den Raum der Kritik. Walt Disney soll diese Räume wohl tatsächlich vorgehalten haben - ich weiß es aber nicht - obwohl es so sein muß, da das Format anders nicht funktioniert. Er scheint gewußt zu haben, daß das Psychische nach räumlichen Verfassungen schreit, um sich entfalten zu können, das Bad zum Duschen, die Küche zum Kochen usw. Walt Disney hat diese Beobachtung lediglich auf die Arbeitswelt übertragen. Letztlich sind die drei Räume Walt Disneys drei Raumanker für verschiedene psychische Fähigkeiten.

Ob man es glaubt oder nicht, das Psychische funktioniert tatsächlich besser, wenn diese Räume nicht nur mental durchlaufen, sondern auch tatsächlich körperlich, also materialisiert, durchlaufen (K von VAKOG/SM) werden. Man könnte leichtfertigerweise denken: „Nun gut, das war Walt Disneys Erkenntnis. Aber damit muß es denn auch gut sein. Ich kann mir doch nicht drei Räume schaffen und vorhalten. Also setze ich mich an meinen Schreibtisch und phantasiere, was ein neues Projekt anbelangt, zuerst einmal drauf los, dann denke ich über die Verwirklichung nach und zum Schluss bin ich mein eigener Kritiker. Muß doch auch ohne das Aufsuchen von realen drei Räumen funktionieren. Man kann natürlich so denken und das natürlich so machen, doch der Effekt ist ohne Verortung so gut wie nicht spürbar. Es geht scheinbar nicht ohne diese drei Räume - so banal es ist: Das Psychische ist manchmal banal, und es verlangt von uns, daß wir auf diese Banalität eingehen, zumindest wenn wir psychotherapeutisch wirksam sein wollen. In der Psyche sind es die kleinen Veränderungen, die die großen Wirkungen erzielen.

So ist auch folgende kleine Ortsveränderung wirksam:

Erstes Setting: Patient und Therapeut sitzen und reden „über“ das Behandlungsthema. In diesem Fall findet die komplette Behandlung im Sitzen (Verortung) statt. Dies ist eher ein Alltagsgespräch, aber keine Therapie.

Zweites Setting: Zwischen dem Anfangsgeplänkel (Guten Morgen, wie geht es Ihnen? ... Laber Laber …) und dem therapeutischen Arbeiten (und wie ist das, wenn Sie Ihre Angst nun einmal größer machen?) gibt es keinen körperlichen Bewegungs-, Verortungs- oder Verfassungswechsel. Ergebnis: Es bleibt bei der Laberei ohne therapeutische Wirkung.

Drittes Setting: Ganz anders, wenn der Therapeut die Laberphase von der therapeutischen Phase durch eine Neuverortung abtrennt, indem er vorschlägt, die therapeutische Arbeit nicht im Sitzen, sondern im Stehen (Verortung) durchzuführen. Sofort gibt es im Gehirn des Patienten und auch im Gehirn des Therapeuten ein Umschalten in eine „Arbeitsverfassung".

Die Nachbesprechung wird dann wieder im Sitzen (Verortung) durchgeführt, um die dissoziierende Meta-Verfassung herzustellen. Das hat therapeutische Wirkung. Scheinbar kleine Veränderung, aber große Wirkung. Wenn der Patient erst einmal den Verfassungswechsel bei sich spürt, hat der Therapeut ein schönes Instrument installiert (geankert), mit dem er jederzeit „rein in die Therapie" und „raus aus der Therapie" umswitchen kann.

Genauso ist es bei der Aufstellungsarbeit. Es ist ein Unterschied, ob Therapeut und Patient auf Stühlen sitzend „über" die Familienstruktur reden, oder ob sie die Familienstruktur stehend unter Zuhilfenahme von Stühlen aufstellen, „verorten" und quasi „in" der Familienstruktur umherlaufen, sie ansehen und „mit" ihr reden. Aufstellungsarbeit ist Verortungsarbeit.

Es ist auch ein großer Unterschied, ob der Patient auf einer psychoanalytischen Coach liegt (Verortung) und der Kopf sich bei allen Themen an ein und der gleichen Stelle befindet, oder ob der Patient sich im Raum (idealiter auf der „Timeline") bewegt (Verortung). „Auf der Coach liegen" heißt, daß alle Erinnerungen und alle Themen gleich welcher Art im Raum an ein und der gleichen Stelle raumgeankert werden, und zwar da, wo der Kopf liegt. Aus Sicht der NLPPt findet hierdurch ein unendliches Anker-Stapeln statt, mit dem Ergebnis, daß der Patient einen ungeordneten Brei im Kopf erlebt, ohne Struktur und ohne Erkenntnisgewinn. Ganz anders, wenn der Patient auf der „Timeline" steht und für die verschiedenen Erinnerungen verschiedene Verortungen vornehmen kann. Das schafft Ordnung und geradezu visuellen (VAKOG/SM) Erkenntnisgewinn.

Dabei ist die Timeline nur ein Sonderformat der freien Aufstellungsarbeit. Die Aufstellungsarbeit gibt eine Querschnitt-Bildaufnahme, die Timeline dagegen ergibt eine Längsschnitt-Bilderfolge (Film). Die Timeline-Verortung ist eine auf eine Themengeschichte (Perspektivismus) eingeengte Aufstellung. Die Querschnitt-Verortung zeigt dagegen eine auf den Hier- und Jetzt- Fokus verschobene Timeline-Verortung. Die Timeline ist sozusagen ein Sonderfall der allgemeinen Aufstellung und Verortung.

Der zentrale und wesentlich neue Gedanke, den die NLPPt in das therapeutische Denken eingebracht hat, ist nicht nur der, daß das Psychische räumlich organisiert ist, sondern auch, daß man dies therapeutisch nutzen kann, z.B. im Psychodrama oder bei den systemischen Ansätzen. Dieser Gedanke findet sich so weder in der Psychoanalyse noch in der Verhaltenstherapie.

Die räumliche Organisiertheit unserer Psyche geht so weit, daß sie diese psychischen Zeitabläufe automatisch in ein Raumprogramm übersetzt, ohne daß uns dies auffällt: Wenn wir von der Vergangenheit reden, dann meinen und sagen wir wie selbstverständlich, daß die Vergangenheit „hinter" uns liegt. Wir benutzen mit dem Wort „hinter" eine Präposition des Raumes - und nicht der Zeit. Und die Vergangenheit liegt und steht objektiv gesehen gar nicht hinter uns. Wie kommt das Psychische dann aber dazu, Zeit in Raum zu übersetzen? Gleiches geschieht mit der Zukunft: Die Zukunft liegt „vor" uns, sagen wir, nicht neben uns und auch nicht hinter uns. Aber wieso liegt die Zukunft „vor" uns? Sie könnte doch auch seitlich liegen. Und warum liegt sie überhaupt? Zeit ist eine Kategorie, die kein ihr immanentes Darstellungsprogramm hat, weshalb es auf das räumliche „hinter oder vor uns" zurückgreift. Und die Zeit liegt, weil die Verortung eine räumlich-horizontale und nicht räumlich-vertikale Ausdehnung suggeriert.

Und so wie wir die Zeit räumlich zuordnen, so ordnen wir alle psychischen Vorgänge räumlich zu. Wir sitzen bei einem Psychotherapeuten auf dem Stuhl, berichten von unserer Kindheit und sind dann neuronal wirklich in der Kindheit, besser gesagt: die noch von damals vorhandenen, befeuerbaren und beteiligten Hirn-Areale werden reaktiviert - mit dem Ergebnis, daß diese Areale nicht in der Erinnerung beteiligt sind, sondern wieder wie damals im Hier und Jetzt.

Daß es „Räume“ gibt, das ist nichts Neues. Das wussten die Menschen immer schon, das ist keine Erkenntnis. Daß das Psychische jedoch immer in einer Verortung existiert und daß man mit einer Verortung Psychotherapie betreiben kann, das wussten die Menschen noch nicht. Die NLPPt nutzt das Bestreben des Psychischen nach räumlicher Organisation für ihre therapeutischen Zwecke aus, und zwar ganz einfach und dennoch genial mit der Nutzung von „Raumankern“. Der Raumanker ist eine kartonierte Markierung eines Raumpunktes zum Zwecke der Zuordnung bestimmter psycho-linguistischer Vor-Mich-Hin-Stellungen, seien es nun gedankliche „Vor-Mich-Hin-Stellungen“ oder „Familien-Auf-Stellungen.“

Unter Ausnutzung der räumlichen Organisiertheit des Psychischen führt die NLPPt die Patienten bei Bedarf in die (von der Psychoanalyse so genannte) Regression. In der Psychoanalyse wird die Regression psychisch gedacht. In der NLPPt erklären wir uns die Regression mit einem psychisch gelenkten neurologischen Schicht-Abbau. Verlaufsrichtung: von jüngeren zu älteren zurückliegenden Neurostrukturen. Das tatsächlich rückwärtige Zurückgehen in der Zeit, auf einer räumlichen Übersetzung namens Timeline, aktiviert frühere hirnneuronale Ankerungen. Das Zurückgehen löst durch die psycho-neuronale Parallelität Regressionen im hirnneuronalen Sinne aus.

Mit der Regression hat man den Schlüssel in der Hand, die operativ geschlossenen hirnneuronalen Areale für kurze Zeit wieder zu öffnen. Areale, die seinerzeit einmal aktiv waren, dann jedoch in die Inaktivität entlassen wurden, sind dann mit Hilfe der Regression wiederzubeleben. Erlebt wird aber immer im Hier und Jetzt. Und auch der psychische und neuronale Zeitsprung findet immer aus der Vergangenheit ins Hier und Jetzt statt. Der regressive Eindruck kommt durch die Aktivierung räumlich abgelegter und seither nicht mehr genutzter alter neuronaler Steuerungsschaltkreise zustande. Der Vorteil der räumlichen Regression besteht darin, daß das Psychische nicht nur in die Regression hineinspringen, sondern in Sekundenschnelle auf gleichem Wege auch wieder verlassen kann. Dies geschieht durch progressives Verlassen der Timeline und der zugehörigen Raumanker (Dissoziation). Das ist dann so, als würden Lichtschalter umgelegt. Nach Auslegen der Raumanker auf der Timeline sind die Regressionen spielend herstellbar und auflösbar.

Ein wichtiger Unterschied zwischen NLPPt und der Psychoanalyse ist der, daß bei der Psychoanalyse die Möglichkeiten des Raum-Entfaltungs-Programms für psychische Anker nicht genügend ausgenutzt werden: Der Kopf liegt immer an der gleichen räumlichen Stelle, nämlich auf dem Kopfkissen der Couch. Das Psychische muß an dieser Raumstelle die verschiedensten Erinnerungen wachrufen, die sich dann an ein und dem gleichen Ort irgendwie diffus durchmischen, wobei der Patient in und mit seinen „Vor-Sich-Hin-Stellungen“ assoziiert bleibt. Es ist wie bei der Mülltrennung: Zunächst wird getrennt und dann wird alles zur Verbrennung zusammen geworfen.

Beim NLPPt-Therapeuten wandert der Kopf des Patienten im Raum umher, bewegt sich auf der Zeitlinie (Time-Line), hat für jede linguistische „Vor-Stellung“ auch gleich eine räumliche Verortung (Vor-Sich-Hin-Stellung), lässt diese „Vor-Stellung“ dort stehen, stellt damit in einem Arbeits-Gang auf neurologischer Ebene eine Verfassung des „Dissoziiert-Seins“ gegenüber dieser jetzt räumlich übersetzten „Vor-Stellung“ her.

Ein Großteil der schnellen Wirkungen der NLPPt basiert auf der Ausnutzung der räumlichen Organisiertheit des Psychischen. Die Basis zur Fabrikation/Herstellung/Konstruktion von Verortungen liegt in ex-korporierenden Prozessen; eine innere Vorstellung wird durch Arbeit exkorporiert, und ist dann in der Lage, sich gegen den Erzeuger und dissoziierende Raumverortungen zu richten.

Aber schon alleine die Körperhaltung ist eine Modalität/Modifikation des Raumprogramms. Wir finden das in der NLPPt bei Virginia Satir, die mit

Körperhaltungen (Figuren/Skulpturen) arbeitete. Der zugrundeliegende Gedanke ist der, daß Körperhaltungen immer die zu ihr passenden und dazugehörigen Körpergefühle auslösen. Wir kennen das alle: In einer depressiven Körperhaltung (Raumprogramm: innen und unten) einen Witz (Raumprogramm: oben und außen) zu erzählen, ist nur schlecht möglich. Dies deshalb, weil jeder Ort nur einmal vergeben werden kann. Da wo das Depressive ist, da kann der Witz nicht sein und umgekehrt.

Ein Beispiel für die Vielfältigkeit der Verortung findet man in dem Sonderformat der NLPPt, das sich EMDR nennt. Dort ist für den Fall einer nicht zu Ende gebrachten Sitzung die „Videotechnik" in Gebrauch. Hierbei wird der Patient gefragt, ob er sich vorstellen könne, daß die ganze Sitzung auf Video aufgezeichnet worden sei und daß die entsprechende Videokassette jetzt an einem vom Patienten zu bestimmendem Ort in der Praxis bis zur nächsten Sitzung aufbewahrt werden könne. Die Patienten stimmen dem in der Regel zu, was dazu führt, daß die Patienten bis zur nächsten Sitzung die erzielte EIN-STELLUNG (so wie jemand medikamentös eingestellt sein kann) halten können. Wenn Sie dann wiederkommen, greifen sie zur Kassette, legen diese ein und der Prozeß geht genau an der Stelle weiter, an der er in der letzten Sitzung geendet hat. Die Patienten erzählen auch, daß sie während der Woche so gut wie keine Symptome hatten.

Wie ist das möglich? Vielleicht dadurch, weil es einen therapeutischen Geheimbund gibt, dessen Verabredung lautet: „Ich kann jetzt nicht depressiv sein, denn das Depressive ist ja auf der Cassette, und die ist ja nicht bei mir, sondern liegt in der Praxis des Therapeuten. Da komme ich ja jetzt gar nicht an meine Depression ran." Hier wird deutlich, daß das Psychische an einem Platz in der Verortung der Praxis eingelagert werden kann. Die Verortung darf also nicht im Kopf des Patienten, sondern muß in einer raum-entäußerten Verortung/Stelle sein. Diese Verortung wirkt so stark, daß der Patient mit der Vorstellung „Mein Problem lagert nicht in mir, sondern in der Praxis meines Therapeuten" vorübergehend sozusagen hypnotisch symptomfrei gehalten werden kann. Es ist für das Psychische scheinbar eine Realität, daß ein Teil seiner selbst entäußert und im externen Raumprogramm verortet ist.

Da Psychisches räumlich organisiert ist, kann ich diese Eigenschaft unter Weglassung der Formate therapeutisch nutzen. Wenn es uns nämlich gelingt, psychische Probleme zu entäußern und dann zu verorten (Aufstellungen), dann können wir therapeutische Erfolge viel leichter und schneller erzielen. Dies ist bislang nur in der NLPPt erkannt und umgesetzt worden.

Man kann das Behandlungszimmer durch Nutzung der Verortungsmöglichkeiten zu einem Therapeutikum machen. Es bieten sich drei standardisierte und zentrale Grundverortungen an:

Der Ort zum einführenden Gespräch ist der Stuhl, Gesprächsverfassung, Verfassung des „Meinens“ (an dieser Stelle beginnt die Soziologie, die es mit dem gemeinten Sinn zu tun hat), Verfassung des Gesprächs im sozialen Sinne, Gespräch „über" etwas im Sitzen. Damit aber ist das Sitzen in seiner Verfassung für das „Darüber-Reden“, nicht des Therapierens, vergeben.

Der Ort der therapeutischen Arbeit liegt in der Arbeitsverfassung des Stehens.

Der Ort für den virtuellen Papierkorb (zentral wichtig zur Überwindung des strukturellen Widerstandes) befindet sich vielleicht direkt neben der Eingangstüre.

Warum braucht die neurotische Katze zu ihrer Heilung einen Katzenbaum? Weil sie eine Verortung ihres eigenen Reiches braucht, welches nur ihr gehört. Darf sie z.B. nicht am Sessel kratzen, weil der nicht ihr gehört – am Katzenbaum darf sie kratzen, das ist ihr Reich (Verortung). Und wenn sie zusätzlich noch eine geschützte Kiste hat, in die sie sich bei Stress zurückziehen kann, ohne daß der Mensch ihr dorthin nachläuft und sie an diesem Ort des Schutzes bedrängt, dann geht es der Katze und dem Menschen gut. Sind solche Verortungen nicht gegeben, hat man das Risiko, daß die Katze neurotisch wird.

Warum brauchen wir einen Ort, wo wir die Toten begraben? Warum lasen Regierungen mit viel Geld die im Meer versunkenen Menschen eines Flugzeugabsturzes bergen, obwohl die Opfer doch sowieso tot sind? Antwort: Weil wir ein Bedürfnis nach einer Verortung haben. Wir möchten die sterblichen Überreste der Unsrigen an einem benennbaren Ort (Verortung) wissen, das schafft psychische Ruhe.

Was meint Heimatlosigkeit? Heimatlosigkeit bedeutet, ohne Ort zu sein.

Die Verräumlichung/Verortung ist ein alter Hut, so z.B. im Sceno-Kasten (spätestens 1950) oder Psychodrama (ab ca. 1913).

Beispiele für Verortung in der NLPPt:

- Eine Patientin kam mit der „Angst beim Autofahren". Die Strecke wurde abgefahren und der Ort der größten Angst ausfindig gemacht. Dann wurde die „Angst beim Autofahren" am Ort der größten Angst symbolisch, aber neurologisch „w i r k – l i c h", also „w i r k - s a m" mental unter Zuhilfenahme von VAKOG/SM und der üblichen Beerdigungsrituale mental-imaginativ zerdehnend beerdigt. Durch diese Ersatzhandlung und Einbeziehung einer Grab-Verortung trat eine so deutliche Reduktion der Beschwerden bei der Patientin auf, daß die Therapie beendet werden konnte.

- Eine Patientin verortet ihren Vergewaltiger in einem Keller und lässt ihn dort büßen. Bei der Patientin trat Beschwerdereduktion ein. Der Vergewaltiger steht weiter in meinem Keller.

- Eine Patientin lässt ein Bild ihres geschiedenen Mannes in ein Betonbett einmauern (verorten) und auch hier tritt Beschwerdereduktion ein.

Die Verortung ist eine derartig wichtige Seins-Kategorie und ein derart starkes Wirkinstrument, daß man sie als sechsten Bestandteil in das VAKOG/SM-Format aufnehmen sollte. Die der Verortung zugrundeliegende „Bewegung" ist aus anthropologischer Sicht ein Grundbestandteil jedes lebendigen Daseins. VAKOG/SM ist ohne verortungsgebende Bewegung nicht möglich.

2.14) NLPPt startet mit Elementen, landet aber notwendigerweise in Ganzheiten

Die NLPPt erhebt nicht den Anspruch, eine ganzheitliche Psychotherapie oder eine Ganzheitspsychologie zu sein. Die NLPPt versteht sich ausdrücklich als eine „Elementen-Psychologie“. Es ist heute ja zu einem schicken „Muß" geworden, ganzheitlich zu sein oder doch zumindest darüber zu reden. Dabei wissen die meisten gar nicht, was mit ganzheitlich gemeint ist. Die meisten meinen, ganzheitlich bedeute, daß sie alle Punkte oder Elemente einer Sache additiv angehäuft und somit ganzheitlich berücksichtigt haben - das ist aber nicht ganzheitlich, sondern das ist eine Summe. Da gibt es Referenten, die betonen zu Beginn ihres Vortrages völlig gelangweilt, sie referierten ganz bewußt nur einen Gesichtspunkt des Themas, doch sehe der Referent die Sache natürlich darüber hinaus durchaus ganzheitlich. Nein, das ist nicht „ganzheitlich" - das ist additiv und zudem noch von der Ganzheitspsychologie falsch zitiert.

Der entscheidende Satz der Ganzheitspsychologie lautet nämlich nicht, „Das Ganze ist die Summe der Teile", auch nicht „Das Ganze ist mehr als die Teile", und auch nicht „Das Ganze ist mehr als die Summe der Teile", sondern er heißt: „Das Ganze ist mehr und anders als die Summe der Teile". Man kann dieses „Mehr" auch als einen „emergenten Sprung" bezeichnen.

Beispiel: Ein Kuchen ist mehr und anders als die Summe der Zutaten. Oder: Eine Melodie ist mehr und anders als die Summe aller Noten. Oder: Die NLPPt ist mehr und anders als die Summe der Formate.

In der NLPPt konzentrieren wir uns zunächst einmal überhaupt nicht auf eine ganzheitliche Sichtweise und suchen auch nicht nach der Ganzheit eines

„kranken Lebensmusters", sondern wir behandeln nur ein Element, nämlich am besten den schlimmsten VAKOG/SM-isierten Moment eines festumrissenen Krankheitsbildes oder eines „Symptoms". Dies deshalb, weil wir in der NLPPt davon ausgehen, daß wir ein Lebensmuster „als Ganzes" sowieso nicht in den Blick oder in den Griff bekommen können, da wir sowieso nie das Ganze, sondern sowieso immer nur eine Ansicht des „Ganzen“ erfassen können. Wenn das aber so ist, dann konzentriert sich unsere Behandlung auf einen Punkt - den vermeintlich wichtigsten Punkt.

Das klingt zunächst etwas hoffnungslos, aber an dieser Stelle gibt es etwas Tröstliches. In dem Satz über die Ganzheit steckt nämlich noch eine weitere Botschaft: Ändert sich nämlich ein Teil, man könnte auch sagen „ein Element" oder eine „Sichtweise“ des Ganzen, oder nur ein Punkt der neuronalen Transmitter-Konstellation, dann ändert sich das ganze System der neuronalen Verkettung. Ja, dann muß es sich ändern, ob es will oder nicht. Ändere einen Teil (Fokus) des Systems und das System als Ganzes ändert sich. Darin steckt die therapeutische Handlungsanweisung: Sieh zu, daß du möglichst einen Punkt in eine Veränderung bringst, dann hast du Chancen, daß der Rest nachrückt, wobei mit dem „Rest" das „Ganze" gemeint ist. Wir beginnen also in der Behandlung mit einem Format grundsätzlich elementenhaft, enden dann aber doch mit einer ganzheitlichen Veränderung. Man kann nur nicht vorhersagen, in welche Richtung die Entwicklung der Ganzheit geht.

Ein Format der NLPPt gibt an, von der Regel eines einzelhaften Beginns abzuweichen: Das ist die Core-Transformation von Connirae Andreas. Sie arbeitet nach eigener Darstellung direkt ganzheitlich. Interessanterweise erhielt ich am 02.05.2017 eine Werbemail hinsichtlich des Auftritts von Connirae Andreas: „Future Tools XII, 6. und 7. Juni 2017 mit Connirae Andreas, The Wholeness Process / Der Ganzheits-Prozeß.“ „Ei guckeda“, das NLP/die NLPPt entdeckt die „Ganzheit". Liebe NLPPt, da kommt die NLPPt leider 90 Jahre zu spät. In den 30iger Jahren gab es in Leipzig eine „Ganzheits-psychologie“, „Was jetzt?“

Dennoch gilt: Die NLPPt arbeitet vom Ansatz her nicht „ganzheitlich", sondern einzelheitlich /elementenhaft. Dabei würden wir so gerne wie alle anderen auch sagen können: „Wir arbeiten ganzheitlich." Dieses „ganzheitlich" war zu seiner Zeit sogar ein Markenzeichen, doch ist dieser Begriff heute heruntergekommen und ist nur noch ein verlogenes Geplapper, eine Art linguistische „Leerstelle“ / „Modeerscheinung".

Tatsache aber ist, daß das Denken in der NLPPt ganz anders gepolt ist: Wir fragen nämlich nicht nach dem Lebensplan, dem Grundmuster oder der Gestalt eines psychischen Vorgangs, sondern wir fragen danach, „was“ jemand sieht, hört oder fühlt und „wie“ jemand sieht, hört und fühlt (Submodalitäten). Damit sind wir nach vorheriger „Atomisierung“ einer Gesamtszene auf der Ebene der kleinen Elemente, wobei deren Submodalitäten allerdings noch kleinere Elemente darstellen: Wir reißen die in einer Sinngeschichte zusammengeklumpten Elemente mit „VAKOG/SM“ auseinander, egal mit welcher psychischen Sinngeschichte sie zusammengehalten werden, und wir setzen Elemente wirklich wild zusammen, egal ob das zum Ganzheitlichen passt oder nicht. Wir beschreiben nicht die psychische Realität, sondern wir machen psychische Realität.

Wenn wir also festgestellt haben, daß die NLPPt von ihrem Grunde her einen "elementenhaften Ansatz" vertritt, dann ist es jetzt wohl vorbei mit dem heimlichen Wunsch, sich stolz "ganzheitlich" nennen zu dürfen. Aber jetzt kommt die gute Nachricht: In dieser mißlichen Lage erinnern wir uns nämlich gerne an unseren alten Lehrsatz, der lautet:„Wenn ein Teil des Systems sich ändert, dann kann das System langfristig nicht anders, als sich auch zu ändern.“ Und damit sind wir doch wieder bei der Ganzheitlichkeit angekommen.

Das Psychische hat einen Willen zur Ganzheit. Der Vorwurf, die Psychoanalyse hätte keine Psychosynthese - weswegen die psychischen Bestandteile der Analyse jetzt frei herum liegen würden - ist unzutreffend, denn die herumliegenden Bausteine versuchen sofort, in Richtung Zusammenhang zu transformieren. Es ist, wie wenn sie ins Wasser springen und dadurch im Wasser ein grosses Loch mit vielen Spritzern erzeugen (das ist die Analyse).

Das Loch wird allerdings sofort wieder von zusammenfließendem Wasser gefüllt (das ist die Synthese).

Kinder basteln Dinge zusammen, die nicht zusammen gehören. Zum Beispiel bringen Kinder den Lippenstift, der nichts mit der Tapete zu tun hat, mit dieser zusammen, indem sie mit dem Lippenstift die weiße Wand bemalen. Sie möchten dafür gelobt werden.

Josef Beuys hat dieses Muster auch verwendet: er steckt die Telefonschnur in den Boden und nennt dieses Kunstwerk „Erdtelefon", obwohl Telefon und Erde nichts miteinader zu tun haben. Das Synthetische Prinzip ist also immer am Werke. Dies ist nötig da wir ansonsten keine ganzheitliche Person (Person als Innenbegriff der Ganzheit) bilden können.Wir sollten froh sein, daß es das Gesetz der Synthese gibt, da wir ansonsten auseinander fallen würden.

Exakt formuliert muß man sagen, daß alle Vorgänge immer gleichzeitig analytisch und synthetisch parallel aber gegenläufig laufen. Es ist ja auch so wie der Stuhlgang: Es ist zur gleichen Zeit immer ein Verfallen und ein Wachsen - und dies nicht brav auf Abstand gehalten.

2.15) Der Wirklichkeits- und Realitätsbegriff in der NLPPt

Hinleitung: Viele machen den Begriff „Wirklichkeit" an dem fest, was sie sehen (V). Die Jünger Jesu glaubten nicht, was sie sahen und Jesus ermunterte sie deshalb, die VAKOG/SM-Palette der Wahrnehmung anzuwenden und die Hand in seine Wunde zu legen (K), damit sie an die Wirklichkeit seiner Auferstehung glauben (Glaubenssatz/Dilts) könnten. Jesus hatte offensichtlich Ahnung von NLPPt, er war der erste NLP-ler, der „K" einsetzte. Etwas mit der Hand spüren, das ist für manche Menschen der Zugang zur „Wirk-lichkeit". Jesus mit den Händen spüren können, ihn einmal zwicken dürfen und die Wirkung erleben können, wenn der Händedruck zu heftig war und wenn Jesus dann „Aua" gerufen hätte, daran hätten die Jünger ihn erkennen können. An seiner Wirkung hätten sie ihn erkannt.

Die NLPPt geht dem Begriff „Wirklichkeit" wieder wortwörtlich nach: „Wirklichkeit ist das, was wirkt". Wirklichkeit ist also zum einen alles, was VAKOG/SM-zugänglich ist, sowie zum anderen auch all das, was nicht VAKOG/SM-zugänglich ist, dafür aber eine Wirkung hat.

Beispiel: Die Gravitationskraft (Erdanziehungskraft) hat noch niemand gesehen (kein VAKOG/SM-Zugang). Was wir aber alle schon gesehen haben ist, daß etwas zu Boden fällt. Wir sehen nur eine Wirkung, nicht aber die dahinterstehende Kraft. Die dahinterstehende Kraft wird von uns dazu gedacht bzw. hinzu konstruiert. Sie ist nicht sichtbar, nicht hörbar, nicht körperlich, nicht zu riechen und nicht zu schmecken. Das heißt, daß die Physiker mit einer Kraft rechnen, die den Sinnen nicht zugänglich ist. Sind die Physiker also alle verkappte Esoteriker? Nein, das sind sie nicht. Sie arbeiten aber mit theoretischen Konstrukten, um die Kräfte der Wirkungen sichtbar zu machen. Sie sagen, es gäbe eine „Erdanziehungskraft", weil sie davon ausgehen, daß hinter der Beobachtung des Fallens eine bewirkende Kraft steht und weisen dieser Kraft dann Wirklichkeitscharakter zu.

Wenn die Naturwissenschaften mit solchen Konstrukten arbeiten dürfen, ohne deshalb angefochten zu werden, wieso beanstandet man der Psychologie, daß auch sie mit Bildern arbeitet?

Wirklichkeit in der NLPPt: „DIE“ Wirklichkeit gibt es nicht. Es gibt nur sehr viele privatlogische Wirklichkeiten. Wie viele es davon gibt, das wissen wir ganz genau, nämlich so viele, wie es Menschen gibt. Die erlebte Wirklichkeit ist eine VAKOG/SM-basierte Konstruktion.

Gemäß der psychoanalytischen Theorie entsteht die „Wirklichkeit“ angeblich dann, wenn es um einen Wiederherstellungs-Prozeß von Sinn (hermeneutischer Wirklichkeits-Begriff) geht, der als „real“ auffindbar (realer Empirismus) und nicht als „gemacht" (Konstruktivismus) gedacht wird.

Therapeutische Konsequenz dieses Wirklichkeitsbegriffs: Patient und Therapeut glauben und suchen in den Erinnerungen nach dem Auslösegrund einer psychischen Erkrankung - als ob es das gäbe (soll ein Lieblings-Spruch von Habermas gewesen sein). Dieses süffisante Wort kann man auf das Suchen nach dem „Realen“ sehr gut anwenden. Man dreht sozusagen jeden Stein herum, bis man etwas findet, von dem man glaubt, damit die Ursache der Störung gefunden zu haben.

Die Psychoanalyse hat ein additives Erinnerungs-Modell: Wenn die Gedächtnislücke durch Erinnerungs-Additionen geschlossen wird, muß sich die retrograde Gesamt-Bewertung verändern. Es gibt zwar „Deck-erinnerungen“, doch bekommt man durch deren Offenlegung Zugang (auch zu anderen Erinnerungen).

Dagegen geht die NLPPt gar nicht mehr davon aus, daß es „wahre“ Erinnerungen gibt. Da es aber keine wahren, sondern nur konstruierte Erinnerungen gibt, können wir das Suchen nach der wahren Geschichte gleich einstellen und direkt mit konstruierten Erinnerungen arbeiten. Und dann noch einmal gesteigert: Wenn auch keine konstruierten Erinnerungen vorhanden sind, dann erfinden wir einfach Erinnerungen hinzu und arbeiten mit denen, so „als ob“ die erfundene Erinnerung mit der wahren Erinnerung identisch ist und programmieren eine Wunsch-History auf direktem Wege.

Wenn ein Patient eine Geschichte erzählt, dann kann man gelegentlich spüren, daß vieles wirklich nicht mehr als eine passend gemachte Geschichte ist. Wir forschen dann aber nicht nach der wahren Geschichte, denn was würde uns das bringen? Wir hätten dann eine andere ebenfalls nichtzutreffende Geschichte und nichts wäre gewonnen. Deshalb arbeiten wir lieber mit der Geschichte, die uns angeboten wird, denn auch darin liegt etwas, was der Patient uns sagen will und was er uns gleichzeitig zu verheimlichen sucht.

Wenn wir auf das Psychische eingehen, dann muß uns klar sein, daß wir es mit einer völlig anderen „Realität" und mit völlig anderen Gesetzmäßigkeiten zu tun haben, als wie wir das erwartet haben. Vielleicht gibt es Menschen, die verwechseln den Psychologen mit dem Mann von der „Wohlfahrt“: „Das müssen Sie doch verstehen, Sie sind doch Psychologe.“

Wenn wir mit Psyche zu tun haben, dann muß man anerkennen, was mit dem Psychischen los ist. Zum Realitätscharakter, den es anzuerkennen gilt, gehören komische, aber auch ver-rückte und vordem so nie gesehene physikalische Realitäten dazu. Es kommen die quasi physikalischen Merkmale des Psychischen hinzu.

Warum stellen das NLP und die NLPPt solch merkwürdige, komische und verrückte Formate her? Ganz einfach: Weil sich uns der psychisch-neuronale Gegenstand genau so merkwürdig, komisch und verrückt darstellt, deshalb wählen wir solch kuriosen Formate zur Behandlung. Unsere Formate/ Behandlungssets sind dem psycho-neuronalen Gegenstand also gut angepasst. Gegenstand und Methode bedingen einander. Wenn ich es mit einer Suppe zu tun habe, dann brauche ich zum Verspeisen einen Löffel. Habe ich es mit Fleisch zu tun, dann benötige ich eine Gabel, und möchte ich Butter streichen, dann benötige ich ein Messer. Gegenstand und Technik müssen aufeinander bezogen sein. Oder aber ich will diese Bezogenheit nicht anerkennen, dann versuche ich vielleicht, eine Suppe an die Wand zu nageln.

Die Realität von Psychischem ist nicht wie ein „Pudding", sondern eher wie „Granit“. Das sind nicht nur Worte, das ist nicht nur Schall und Rauch, sondern Psychisches ist beharrend und höchst konservativ.

Von dieser konservativen Härte wusste schon Einstein zu berichten. Er sagte ungefähr: „Glaubenssätze zu zertrümmern ist schwerer als Atome zu spalten“.

Wir sind gewohnt, die Realität des Psychischen irgendwie nicht ganz ernst zu nehmen. Insgeheim denken wir, das Psychische sei ja „nur" das Psychische. Das Psychische sei nur flüchtig, etwas Eingebildetes, etwas Leichtes. Da heißt so viel wie, „das brauchst du nicht ernst nehmen, das ist doch kein Beinbruch, das gibt sich schon wieder."

Dazu ein zurechtrückendes Gegenbeispiel: Da gab es eine glückliche Familie, er Arzt, sie Krankenschwester, ein Kind. Irgendwann passierte es und er verliebte sich in eine andere Frau. Seine Ehefrau bekam Kenntnis von dem sich anbahnenden Verhältnis und reagierte depressiv, was in Anbetracht der Umstände völlig normal war. Der Arzt wollte die Ehe angeblich aufrechterhalten und ließ sich psychologisch beraten. Ratschlag hinsichtlich des Ziels, die Ehe zu retten: Nicht mehr zu jedem Kongress reisen, der sich auftut, weil seine vielen Kongresse das Vertrauen der Ehefrau jedes Mal auf eine harte Probe stellen. Stattdessen an den Wochenenden zu Hause bei der Familie bleiben, um so gut es geht wieder Vertrauen wachsen zu lassen. Eigentlich eine Selbstverständlichkeit in dieser Lage. Doch was tut dieser Arzt? Er rationalisiert, er könne aus Gründen wichtiger Teilnahme seiner Person an beruflichen und berufspolitischen Gründen sein Leben nicht verändern. Im Übrigen sei seine Frau ja nicht wirklich krank, denn es sei ja alles nur psychisch, und seine Frau werde das schon hinbekommen. Beide begeben sich in Psychotherapie. Da unternimmt die Ehefrau einen misslingenden Suizidversuch, sie kommt in eine psychiatrische Klinik, nach drei Wochen erfolgt die Entlassung nach Hause. Schon am Tage danach erfolgt eine zweite Klinikeinweisung in eine andere psychiatrische Klinik. Der Arzt kann die psychische Extremreaktion seiner Frau nicht verstehen, ist gestresst, diese harten Entwicklungen hatte er nicht erwartet, wo es doch alles nur psychisch sei. „Das ist doch alles nur psychisch, so schlimm kann das doch nicht sein. Meine Frau hat doch nichts, sie ist völlig gesund und nicht krank. Wieso tut sie das? Ja, wenn sie eine tödliche Erkrankung hätte." Sehen Sie, hier zeigt sich die Fehleinschätzung.

Die Realität des Psychischen ist genauso real wie die Realität medizinischer oder physikalischer Vorgänge. Das macht uns das Phänomen des Suizids deutlich. Wenn in unserem Umfeld ein Suizid passiert ist, dann ist man auch schon mal eine Stunde erschüttert, aber nur solange, bis wir den Realitätscharakter eines Suizids wieder verdrängt haben. Man muß sich das einmal vorstellen: Psyche ist hart wie Granit, unerbittlich und sogar tödlich. Dagegen ist ein Autounfall oder der Verlust von Eigentum gar nichts.

Wenn ein Statiker die Decke einer Halle falsch berechnet, so daß sie infolge der Schneelast einstürzt und es Tote gibt, dann ist das ein Unglück, aber wir verstehen und akzeptieren die physikalischen Zusammenhänge. Daß sich jedoch jeden Tag viele Menschen bundesweit suizidieren, dann können wir das nicht verstehen, weil wir nichts von der Härte der Eigengesetzlichkeit psychoneuronalen Geschehens zu wissen scheinen. Neuropsyche ist härter als Beton, härter als alle Physik, das muß in unsere Schädel rein.

2.16) NLPPt: Operieren mit Worten

In welchem Gesamt-State bin ich, wenn ich Patienten mit NLPPt behandele? Antwort: Ich bin in einem State, als würde ich „O P E R I E R E N “. Und jetzt kommt der Witz: Indem ich die Operations-Verfassung annehme, funktioniert der gesamte Therapie-Vorgang besser - besser als wenn ich hinter der Couch sitze und mich als Psychoanalytiker fühle. Mit dem Bild vom „Operieren" komme ich ganz schnell in eine professionelle Verfassung, in der ich den Auftrag meines Kunden annehme und anerkenne, mich für den Zeitraum der Operation auch tatsächlich im Sinne der NLPPt-Verfassung „leadend" zu verhalten. Die sichere Verfassung des Operateurs lässt den Patienten sonnenklar spüren, ob er in guten Händen ist oder nicht. Der Operateur muß wissen, daß es auf ihn ankommt, daß er aktiv sein muß, daß er als Vertreter der „machenden“ NLPPt auch eine „machende Psychotherapie“ hinlegen muß.

Bei der Arbeit mit der „Neuro-Linguistisch-Programmierenden Psychotherapie“ kommen wir, wenn wir es richtig machen, automatisch in eine Verfassung des Operierens. Und von diesem Bild des Operierens aus kommen wir unwillkürlich in die kindliche Bilderwelt und bebilderte Vorstellungen, was denn im Körper der Patienten passiert. Dies sind alles unsere Bilder, die nichts mit den tatsächlichen Bildern in einem menschlichen Körper zu tun haben. Ärzte kommen mittels weißer und grüner Kittel in die Operationsverfassung. Wir Psychologen haben es da ohne Kittel etwas schwerer. Ohne den Kittel muß man sich erarbeiten, was man mit Kittel geschenkt bekommt. Wir erreichen die Verfassung des psychotherapeutischen Operateurs durch Anlehnungen an positive bildhafte Erinnerungen vergangener Operationen.

In der Arbeit mit NLPPt und der Verfassung des Operierens fühle ich mich wohl. Und wie fühle ich mich während der Arbeit mit der Psychoanalyse? Da fühle ich mich unwohl. Warum? Weil ich mir nie sicher bin, ob meine Deutungen (Sätze) richtig liegen und weil ich keine direkte Wirkung beim Patienten beobachten kann. Bei der NLPPt geht der Patient nach jeder Sitzung ein wenig besser nach Hause. Über diese Nachteile mit dem psychoanalytischen Verfahren können mir auch nicht die Beiträge der Supervisionsgruppe noch die meiner Lehranalytiker hinweghelfen. Alles bleibt schwammig und unklar. Und wenn man die Vorteile des Arbeitens mit Formaten in den Kreisen von Psychoanalytikern darstellen und verteidigen würde, man würde mit Deutungsdreck beworfen, als ob man in der Format-Nutzung ein persönliches Versagen des Therapeuten erkennen könne. Man erkenne darin Haltsuche und mangelnde analytische Ausbildung.

Mein NLPPt-therapeutisches Vorgehen richtet sich nach dem Vorbild einer organischen Operation. In beiden Fällen, im organischen wie im psychischen Fall, lokalisiert und kalibriert man zunächst den Operationsort (gehe in den schlimmsten psychischen Moment), dann wird der Körper/die Psyche geöffnet, dann wird zerdehnt, man verbleibt in dem schlimmen Ort und steigert seinen Beschwerdedruck. Dann wird operiert (Formatschritte anwenden/Operation mit Worten) und der Körper wieder verschlossen (psychischer Separator).

Wer das einmal erleben möchte, der mache eine NLPPt/EMDR-Ausbildung. Das EMDR macht den meisten Therapeuten einen großen Spaß. Und warum macht es so einen Spaß? Weil man endlich einmal so arbeiten kann, wie alle Therapeuten (wenn sie ehrlich sind) es sich vor der Therapeutenausbildung erträumt haben. Bei dem Bild eines Gehirns/Hauses, dessen Kabelbaum durcheinandergeraten ist und dem Bild eines Neuronen-Knäuels kommt man automatisch in die Verfassung einer Operation und nicht in eine Verfassung des gelassenen Sitzens auf einem Therapeutenstuhl. Es ist das Lern- und Lehrhafte fester Formate, die dem NLPPt-ler Sicherheit und einen Plan davon geben, was er in welcher Reihenfolge sagt und tut. Dieses Verfahren kann, vielleicht sogar mit einem vorbereiteten „Standardprotokoll“ ausgerüstet, jederzeit durch Beobachter hinsichtlich des Einhaltens der Verfahrenstreue intersubjektiv kontrolliert werden. Dies ist zwar immer noch nicht optimal, doch die Richtung hin zu einem „Operations-Verfahren“ ist die richtige.

Übel wird mir hingegen, wenn ich sehe, wie die Verfahrenstreue bei anderen - quasi im Geheimen arbeitenden psychotherapeutischen Schulen - gehandhabt wird. Und in den theoretischen Veröffentlichungen wimmelt es von phantastischen Deutungen (Gedanken) der Therapeuten, Deutungen für die es „vom Fall her“ meist keine Belege gibt. Und Hospitationen werden mit Hinweis auf den therapeutischen Schutzraum abgelehnt. Aber wie immer, geht es den Patienten aus Sicht der Therapeuten nach der Behandlung serienweise besser.

Das gleiche Bild in den Kliniken: Dort arbeiten therapeutische Laien im ersten Jahr nach der Masterprüfung in Psychologie, machen sogenannte Psychotherapie und entlassen die Patienten nach sechs - hochtrabend als Psychotherapie bezeichneten - Sitzungen als geheilt nach Hause. Die Wirkung wird dann auch tatsächlich im Entlassungsbericht auf diese sechs Sitzungen (einer 25 Jahre alten Psychologin mit Statistikkenntnissen) zurückgeführt.

Ich erinnere mich an einen analytischen Kollegen, der Karies bei Jugendlichen auf eine orale Mangel-Situation in der frühen Kindheit zurückführte. Wie kommt er dazu?

Anders bei der NLPPt: Die Ausbildungen sind öffentlich, immer in und vor Klein-Gruppen, es gibt ein klares Curriculum, Handouts, vorgegebene Therapieformate, ja sogar Life-Präsentationen auf der Bühne. Der NLPPt-Therapeut sorgt für die Auswahl der Teilnehmer, Steuerung der Lernschritte, Einsatz der Formate, für die Beibehaltung des Settings. Und wenn die NLPPt erfolgreich war, dann spürt man das an der mit Überzeugung vorgetragenen Aussage der Klienten, ob es ihm besser, gleich oder schlechter gehe - und das nach manchmal nur wenigen Sitzungen. Da ist Verfahrenstreue überprüfbar.

Jeder Psychotherapeut hat ein unbemerktes privatlogisches Gedankengerüst von seinem Tun. Um nicht mit den Begriffen „bewußt" und „unbewußt" jonglieren zu müssen, spreche ich lieber von „unbemerkt". Die Aufdeckung dieses unbemerkten Gedankenguts könnte dem Therapeuten die Wahrheit über die Qualität des eigenen therapeutischen Tuns vermitteln. Solch eine Ehrlichkeit zu sich selbst wird jedoch meist nicht gewünscht. Jeder Psychotherapeut muß ja auch Sorge haben, von den Verbandsmitgliedern der schlechten Arbeit und der fehlenden Verfahrenstreue bezichtigt zu werden.

Die NLPPt arbeitet nach dem Vorbild des medizinischen „OPERIERENS" ganz anders als die Psychoanalyse. „Übertragung" interessiert uns nur am Rande. Und man kann auch unumwunden sagen, daß auch eine NLPPt-verantwortete Therapie mit positiver Übertragung natürlich besser läuft als eine Therapie mit negativer Übertragung. Ja die NLPPt verfügt sogar über ein Extra-Format zur Herstellung einer positiven Übertragung: das Rapport-Format. Aber wenn alles nicht hilft, die NLPPt ist nicht auf die positive Übertragung als Voraussetzung angewiesen. Durch die Anlehnung an die medizinische Medizin operieren wir auch bei negativer Übertragung. Dies deshalb, weil unser psychologisches Operieren vom unbemerkten Setting so ausgelegt ist, daß wir uns von jeder Art der Beziehungsanalyse fernhalten und nur eine psycho-neuronale Operation durchführen. Für dessen Gelingen aber trägt der Therapeut, anders als dies in anderen Psychotherapien üblich ist, die volle Verantwortung im Sinne des „Leadens". Das heißt nicht, daß der Erfolg der Operation garantiert werden kann. Das heißt nur, daß der Operateur die Operation sach- und fachgemäß richtig durchführt. Der Therapeut leitet (leadet) die OP mittels eines „schrittig-abfolgenden" Formats. Die Mitverantwortung des Patienten besteht in seiner unmittelbaren Mitwirkungspflicht, was den innerlichen Vollzug der gedanklichen Operationsschritte anbelangt.

Das „Operieren" ist wirklich („wirklich" kommt von „Wirkung") ein völlig neues und anderes Paradigma als das Sinn-Paradigma der Psychoanalyse. Die zentrale „Deutung des Übertragungsgeschehens" fällt beim NLPPt völlig weg und wird durch die Methode des gezielten Operierens mit Worten ersetzt. Das fühlt sich so ähnlich an wie Tätowieren oder Lasern. Indem der NLPPt-ler sich in die Verfassung (Rolle) eines „Operateurs" hineinbegibt, hat das die „Wirkung", daß alle Interventionen aus dieser Verfassung heraus erfolgen. Das schafft Sicherheit und Verfahrenstreue.

Medizinische Operationen werden, wenn möglich, immer gleichartig, also nach Abläufen möglichst gleich und damit „verfahrenstreu", durchgeführt. Es ist die Übernahme der leitenden Verantwortung und die Orientierung am OP-Format, die die Beibehaltung der V E R F A S S U N G, also die Verfahrenstreue herstellt.

Es ist die „VERFASSUNG" des Operierens, die uns die NLPPt als ein inneres Gerüst zur Durchführung neurolinguistisch programmierender Psychotherapien anbietet. Es liegt an uns, diesen Vorschlag einmal auszuprobieren. Wenn es klappt, gleich mehrfach wiederholen, denn wie heißt es bei Hebb: „Do it or lose it."

Es gilt als Qualitätsmerkmal, wenn ein Krankenhaus angeben kann, wie oft ein bestimmter Eingriff pro Jahr durchgeführt wurde.

So könnte man auch mit der NLPPt verfahren: Eine NLPPt-Praxis würde angeben können, wie oft welche Formate im letzten Jahr durchgeführt wurden. So wie es ein medizinisches Operationsprotokoll gibt, so gäbe es dann psychologische Operationsprotokolle, die später jederzeit vom Kostenträger (Rentenversicherung) zur Frage der Verberentung eingesehen werden könnten. Im Rahmen eines NLPPt-Qualitätsmanagements könnte hier das Standardprotokoll des EMDR Vorbild sein.

Wer einmal mit einem Format der NLPPt oder gar mit EMDR gearbeitet hat, der spürt sich erstmals in seinem Therapeutendasein angekommen, und das fühlt sich viel leichter an als in einer psychoanalytischen Therapie. Es fühlt sich so an, als ginge ein sehr altes Bedürfnis in Erfüllung. Es ist, als ob endlich der passende Schlüssel für ein altes Schloß gefunden sei.

Und hier eine Frage an meine Kollegen, die dieses Glücksgefühl schon einmal gespürt haben, mit klaren vorgegebenen Wortfolgen und Handlungsschritten einmal operativ gearbeitet zu haben: Hat das nicht Spaß gemacht? Und stellt sich da noch die Frage nach der Verfahrenstreue? Ja, man kann im Rahmen der NLPPt genau sagen, was man in der Operation sagen und tun darf, um verfahrenstreu zu sein.

Wir müssen uns klarmachen, daß wir mit unseren „Operationen mit Worten" den Boden der Medizin betreten. Das körperliche Operieren ist eine medizinische Sache, das psychische Operieren mit Worten ist eine psychologische Sache. Da gibt es keinen Streit. Wir aber operieren körperlich mit Worten und das ist eine körperlich-psychische Sache. Da gibt es normalerweise zwischen Medizinern und Psychotherapeuten Streit. „Operieren mit Worten" ist eine medizinische Maßnahme, die von Psychologen durchgeführt wird. Die Medizin hat diese Verquickungen nur noch nicht entdeckt, sonst hätte man die NLPPt-ler schon lange unter das Dach der Medizin gezerrt und mit Vorschriften überzogen, so wie dies dem EMDR passiert ist. Die Medizin hat noch nicht begriffen, daß man mit Worten operieren kann. Wenn die Medizin dies glauben könnte, würde die Ausübung von NLPPt per Gesetz sofort Medizinern vorbehalten sein. Dann wäre es auch vorbei mit der Einstellung mancher Mediziner, das sei doch nur weiche Psyche.

Mit dem Bild vom „Operieren im Kopf" kommen wir als Therapeuten in eine medizinische Verfassung, aus der heraus sich unsere Interventionen leichter als aus einer psychotherapeutischen Verfassung ablaufen lassen. Dies hat damit zu tun, daß der Therapeut sich in der psychotherapeutischen Verfassung selbst als „Therapeutikum“ sehen muß, in der medizinischen Verfassung davon aber befreit ist. Die Operationsverfassung entläßt den

Therapeuten aus seiner gleichzeitigen Doppelrolle als Medikament und Operateur.

Wie sucht die Psychoanalyse so etwas wie Vorgehenssicherheit herzustellen? Durch die Verpflichtung aller Ausbildungskandidaten zu einer Lehranalyse. Die Psychoanalyse fordert eine Lehranalyse, deren Ziel es ist, daß der angehende Psychotherapeut sein unbewußtes Übertragungsbild/-muster kennenlernt, damit er seine Gegenübertragung im therapeutischen Prozeß besser bewerten oder herausrechnen kann. Ziel der Lehranalyse ist natürlich auch die Verbesserung der Verfahrenstreue. Hier ist also eine gewisse Parallelität zur NLPPt zu sehen.

In der NLPPt brauchen wir zwar keine Lehranalyse, weil wir nicht mit Übertragung und Gegenübertragung arbeiten. Die NLPPt arbeitet mehr mit Bildern. Sie braucht mehr so etwas wie eine „Lehrbebilderung" um das privatlogische Leitbild durch ein formatiertes Leitbild zu ersetzen. Die Verpflichtung auf ein gemeinsames NLPPt-Bild hat die gleiche Funktion, wie sie die Lehranalyse in der psychoanalytischen Ausbildung hat, nur daß das NLPPt-Bild des „Operierens" besser zu operationalisieren ist.

Die Interventionen sind völlig anders, je nachdem, ob sich der Therapeut in der Rolle als deutender Psychoanalytiker, als verhaltenstherapeutischer Verstärker oder als Operateur empfindet. Die Arbeit aus einer gemeinsamen Bild-Verfassung macht die Arbeit verschiedener Therapeuten vergleichbarer. Praktisch heißt dies, daß der Therapeut vor einer Operation gleichsam in seine Startposition geht und sich mit dem inneren Bild eines Operateurs in seine Operateur-Verfassung lädt.

2.17) NLP ist kein Manipulations-Werkzeug

NLP arbeitet sehr erfolgreich - so erfolgreich, daß man ihm Manipulation unterstellt.

Hier nun ein Beispiel, das deutlich macht, wie schnell „wieder einmal ganz schnell nichts passiert ist.“ Das Beispiel soll zeigen, wie schnell alleine nach nur ein wenig Skepsis der Erfolg einer Therapie unwiderruflich nicht mehr eintritt und keine Manipulation kann daran etwas ändern.

Zur Durchführung einer Therapie oder eines Coachings bedarf es der ernsten Mitarbeit des Klienten - der Therapeut steht vor der Landkarte, der Patient kennt die Straßen. Nehmen wir ein EMDR-Therapie-Format, (das unten noch dargestellt wird).

Hirnneurologisch gesehen ist es für das Gehirn leichter, therapeutisch zu fokussieren, je weniger andere mißtrauisch feuernde Areale offen sind. Je mehr Areale gleichzeitig feuern, desto schwieriger ist es für uns Therapeuten, eine Bündelung aller feuernden Areale zu erreichen. Wir gehen damit in den ersten neuronalen Schritten.

Beispiel EMDR, These: willige Patienten lenken ihre Energie ganz leicht ins EMDR. Unwillige und misstrauische Patienten sind sofort und von Anfang an dagegen. Diese unwilligen Patienten sind auch EMDR-geschützt. Das EMDR hilft nicht gegen Unwilligkeit.

Daraus ergibt sich die folgende Erklärung, warum die widerständigen Patienten schwerer mit NLPPt zu behandeln sind als die willigen Patienten. Der Hirnstrom der Willigen läßt sich tendenziell besser auf eine neuronale Fokussierung eines „Schlimmsten Moments“ richten - als wie das bei den ständig kämpfenden „EMDR-Unwilligen“ möglich ist.

Eine bildliche Darstellung einer Selbstverhinderung: Die Unwilligen produzieren sowohl ihren eigenen Bedarf an „Hausstrom“ sowie darüber hinaus auch noch den zusätzlichen Strom, den sie zur Aufrechterhaltung ihres

Widerstandes benötigen. Physikalisch gesehen werden die beiden Stromverbräuche aufaddiert, schaffen es aber nicht, die Gesamtmenge an notwendiger Stromstärke bereit zu halten, wie dies nötig wäre. Auf jeden Fall ist es schwierig, zwei Stromkreise zu unterhalten und deren Energie auf zwei Ziele (Allgemeinverbrauch und Widerstand) zu lenken.

Die Vermutung ist die, daß es bei den Willigen nur einen Stromkreis, nämlich den zustimmenden Stromkreis, gibt, der das insgesamte Stromaufkommen nicht mehr aufteilen, sondern alle Energie auf die „schlimmste Stelle" lenken kann. Dies gelingt bei den EMDR-Willigen ganz einfach.

Dagegen gelingt es den Patienten mit den ständig feuernden zwei Arealen letztlich nicht, den Strom in ausreichender Menge vorzuhalten oder fokussiert einzusetzen. Was bleibt, das ist so etwas wie „Streustrom" - der bewirkt nichts - er fließt nur ab oder er versandet.

Daraus ergab sich noch einmal die Frage, ob es einen Unterschied zwischen den eher skeptisch-ablehnenden Patienten und den eher mitwirkungsbereit-begeisterten Patienten gibt. Bei den EMDR-Begeisterten lenken die Patienten (also nicht der Therapeut), den Hirnstrom gerne in den „schlimmsten Moment", wobei sich Erfolg zeigt, weil die Patienten zufällig alles richtig machen. Ganz im Gegenteil zu den skeptischen Patienten, die sich auf Grund der Skepsis selbst den Zugang zum EMDR verbauen und den Eindruck haben müssen, daß das EMDR kein wirksames Verfahren ist.

3) Das „N“, das „L“, das „P“ und das „Pt“ in der Systematik der NLPPt

Das Wort „Neuro-Linguistisches-Programmieren hieß ursprünglich Neuro-Linguistisches-Training“ (NLT) und stammt von Alfred Korzybski. An dieser Stelle kann man denken, daß es alles vor uns schon einmal gab, und dann unter neuem Namen wieder auftaucht. Korzybski war ein Vertreter des Gedankens der „psycho-linguistischen Parallelität, wobei das Wort „linguistisch“ wohl mit „psychisch“ übersetzt sein darf. Neuro-Linguistisch verweist sowohl auf das Verbindende (Parallele) aber auch auf das Trennende (Denkschranke)

3.1) Das „N" in der NLPPt

Zum Forschungszeitpunkt der modernen Hirnforschung 2018 sind vor allem die folgenden Wissensbauteile der Neurologie für die NLPPt bedeutsam.

Und es besteht auch weiterhin Zuversicht: Wie weit die Neurologie vorangeschritten ist, zeigt ein Artikel der Zeitschrift „Spiegel“ aus dem Jahr 2008. Da lautet es: „Forscher sehen Bilder in fremden Köpfen. Es klingt wie aus einem Science-Fiction-Film. Forscher können anhand von Hirnaktivitäts-Mustern erkennen, welches Bild ein Mensch gerade sieht. Im Selbstversuch schaffen US-Neurologen Trefferquoten bis zu 92 Prozent. Der Traum vom Gedankenlesen ist schon etwas älter.“ Und weiter „Immerhin verraten die Hirnströme bereits die Ausrichtung oder die Position eines Objekts im Blickfeld eines Beobachters.“ (https:// www.spiegel.de/ a.a.O.)

3.1.1) Donald O. Hebb: Herstellen und Löschen hirnneuronaler Verbindungen (Ankern und Trennen)

„Was gemeinsam feuert, das verbindet sich miteinander und was miteinander verbunden ist, das feuert gemeinsam.“ Derartige Verbindungen bezeichnet die NLPPt als „geankert“. Geankert nennt man einen Zustand, in dem mindestens zwei hirnneuronale Steuerungsschaltkreise miteinander verbunden sind und deshalb gemeinsam feuern. Welche Inhalte dann auf der psychischen Geschichten-Ebene geschaltet werden, hängt von den feuernden Hirnschaltkreisen ab.

Daraus ergibt sich eine Behandlungskonsequenz: Um zwei gemeinsam feuernde Hirn-Steuerungsschaltkreise zu entkoppeln, muß ich beiden gemeinsam feuernden Schaltkreisen jeweils getrennt voneinander Alternativkopplungen anbieten. Diese Alternativkopplungen müssen stärker / attraktiver als die Ursprungskopplungen sein.

„Do it or lose it." Soll heißen, daß Lernen durch die unmittelbare Anwendung des Gelernten erfolgt oder aber wieder verlorengeht. Allgemeiner formuliert: Ungenutzte neuronale Verbindungen bedeuten für den Ordnungsdienst und die Müllabfuhr des Gehirns, daß es nicht mehr gebraucht und deshalb abgeschaltet werden kann. Noch allgemeiner: Was im Gehirn nicht genutzt wird, unterliegt der „Tilgung" (Metamodell der Sprache), und zwar sowohl auf der neurologischen wie auch auf psychischer Ebene.

3.1.2) Eric Kandel: Lernende Neuronen, neue Neuronen, Plastizität

„Das Plastizitätsgesetz besagt, daß sich Nervenzellen, Synapsen und ganze Nervenverbände in neuen Situationen morphologisch verändern. Kandel unterscheidet die „Funktionelle Plastizität“ (Veränderung der Stärke der synaptischen Übertragung), die „Synaptische Plastizität“ (Veränderung der

Menge der synaptischen Übertragung durch die Veränderung der synaptischen Kontaktfläche durch An- und Abbau der Synapsen) von der „Strukturellen Plastizität“ (Veränderung von Dendriten-Bäumen) sowie auch die Bildung ganz neuer Zellen (Neurogenese).“ (Dr. Andrea T.U. Schäfers in www. gehirnlernen.de/)

Alle genannten morphologischen Veränderungs-Prozesse sind für die NLPPt signifikant wichtig und zwar als ein Wissen über die neuronale Basis, für die Planung von Langzeit-, mittelfristigen oder Kurzzeittherapien. Eine Neurolinguistisch-Programmierende Psychotherapie ist durch Strategien der Veränderung der Neurotransmitter-Konstellation an den Synapsen gekennzeichnet. Der synaptische Spalt zwischen den Neuronen ist die Steuerungsstelle für die Weiterleitung von elektrischen Reizimpulsen. Die Synapse kann Reize mittels Botenstoffe weiterleiten oder blockieren, beschleunigen oder auch hemmen. Falsch „eingestellte" Transmitter-Konstellationen können als (ätiologische) Quelle neuronaler und/oder damit auch psychischer Störungen angesehen werden. In einem privatlogischen Bild kann man sich das, was da geschieht, als eine Art Schleuse vorstellen, die sich störungsbedingt entweder zu stark öffnet oder zu stark schließt.

Die Wirkung von Psychopharmaka basiert letztlich ebenfalls darauf, an den Synapsen für Blockaden, Öffnungen und Verengungen zu sorgen. Ein Verschluß oder eine Verlangsamung synaptischer Prozesse kann man sich als neuronale Grundlage einer Depression vorstellen. Eine zu starke Öffnung, also eine Transmitter-Überschwemmung, wäre dann die Grundlage einer Psychose. Vom Standpunkt der NLPPt besteht die psychotherapeutische Arbeit nun darin, die Funktionsstörungen im Öffnen und Schließen - und damit von Durchlässigkeiten an den Synapsen - mit Worten zu beeinflussen. Es geht darum, Störungen im Gehirn ohne Chemie, dafür aber mit Sprache zu wortinduzierten biochemischen Prozessen (hauptsächlich über die Neurotransmitter) zu veranlassen und damit unter Ausnutzung der neuronalen Plastizität gleichsam neuronal zu „reparieren“.

Kandel konnte mittels mikroskopischer Film-Untersuchungen zeigen, daß sich Neuronen aufeinander zubewegen, sich vernetzen oder trennen können und sogar, daß völlig neue Neuronen gebildet werden. Dies sind Belege für das Vorhandensein neurologisch begleiteter Lernprozesse.

Auf das Ziel des „Lernens“ bezogen ist ein „Format" ein operationalisiertes Mittel zur Schaffung korrigierender Erfahrungen und die Einleitung biochemischer Veränderungen. Wie genau ein Format hier eingreift, kann man sich mit Hilfe der „Submodalitäten" verdeutlichen: Die vorgefundene „Ein-Stellung" der Submodalitäten und die verändert-eingestellten „Submodalitäten" entsprechen der Ein-Stellung der Neurotransmitter und der Neurotransmitter-Veränderung auf synaptischer Ebene (neurologische Ebene). Die Veränderungsarbeit findet gleichzeitig synchron auf beiden Ebenen (psychisch und neurologisch) statt. Als privatlogisches Bild für die Submodalitätenarbeit kann das Bild einer „Schaltstelle“ des Psychischen dienen. Für die Veränderung der „Ein-Stellungen" der verschiedenen Submodalitätenskalen kann uns das Bild eines Mischpults im Tonstudio helfen: Alle Submodalitäten sind entweder auf Skalen mit stufenlosen analogen Schiebern oder aber wie mit digitalen Schaltern ausgerüstet und es kommt jetzt darauf an, die stufenlosen Regler bzw. die digitalisierten Schalter so „ein-zu-stellen", daß eine Absenkung des Leidensdrucks stattfinden kann.

Andere gut wirksame Techniken zur neuronalen Veränderung sind die „Zerdehnung des Augenblicks" (Salber, VII, 1980), das „schnelle Prozessieren" (EMDR, ca. 1990), die „Verortung" im Raum, das Aufsuchen von „Metapositionen", das „Verschmelzen" von Ankern oder die „Vernetzung von Arealen“. Alle therapeutischen Formate werden letztlich mit der Zielrichtung durchgeführt, synaptische Prozesse zu beeinflussen. Das Wissen um die Funktionsweise der Synapsen ist zentral wichtig, um die Compliance des Therapeuten in sein Tun sowie sein Selbstvertrauen hoch zu halten und es dient der Legitimation für die Entscheidung zur Anwendung eines konkreten Formates.

Das Gehirn macht je nach Lernvorgang einen biologisch-morphologischen Gestaltwechsel durch, und zwar abhängig davon, womit es sich gerade psychisch beschäftigt. Das muß man sich wirklich zweimal durch den Kopf gehenlassen: Wenn das Gehirn sich mit einer Sache psychisch beschäftigt, verändert das auf der neuronalen Ebene, aber unter optischer Kontrolle eines geeigneten Mikroskops, die körperliche Morphologie des Gehirns. Dies ist das Einfallstor, um psychisches Material oder psychische VAKOG/SM-Botschaften in die neuronale Welt einzuschleusen.

3.1.3) Giacomo Rizzolatti: Spiegelneuronen

Vor der Entdeckung der Spiegelneuronen ging man wie selbstverständlich von einer Eins-Zu-Eins-Zuordnung zwischen einem neuronalen Vorgang und einer verantwortlichen Steuerungszelle aus. So war man es gewohnt. Danach ging man auch davon aus, daß es eine unterschiedliche Aufgabenverteilung zwischen neuronalen Zellen gäbe. Bis dahin ging man wie selbstverständlich und ohne das jemals überprüft zu haben davon aus, daß a) eine „selbst durchgeführte Handlung“, b) die „Beobachtung dieser Handlung bei einer anderen Person“ und c) die „Vorausahnung des Handlungsablaufs anhand der Wahrnehmung eines Teils dieser Handlung“ neurologisch gesehen getrennte Vorgänge sind und deshalb neuronal-schaltungsmäßig und / oder arealmäßig unabhängig voneinander sind.

Dann entdeckte Rizzolatti durch einen dummen Zufalll die Spiegelneuronen. Rizzolatti vergaß eines Abends, die neurologischen Meßinstrumente über Nacht abzuschalten. Dies hatte zur Folge, daß die Instrumente die ganze Nacht weiterhin Messungen an Tieren durchführten und diese auch aufzeichneten. Bei Durchsicht dieser Daten entdeckten die Forscher eine bisher nicht bekannte Art von Nervenzellen, den später sogenannten "Spiegelneuronen". Diesen Spiegelneuronen ist es neurologisch gesehen egal, ob der ankommende Reiz von einer Handlung, von einer Beobachtung (der gleichen Handlung) oder einer Vorstellung einer zukünftigen Handlung entspringt. Die Aktionspotentiale von Handlung, Beobachtung und Vorstellung der drei Hirnströme und Aktionspotentiale sind von ihrem Grundmuster weitgehend gleich. Das heißt, daß, wenn eines der drei Aktionspotentiale feuert, die anderen beiden immer etwas mitfeuern.

Beispiel: Wenn wir uns ansehen, wie John Wayne den Zeitpunkt des "Ziehens" verzögert, den Colt immer noch nicht zieht, dann kribbelt es uns in der Hand. Und dann zieht er endlich den Colt , und jeder Zuschauer der das Kribbeln in der Hand spürte, schießt neurologisch gesehen vollwertig mit, ist also aus neurologischer Sicht ein Mörder.

Die Entdeckung, daß die Theorie der getrennten Verarbeitung und getrennten Speicherung (Atomisierung) bestimmter neuronaler Vorgänge nicht zutreffend ist und es statt dessen neuronale Multi-Task-Zellen gibt, die die neuronalen Zuordnungen und die genannten drei Aufgabenstellungen in ein- und dergleichen Zelle übernehmen, führte zum Jahrtausendwechsel eine Revolution im theoretischen Denken der Neurologie herbei.

Seit Rizzolatti und dem Jahrtausendwechsel ist klar: „Handlung, Beobachtung und vorausschauende Vorstellung" funken jetzt in, aus und auf der gleichen Zelle/Welle.

Man kann es auch so ausdrücken: Es gibt Nervenzellen, denen ist es egal, ob der ankommende Reiz (Input) aus einer eigenen Handlung, der Beobachtung einer fremden (aber gleichen) Handlung oder einer vorgestellten zukünftigen (aber gleichen) Handlung erfolgt. Die Realität „Handlung", „Wahrnehmung" oder „Vorstellung“ ist vom Erregungsmuster her gesehen das Gleiche, wenngleich von der Stärke des Impulses her gesehen die Beobachtung und die Vorstellung mit einem 70% niedrigeren Aktionspotential als bei der eigenen Handlung „leben" müssen.

Weil es so schön ist: Man muß sich dies mehrmals über die Zunge gehenlassen: Es gibt Zellen, die betreiben Multitasking. Man nennt sie „Spiegelneuronen“. Diese Spiegelneuronen sind in der Lage, das Grundschema einer durchgeführten „Handlung", der „Wahrnehmung dieser Handlung" und die „Vorstellung einer zukünftigen gleichen Handlung" als „Schema" in ein und dergleichen Zelle zu codieren.

Die Bedeutung der Spiegelneuronen kann man daran ermessen, wenn man sich klar macht, daß wir ohne die Spiegelneuronen weder coachen noch therapieren könnten. Nochmals: Nur weil es solche Spiegelneuronen gibt, können wir überhaupt „therapieren“ und „coachen“. Wir therapieren zwar schon Jahrzehnte ohne das Wissen um die Spiegelneuronen, doch taten wir dies mit blankem Gottvertrauen.

Die Spiegelneuronen lösen nämlich ein theoretisches Problem, das es dringend zu lösen galt, an dem man aber nicht weiterkam. Das Problem bestand darin, daß wir uns in der Praxis ja vieles „vorstellen“, „imaginieren“ und auch für den Moment therapieren können, doch wie leisten wir die Übertragung von der Praxis auf eine Echt-Situation außerhalb der Praxis? So kann man die Angst vor der Spinne ja imaginiert erfolgreich behandelt haben, doch was passiert angesichts der nächsten lebendigen Spinne, die den Weg des Patienten kreuzt? Imaginierte Spinne ist nicht Echtspinne. Kritische Stimmen argumentierten denn auch wie folgt: Es sei neurologisch ein Unterschied, ob ich a) in einer Praxis gelernt habe, mir angstfrei vorzustellen, wie am Boden eine Spinne krabbelt, b) eine Gummispinne angstfrei in die Hand zu nehmen, oder c) mir vorzustellen, wie ich beides zu Hause tue, oder d) ob ich danach den Mut habe, e) genauso mit einer lebenden Spinne in meinem Keller zu verfahren.

Vor der Entdeckung der Spiegelneuronen vermutete man eine Unmenge von 1:1 geschalteten Neuronen, wobei man das Problem der „Übertragung“ überhaupt noch nicht gelöst hatte. Doch die Psychotherapeuten taten einfach so, als hätte man das Problem der Übertragung theoretisch gelöst und behandelten einfach mit der stillschweigenden Annahme der Übertragung lustig weiter.

Die Spiegelneuronen lösen dieses Problem: Für die Spiegelneuronen sind nämlich eine „Handlung", das „Sehen" dieser Handlung als Fremdhandlung und die „prognostische Vorstellung" der Handlung das Gleiche. Die Spiegelneuronen können anhand eines kleinen Ausschnitts einer Szene das Gesamt-Muster hochrechnen und übertragen dieses Muster auf ähnliche Szenen. Weil man sich diesen Zusammenhang nicht oft genug wiederholen kann: Nur weil es die Spiegelneuronen gibt, können wir in unseren Praxen Szenen mit therapeutischem Erfolg simulieren (gedanklich oder dargestellt) und dabei ernsthaft begründet annehmen, daß diese Simulation Wirkung auf den Handlungs-, Wahrnehmungs- oder Vorstellungsteil einer erkrankten oder gestörten Zelle haben kann.

Egal ob ich in einer Jetzt-Situation bin und erlebe, wie ich ein Brot verspeise (Handlung) oder ob ich träume (= sehe), wie ich das Brot verspeise (Wahrnehmung) oder ob ich mir im Wachzustand eine intensive Imagination davon mache (Vorstellung), wie ich das Brot verspeise, immer werden dazu die gleichen neurologischen Pfade und Areale benutzt. Und zwar deshalb, weil „Handlung", „Wahrnehmung" und „Vorstellung" neurologisch gesehen das Gleiche ist, nämlich Hirnstrom. Und Hirnstrom ist Hirnstrom, und der Zelle ist es egal, welcher Hirnstrom ihr zufließt, denn Strom ist gleich Strom.

Das hat noch ganz andere Implikationen: Wenn ich von einem Krokodil träume, dann sind einige meiner im Stammhirn seit Urzeiten eingelagerten Reste meiner Krokodil-Vorfahren bereit, sich von „hirn-phylogenetischen Resten aus der menschlichen Krokodilzeit", „vergangener Bilder vom Krokodil" und „direktes Wacherleben eines lebenden Krokodils" wiederbeleben zu lassen. Wenn wir dann vom Krokodil träumen, dann sind wir in diesem Moment neurologisch gesehen ein Krokodil - kein „Als-Ob-Krokodil", sondern ein Echtzeit-Krokodil. Man kann die Vergangenheit immer nur im Hier und Jetzt erleben.

Und O'Connor (1992, S.58): „Wenn wir innerlich Erfahrungen repräsentieren, benutzen wir die gleichen neurologischen Pfade, als wenn wir sie direkt erleben“, heißt übersetzt: Ob ich einen Weg gehe oder ob ich ihn mir vorstelle, das ist neurologisch (fast) das Gleiche.

Eine in unseren Alltag eingreifende Eigenschaft der Spiegelneuronen besteht darin, daß sie mit fast 100%iger Präzision von einem Teil der VAKOG/SM-Wahrnehmung auf die zukünftig zu erwartenden Ganzheiten der noch verborgenen Ganzheits-Wahrnehmung schließen können (Future-Pace). Wenn Spiegelneuronen einmal einen gesamten Vorgang abgespeichert haben, dann dient diese Abspeicherung als Schema zur blitzschnellen Wiedererkennung auch dann, wenn nur ein einziges Puzzle-Stück des Vorgangs sichtbar ist. Die Spiegelneuronen können an einem Bruchteil des Ganzen das Ganze erkennen. Sie schließen von einem Teil auf das Ganze. Es ist wie bei Google, da hat man ein paar Worte aus einem Buch und Google erkennt an diesem Puzzlestück, um welches Buch oder welches Plagiat es sich handelt. Oder es ist wie bei den Archäologen: Eine kleine Tonscherbe und der Archäologe ergänzt von dem Teilstück auf das Ganze und kann sofort sagen: „Ming-Dynastie" Vase ca. 15. Jahrhundert. Es ist wie bei einer mathematischen Hochrechnung.

Das Wissen um die Eigenschaft der Spiegelneuronen, eine Wahrnehmung „hochrechnen" zu können, hat in der Gesellschaft noch nicht die Verbreitung gefunden, die ihr zukommt.

Spiegelneuronen haben eine große Alltagsbedeutung, so z.B., wenn wir „belogen“ werden. Bei dem Erkennen einer Lüge schließen die Spiegelneuronen zunächst von einer Teilwahrnehmung (pars) treffsicher auf (pro) das zu erwartende Ganze (toto). Blitzschnell stellen die Spiegelneuronen jede Diskrepanz zwischen dem vorweg erschlossenen Ganzen und dem hier und jetzt real präsentierten Ganzen fest. Die Spiegelneuronen vergleichen die physiologische Ist-Reaktion mit der zu erwarten gewesenen physiologischen Reaktion. Die Spiegelneuronen schlagen mit Mißtrauen an, so wie nachts der Hund anschlägt, wenn etwas nicht stimmt. Spiegelneuronen sprechen immer an, wenn sie in ihrem Gegenüber etwas Bekanntes und gleichzeitig Unpassendes bemerken.

Das geht auch jedem Therapeuten so: So kann ein Therapeut auf Grund der Meldung der Spiegelneuronen immer mit hoher Gewißheit abschätzen, welcher Privatpatient seine Rechnung bezahlt und mit wem er in diesem Punkt Schwierigkeiten haben wird. So ist es mir einige Mal passiert: Die Spiegelneuronen haben scheinbar u.a. auch die Betrügermerkmale als Schema codiert, irgendwo im Gehirn abgelegt und lösen „Betrügeralarm" aus, wenn auch nur einige wenige verdächtige Merkmale angetriggert werden. Die neuronale Hochrechnung auf die Zukunft geschieht schnell und treffsicher.

Aus der Funktionseinheit der Spiegelneuronen läßt sich ein mögliches Störungsmodell für die NLPPt ableiten. Was ist, wenn „Handlung, Wahrnehmung und Vorstellung" nicht mehr gleichzeitig reagieren? Welche Störung tritt ein, wenn eine oder zwei oder wenn alle drei Teilfunktionen ausfallen? Dann lassen sich pro betroffener neuronaler Zelle folgende Störmöglichkeiten denken:

a) alle drei Funktionen arbeiten störungsfrei
b) die Handlung und Vorstellung funktionieren, die Wahrnehmung aber nicht
c) die Handlung und Wahrnehmung funktionieren, die Vorstellung aber nicht
d) die Vorstellung funktioniert, Wahrnehmung und Handlung aber nicht
e) keine der drei Funktionen arbeitet störungsfrei

Frage: Ist die Störung zu behandeln oder nicht? Handelt es sich um eine Hardware- oder eine Software-Störung?

Dies ist nur ein logisches Modell. Ob diese Störmöglichkeiten auftreten können, kann hier nicht gesagt werden. Dazu bedarf es der Auskunft der Neurologen. Man darf aber frei vermuten, woran die Störung liegen könnte - denn auch viele Phantasten der neurologischen Vergangenheit erwiesen sich im Nachhinein als richtig und zutreffend.

3.1.4) Das Gesetz der Anziehung / Wünsche an das Universum

Das Gehirn setzt das um, was das Gehirn denkt. Dies ist keine Esoterik und auch kein Aberglauben, sondern dies ist ein beobachtbarer Vorgang, wenn man bereit ist, auf dieses Phänomen einmal suchend zu achten (Konstruktivismus). Je mehr die Kategorien der „Daseinslogischen Seins-Modalitäten“ (DLSM) auf ein gemeinsames Ziel ausgerichtet sind, desto mehr nimmt das Gehirn jede Möglichkeit der Annäherung an dieses Ziel wahr. Beschäftige ich mich mit dem Gedanken, eine größere Wohnung anzumieten, dann fallen mir nicht kleine, sondern vornehmlich große Wohnungen ins Auge, bis ich Erfolg habe.

In dem Film „The Secret" ist dieses Gesetz veranschaulicht worden. Leider ist dieser Film in seiner amerikanisch naiven Begeisterung und überschwenglichen Art (alles ist „great“ und „wunderbar“ und „My God“) für europäische Augen und Ohren nicht so einfach zu ertragen, aber die Grundthese bleibt bestehen und ist richtig: Das Gehirn produziert das, womit es sich beschäftigt. Das Gehirn sucht neuronale Autobahnen anzulegen, bis sie als sichere Programme eine Art funktioneller Autonomie erlangt haben. Das ist keine Spinnerei. Man kann diese Autobahnen und deren Herstellung im Gehirn unter dem Mikroskop sogar beobachten (Kandel). Wir beobachten morphologische Veränderungen und Wachstums Prozesse an den Hirn-Neuronen (Plastizität).

Wenn das Gehirn bestimmte Aufgaben nicht mehr ausübt, werden die betreffenden Neuronen abgebaut. Weg damit, wenn etwas nicht mehr gebraucht wird. Es ist wie bei einer Müllabfuhr.

Dies hat Auswirkungen auf die Therapie: Die Therapie, die auf das depressive Material fokussiert ist, macht depressiv. Die Therapie, die die Ursache in der Kindheit vermutet, wird viele Ursachen in der Kindheit finden und der Patient wird zunehmend regressiv. Die Therapie, die sich mit der Zukunft des Patienten beschäftigt, wird viele Zukunftsmöglichkeiten entdecken.

Hier kommen wir zu der Frage, welches Psychotherapie-Paradigma wohl am effektivsten arbeitet - die düstere zurück gewandte Therapie oder die helle und zukunftsorientierte Therapie. Und darf in der Therapie gelacht werden? In der Psychoanalyse eher nicht.

Warum heißt es „Das Gesetz der Anziehung?“ Weil es ja so aussieht, als würden wir mit unserem Wunsch etwas Magisches in die Welt setzen, nämlich die Magie der Anziehung von Seelenbekanntschaften, die sich dann alle auf den Weg machen, dem Hilferuf der Geschwister entgegen zu eilen. Der Sachverhalt, daß das passiert, was ich als Wunsch an das Universum schicke, das stellt der Film etwas pathetisch als das „Gesetz der Anziehung“ heraus.

Warum die Wünsche doch oft und ganz ohne das Universum in Erfüllung gehen, das erklärt sich ganz einfach: Wenn ich in einer Großstadt einen Parkplatz suche ,während ich mit meinem Freund über Bandler diskutiere, dann kann es sein, daß ich von den drei leeren Plätzen keinen genommen habe, weil die Diskussion mich ablenkte. Ich habe also keinen Parkplatz angezogen. Fahre ich aber mit einem ruhiggestellten Freund, dafür aber mit neuronal hoch konzentrierter Suchhaltung nach dem Parkplatz, dann werde ich den einen Parkplatz ergattern, der an diesem Morgen überhaupt nur noch zu vergeben war. Das ist „Anziehung“, „Zusammen-Kommen“. Richtig gestellt zieht sich hier nichts an, es ist aber ein statistisches Gesetz der Korrelation bei bestimmten Ereignissen. Die Formulierung „Gesetz der Anpassung ist die psychologische Lampe.

3.2) Das „L" in der NLPPt

Wenn wir schon mit Worten operieren, dann müßten wir im Linguistischen unsere Haupt-Werkzeuge sehen.

3.2.1) Linguistik als symbolisierte Fortsetzung der Handlung

Lassen Sie sich folgende Worte einmal langsam und bewußt durch den Kopf gehen und betonen Sie dabei immer den zweiten Wortteil: Be-Greifen, Ein-Sicht, Über-Blick, Wirk-Lich-Keit, Gegen-Stand, Wider-Stand, Er-Ziehen, Buch Auf-Schlagen (früher mußten die mit Schlössern gesicherten Bücher am Schloß mit der Hand aufgeschlagen werden), Nach-Holen, Vor-Schlagen, Nach-Sitzen, Nach-Träg-Lich, Klar-Stellen, Aus-Holen, Aus-Ein-Ander-Setzen, Viel-Leicht, Ein-Bilden, usw.

Was ist eine Auseinandersetzung? Das ist ein Streit zwischen Personen, die sich einige Meter a u s - e i n a n d e r - g e s e t z t haben. Da nimmt einer der Konflikthähne seinen Stuhl und trägt ihn fünf Meter weiter und setzt sich darauf. Er hat sich von seinem Kontrahenten aus - einander- gesetzt. Das ist aber nicht das, was das Wort Streit/Auseinandersetzung heute meint. Heute meint man damit ein Streitgespräch, ganz ohne Stühle-Rücken. Wir können uns aber vorstellen, was das Wort „Auseinander-Setzung" ursprünglich bedeutet hat und aus welcher beobachtbaren Handlung, nämlich aus einem materialisierten Auseinander-Stellen von Stühlen, es wohl entstammt. Heute rückt man keine Stühle mehr und man meint nicht „Streit", sondern etwas ruhiger „Konflikt-Lösungs-Besprechung". Wenn man mit jemand im heftigen Streit liegt, dann setzt man sich symbolisch und im wahrsten Sinne des Wortes auseinander und wenn man den Streit beenden möchte, dann setzt man sich wieder „zusammen".

Sprache erwächst aus Handlung. Dafür spricht auch der Umstand, daß das Sprachzentrum im Gehirn am motorischen Zentrum anliegt.

Die Menschheit hat zunächst mit der Hand etwas gegriffen, lange bevor wir das Denken und die Sprache erwarben. Dann kam die emergente Sinn-Erweiterung: Aus „greifen“ wird ein „begreifen“. Und dann kam die Sprache und fragte: „Hast du das „begriffen“ und meinte, ob sie das geistig oder kognitiv „verstanden“ habe.

Wenn diese Reihenbildung stimmt, dann bedeutet dies, daß es „Kognitions-sprünge“ gegeben hat, und zwar von der gehandelten sensomotorischen zur anschaulichen Intelligenz, dann weiter zur symbolischen und zur kognitiven Intelligenz (vgl. Piaget). Diese Sprünge nennen wir „Emergenzen“.

3.2.2) Emergente linguistisch-ganzheitliche Neuschöpfungen

Das Gehirn ist in der Lage, ganzheitliche Sprünge auf VAKOG/SM und die DLSM (Daseins-Logische Modalitäten) zu vollziehen. Bei diesen Sprüngen gilt, daß das neue „Ganze“ immer mehr und anders ist als die Summe der Teile.

Beispiel: Eine Anzahl von Tönen bleibt nicht eine Anzahl von Tönen, sondern bildet eine Melodie. Diese ist mehr und anders als die Summe der Einzeltöne. Und wenn man die Einzeltöne alle einmal vom Papier nimmt und in der Hand durchschüttelt, dann ist die Melodie endgültig weg.

Was wird aus der Summe der millionenfach elementarisierten VAKOG/SM-Eindrücke einer Situation, wenn es bei diesen millionenfach atomisierten Wahrnehmungspunkten bliebe, ohne daß wir das Ganze als Gestalt sehen könnten? Es blieben millionenfache Punkte. Aber jetzt passiert etwas Verwunderliches: Aus der Summe aller Wahrnehmungspunkte ent-springt etwas Neues und Anderes, z.B. wird aus einer Vielzahl von Wahr-nehmungspunkten so etwas wie eine Form, inhaltlich vielleicht die Form eines Berges, eines Hauses, eines Menschen usw. „Berg“, „Haus“, „Wiese“, „Mensch“. Das ist jeweils bereits mehr und etwas anderes als die Anhäufung von Wahrnehmungspunkten. „Be-Greifen“ heißt also so viel wie „Intelligenz“. Intelligenz heißt „kognitives- Be-Greifen“, was vor dem ein „Begreifen mit den Händen“ war. Wer etwas mit den Händen begriffen hat, dann hat er etwas begriffen.

Der emergente Sprung von der Tätigkeit zum Begriff ist die Grundlage der Existenz aller unserer über das VAKOG/SM-Niveau hinausgehenden Begrifflichkeiten, insbesondere aber der Begrifflichkeiten der „DLSM" als die Basis und Ordnungskraft aller Begrifflichkeiten.

Ein erlebensnahes Beispiel für Emergenz: Erinnern Sie sich einmal kurz an ihre Schulzeit und an den Moment, als der Lehrer sie fragte: „Hast du das begriffen?“ Wir hatten dann ein Gefühl von Schuld und Beschämung oder auch Stolz, wenn wir es begriffen hatten. Legen Sie das hierbei entstehende Gefühl für die kognitive Schulleistung in die linke Hand, so daß Sie das Schulgefühl jederzeit wieder abrufen können. - Break. - Und jetzt lenken Sie einmal Ihr Augenmerk auf das Wort „Be-Greifen" und auf Zer-dehnen und strecken Sie die Aussprache dieses Satzes einmal ganz langsam und unter Betonung der zweiten Wortteile: „H A S T - D U - D A S - B E G R I F F E N ?". Dann noch einmal langsam mit der freien Hand „G r e i f e n ", dann mit der Hand mein Hemd „B e - g r e i f e n ". Dabei entsteht in uns in der Regel ein VAKOG/SM-nahes Bild oder ein Gefühl von „mit der HAND (!) etwas be-greifen" - anfassen (kinästhetische VAKOG/SM-Ebene).

Und legen Sie dieses Gefühl jetzt einmal in die rechte Hand, so daß Sie auch dieses Gefühl jederzeit wieder leicht abrufen können. Und jetzt haben Sie beide Hände mit Gefühlen belegt. Und jetzt vergleichen Sie einmal beide Gefühle miteinander. Spüren Sie einmal nach, was jetzt mit dem ersten Gefühl von „Hast du das begriffen?" geschehen ist und was mit dem „mit der Hand begreifen" geschieht. Vielleicht spüren auch Sie den emergenten „Sprung" (Bedeutungssprung), den Sprung von „mit den Händen begreifen" hin zum „Hast du das kognitiv begriffen?"

Das eine ist ein manueller Vorgang und auf der VAKOG/SM-Ebene der taktile Vorgang des Begreifens, und das andere ist ein intellektuelles Begreifen und das ist etwas völlig anderes. Hier hat ein Bedeutungssprung stattgefunden. Hier kann man schön sehen, wie aus einer VAKOG/SM-nahen „Fokussierung" ein „Mehr" und „Anders" entstanden ist, so daß wir uns beim „Hast du das begriffen" gar nicht mehr an den etymologischen und gehandelten Ursprung des „B E G R E I F E N S" mit den Händen erinnert fühlen. Unsere Sprache lebt auf einer emergenten Decke, soll heißen, daß sehr viele der von uns benutzten Wörter emergenten Ursprungs sind, nur daß wir das gar nicht mehr bemerken.

Haben Sie jetzt „Einsicht“ in diese emergenten Sprünge? Sie nicken - und ich habe das Wort „Einsicht“ benutzt. Wo haben Sie denn „Hinein-Gesehen“? Sie haben scheinbar irgendwo hinein-geblickt und sind durch diese „Hinein-Sicht“ zu einer „Einsicht“ gekommen.

Sprache war ursprünglich Handlung (z.B. das „Hinein-Sehen“), und hat sich nach und nach zu einer äquivalenten Symbolisierung (ein kluger, weil einsichtiger Mensch) der Handlung entwickelt (er hat zunächst in die Kiste „hinein-gesehen“ bevor er sie zerstört hat.)

Und dann schreibe man sich ein Wort auf wie „nicht doch.“ Meint dieses Wort nun „Nein“ oder „Ja“? Es heißt wohl „Nein Danke“ und „doch, nun gib schon her.“ Geht man in die vor-emergente Zeit dann hieße „nicht doch“ „Nein“, geht man auf die nachemergente Zeit, dann heißt es „Ja“.

Stellt sich die Frage, ob es da einen Zusammenhang zwischen Emergenz und Spiegelneuronen gibt. Wenn ich den emergenten Sprung vollziehe, dann löse ich mich ein wenig ab von der Handlung/Motorik. Wohin mit der zu starken motorischen Energie? Diese bleibt ja direkt vor Ort, also in der Zelle erhalten, in der wir durch eine Ablösung eine Spiegelneurone geschöpft haben.

Beispiel: Wenn Sie vor dem Fernseher sitzen und sich ein Fußballspiel ansehen, auch dann sind in den Spiegelneuronen sowohl die Bilder als auch die

Handlungen und die auf Zukunft ausgerichtete Vorstellungen in ein und dergleichen Zelle codiert. Das führt dann dazu, daß das eintreffende Bild die Aktionspotentiale nicht nur der Wahrnehmung, sondern auch der Motorik befeuert: Da zuckt schon manchmal ein Bein, wenn die neuronale Ebene sich auf dem Sofa sitzend warmläuft, um an Stelle von Beckenbauer für diesen ein Tor zu schießen. Das bloße Sehen eines Fußballs aktiviert bei manchen Menschen sofort und unmittelbar unsere Spiegel-Handlungsneuronen. Das ist aber auch so bei der Betätigung des auditiven Kanals. Wenn wir das Wort „Fußball" auch nur hören, zuckt bereits auch unser Fußballbein wie zu einer sehr abgedämpften Probehandlung (Future-Pace).

Sprache bildet Handlung aber nicht nur tonal ab, sondern folgt funktionell autonom einer handlungsbefreienden Zielsetzung. Durch die Loslösung von der Handlung entstehen Freiheitsspielräume für Emergenzen. Wenn ich die Handlung des „Be-Greifens“ sprachlich symbolisiere, brauche ich die Handlung nicht mehr unbedingt zu vollziehen und schon kann das Wort seine so gewonnen Freiheitsgrade ausnutzen, weil es von der Handlungssituation unabhängig geworden, also transportabel (Buytendijk, Motorisch) ist.

So wie der Entwicklungsschritt von der Handlung zum Wort erfolgte, so geht der Entwicklungsschritt in der Therapiesituation regressiv vom Wort zur Handlung: wir lassen einen innerpsychischen Konflikt nicht bereden, sondern wir lassen ihn durch Handlung (Psychodrama oder Aufstellung) sichtbar werden.

Die Spiegelneuronen verkörpern diesen Übergang: Eine Handlung und ein gesprochenes Wort gleichen Inhalts sind in den Spiegelneuronen neuronal miteinander verschmolzen. Wenn wir Worte ertönen lassen, regt sich auch der parallele Handlungsimpuls.

3.2.3) Linguistik als Operationswerkzeug

Das „L" steht für „linguistisch“. Wir behandeln/operieren in der NLPPt hauptsächlich mit W o r t e n, also linguistisch. Schon Freud hatte mehrfach darauf hingewiesen, daß er nur mit Worten behandle. Was er in seiner rein psychologischen Gegenstandsbildung damit meinte, ist, daß er mit Sprache auf der psychischen Ebene, also der Geschichten, mit Worten behandle.

Das ist aber nicht die Dimension der NLPPt. Wenn man an die NLPPt denkt, muß man sich ganz genau klar machen: Wir versuchen mittels Worte neuronale, keine psychischen, sondern organisch-morphologische Veränderungen in der Hirnstruktur zu erzielen. Und das ist nun etwas völlig anderes, als das was Freud meinte. „Morphologische Veränderungen im Gehirn mittels Worte erzielen?", das kann doch gar nicht sein, so dachte und denkt man, wenn man davon zum ersten Mal hört. Erst wenn man die Seherfahrung der NLPPt und gleichzeitig die Ergebnisse der mikroskopisch belegten morphologischen Veränderungen (Untersuchungen von Eric Kandel) zur Kenntnis nimmt, dann fängt man an zu erahnen, zu realisieren und, zu befürchten, wie revolutionär gradlinig die NLPPt ist.

Die zugrundeliegende Entdeckung ist die, daß man die körperlich-morphologischen Hirnstrukturen tatsächlich mittels Worte verändern kann. Dabei geschieht dies ganz natürlich und immer schon bei jedem Menschen ein Leben lang. Wir wirken alle tagtäglich mit Worten mehrfach aufeinander ein und schaffen es bestimmt gelegentlich, dadurch bei anderen im Gehirn rein zufällig morphologische Veränderungen zu erzielen. Durch Aufdeckung der körperlichen Vorgänge stellt sich unsere Darstellung, daß wir mit Worten „OPERIEREN“ noch einmal viel zutreffender dar, als gedacht.

Diese Erkenntnis ist geradezu der Grundgedanke der NLPPt: Alles was sich im Gehirn befindet, muß über eine der Wahrnehmungskanäle dort hineingekommen sein. Aber das gilt auch für unsere „Operationen“: Wir können nur in Form von Bildern, Worten, Körperempfindungen, Gerüchen oder Geschmäcke in das Gehirn eindringen und operieren. Die fünf Wahrnehmungskanäle sind aber auch unsere (einzigen) therapeutischen Zugänge zum Gehirn, denn wie sagt Goethe im „Faust“: „Da wo er hinein, da muß er auch wieder heraus", oder so ähnlich. Soll heißen: Der Weg, den die Programmierungen gegangen sind, ist auch der Weg, den wir in der Behandlung/Umprogrammierung gehen können bzw. gehen müssen.

Und so wie der Arzt mit seinem Operationswerkzeug immer einsatzbereit, sauber und geordnet umgeht, so müssen wir in der NLPPt mit dem Werkzeug „Sprache“ immer gepflegt umgehen. Insofern hat das „L“ in dem Wortungetüm NLPPt eine andere und höhere Wertigkeit als das „N“ und das „P“. Das „L“ ist unser Werkzeug, das, statt eine äußerliche Handlung zuzulassen, einen Handlungs-Stopp verhängt und um einen Handlungsersatz in Form einer symbolischen Handlung - und das ist wieder Sprache - vorzunehmen. Sprache kann den Zugang zur Handlung freigeben oder sperren. An die Stelle eines gehandelten Krieges treten gesprochene Sätze (Diplomatie).

3.2.4) Linguistik als sukzessive VAKOG/SM-Abfolge

Die wesentliche Eigenart des auditiv-linguistischen Kanals besteht darin, daß er als einziger Kanal sukzessiv und nicht simultan organisiert ist. Bilder sehen wir im Hier und Jetzt direkt als ein simultanes Ganzes. Auch ein Körpergefühl verspüren wir simultan als ein Ganzes im Hier und Jetzt, und wir riechen und schmecken simultan im Hier und Jetzt. Es ist nicht so, als würden wir ein Bild, ein Körpergefühl und ein Riechen und Schmecken haben, das sich in der Zeit erst langsam aufbauen müßte. Nur der auditive Kanal muß seine Dateien (Worte) immer erst in ein Nacheinander (einer Sukzession) von Worten bringen, bevor er benutzt werden kann. Es ist so, als wollten wir ein verschlossenes Zimmer durch das Schlüsselloch tapezieren. Dann muß man die Tapete und alles Werkzeug erst in kleinste Stückchen zerlegen, sie dann in eine Reihenfolge bringen, um sie dann durch das Schloß nach innen zu transportieren und die Teilchen dann jenseits des Schlosses wieder zusammen zu setzen.

Um das Gesehene, Körpergefühlte, Gerochene und Geschmeckte jemandem über den auditiven Kanal mitzuteilen, benötigen wir viel Zeit für die Sukzession von Buchstaben, Wörtern und Sätzen. Jedes Wort steht sozusagen in einer Warteschlange und hofft, bald durch den Engpaß zu kommen. Und wenn die Sätze hintereinander abgespult sind, ist immer noch nicht sicher, daß das Kommunizierte als Ganzes auch so aufgenommen/empfangen wird, wie es weggeschickt wurde.

Beispiel: Jemand soll ein mir nicht einsehbares Bild (Quell-Bild) mit Worten beschreiben. Nach 5 Minuten soll gestoppt werden. Ich habe nach 5 Minuten ein schlechtes Bild-Fragment von dem beschriebenen Bild im Kopf. Doch entspricht dieses mein Bild dem objektiven Quell-Bild? Nein. Man zeigt mir das beschriebene Quell-Bild und ich stelle fest, daß mein Kopf-Bild und das objektive Bild doch sehr auseinander liegen. Hätte ich mir das Quell-Bild direkt angesehen (visueller Kanal) hätte der sukzessive Aufwand bei drei Sekunden Simultanität und einem Übertragungsergebnis von 100 % gelegen.

Während im visuellen Kanal die ganze Information simultan transportiert werden kann (Simultangestalt), muß sie im auditiven Kanal sukzessiv (Sukzessivgestalt) organisiert werden, um überhaupt transportiert werden zu können. Dadurch, daß die Information nicht simultan, sondern nur sukzessiv transportiert wird, entstehen bei der Verwendung der Sprache linguistische Freiheitsgrade, die wiederum linguistisch gefüllt werden können. Dadurch können unbeabsichtigte Informationsveränderungen und 1000 Mißverständnisse in der Kommunikation entstehen.

Die schwächere Leistung des auditiv-linguistischen Kanals im Vergleich zum visuellen Kanal macht es nötig, die Schätzung der Fehlermöglichkeiten in der Kommunikation des auditiven Kanals hoch anzusetzen. Diese Fehlermöglichkeiten machen es uns in der Kommunikation besonders schwer, überhaupt zu kommunizieren. Das trifft auch auf psychotherapeutische Kommunikationen zu. Hier ist der Einstieg in die konflikthafte Gruppendynamik oder die Mediation. Eine Erleichterung kann ein Kanal-Wechsel sein. Wenn die Konflikte hauptsächlich unter Mitwirkung des dominanten-auditiven

Kanal entstanden sind, kann es möglich sein, daß eine Lösung nur unter Dominanz anderer Kanäle gelingen kann. Es empfiehlt sich der Einsatz des visuellen und körperlichen Kanals, zumal diese nicht das Kommunikationsrisiko des auditiven Kanals in sich tragen.

3.2.5) Linguistische Textgenauigkeit und Textsicherheit beim Therapeuten

Anspruch ab den Therapeuten: Entscheidend für das Selbstverständnis der NLPPt ist der operative Gedanke, wobei unser bevorzugtes Operationswerkzeug die Sprache ist. Damit kein falscher Eindruck entsteht: Wir arbeiten natürlich auch mit Bildern, mit „Impact-Techniken", mit visuell sichtbaren „Aufstellungen“, mit „Körper-States“, „Gerüchen“ und „Geschmäckern“, mit „Positionswechseln“ und mit „Reframings“, aber alle Verfahren immer wieder nur vermittels der Linguistik. Die Linguistik ist sozusagen das Betriebssystem für die verschiedenen anderen Verfahren.

Die Auswahl der Worte ist in unserer therapeutischen Arbeit zentral wichtig. Die Worte müssen so vorbereitet sein, daß sie die richtigen, und das klingt jetzt komisch - „Nervenzellen erreichen“. Ein Neurologe darf ja auch nicht die falschen Nerven wegschneiden. Ist ein Wort nicht ganz treffend gewählt, wird also nicht die richtige, sondern (bildlich gesprochen), eine etwas daneben liegende Nervenzelle „angetitscht“, dann fällt die physiologische Reaktion anders oder schwächer aus, oder findet erst gar nicht statt.

Deshalb ist es auch so wichtig, den NLPPt-Kursteilnehmern bei der Einübung der Formate Textgenauigkeit und Textsicherheit abzuverlangen. Erst wenn Textsicherheit erlangt ist und der NLPPt-ler weiß, was er neurolinguistisch begründet macht, wenn er eine schlüssige Vorstellung von der Gesamtstruktur der NLPPt eingeübt hat, dann darf von dem vorgegebenen Format-Text natürlich wieder abgewichen werden - dann weiß man aber auch, was, wie und warum man was tut.

Es sollte klargeworden sein: Das Linguistische kann von der NLPPt einen exakten Gebrauch seiner selbst beanspruchen. Auch etymologische Bezüge können die Magie der Sprache unterstützen.

3.2.6) Theoriesprache ist keine Behandlungssprache

Das „L“ steht dafür, daß die NLPPt drei Fachsprachen kennt:

a) eine eigene gut durchdachte wissenschaftliche Theoriesprache hat, welche die Tagungssprache als NLPPt-Repräsentant sprechen soll,
b) eine exakte Therapie- oder Behandlungssprache (Reden während der Behandlung) und
c) eine Ausbildungssprache (Reden im Kurs).

Diese drei Sprachen sind nicht identisch, werden aber gelegentlich durcheinander benutzt, was nicht gut ist.

Die Theoriesprache wird in der Behandlung überhaupt nicht benutzt. Der Therapeut soll dem Patienten den „Swish“ nicht erklären, sondern er soll ihn am Patienten durchführen. Die Theoriesprache wird in den Ausbildungskursen im theoretischen dritten Drittel und auf dem Kongreß gesprochen. Sie zu sprechen, führt zu einer erlebensfernen hochgechunkten Metasprache - so wie in diesem Buch vorgemacht.

Zur Theoriesprache gehört, zu wissen, wo auf der NLPPt-Landkarte man sich theoretisch gerade befindet. Es ist eine ständige theoretische Ortsbestimmung nötig, um mitreden zu können.

Die Behandlungssprache ist dagegen eine erlebensnahe runtergechunkte Geschichtensprache. Wir sagen dem Patienten also in der Behandlung nicht „Stellen Sie sich mal auf die Timeline", sondern wir sagen: „Wenn wir uns ihre Lebensabschnitte einmal wie Knoten an einem Seil aufgereiht vorstellen, und wir diese Stationen dann zur besseren Übersicht auf dem Boden markieren, wie müßte die Schnur hier dann auf dem Boden ausgelegt werden, usw.?“

Wir sagen auch nicht: „Gehen Sie einmal in die Metaposition", sondern wir sagen: „Schauen Sie sich die Sache jetzt einmal von außen an." Die Therapiesprache verwendet nicht ein einziges Theoriewort, dafür aber viele alltagssprachliche Formulierungen.

Die Treffsicherheit der Sprache und die Textsicherheit des Psychotherapeuten sind zentral wichtig für das Gelingen der Therapie.

Die Sprache der Ausbildung ist eine Erklärungssprache. Dummerweise bleibt diese Sprache am ehesten haften. Wieso? Erklärung: Man merkt sich immer den ersten Moment einer neuen Sache, den Rest hört sich niemand mehr an, und zwar deshalb, weil wir nicht dafür geboren wurden, länger als eine Zigarettenlänge zuzuhören. Da jede Ausbildung mit Theorie beginnt, wird Theorie an Theorie erinnert - aber keine Erinnerung an die Übungssprache - woher auch? Und was sagen die Kursteilnehmer, wenn sie in der Übungssprache nicht textsicher sind und statt ihrer die Theoriesprache üben: „Das haben Sie aber gesagt.“

3.2.7) Linguistische Fehler in der Behandlung sind Kunstfehler

In der NLPPt hört man oft, es gäbe keine Fehler, sondern nur Feedback. Dem muß aufs Heftigste widersprochen werden. Daß es keine Fehler gibt, gilt nur für Patienten, Coachees und Auszubildende in der Übungsphase. Für Therapeuten und/oder Lehrtrainer/Lehrcoachs/Lehrtherapeuten aber gibt es natürlich Fehler/Kunstfehler - in der Regel l i n g u i s t i s c h e Fehler. Man kann mit Worten nicht nur viel falsch machen, man kann auch kranke Zustände mittels Sprache noch verschlechtern (vgl. Hellinger).

Im Bereich der Psychotherapie mit kranken Menschen übernimmt der Therapeut auf jeden Fall die Verantwortung, sowohl für den Patienten wie für seine eigene Behandlungssprache. Dies gilt ganz besonders in der NLPPt, in der das Konzept des „Leadens" (die Verantwortung des Fachmanns) und das Konzept der „Operation“ ja auch noch einmal besonders betont zum Ausdruck bringt.

So muß der Therapeut natürlich wissen, was er warum sagt. Dabei gibt es nichts Praktischeres als eine gute Theorie, von der man die richtigen Worte ableiten kann. Aber es gehört auch dazu, daß man die Theorie beherrscht, nicht nur so ungefähr, sondern präzise und treffsicher genau. Der Therapeut muß z.B. wissen, daß er sich immer gleichzeitig im VAKOG/SM- und im Modell der „Daseins-Logischen Modalitäten“ (DLSM) befindet.

So ist es z.B. ein Kunstfehler (so mehrfach gehört und gesehen), auf der Glaubenssatzebene zu arbeiten, dann aber das „Verhalten“ zu befragen, so als lägen beide auf ein und derselben Ebene. Wenn das im Practitioner-Kurs passiert, ist das nicht tragisch, denn dafür ist man Anfänger. Wenn das einem Lehrtrainer passiert, dann geht das nicht. Die Frage nach dem Verhalten kann natürlich richtig sein, wenn ein Glaubenssatz durch alle „DLSM" genudelt wird - das „Verhalten“ also lediglich eine Position für eine kurzfristige Metabetrachtung sein soll.

Wenn diese Sicherheit der eigenen Verortung in DLSM nicht gegeben ist, dann entspricht dem theoretischen Durcheinander auf Seiten des Therapeuten ein Durcheinander auf Seiten des Patienten. Wenn das passiert, führt dies zu Irritationen, zum ungeordneten Öffnen und Schließen verschiedener neuronaler Hirn-Steuerungsschaltkreise, zum Zerbröseln der für die Therapie notwendigen hirnelektrischen Kraft und schließlich im harmlosesten Fall nur zum Abbruch der Therapie durch den Patienten.

Wenn der Therapeut z.B. sprachlich ungenau ist, an Glaubenssätzen arbeitet, dann aber nicht bemerkt, daß er einen Kategorienwechsel zur Bearbeitung fehlender Ressourcen vollzogen hat und nicht bemerkt, daß er

„zwei Herdplatten gleichzeitig auf Stufe drei geschaltet hat“. Dann ist das eine schlechte Arbeit und die ist bei der NLPPt ungerne gesehen. Die NLPPt plädiert für eine exakte, durchtrainierte und exakt benennbare Vorgehensweise.

3.2.8) Compliance herstellende Behandlungssprache

Letztlich haben alle Formate einen gleichen Aufbau: Um den Erfolg einer NLPPt-Behandlung, also um die morphologische Veränderung am „neuronalen System“ herzustellen, muß alle Energie auf das kritische Hirnareal, besser noch auf den kritischen Höhepunkt, also auf den einen schlimmsten Moment, utopisch formuliert auf ein einziges „quersitzendes“ Neuron, gelenkt werden. Das wäre der Idealfall: durchnummerierte Neuronen mit eingebautem elektrischen Impulsgeber, sozusagen mit einem Hirn-Neuronen-Schrittmacher. Durch die vom Therapeuten mehr oder weniger gründlich durchgeführte Exploration auf der Suche nach dem schlimmsten „neuronalen Moment“ entscheidet er letztlich drei Dinge: Erstens die Gründlichkeit seiner Neuronen-Sondierung, zweitens die Indikation für das anzuwendende Format sowie drittens die Herstellung der Compliance. Hinzu kommt die Verantwortung für die notwendigen Entscheidungen während der Operation, das meint hier „leaden“. Der Operateur kann für den Erfolg der Behandlung entscheidender sein und nicht der Patient.

Die Aspekte sind:

- **Ständige Überprüfung der Compliance**: Der Therapeut muß sich mittels Behandlungssprache ständig vom Zustand des Patienten und der Compliance überzeugen, sonst geht die Therapie daneben.

- **Therapeutensprache und Compliance**: Auch in der neueren Psychoanalyse gibt es keine vorgeschriebenen und dadurch vorgeschriebene Standard-Formulierungen. Man achtet zwar auf eine treffliche Sprache und darauf, welche unbewußten Botschaften/Beziehungsangebote in der Verwendung von

Sprache liegen, doch es bleibt dem Geschick des Psychoanalytikers überlassen, mit einer Deutung den richtigen Sinn zu treffen.

- **Randbedingung und Compliance:** Der Gebrauch der Sprache ist in der Psychoanalyse frei und kreisend, in der NLPPt eher eingeengter und gradliniger. Dies hat vielleicht auch damit zu tun, daß die Psychoanalyse einen zeitlich großen Rahmen von bis zu 320 Sitzungen mitbringt, während die NLPPt fast keine Patienten hat. Der psychoanalytische Therapeut hat also gar nicht den Zeitdruck, die sprachliche Leitung (wie dies in den Formaten der NLPPt vorgesehen) zu übernehmen. Der Analytiker glänzt eher durch schweigende denn durch redende Linguistik. Man kann sich fragen, ob der weite Therapierahmen von 320 Sitzungen dazu einlädt, daß die Patienten merkwürdigerweise oft auch erst um die 320-igste Sitzung - dann aber ganz plötzlich, gesunden.

- **Compliance-schaffender Umgang mit Patientenäußerungen**: In der NLPPt haben wir einen sehr präzisen Umgang mit der Patientensprache. So erzeugt die ständige Beibehaltung des Rapports beim Patienten ein Gefühl von Werthaltigkeit. In der Psychoanalyse ist der Begriff der „gleichschwebende Aufmerksamkeit“ zu finden. „Rapport“ und „Aufmerksamkeit“ ist jedoch nicht das Gleiche. Rapport füttert den Patienten, Aufmerksamkeit ist eine neutrale Suchhaltung nach relevanten Hinweisen.

In der Falldarstellung der Anna O. berichtet Freud die von der Patientin ausgesprochenen Sätze allem Anschein nach sehr exakt, wortwörtlich, konkret und VAKOG/SM-nah. Beim späten Freud scheint dies zugunsten einer immer mehr dominanten Theoriesprache nicht mehr der Fall gewesen zu sein.

Anders bei der NLPPt: Jedes Wort zählt, jedes Wort wird darauf geprüft, ob es im Direktzugang die entscheidenden Neuronen antriggern und neuronale Öffnungen herstellen kann oder nicht.

In der Vorbereitungsphase können wir Fragen an den Patienten stellen, in der laufenden Behandlung stellen wir keine Fragen mehr, sondern treiben den in Gang gekommenen Prozeß tranceanalog „leadend“ immer nur noch weiter nach vorne. Die Festlegung auf einen schlimmsten Moment zwingt uns zur genauen Sprachanalyse mit dem Patienten. Alles was vom Patienten verbal ausgesprochen wird, ist von Interesse für den Zugang zur neuronalen Schmerzstelle.

Hinzu kommt, daß jedes Wort seinen eigenen Bedeutungshof hat. Hierdurch können Deutungs- und Informationsfehler entstehen. Patienten bemerken diese Informationsfehler und mahnen jede Abweichung von ihrem Bedeutungshof direkt ab. Ein falsches Wort durch den Therapeuten und der Patient beharrt auf eine Richtigstellung der Linguistik:

Beispiel: Patientin: „Ich bin ungehalten über meinen Mann". Therapeut: „Wie stark ist denn Ihre Unzufriedenheit?" Patientin: „Nein, ich bin nicht unzufrieden, ich bin ungehalten über ihn und überlege, ob ich mich von ihm trennen sollte." Therapeut: „Sie sind ungehalten und überlegen, ob eine Trennung nicht doch das Beste wäre." Patientin: „Nein, ich überlege ob ich mich trennen sollte." Therapeut: „Sie überlegen, ob Sie sich trennen sollen." Patientin: „Nein." „Was dann?“ „Sollte, nicht soll.“ Was meinen Sie, wie anstrengend solch eine Patientin ist?

Es gibt Therapieschulen, die arbeiten mit geringfügig abgewandelter Linguistik (Gesprächspsychotherapie), andere mit einer deutenden Linguistik (Psychoanalyse) und wieder andere mit einer wortwörtlich nehmenden exakten Linguistik (NLPPt). In der NLPPt wird das gesprochene Wort exakt wiederholt. Dies deshalb, weil wir über das gesprochene Wort des Patienten - und zwar nur über das gesprochene Wort dieses Patienten, den Pfad des gesprochenen Wortes genau bis zum zuständigen Neuron zurückverfolgen und als ein Abkömmling der neuronalen Situation handhaben können. Und um nun den neuronalen Herkunftsort dieser Worte anzutriggern, wiederholen wir die Worte der Patienten wortwörtlich 1:1. Und nur, wenn man genau diese Worte nachspricht (1:1 pacen), so ist unsere Erfahrung, kommt es zu einer entsprechenden neuro-linguistischen State-Reaktion, die wir dann sofort mit VAKOG-Submodalitäten bearbeiten.

Das „L" in der NLPPt heißt: Radikales Akzeptieren des gesprochenen Wortes, Wort für Wort, wie eine 1:1-Zuordnung von Wort und Bedeutung, so wie man das in den Anfängen der Psychoanalyse von Freud kennt. Diese Grundhaltung ist im höchsten Maße positivistisch. Es gibt kein „dahinter“, sondern immer nur ein „darin“. Das Verlassen des von den Patienten gesprochenen Wortfadens wird sofort mit einem Aussetzen (Stolpern) des Prozesses beantwortet.

Nicht ausgesprochene linguistische Texte nennt man Gedanken. Wenn wir also mit bestimmten Gedankenschritten arbeiten, befinden wir uns im auditiven Kanal. Wir behandeln dann mit der Wirkkraft bestimmter Worte oder Gedankenschritte, die wir wegen ihrer durchdachten, festgelegten und beizubehaltenden R e i h e n f o l g e „Formate“ nennen. Diese sind vom Therapeuten wie vom Patienten laut oder imaginativ in tatsächlich ausgesprochener Weise nachzusprechen bzw. einzuhalten und genau so, wie es vom Format der Reihe nach vorgegeben ist, abzuarbeiten (vgl. Byron Katie, The Work).

Wir gehen davon aus, daß ein Patient im Idealfall unter einer geführten Anleitung durch exakte Wortfolgen in eine Stimulation und in ein Prozessieren von Hirnstrukturen kommt, was dann im Gehirn Neurotransmitter-Struktur-Veränderungen hervorrufen kann. Wenn ein Patient z.B. sagt: „Immer wenn ich den Satz ‚Vater ich habe dich lieb‘ ausspreche, muß ich weinen", dann ist es therapeutisch ein Fehler, diesen Satz auch nur im geringsten mit dem Satz „Vater ich hab dich gern“ abzuändern, denn mit dem zweiten Satz werden die falschen Synapsen angetriggert (Widerstand). „Ich habe dich lieb“ ist neurologisch etwas anderes als „Ich habe dich gern“. Der erste Satz e r z w i n g t die Tränen, der zweite Satz löst gar nichts aus, obwohl sie so nahe beieinander liegen.

NLPPt arbeitet immer mit dem neurologisch wirksamen, also mit dem „schlimmsten" Wort oder den „schlimmsten“ Satz. Je mehr wir den neurologisch geladenen Satz ansteuern und je mehr wir diesen Satz systematisch Prozessieren oder mit Submodalitäten bearbeiten, desto weniger läßt sich die Ladung des Satzes aufrechterhalten. Wenn die Tränen zurückgehen, ist die Neurotransmitter-Konstellation verändert.

Wir kennen alle das beschriebene Phänomen: Bei den richtigen Worten schießen uns die Tränen in die Augen. Werden die Worte wiederholt, können wir uns nicht vor den Tränen retten. Die „W o r t e e r z w i n g e n“ das Hochfahren der zugeordneten Nervenzellen und lösen damit eine Neurotransmitter-Reaktion aus, die wir mit bildgebenden Verfahren sichtbar machen können. Unabhängig von den bildgebenden Verfahren können wir aber bei den Patienten anhand der bei ihnen beobachtbaren physiologischen Reaktionen im Gesicht und am ganzen Körper erkennen, ob wir im schlimmsten neurologischen Moment arbeiten oder nicht.

Alles was nicht verbalisierbar ist (frühkindliche Erfahrungen) oder noch nicht verbalisiert ist, weil jede frische Wahrnehmung erst neurologisch für das Langzeitgedächtnis vorbereitet werden muß, ist psychoneurologisch nicht zugänglich bzw. nicht existent. Neuropsychotherapie hat deshalb u.a. das Ziel, a l l e s verbalisierbar und dadurch kontrollierbar zu machen.

3.2.9) Ein Fall von linguistischer Krebsbegleitbehandlung

Aus Datenschutzgründen unkenntlich gemachter Krebspatient, 45 Jahre, Darm-Krebs. Künstlicher Darmausgang. Z. n. OP. mit einer laut Auskunft der Ärzte geringeren Überlebens-Chance als 30 %. Laut Klinik bestand deshalb keine medizinische Indikation für Psychotherapie, - wenn doch dann nur als Sterbehilfe.

Psychotherapeutische Vorgehensweise: Patient legt sich auf eine Liege, ich sitze seitlich neben ihm und beginne:

„Stellen Sie sich zunächst vor, wo genau der Krebs im Körper verortet ist und wie er aussieht.“

Kleine angemessene Pause.

„Schließen Sie jetzt die Augen und halten Sie sie fest verschlossen, bis ich Ihnen etwas anderes sage. Hören Sie jetzt nur auf meine Stimme. Und Sie werden ganz ruhig. Und ich zähle von drei rückwärts bis eins und dabei werden Sie immer nur noch tiefer und tiefer in einen Ruhezustand gleiten, immer nur noch ruhiger und ruhiger und tiefer und tiefer. Und Sie vertrauen ganz und ganz meiner Stimme, und Sie werden ruhiger und ruhiger und tuen nur das, was ich Ihnen sage.“

Kleine Pause.

„Und während Sie noch meiner Stimme folgen, da ist die Zeit wie im Flug vergangenen und wir reisen in die Zukunft. Und wir sind jetzt schon im Jahr 2600 … und jetzt endlich im Jahre 3500 angekommen.

Alles ist anders, … die Medizin hat große Fortschritte gemacht, die Menschen werden im Durchschnitt ca. 300 Jahre alt. Krebs ist fast ausgestorben. Und wenn doch mal ein Fall mit Krebs-Erkrankung auftritt, dann ist diese Erkrankung meist durch eine leichte OP zu heilen,“

Kleine Pause.

„Ja, die Medizin hat sehr große Fortschritte gemacht. Man ist in der Lage Menschen zu klonen und die Körpergröße zu verändern.“

Kleine Pause.

„Und Sie? Sie sind jetzt im Jahr 3500. Sie sind zu Hause in Ihrer lichtdurchfluteten hellen modernen Wohnung und Sie machen sich fertig, denn heute haben Sie einen ambulanten OP-Termin zur Beseitigung Ihres Karzinoms.

Sie gehen jetzt los und nur wenige Minuten Fußweg und Sie sehen diese helle Klinik- Sie sind jetzt im Empfang und da kommt auch schon der

Professor im weißen Kittel auf Sie zu und führt Sie zur hell erleuchteten rundum verglasten OP-Kuppel.

Die OP wird völlig von außen kontrolliert und auf Monitoren aufgezeichnet, so daß man jederzeit eingreifen könnte, wenn etwas schief laufen würde. Der OP-Saal ist mit einem Krankenbett, einem Tisch mit einer Injektionsnadel sowie mit einer Edelstahl-Fußwanne ausgestattet, die an einer Stelle eine kleine wassergefüllten Vertiefung aufweist. Der Professor zeigt Ihnen alles. Er bittet Sie, sich in die Edelstahlwanne genau in die mit Wasser gefüllte Vertiefung zu stellen. Und während Ihnen der Professor noch alles Gute wünscht, schließt sich wie von Geisterhand die Türe zum OP-Raum.

Der Professor geht an die Schalttafel und steuert jetzt das Geschehen von dort aus. Und der Professor drückt auf einen grünen Knopf und Sie hören ein Geräusch: „Brum-Brum."

Nun bemerken Sie, wie sich neben Ihnen im Krankenbett ihr Klon bildet.

Jetzt drückt der Professor den roten Knopf. Es macht „PiP-PiP" und Sie bemerken, wie Sie kleiner und kleiner und noch kleiner und kleiner werden. Schließlich sind Sie so klein, daß Sie in die kleine mit Wasser gefüllte Vertiefung der Bodenwanne sanft und ganz wie alleine hinein rutschen. Jetzt sind Sie schon viel kleiner als der Wassertropfen, der Sie jetzt umgibt.

Jetzt öffnet der Professor die Türe zum OP-Raum, kommt herein, zieht mit der Injektions-Nadel den mit Ihnen angereicherten Wassertropfen auf und spritzt ihn am Handgelenk-Übergabe-Port des Klons in dessen Vene.

Direkt am Port finden Sie ein Boot mit allen nur denkbaren Werkzeugen und diversem Arbeitsmaterial."

Kleine Pause von ca. 8 Sekunden.

„Sie steigen ein und es beginnt eine Körperreise."

Pause von ca. 1 Minute.

„Es vergeht einige Zeit, aber dann hören Sie den Professor wie er sagt, Sie mögen bitte durch leichtes Anheben des Unterarms ein Zeichen geben, wenn Sie am Krebs angekommen sind.“

Pause, bis daß der Patient den Unterarm anhebt.

„Da halten Sie bitte an und schauen sich den Krebs ganz genau an. Wenn Sie genug gesehen haben, heben Sie wieder den Unterarm.“

Pause, bis daß Patient sich durch Anheben des Arms meldet.

„Und Sie wissen, daß Sie in Ihrem Boot alle nur denkbaren Werkzeuge und Werkstoffe vorfinden können, die Sie für den Kampf gegen den Krebs benötigen.

Beginnen Sie nun damit, den Krebs zu bearbeiten, ihn aufzulösen, zu zerstören oder sonst was zu tun, wonach Ihnen ist. Wenn Sie meinen, genug getan zu haben, heben Sie den Unterarm."

Pause, so lange, bis daß der Unterarm sich hebt. Dann hebt sich der Unterarm.

„Ich sehe an Ihrem Zeichen, daß Sie jetzt nicht weiter arbeiten möchten. Wenn dem so ist, machen Sie die Baustelle sauber. Im Boot ist genug Platz, den Müll zu entfernen. Wenn Sie die Aufräumarbeit beendet haben, geben Sie wieder das vereinbarte Zeichen und heben Sie den Unterarm.“

Pause, es vergeht eine unbestimmte Zeit, dann hebt sich vereinbarungsgemäß der Unterarm.

„Gut, dann sind Sie für hier und heute fertig mit der Arbeit. Prüfen Sie, ob Sie die Baustelle so verlassen können, ob Sie nichts zurückgelassen haben, auch kein Werkzeug.“

Kleine Pause.

„Nun, dann können Sie mit der Rückreise beginnen."

Kleine Pause.

„Nehmen Sie Abschied."

Kleine Pause.

„Besteigen Sie das Boot."

Kleine Pause.

„Und nun sind Sie mit dem Boot wieder auf der Rückreise und schauen sich noch einmal die Körperwelten an. Wenn dem so ist, heben Sie den Unterarm."

Der Unterarm hebt sich.

„Und nun bereiten Sie sich langsam auf das Ende der Reise vor."

Kleine Pause,

„Wir können Ihre Position auf unseren Monitoren genau verfolgen."

Kleine Pause.

„Und jetzt nähert sich Ihr Boot der Anlegestelle am Port. Der Professor hat die Abstände zum Port auf den Monitoren ständig im Blick."

Kleine Pause.

„Im richtigen Moment nimmt der Professor Sie mit Hilfe der Pipette aus dem Blutkreislauf des Klon's und setzt Sie wieder in der Kleinen Vertiefung des Fußbeckens aus."

Kleine Pause.

„Dann verläßt der Professor den OP-Raum, schließt die Türe, geht zum Überwachungstisch und drückt wieder den roten Knopf."

Kleine Pause.

„Sie hören wieder dieses „PipPip“. Und sofort spüren Sie, wie Sie wieder größer und größer werden, aus dem Tropfen heraustreten, bis Sie größenmäßig wieder ganz der Alte sind.“

Kleine Pause.

„Dann drückt der Professor wieder den grünen Knopf und Sie hören wieder dieses „Brum-Brum“-Geräusch. Und Sie bemerken, wie Ihr Klon neben Ihnen auf dem Bett bewegt und wie Sie sich gemeinsam in Ihrer Person ganz fest integriert, wie Ihr Klon plötzlich von jetzt auf gleich weg ist und Sie wieder ganz der Alte sind.“

„Das Glashaus öffnet sich, die Ärzte kommen auf Sie zu und der Professor will wissen, was Sie erlebt haben.“

– Ende der Behandlungsgeschichte -

Dem Patienten hat die Geschichte gut gefallen. Er habe sich wie in seinem Kinderbett gewähnt und Vater habe ihm wie immer eine Gute-Nacht-Geschichte vorgelesen.

Darüber hinaus habe er viel an seinem Bild vom Krebs gearbeitet. Er habe mit dem Presslufthammer große Krebsstücke heraus- und abgetrennt. Und er habe eine Säure über ihn gekippt. Der Krebs habe sehr gelitten.

Er habe sich auch in seinem „Aktivteil“ besonders gut gefühlt. Und zwar sehr gut, weil er noch von keinem Arzt oder Therapeuten gesagt bekommen habe, wie das denn ginge, innerlich „abzuschalten“ und „anzukämpfen“. Jetzt wisse er wie es klappen könne. Das ginge nicht, wenn der Therapeut „darüber rede“, sondern nur; wenn man eine imaginative „Erfahrung“ mit einer „Geschichte“ machen könne.

Wir haben die Körperreise mehrfach wiederholt. Der katamnestische Beobachtungszeitraum liegt bei jetzt 7 Monaten. In diesem Zeitraum ist der Patient noch nicht gestorben, er hält sich tapfer am Leben.

Der Erfolg hängt ab von der assoziativen Dichte zur Imagination. Die assoziative Dichte war in diesem Fall sehr hoch.

3.2.10) Wirkungskreis der „Geschichten"

Geschichten haben die Aufgabe, Zusammenhänge zwischen allem und jedem herzustellen. Um dies zu leisten, müssen die Geschichten in der Lage sein, die größten Widersprüche und Irrationalitäten „seelenlogisch" zu überbrücken. Und sie müssen in der Lage sein, eigenproduzierte Sackgassen in Sekundenschnelle irrational, aber seelenlogisch passend, umzuerzählen, ohne daß dies dem Geschichten-Erzähler oder dem Geschichten-Zuhörer auffällt.

Dies gelingt nur, wenn esin uns eine Art „Geschichten-Treiber" gibt, der auf „Teufel komm raus" ständig damit beschäftigt ist, in „allem und jedem" eine Geschichte sehen zu wollen.

Ein Beispiel: Ich sehe Peter und Johanna gemeinsam an der Bushaltestelle stehen. (Beobachtung mit VAKOG/SM). Das wird im beobachtenden Gehirn neuronal verarbeitet als „Aha, die sind zusammen ein Paar" (Deutung/Bewertung). Oder alternativ: „Peter steht da, um Johanna umzubringen" (Deutung als Verbindung zweier Beobachtungen). Alle Deutungen sind zurechtgemachte Mini-Geschichten, die ich glauben kann oder nicht. Man sollte jedoch in der Lage sein, sich von Fehldeutungen zu trennen.

Wozu dienen die Geschichten? Sie dienen der Erklärung für das Unerklärliche. Die meisten Menschen haben für jede Situation unbewußt vorbereitete Standard-Geschichten abgespeichert. Und damit hat man für jeden Unsinn eine Erklärung in der Tasche. Das ist so, seit es Menschen gibt. Für etwas mal keine Geschichte/Erklärung zu haben, das macht Angst - und es ist immer die Angst, die die Menschen hatten, bevor sie einen beruhigenden „Gott“ erfanden. Geschichten beruhigen, deshalb liest man sie den Kindern vor.

Solange die Geschichten beweglich bleiben, ist mit ihnen alles in Ordnung. Anders sieht das aus, wenn die Geschichten perseverieren, zur Unbeweglichkeit neigen und damit selbst zum psychotherapeutischen oder Pflegefall werden.

Die NLPPt-eigene Indikation für eine Psychotherapie ist gegeben, wenn das Erzählen und Umerzählen von Geschichten nicht mehr klappt. Aber nur wenn die Störung einen Schweregrad nicht überschreitet, kann eine Indikation für NLPPt gegeben sein. (siehe folgende Abbildung).

Verortung / Grad der Erkrankung	**Behandlung mit**
leichte Störung psychisches System	Geschichten Formate
mittelschwere/endogene Erkrankung neuronales System „gesunde Kranke“ / „kranke Kranke“	starke Geschichten starke Formate
schwere/exogene Erkrankung neuronales System / kranke Kranke	Medizin

Man sieht, daß Psychotherapie nicht bei allen Erkrankungen angesagt ist. Stellt sich die Frage: Wie handhabt man das „Geschichten-Format“?

Die „Macht der Bilder“ ist allseits bekannt. Die Macht der Bilder in einer Bewegung, was man dann Film nennt, ist noch wesentlich mächtiger.

Gemeinhin wird das Wort „Geschichte“ als „Bilderfolge“ verstanden, weniger jedoch als eine zeitgleich mitlaufende auditive Sinngestalt. Wenn man Bilder und Ton zusammen schaltet, hat man unseren „Geschichten“- Begriff.

Eine „Geschichte“ ist ein Saug-Magnet. Kaum sehen wir eine Werbung im Fernsehen, schon saugt uns die Geschichte an und schon sitzen wir vor dem Fernsehen oder Internet. Wir können mit der Fernbedienung alle 100 Fernsehkanäle durchzappen, das ist dann so als seien wir gleichzeitig in 100 Geschichten assoziiert. Es gibt Menschen, die haben Angst, eine Sendung einer SOAP zu verpassen. Solange sich dadurch niemand belästigt ist, dann ist alles in Ordnung. Frage: Wenn der Kranke jedoch leidet und da heraus kommen will, wie kann ich „Geschichten“ zur Therapie einsetzen? Da gibt es mehrere Möglichkeiten:

- Die Struktur der Geschichte muß so konstruiert und personifiziert auf den Patienten zugeschnitten sein, daß die Struktur der Geschichte mit der Struktur der Erkrankung weitgehend auf das Strukturproblem paßt oder identisch ist.
- Die Geschichte muß so konstruiert sein, daß sie dem Patienten einen aktiven Handlungsteil zuweist.
- Die Geschichte sollte der Seelenlogik des Patienten entsprechen.
- Die Geschichte sollte die Kehrseiten der neurotischen Festlegungen methodisch herausstellen.

Eine Geschichte muß nicht wahr sein, ja, sie kann nie wahr sein, sie muß nur wirken. Man sollte wissen, daß die Behandlung mit nur einer Geschichte in der Wirkung begrenzt ist. Eine Geschichte ist dann wirksam, wenn sie eine „Konstruktionserfahrung“ (Salber) auslöst. Was ist eine Konstruktionserfahrung? Eine Konstruktionserfahrung ist das „AHA“-Erlebnis des Erkennens: „Das in der Geschichte, das bin ja ich!“

Beispiel: Patien leidet darunter, zum Geburtstag nicht von allen Freunden beschenkt zu werden, wohingegen der Patient seine Freunde immer beschenke. Deutung: „Menschen sind nicht gleich, sondern alle sind anders.“ Wirkung auf den Patienten: keine. Wiederholtes Weinen. Dann ein Jahr später: „Jetzt weiß ich warum die mir nichts schenken: Die sind anders als ich. Das wußte ich nicht. Warum sagt mir das keiner gesagt?“ „Doch, das habe ich Ihnen gesagt.“ „Da kann ich mich nicht dran erinnern.“

Geschichten sind besonders für die Arbeit mit leichten Diagnosen („Kultur-Neurotiker“) tauglich (indiziert). Doch dann dreht sich die Geschichte und verändert sich rückwirkend wie in „Change History“.

Zitat: (Schapp, a.a.O., S. 166): „Dies Sein in Geschichten erhält sich auch bei allen Änderungen der Auffassung. Es gehört zur Geschichte, daß die Berichtigungen, die in ihr vorkommen, gleichsam rückwirkende Kraft haben, bis sie vielleicht wiederum durch andere neue Berichtigungen abgelöst werden.“ „Rückwirkende Kraft“? Wer hätte das gedacht, solch einen Gedanken außerhalb der NLPPt?

„Das Sein erhält sich in Geschichten“, heißt es. Und was ist das „Sein“ anderes, als das „psychische Sein“. Und das „psychische Sein“ lebt (erhält sich) in den Geschichten.

Die Geschichten ziehen uns in ihren Bann. Sie lauern im Fernsehen, im Internet, in der Werbung, ja überall auf uns. Und wenn wir dieser Kraft der uns besitzenden Geschichten unterliegen, dann sind die vernetzten Geschichten zu den Herrschern der Welt geworden. Das Herrrschaftswissen besteht im Wissen um den Gestalt-Schließungs-Willen der Geschichten. In der Gewißheit, daß jeder der nur eine Geschichte bei sich zuläßt, unbedingt das Ende der Geschichte wissen möchte. Dieser Wunsch ist so stark, daß man darüber alles Andere liegen läßt.

Es ist sehr schwer, das Gestalt- Schließungsbedürfnis mit Geschichten lösen zu wollen. Nützlicher ist die Technik der paradoxen Übersteigerung.

Schwerere Störungen müssen mit prozessierfähigen Formaten behandelt werden.

3.3) Das „P" in der NLPPt

Das „P“ kommt aus dem P von NLP. Somit heißt, „P“ „Programmieren.“

Hier geht es um das „Programmieren“. Programme reduzieren die Komplexität der vielfältigen Möglichkeiten und halten für geplante Handlungs-Abfolgen eine ZIP-Datei zur automatischen Auslösung einer verfestigten und immer gleich ablaufenden Ereignis-Reihenfolge.

3.3.1) Programmieren ist Sache des Zufalls, Umprogrammieren ist Sache der Psychotherapie

Programmierungen sind Dauergeformtheiten des Erlebens und Verhaltens. Sie geschehen jeden Tag mehrfach durch uns und anderen Menschen - als Opfer oder Täter. Wir sind ständig alle dabei, uns gegenseitig dauerhaft zur Graugans mutieren zu lassen. Wenn die Graugans ihre Eier ausbrütet, geschieht es schon mal, daß ein Ei aus dem Nest rollt. Kein Problem: die Graugans setzt ihren Schabel als Werkzeug ein, streckt den Hals und rollt das Ei mit dem Schnabel wieder ins Nest. Zweite Versuchsreihe: das Ei rollt aus dem Nest, der Versuchsleiter nimmt das Ei blitzschnell aus dem Verkehr. Jetzt sieht die Gans das Ei nicht mehr und sie könnte die jetzt unsinnig gewordene Ei-Einrollbewegung unterlassen, doch das macht die Graugans nicht, sie ist programmiert von Natur aus - sie muß die Bewegung vollziehen. Das ist „Programmierung“.

Und das können wir noch nicht einmal abstellen oder unterbinden, denn unsere Erwachsenen-Kommunikation ist ohne Vor-Programmierung (Kindersprache) gar nicht möglich. Unser ganzer Erziehungsvorgang ist ein groß angelegter Versuch, feststehende Wörter, Sätze und Sprache so zu vernetzen, daß dadurch alle Akteure zuverlässig wiedererkennbar sind. Die Programmierungen sollen möglichst exakt ausgesprochen, aufgeschrieben, gespeichert und an unseren Zeitgenossen beobachtbar sein.

Dazu dient z.B. der im Auftrag der Hirn-Programmierung stehende Deutschunterricht - und nicht nur der, sondern unsere ganze Kultur strebt nach Konstanz und Festigkeit und ist ständig dabei, uns zu programmieren. Zugegebenermaßen ist das ein eher zufallsbedingtes wildes Programmieren, das aber ändert nichts am Grundvorgang – doch dies ist nebensächlich.

Und so laufen wir alle mit Programmen durch die Welt, und wir können dafür noch dankbar sein., sonst hätten wir den Weg bis zum erreichten Zustand niemals gemeistert. Programmieren ist eine Sache des Zufalls, Umprogrammieren dagegen eine schwierige Sache, nennt sich Psychotherapie und kostet Geld.

Der Vorteil einer neuronalen Dauergeformtheit besteht darin, daß die Komplexität neuronaler Vernetzung auf bevorzugte schnellere und daher auch erfolgreichere Verhaltensweisen reduziert wird. Programme sind Sinn-Formeln zur Reduktion von sozialer Komplexität.

In der Computerwelt versteht man unter „Programmierung“ die Festlegung von Funktionsweisen und die Abfolgen einzelner Teilschritte eines nach Initialisierung autonom handelnden Organismus.

Diese Definition übertragen wir auf Programmierungen, die im Gehirn stattfinden. Diese Festlegungen stellen Dauergeformtheiten dar. Der Vorgang des „Programmierens“ meint das planmäßige Einbringen neuronaler Abläufe als Dauergeformtheiten (Prägungsgeschehen) in unser Gehirn. Durch die bewußte Herstellung verfestigter Verhaltensschemata (Programme) kommt es zu einer zeitsparenden Reduktion der Entscheidungskomplexität auf wenige Verhaltensalternativen.

Neben den gezielt herbeigeführten Programmierungen gibt es auch vorgeburtliche Programmierungen. Wie sonst könnten wir uns erklären, wieso ein Zicklein in den Alpen kurz nach der Geburt in steilsten Lagen sicher herumspringt, ohne abzustürzen?

Mit „therapeutischem Programmieren“ ist der Umstand gemeint, daß wir die neuronalen Vernetzungen und die sich bildenden Dauergeformtheiten nicht sich selbst überlassen wollen. Stattdessen üben wir gemeinsam mit den Patienten bestimmte Programmierschritte solange (Coaching) immer wieder aufs Neue ein, um sie im Not- oder Bedarfsfall (weil vorrätig programmiert) sehr schnell autonom ablaufen lassen zu können.

Mit der Geburt gibt es Lebensbereiche, die noch völlig ohne Programmierungen sind. In solchen Fällen muß es irgendwann zu einer neuronalen Erstbefüllung (Imprinting/Prägung) kommen. Soll eine vollzogene Prägung später wieder verändert werden, dann muß zunächst die Erstprägung neutralisiert werden. Danach kann dann ein Re-Imprinting (Neu-Prägung) stattfinden.

Beispiel eine meiner Kindheits-Programmierungen: Als Kind hörte ich irgendwann erstmals in meinem Leben ganz bewußt „Blasmusik“ (Erstprogrammieren) und sie gefiel mir auf Anhieb. Dann hörte ich erstmals bewußt die „Rolling Stones“ und ich spürte in mir den neuronalen Kampf: Raus mit der sich konservativ verharrenden Blasmusik und rein mit den Stones (Re-Imprinting). Nach längerem innerem Kampf gab die Blasmusik schließlich verständnisvoll nach. Spätestens ab jetzt war ich re-programmiert. Einmal entstanden tendieren die Programme dazu, sich konservativ verharrend zu verhalten und neue neuronale Programmierungen zu vermeiden (strukturelle Beharrungs-Macht des Faktischen).

Wenn wir so vom Programmieren reden, dann machen wir uns keine Gedanken darüber, ob in einer Programmierung nun inhaltliche oder prozessurale Anteile getrennt oder gemischt vorhanden sind - meistens sind sie gemischt vorhanden und/oder wir achten gar nicht auf diese Unterteilung.

Auch in der Psychoanalyse kommt so etwas wie „Programmierung“ vor - und zwar kann man in den von Freud beschriebenen „Entwicklungsphasen“ feststehende Schemata, sprich Programmierungen, sehen.

Die Entwicklung beginnt mit der Programmierung des „primären Narzissmus“. Als Programm verstanden handelt es sich um das „Eins-Sein“ in und mit der zu diesem Zeitpunkt noch friedlichen Welt. Die entsprechende Programmierung lautet „Verschmelzen oder Entwicklung“.

Die orale Programmierung bedeutet, daß die Programmierung darauf ausgerichtet ist, zwischen dem, was man dem Mund erfolgreich zuführen kann und dem, was man dem Mund nicht erfolgreich zuführen kann, unterscheiden zu können. Das zugehörige Programm lautet: „Lutschen oder Schreien“ bzw. „Vereinen und Trennen.“ Damit ist jedoch im Vorentwurf auf der nächsten Entwicklungsstufe aufmerksam gemacht: Das Kind teilt die Welt in eine „eßbare“ vs. „nicht „eßbare“ auf.

Als nächstes folgt die anale Programmierung: meint konkret, daß das „Häufchen“ zunehmend regelmäßig zur definierten Zeit am definierten Ort abzulegen ist. Auch hier geht es um das Muster „das Eine tun, das Andere lassen“ damit sich Sauberkeit, Pünktlichkeit und Ordnung herstellen können. Diese Phase steht für die Schaffung der Programmierung „Handeln und Ordnung“.

Die folgende Programmierung des Ödipalen macht die Unterscheidung zwischen „Können“ und „Versagen“, zwischen dem, was man „ist“ und dem, was man nicht „ist“ und wie die Geschichte zwischen Sieger und Verlierer weiter verläuft, deutlich. Die Programmierung lautet „Können und Sein“.

Narzisstisch, oral, anal, ödipal, das sind Programme, die sich in infantiler, adultomorpher oder je nach individueller Lebenssituation auch in anders gestalteten Geschichten ausdrücken. Dies sind Grundmuster/ Programmierungen mit universellem Geltungsanspruch.

Die Psychoanalyse spricht nicht von Programmen, sondern von Mustern - womit jedoch das Gleiche gemeint ist. Wenn es in der Psychoanalyse z.B. heißt, man regrediere auf das infantile Muster, dann ist mit „infantilem Muster“ die Einheit von Form und Inhalt gemeint. Für den Wechsel der Form kann beispielhaft die Rückentwicklung vom Sekundärprozeß zum Primärprozeß´ stehen. Auf der inhaltlichen Seite finden wir „Bindungs-Geschehen“ und Sauberkeits-Verhalten. Beide stehen in einem Spannungs-Tauschverhältnis zueinander. Regression der Inhalte bedeutet Mißerfolge in der Sauberkeitserziehung und weiterhin ein stärkeres Einfordern von umfangreicheren Bindungs-Vergewisserungen.

Halten wir fest: Programmieren hat etwas mit der Planung, Verfestigung und Veränderung neuronaler Schaltstrukturen zu tun.

Soweit zu den Alltags-Programmen.

3.3.2) Therapeutische Blindgänger an Bord: Meta-Programme

Programme sind Gramme (Linien) im Pro-Zustand (vorgeformter Bereitschafts-Zustand).

Und was ist mit „Meta-Programm“ gemeint? Weiß ich zunächst auch noch nicht. Irgendwie haben wir Respekt vor dem Wort „Meta“. Vielleicht sind dies Programme zur Programmierung geringwertiger oder hochwertiger Programme, oder auch „Programme über höherwertige Programme“? Also was soll das sein?

In der Literatur, so z.B. bei Landsiedel, ist man sich einig, daß es sich bei Meta-Programmen um Wahrnehmungsfilter handelt. Und was ist mit der Handlung (Handlungsfilter)?

Erster Versuch: „Programmierung“ und „Meta-Programm“ ähneln sich im Wortklang sehr stark. Die Ähnlichkeit im Wortklang der beiden Begriffe verleitet zu der Fehleinschätzung, beide hätten etwas miteinander zu tun. Dies ist - und das ist das Ergebnis der Recherche - nicht der Fall.

Zweiter Versuch: Landsiedel (a.a.O.) definiert wie folgt: „Meta-Programme sind … Strukturen und Muster unseres Verstandes, die unser Denken und Verhalten bestimmen.“ Aufgemerkt: „Personenspezifische Wahrnehmungsfilter“ lautet die zentrale Vermutung von Landsiedel. Aber klingt das denn nicht schon sehr personenbezogen - nach der guten alten „Eigenschafts- und Besoldungsliste“? Ich denke schon. Doch war es den NLPPt-lern nicht wichtig genug, die Meta-Programme im System der Theorie zu verankern.

Wenn man diese zu nichts führende Suche nach der Ableitung von „Meta-Programm“ einmal bei Seite schiebt und schaut sich die Meta-Programme einmal von ganz nah an, dann gewinnt man den Eindruck, daß der Begriff „Meta-Programm“ doch etwas hochtrabend ist. Die bekannten Meta-Programme sind im Wesentlichen nichts anderes als „operative Differentiale“.

Was nun also sind „Meta-Programme?“ Antwort: Während „Programme“ einfache funktionell autonome „neuronale Muster“ sind, ist ein „Meta-Programm“ die Bezeichnung für einen dauergeformten Persönlichkeits-Typ im Rahmen einer NLPPt - Diagnostik.

Achtung, hier bitte noch einmal genau lesen. Hier ist ein „Break“. Also noch einmal: eine „Hirn-Programmierung“ ist etwas anderes als die Auswertung und Einstufung eines neuen und im Rahmen einer Personalauslese zu beurteilenden neuen Mitarbeiters in eine Eigenschaftsliste - letzteres wird etwas unglücklich in der Wortwahl „Meta-Programm“ genannt.

Und was sind jetzt die Meta-Programme? Vielleicht handelt es sich um eine uns von der Natur vorgeburtlich mitgegebenen Haltung, Diese Haltung ist immer als ein Pol zu sehen, dem ein entgegengesetzter Pol immer entgegen steht, um probeweis auch besetzt zu werden. So bilden sich Polarisierungen heraus - z.B. „Hin-Zu“ und „Weg-Von“.

Bei näherem Hinsehen kann man die „Meta-Programme“ als eine moderne Art einer universeller Persönlichkeits- und Eigenschaftsliste sehen - nur daß es sich nicht mehr um jene Art von Liste handelt, wie sie in den 50-iger Jahren zur Personalauslese üblich waren und im Rahmen der damals an den Universitäten gelehrten und in Mode gekommenen Persönlichkeitskonzepts bekannt wurden. Danach sprach man von „Persönlichkeitsprofil" und „Arbeitsplatzprofil", die zueinander passen sollten. Der Einsatz der Meta-Programme in der Psychotherapie beschränkt sich auf die Fälle, in denen man dem Paar gute Sprachschulung zumuten möchte, weil ein Großteil der Konflikte auf reine Kommunikations-Ungenauigkeiten rückführbar sind.

Schauen wir uns einige Meta-Programme als Beispiele an:

Das Metaprogramm „Global – Detail" fand sich früher als Eigenschaftspaar „ganzheitlicher - elementarsten" Persönlichkeitstyp wieder. Beruflich dienten solche Einschätzungen bei Planstellenbesetzungen der Entscheidungsfindung. War es eine Stelle, die eine Überblicksneigung verlangte, nahm man den ganzheitlichen Bewerber und suchte man einen Buchhalter, dann hätte man den elementarsten eingestellt.

Das Metaprogramm „Optional – Prozedural" fand sich unter dem Eigenschaftspaar „frei" – „zwanghaft" wieder.

Das Metaprogramm „Internal – External" findet sich unter dem Eigenschaftspaar „Selbsteinschätzung – Fremdeinschätzung" wieder.

Das Wissen um die „Meta-Programme" ist für die Mitarbeiterauswahl sehr hilfreich. Dagegen ist dieses Format für psychotherapeutische Zwecke eher unbedeutend. Es ist zwar nicht auszuschließen, daß diese Einschätzung im Einzelfall widerlegt wird, das ändert aber nichts an der Einschätzung der therapeutischen Wirk-Stärke.

Leider handelt es sich bei diesem Format um ein eher selten genutztes randläufiges Format. Es ist mit nur einem schwachen Wirkagens ausgestattet. (Anm. „Wirkagens": Wirk-Agens: Wer oder was macht die Wirkung?)

In der Literatur wird wichtig betont, daß es sich bei den „Meta-Programmen" um die - auf C.G. Jung zurückgehende - „Typenlehre" handelt.

In dem Begriff „Typenlehre“ findet sich eine verborgene Verbindung zur guten alten Eigenschaftsliste: Typologien sind verdichtete Eigenschaftslisten. Der Begriff des „Typus“ bedeutet so viel wie „Form“, „Figur“, „Ausprägung“, nicht jedoch „Entwicklung“, „Umbildung“ und „Auflösung“. Jede Typenlehre hat das theoretische und bis heute nicht gelöste Problem, „Entwicklung“ nicht logifiziert weiterdenken zu können, weil der Begriff des Typus in eine Sackgasse führt. Damit sind die Eigenschaftslisten sowie die *Programmierlisten* obsolet. Man beschreibt einen Typus, marschiert damit in eine Sackgasse und das wars. Was fehlt, das ist eine weiterführende Konstruktion, auf die der Begriff des Typus nicht ausgelegt ist.

Dieser Sackgassencharakter der Meta-Programme dürfte der Grund sein, warum sie in der therapeutischen Arbeit ehr ein nicht beachtetes Schattendasein führt.

3.3.3) Parallelen zwischen dem Programmieren eines PC und dem Umprogrammieren des Gehirns

Um klar zu machen, wie die NLPPt arbeitet, hier ein provozierendes aber klarstellendes Statement: Wir vergleichen das menschliche Gehirn mit einem Computer. Jetzt schreien viele auf: „Das kann man doch nicht machen! Der Mensch ist doch kein PC! Was ist das nur für ein menschenfeindliches, herzloses Menschenbild.“ Hier könnten wir vor der Ethik einknicken und die Wirkungs- und Ursachenforschung der NLPPt wäre an dieser Stelle am Ende.

Doch wir bleiben trotz aller Anfeindungen bei unserer Sichtweise: Die NLPPt geht so vor, als sei das Gehirn ein Computer.

Wesentlicher Teil eines Computers ist das Vorhandensein einer Festplatte (Gedächtnis), eines Arbeitsspeichers (Bewußtsein), eines Monitors (hochgefahrenes inneres Vorstellungsbild) und eine Eingabetastatur.

Auf unserer NLPPt-Festplatte (Gedächtnis) gibt es theoretisch so viele Ordner, wie es programmierbare Wahrnehmungs-Einheiten gibt. In jedem unserer NLPPt-Ordner befinden sich exakt fünf neuronale VAKOG/SM-Dateien und zusätzlich eine psychische „Geschichtendatei“. Die Summe aller VAKOG/SM-Dateien bildet das „neuronale System“.

Die Geschichtendatei ist identisch mit dem „psychischen System“, bildet das „psychische System“ ab. Das „neuronale System“ und das „Geschichten-system“ bilden zusammen das „Neuro-Psychische System“ bzw. das Neuro-Linguistische System.

Das „Neuro-Psychische System“ hat zwei Aufgaben: Die erste Aufgabe besteht darin, einen „Input“ (Schritt 1) in das Wahrnehmungssystem mit einer (Schritt 2) irrationalen, seelenlogisch aber passenden Geschichte zu versehen, die als Türöffner (Schritt 3) für den Einlaß in das neuronale System dienen könnte. Logische Geschichten sind als Türöffner für das neuronale System eher ungeeignet.

Eine weitere Aufgabe des Neuro-Psychischen Systems besteht darin, Entscheidungen, Handlungsaufträge und „Outputs“ des „neuronalen Systems“ zur verbesserten Abführmöglichkeit mit psychischen Geschichten zu versehen,

Das „neuronale System“ hat die Aufgabe, den „Input“ auf seine operative Synchronität hin zu prüfen, passenden „Input“ zuzulassen oder aber wegen operativer Unverträglichkeit über das Psychische System wieder auszuscheiden.

Der Ort des Psychischen liegt in den Geschichten - nicht aber im Neuronalen. So wie es in der Pharmazie für Medikamente einen Wirkstoff und eine Trägersubstanz gibt, ist die „Geschichte“ die Trägersubstanz des Psychischen wie folgt:

Der PC-analoge Aufbau des neuro-psychischen Gesamtsystems ist wie folgt:

Neuronales System bestehend aus:

- Datei 1: eine neuronale V-Datei.
- Datei 2: eine neuronale A-Datei.
- Datei 3: eine neuronale K-Datei.
- Datei 4: eine neuronale O-Datei.
- Datei 5: eine neuronale G-Datei.

Psychisches System: bestehend aus:

- Datei 6: eine „Psyche/Geschichtendatei“ als Träger der Psyche

Durch Aufruf eines Ordner-Namens öffnet sich dieser Ordner und es werden die in ihm enthaltenen fünf VAKOG/SM-Dateien sowie die Geschichtendatei (Treiber-Datei) sichtbar, die dann zur Bearbeitung nach Belieben in den Arbeitsspeicher geladen werden kann.

Der eigentliche Veränderungs-Prozess einer Datei erfolgt mittels Anwendung von Programmier-, Prozessier- und Lösch-Techniken.

Programmiertechniken: Submodalitäten-Arbeit und Zerdehnung des schlimmsten Augenblicks.

Wir bleiben bei unserer methodisch-perspektivischen Sichtweise, das Gehirn mit einem PC zu vergleichen.

Daß wir das Gehirn wie einen PC sehen, hat auch damit zu tun, daß das menschliche Gehirn in der Lage war / ist, überhaupt einen PC zu entwickeln. Das Gehirn kann ja nur etwas entwickeln, dessen Struktur ihm selbst immanent bekannt ist. Nur weil das Gehirn ein Kurzzeit- und ein Langzeitgedächtnis hat, konnte es den Arbeitsspeicher und die Festplatte überhaupt erst denken und dann nach diesem gedachten Vorbild überhaupt erst konstruieren. Schon Marx sagte in den „Manuskripten, daß ein neues Produkt erst produziert und vergegenständlicht werden kann, wenn es vorher als innere Vorstellung im Kopf des Arbeiters entworfen wurde.

Im Umkehrschluß läßt sich daraus folgern, daß das Gehirn sich und seine Bauweise unbewußt projektiv in der Bauweise eines PC ab- und nachgebildet hat, also selbst so wie ein PC aufgebaut ist - und ihn deshalb auch nur so konstruieren konnte.

In der Therapie geht die NLPPt tatsächlich so vor, als hätten wir statt eines Patienten einen defekten PC vor uns. Wir stellen uns damit die artifizielle Situation her, die uns vor einem Beziehungsgeflecht (Übertragung/ Gegenübertragung) schützt.

Beispiel: Wir greifen uns einen Ordner von der Festplatte heraus, der mit „Angst-Entwicklung" beschriftet ist. Je nachdem, ob ich prozesshaft oder ob ich auch inhaltlich arbeiten möchte, lasse ich mir die Angstszene inhaltlich oder prozessual auf dem Arbeitsspeicher anzeigen.

Dann lege ich noch die sechste Datei, eine Angst-Geschichten-Datei, auf. Wir öffnen den Angst-Ordner und haben jetzt, wie zu erwarten war, fünf VAKOG/SM-Dateien und noch die Geschichten-Datei vor uns. Die fünf Dateien beinhalten die fünf Elemente (V und A und K und O und G) der Angst, die zusammen genommen die erlebte Angst ausmachen. Jetzt kann entschieden werden, mit welchem dieser fünf Elemente als erstes gearbeitet werden soll. Sagen wir, ich will zunächst die Datei V bearbeiten. Ich klicke V an und es öffnet sich eine große Auswahl von V-Submodalitäten (groß, klein, bunt, schwarz-weiß, als Standbild oder als Film usw.) sowie einer Beschwerdeskala von 0 bis 10. Das Störungsbild wird nun größer, kleiner, bunt, schwarz-weiß, zum Standbild oder zur Film-Szene usw. gemacht.

Bei jeder dieser Schrittfolgen fragen wir nach Veränderungen des aus der Psychodiagnostik stammenden Beschwerdewertes „SUD“ (Subjective Units of Disturbance -Werte von 1 bis 10). Der Beschwerdewert kann sich in Folge der Bearbeitung mit Submodalitäten entweder verbessert oder verschlechtert haben oder ist gleichgeblieben.

Danach wird die so bearbeitete V-Datei samt neuem Beschwerdewert auf der Festplatte gesichert. So wie diesen Angst-Ordner und dessen Bearbeitung, so können wir alle Submodalitäten-Skalen aller VAKOG/SM-Dateien auf den niedrigsten zu erzielenden Beschwerdewert herunter arbeiten. („Wenn Sie das Bild kleiner machen, verändert sich da die Angst oder bleibt sie gleich? Und wenn Sie es größer machen, verändert sich dann die Angst oder bleibt sie gleich?“ usw.) Bei der Zusammenfügung aller VAKOG/SM-Dateien ergibt sich ein neuer mathematisch-physikalisch-biochemischer „Angst-Mittelwert“.

Gibt es neben der behandelten Angst weitere Angstherde, dann wiederholt sich der Vorgang wie folgt: Wir lassen uns diese Szenen der Angst in einer Angst-Landkarte beschreiben und legen jede einzelne Szene in je einen neuen Ordner ab. Dann werden die Ordner in eine Reihe gestellt und durchnummeriert. Jetzt nehmen wir uns die durchnummerierten Szenen der Reihe nach vor und wir legen für jede Szene / Ordner jeweils wieder fünf Dateien an, nämlich eine V-Datei, eine A-Datei, eine K-Datei, eine O-Datei und eine G-Datei - sprich fünf VAKOG/SM Dateien. Die fünf VAKOG/SM-Dateien werden mit VAKOG/SM beschriftet, und es kommt zu einem „Ausleuchten" der „Angst".

Erster Durchlauf; „Was siehst, hörst, fühlst, riechst und schmeckst du?“ Zweiter Durchlauf: „Sehe, was zu sehen ist, höre, was zu hören ist…“, in Form einer kunstanalogen und gleichzeitig seelenphysikalischen Veränderungsarbeit, wieder mit Hilfe der Submodalitäten.

In Folge dieser „Zerdehnung" und „Fokussierung“ der einzelnen Szenen/Augenblicke muß es fast zwangsläufig zu einer Veränderung im neuronalen Substrat der VAKOG/SM-Dateien kommen. Diese Veränderung kann durch Fixierung (Ankern) zu einer re-programmierten Datei auf der Festplatte werden.

Beispiel: Ein Unfallopfer lebt seit dem Unfall in einem „Angst-State“. Wodurch ist die Angst entstanden? Durch Bilder, Geräusche, Körperempfindungen, ggf. auch Gerüche und Geschmackseindrücke, also das

VAKOG/SM vom Unfallgeschehen. Aber es ist nicht VAKOG/SM, sondern es sind die jeweiligen Submodalitäten von VAKOG/SM, die sich im Unfallmoment auf der neurologischen Ebene der Submodalitäten morphologisch verschoben haben könnten und nach dem Unfall nicht mehr zu 100% in ihre ursprüngliche Ausgangsposition zurückgesprungen sind.

Man kann davon ausgehen, daß durch den Unfall einige neuronale Verbindungen morphologisch beschädigt und andere abgerissen sind. Es müssen neue Verbindungen geschaltet werden (vgl. Kandel). Und zu welchem therapeutischen Vorgehen entschließen wir uns? Nun, wir fordern die Patienten auf, die Augen zu schließen, sich in den Unfall hinein zu imaginieren (einzubilden, zum Bild werden lassen) und die Bilder, die Geräusche und die Körperempfindungen auf die gegebenen Ist-Stände (ihre „Ein-Stellungs-Stärke" auf einer 10-teiligen Skala) abzugreifen, um diese dann durch Submodalitätenarbeit auf die Wunschwerte hin zu verändern. Dann „Augen auf", und was ist jetzt? „Die Angst ist gefühlt zu x Prozent geringer als vorher - oder ist um y Prozent stärker oder ist gleichgeblieben."

Ein Eigenschaftsmodell, ein Triebmodell oder ein Vererbungsmodell kann diese Veränderungsarbeit nicht leisten, weil die Denkansätze dies vom Grunde her nicht hergeben. Die drei beispielhaft genannten älteren Modelle suggerieren Nichtveränderbarkeit. Erst der Denkansatz „programmieren" macht das Denken in Veränderungen möglich. Denn was sich programmieren läßt, das läßt sich halt auch umprogrammieren.

Hier wird deutlich, wie entscheidend eine Begriffswahl in Hinblick auf das weitere Handeln sein kann. Spreche ich von „Programmieren", dann steckt darin ein entwicklungsfreudiger Handlungsimpuls, rede ich von Eigenschaften oder Trieben, folgt daraus ein entwicklungspessimistischer resignativer Handlungsimpuls. Die NLPPt steht grundsätzlich auf der humanistisch-handlungsoptimistischen Seite.

3.3.4) Struktur-Umprogrammierungs-Formate

Ein Prototyp ist eine in Hinblick auf ein „Etwas“ bewußt vorgenommene idealtypische Betrachtungsweise, also eine Konstruktion. Diese prototypisch-idealtypische Betrachtung hat ihren Wert in der Ausbildung eines Vorbildes oder eines Maßstabes für alle weiteren Nachkömmlinge.

Prototypisches Programmieren ist ein Programmieren, bei dem es um das Testen von neuen, starken, evidenten, durchsichtigen und Einblick in die Wirkungsweise der psychoneuronalen Vorgänge versprechenden Formate geht. Wo finden wir diese Formate?

Es gibt wahrscheinlich noch eine Unmenge von hochwirksamen Formaten, die ihrer Entdeckung harren - wenn sie nur endlich entdeckt würden. Eine theoretische Suchmaschine zum Auffinden von Formaten bildet der dreidimensionale Raum-Körper bestehend aus den Achsen von DLSM, Meta und Timeline.

Schauen wir zunächst, was wir schon im Köcher haben. Da gibt es ca. 30 therapeutisch unterschiedlich einsetzbare „Formate“. Inwieweit diese Formate prototypisch aufzurüsten sind, müßte ausprobiert werden. Einige Formate sind (mit SUD gemessen) wirkschwach, andere sind wirkstark - beides nicht verläßlich. Wie man mir einmal sagte: „So ist das Leben, Herr General. Es ist zum Kotzen, die ganze Front steht schief.“

Wir haben zurzeit nicht sehr viele Formate, die programmieren. Bisher werden an dieser Stelle lediglich das Format der „Zielarbeit“, des „Future Pace“ (Zukunftsreise, Heldenreise, Körperreise), des „Swish“ (verlockendes Zielbild), Trance (Hypnose), die Mentor-Technik, das „Ankern“ und das Format der „Core-Transformation“ genannt.

Den genannten Formaten ist eigen, im Gegensatz zu psychotherapeutischen Lösungs-, Bewegungs- und Lockerungs-Formaten wirkliche Programmierungen, also keine Wege zu Struktur-Veränderungen, sondern zu Struktur-Festlegungen anbieten zu können.

3.3.5) „Hineingehen und Aushalten“ als „Ur-Format“

Fallbeispiel: Ich erinnere mich an eine angehende Practitionerin DVNLP, die mit ihrem Ehemann beim Autofahren Todesangst ausschwitzte - besonders wenn sie neben ihrem autofahrenden Mann auf dem Beifahrersitz habe sitzen müssen. Nach den genannten Ereignissen hatte Sie bereits eine Phobie entwickelt, welche die Familie sehr beeinträchtigte.

Die Bearbeitung fand im Rahmen einer Ausbildung als Timeline-Demonstration mit der Ausbildungsgruppe statt und dauerte vier Stunden. Im Ergebnis bekam ich am nächsten Tag, eine Woche später, noch einmal nach einem und dann nach fünf Monaten von der Patientin eine positivste Rückmeldung. Dies wiederholte sich noch einmal ein Jahr später, so daß ich davon ausgehen kann, daß es sich nicht um eine Gefälligkeitsäußerung handelt. Die Angstsymptomatik blieb, wie bereits auf der Timeline erzielt, weiter verschwunden. Alle Gruppenmitglieder waren überrascht, doch niemand hatte eine Erklärung für diesen Heilerfolg. Man mutmaßte, es habe an der langen Durchführungsdauer gelegen, doch das erschien der Gruppe als Erklärung zu wenig.

Vier Stunden Therapie am Stück ist unüblich, weil dies zu anstrengend ist. Diese lange Dauer war so auch nicht gewollt. Zu der zeitlichen Ausdehnung kam es nur deshalb, weil der gesamte Kurs sich als Therapeut mit verschiedenen „Teilen“ (Teilearbeit) verstand, welcher der über die gesamte Dauer „aufgestellten“ Patientin therapeutische Aufträge zur inneren und äußeren Erledigung auferlegte, worüber die Patientin dann mit weiterhin geschlossenen Augen aus ihrem assoziierten Zustand heraus berichtete, arbeitete und danach der Gruppe von ihrem Erleben berichtete. Dabei wurde sie, wenn dies zum Ablauf notwendig war, von einer Hilfsperson auf die Timeline geführt, um dann, so wie es sich ergeben hatte, im Raum bei weiterhin geschlossenen Augen stehenblieb - und so auf neue Aufträge wartete. Diese Aufträge entstanden innerhalb der Ausbildungsgruppe durch Diskussion (z.B.: EMDR Zwischenständen, Zielbilder imaginieren, aktualisierte SUD-Abfrage usw.).

Durch den Wechsel zwischen „Arbeit in den Kleingruppen“ und „Arbeit mit und an der Patientin“ entstand für die Patientin ein Rhythmus von „Arbeit mit dem Plenum“ und „Stille Phasen“. Die Patientin blieb über alle Phasen hinweg aufgestellt im Raum (Verortungspunkte) stehen. In den sogenannten „Pausen“, die gar keine Pausen waren, hatte die Patientin die Aufgabe, im schlimmsten Moment zu verharren, ihre Sinne zu vakogisieren und den Stopp-Punkt als den höchsten Punkt der „Zerdehnung des Augenblicks“ zu begreifen. Insgesamt war die Patientin so mindestens fünfmal ca. 10 Minuten, also insgesamt gut eine Stunde mit dem Verharren im schlimmsten Moment beschäftigt.

Das Ganze lief unter dem Stichwort „Experiment“. Der Protagonistin wurde das Angebot gemacht, jederzeit abbrechen und sitzen zu dürfen. Sie machte keinen Gebrauch davon. Nach vier Stunden konnte für alle die Arbeitsverfassung mit der Pausenverfassung gewechselt werden. Die Patientin erklärte, ihr gehe es gut. Ob die Fahrangst noch vorhanden sei, das könne sie nicht sagen. Sie selbst beschrieb ihr Erleben so, sie sei immer wieder im Stehen in Trance verfallen oder mit matschigem Gefühl im Kopf (Honig im Kopf) dem Umfallen sehr nahe gewesen. Am gleichen Abend bekam ich die schon referierte Nachricht, sie sei trotz Schnee angstfrei nach Hause gefahren.

Eine Überprüfung meiner „Fälle“ ergab, daß es sich bei den erfolgreichen Therapien in der Mehrheit um Patienten handelte, die der therapeutischen Aufforderung nach einem Erzählstopp anweisungsgemäß in dem Belastungsdruck (SUD-Wert) zu verbleiben und den Zustand einfach auszuhalten.

Nach der Entdeckung der Bedeutung der „Verlangsamung“ fiel mir zunächst noch einmal „The Work“ (Byron Katie) mit den therapeutisch eingesetzten Nachdenk-, Zerdehnungs- und Verlangsamungs-Phasen ein - aber auch alle anderen Formate, die Trance- und Verlangsamungsphasen in ihre Formate eingeplant haben - und das sind fast alle. Kann es sein, daß das „therapeutische Verharren“, das „Hineingehen“ und „Verschleppen“ so etwas wie ein „U R-F O R M A T“ der Störungsbeseitigung beinhaltet?

Frage: Was kann ich an den Formaten alles weglassen, ohne daß sich die Formate selbst auflösen? Antwort: Ich kann alles weglassen (Substraktions-Technik / Tannenbaum-Verfahren) nur nicht die „Verlangsamung“ und folgerichtig wahrscheinlich auch die „Beschleunigung“. Ohne diese beiden wäre Stillstand. Das was dabei übrig bleibt, nämlich das Zerdehnende, das gehört zwar zum Kern des theoretischen „U R- F O R M A T S“, doch ist das Format damit noch nicht hinreichend beschrieben. Das zu behandelnde Etwas (z.B. der „Schlimmste Moment“), an dem der Patient arbeiten soll/muß/will – muß natürlich noch festgelegt werden. Und jetzt?

Es heißt also nach der „Substraktionstechnik“ nicht mehr „Was kann ich weglassen?“, sondern nach der „Additions-Technik“: „Wovon muss mehr hinein?“ Jetzt nur nicht versuchen, die Frage mit dem Verstand zu lösen. Stattdessen in die Erfahrung hineingehen, steigern und extremisieren.

Ur-Format-Anleitung: „Denken Sie an Ihr Leiden und zerdehnen Sie den schlimmsten Moment. Wir stellen die Zerdehnung her, indem Sie jetzt zerdehnen … und Sie zerdehnen und zerdehnen, und jetzt zerdehnen wir schon fünf Minuten, …, bis es nicht mehr geht … und aus“ … oder Patient bricht ab. Und was liegt hier näher als einfach fortzufahren: Wir gehen in den „schlimmsten Augenblick“ in die vorbereitete „Zerdehnung“, zerdehnen den schlimmsten Moment einfach immer weiter, bis daß der „schlimmste Moment“ beginnt sich aufzulösen, ja sich aufzulösen. Den meisten fehlt einfach die komplette Erinnerung.

Wir können das ganze Procedere auch mit der „Beschleunigung“ machen. Wir beschleunigen immer weiter, seien es nun Bilder, Sätze, Körperstates oder Sonstiges,

Was passiert dem Patienten, bis sich das so „Gegrillte“ aufzulösen beginnt?

Dieses Phänomen der „Auflösung für Bilder“ ist oben schon beschrieben. Jetzt passiert das Gleiche im auditiven Bereich: wenn man sich ganz intensiv in ein Wort hineindenkt und immer nur noch intensiver daran denkt, dann macht man eine Erfahrung, daß man nämlich zu irgendeinem Zeitpunkt Schwierigkeiten bekommt, das experimentale Wort überhaupt noch hochladen zu können - weil es sich nämlich für einige Minuten geradezu aufgelöst hat. Der Zugriff auf dieses Wort ist temporär gestört. Man kann verallgemeinern: Die „Zerdehnung“ eines Zustandes löst denselben auf.

3.3.6) Operations- und Standardvorgehensweise / Standardprotokoll

Das Grund-Format hat einen Prozesscharakter und eine schnittige Grundstruktur, die man als Standardvorgehensweise bezeichnen kann. Diese Standardvorgehensweise kann man zu einem die Operationen begleitenden Standardprotokoll zusammenfassen. Diese Standardprotokolle dienen der Normierung und Dokumentation unserer OPs im Rahmen eines Qualitäts-Managements.

So würde aus dem QM-Zwang für jede unserer psychoneuronalen Operationen (also letztlich für jedes Format) ein Standardprotokoll entwickelt werden, wie es z.B. im EMDR bereits üblich ist. Das Standardprotokoll würde dann Bestandteil des Qualitätsmanagements sein. Das hätte möglichen Kostenträgern gegenüber den Vorteil, belastbare Zustandsmessungen im Sinne eines Nachweises von Therapie-Erfolgen vorlegen zu können.

Kommen wir nun zum Ablauf der Operation, also zum Grund-Format der Operation, das gleichzeitig im (noch zu entwerfenden) Standardprotokoll dokumentiert werden muß.

Das Grund-Format der Veränderung lautet wie folgt:

Schritt 1: Standardprotokoll vorbereiten.

Schritt 2: Anamnese

Schritt 3: Erstellen einer Störungslandkarte mit SUD- und VOC-Werten.

Schritt 4: „Vorglühen“ der Operation: langsam hirn-prozessieren, „neuronal hochfahren“, Ziel ist die Entspannungs-Physiologie; verbales Eintrancen seelenlogischer Still-Legungen (t r a n c e f ö r d e r n d z e r d e h n e n d s p r e c h e n).

Schritt 5: Schlimmster Moment vor dem „operativen Öffnen“ VAKOG/SM-Submodalitäten-Alt-Bestand im Standard-Protokoll festhalten. Submodalitäten-Arbeit durchführen. Submodalitäten-Nachschau.

Schritt 6: Öffnen des neuronal-operativ-verschlossenen Systems durch „Zerdehnung des Augenblicks“. Weiterhin anhaltendes „langsames Elizitieren“, Zerdehnung oder Beschleunigung des „schlimmsten Augenblicks“ bis daß das neuronale System kollabiert. In der Regel zeigt sich nun ein benommener State mit entsprechenden an der Gesichtsphysiologie und an der Körperhaltung ablesbaren Entspannungs- bzw. Spannungssymptomen. Das „Zerdehnen des Augenblicks“ scheint die entscheidende Wirkkraft zur schleichenden und operativen Öffnung der operativen Verschlossenheit zu sein.

Schritt 7: Operation des Negativ-Bildes durch „Zerdehnen und / oder Prozessieren“ (wie im EMDR/EMI). Ein auf den schlimmsten psychischen wie gleichzeitig auch schlimmsten neuronalen Punkt gerichteter, gebündelter und zeitzerdehnt vorgehaltener Hirnstrombeschuss ist der eigentliche neurologische Wirkmechanismus (Hochdruckreiniger). Dieser Vorgang des Beschusses des schlimmsten Moments dauert in der Regel nicht länger als fünf Minuten. Danach Einbringen und Einweben des Zielbildes.

Schritt 8: Fixierung (Programmierung) der operativ neu eingestellten Submodalitäten; ggf. anbieten, neue Inhalte einweben.

Schritt 9: Ende der Operation: Separator. Das Gehirn des Patienten muß nun mit schnellen Separator-Fragen aus der zerdehnten Trance-Verfassung herausgerissen werden, so daß die Programmierung und auch der neuronale Pfad zum neurologischen Operations-Ort unkenntlich gemacht wird. Das ist ein Vorgang, der dem Verhalten der Indianer gleicht, die eine Spur zu verwischen suchen.

Schritt 10: Alle etwaigen Trancen aufheben und rückgängig machen („entrollen“, Separator). Standardprotokoll komplettierend ausfüllen und unterschreiben.

3.3.7) Programmier-Jargon „schwere Kindheit“

Der Mensch muß u.a. auch eine Stellungnahme zu der Frage finden, ob er sein derzeitiges „Jetzt“ auf die nicht verantwortete Vergangenheit zurückführt oder ob er die Verantwortung auf sich nimmt. Das ist die Voraussetzung, die Verantwortung nicht nur für sich selbst, sondern auch für andere zu übernehmen (Generations-Rollen). Das heißt, daß Eltern von ihrer Verantwortung für ihre Kinder befreit werden und den Kindern ab dem 27. Lebensjahr selbst aufgegeben werden sollte. Darin steckt der Grundgedanke des Loslassens als Notwendigkeit von Entwicklung.

Wird die Weitergabe verpaßt, kommt es zu einer Rechtfertigungs-Hypothese (Entstehungshypothese: „Ich hatte eine schlechte Kindheit.“)

Nur der allseits verpönte „Dieter Bohlen" - ja der Dieter Bohlen von „DSDS (Deutschland sucht den Superstar)“, der hat es auf den Punkt gebracht: „Ich will nicht von dir hören, daß du eine schlechte Kindheit hattest. Komm mir nicht mit dieser Mitleidsnummer. Ich will hören, ob du singen kannst. Für deine schwere Kindheit kann ich nichts und dafür bekommst du von mir keinen Bonus. Andere hatten auch eine schlechte Kindheit und konnten trotzdem singen. Jetzt fang an." Jetzt wird manch ein Leser diesem Buch aber nicht mehr folgen und am liebsten aussteigen wollen: „Dieter Bohlen? Nein, wer Dieter Bohlen erwähnt, der ist doch unterste Kiste, dem ist nicht zu trauen (komplexe Äquivalenz)“. Eine Wahrheit wird aber nicht unwahr, nur weil sie der Falsche ausspricht.

Wie lautet unsere größte kulturell geankerte Programmierung in Deutschland? Das ist die Programmierung von der sogenannten „schlechten oder schweren Kindheit“ Es handelt sich hierbei um einen Mythos, der in Verwertung der Lehre Freuds einen Siegeslauf ohne Ende angetreten hat und vor allem im juristischen und pädagogischen Bereich sein Unwesen treibt.

Publikationen des 20. Jahrhunderts kann man leicht daran erkennen, daß bereits auf dem Buchdeckel, der Rückseite, oder aber spätestens auf der ersten Seite gesagt wird, alles läge an der schlechten Kindheit, an der (wie soll es anders sein) die Eltern maßgeblich schuld seien.

Der schönen Geschichte von den bösen Eltern einmal den Garaus machen und das Leben ab dem 30-igsten Lebensjahr selbst in die Hand nehmen, nein, das läßt unser Denken (unsere auditive Programmierung eines negativen Glaubenssatzes) nicht zu: Wie schon gesagt: Wir leben halt in einer Haftungs- und Entschuldigungsgesellschaft und nicht in einer Verantwortungsgesellschaft.

Aus der überholten Tatsache heraus, nicht in die Gehirne schauen zu können, wird noch heute bei Gericht so ziemlich jede Straftat auf die „Geschichte von der harten Kindheit“, also auf Psychisches zurückgeführt. Um in des Richters Gehirn dessen Glaubenssatz von der General-Verursachung aller strafbaren Handlungen in der „schweren Kindheit“ bestätigt zu bekommen, werden willige (weil gutbezahlte) Gutachter eingeschaltet, die jedes Mal wieder zur allgemeinen Überraschung zu der Erkenntnis kommen, daß den Delinquenten ja nur eine verminderte Schuld trifft, weil er in Hinblick auf seine schlimme Kindheit gar nicht anders hat handeln können. Diese Aussage trifft die Richter nicht unvorbereitet, liegt darin doch die Grundlage zu einem verminderten Strafmaß, das ein in vielen Berufsjahren prall gefülltes und gefühltes Schuldkonto etwas abbauen hilft. Psychologisch gesehen stecken die Richter nämlich seit Freud in dem Glaubenssatz von der schlimmen Kindheit fest. Je mehr ein Richter die Geschichte von der alles verstehend machenden schlechten Kindheit glaubt, desto schwieriger wird es für ihn, harte Strafen zu verhängen, ohne sich jetzt selbst auch mitschuldig zu fühlen.

Psychologisch gesehen hat die „schwere Kindheit“ nicht ein Leben lang Bestand. Alles hat sein Verfallsdatum. Man sollte sagen: Spätestens im Alter von 30 Jahren sollte das Denken in dieser Kategorie ein Ende haben. Man sollte dann nicht weiter die Vergangenheit für sein jetziges Leben verantwortlich machen. Man kann als Erwachsener ja jederzeit neue Lebensentscheidungen treffen.

Wir leben nicht in einer Verantwortungsgesellschaft, sondern in einer Begründungsgesellschaft. Ein Täter muß nichts verantworten, wenn er seine Tat nur begründen kann. Dazu dient die psychologische Begutachtung. In der Folge kommt es dann zu dem Ritual einer Strafminderung mit der Auflage, sich einer Psychotherapie zu unterziehen. Das ist ein irriger Glaubenssatz. Man mag es nicht glauben. Da glaubt ein Richter also allen Ernstes, psychische Veränderung gegen den Willen des Betroffenen an diesem per Psychotherapie vollstrecken lassen zu können.

Der Erfolg dieser Anordnungen strebt in der Regel gegen Null. Dies aber müssen die Therapeuten in positiv gefärbten ärztlichen Knastberichten verschweigen, wohlweislich, um sich nicht der therapeutischen Unfähigkeit bezichtigen lassen zu müssen. So werden Gewalttäter als geheilt entlassen, die dann in der Regel wieder rückfällig werden. Würde man nicht mehr Häftlinge entlassen, würde man sich als Psychiater oder Psychotherapeut eine therapeutische Unfähigkeitsbescheinigung über und gegen sich selbst ausstellen. Deshalb muß man in langen Klinik-Berichten vom Erfolg der Behandlung sprechen (gesellschaftlich geforderte Geschichten über Geschichten, aber mit sozialer Materialisierung) und riskiert trotz hohem Rückfallrisiko vorzeitige Haftentlassungen. Ein unsinniges Verfahren. Wir müssen unsere Denkweise ändern. Wir können die schönen Geschichten von der alles erklärenden schlechten Kindheit gleich steckenlassen. Schlechte Zeiten: härtere Strafen für Delinquenten, schlechteres Gewissen für die Richter und Honorareinbußen für die Gutachter.

Die Geschichte von der "schlechten Kindheit" ist deshalb als Erklärungsmuster untauglich, weil sie nicht erklärt, wieso es auch Menschen gibt, die trotz schlechter Kindheit ein fabelhaftes und erfolgreiches Leben führen können und umgekehrt, wie es zu erklären ist, daß Menschen mit guter Kindheit im Leben so völlig daneben liegen können.

3.3.8) Inhaltsfreies oder „inhaltiges“ Umprogrammieren

Es wird immer gesagt, die NLPPt programmiere inhaltsfrei, achte nicht auf die Inhalte, sondern nur auf das Prozesshafte. Es ist nicht relevant, was jemand macht, sondern wie jemand etwas macht. Das ist aus Sicht des NLP vielleicht richtig so, für den psychotherapeutischen Arm des NLP ist das allerdings grober Unsinn. Es war aber wohl in der Geschichte des NLP einmal eine Zeitlang wichtig, pointiert prozesshaft zu arbeiten, um sich durch Betonung dieses Merkmals (Paradigma) von anderen Therapieformen abzugrenzen. Die NLPPt war die erste Therapieform, die einen Weg gefunden hat, bei Bedarf rein formal-prozesshaft zu arbeiten. Derzeit ist es nötig festzustellen, daß die NLPPt die schnelle Heilung der Patienten im Blick haben und die Kostenzusagen nicht für wissenschaftliche Klärungen benutzen soll. In der Psychotherapie kommt es nicht immer auf die Einhaltung von Paradigmen, sondern auf Heilung von Kranken an. Dau gibt es sozusagen eine „Therapie-Öffnungs-Klausel die besagt, daß das „Inhaltliche“ nicht ausgeklammert werden darf, sondern daß in der Praxis rein zweckmäßig, also sowohl inhaltlich wie prozesshaft gearbeitet wird.

Die Psychoanalyse hingegen bleibt zwanghaft auf der inhaltlichen Ebene, weil sie das formale inhaltsfreie Prozessieren nicht kennt. Sie kann also erstens die inhaltliche Ebene nicht verlassen und hat sich zweitens auf den Inhalt „Libido-Bewältigung“ festgelegt.

Durch die Möglichkeit der NLPPt, inhaltslos zu arbeiten, hat sich ein Weg zu Re-Programmierungen unter Vermeidung von „Re-Traumatisierungen“ ergeben.

Wenn vom „Prozessieren" geredet wird, dann ist immer ein neuronaler Prozeß gemeint. Wenn dagegen von „Geschichten" die Rede ist, dann sind wir automatisch auf der inhaltlichen Ebene. Um zu leben, brauchen wir beide Ebenen. Theoretisch dominant in der NLPPt ist die Prozeßebene, aber ohne die inhaltliche Ebene gäbe es gar kein Erleben. Wir würden synaptische Abläufe spüren, könnten aber niemals verliebt oder zornig sein.

Beispiel: Denken Sie doch bitte einmal das Wort „größer" in einer gegenstandslosen Art und Weise, also ein inhaltslos „Größer". Sie werden feststellen, daß das nicht geht. Es geht immer nur dann, wenn Sie einen Inhalt mitdenken, an dem sich das „Größer" verwirklichen kann. Wir sind uns dessen nur meistens nicht bewußt und plappern den NLPPt-Veröffentlichungen nach, die NLPPt arbeite nur formal prozesshaft, nicht aber inhaltlich. Das geht und müßte weit mehr umgesetzt werden.

Der Begriff der „Geschichten“ muß ambivalent gehandhabt werden. Wenn bisher in dieser Darstellung von NLPPt über "Geschichten" gesprochen wird/wurde, dann geschieht/geschah dies oft in einer im Unterton eher abschätzigen und entwertenden Art und Weise.

Der Grund für diese Abwertung besteht in der Warnung, in den inhaltlichen Erzählungen der Patienten nur gar keine „Wahrheit" entdecken zu wollen, sondern die Erzählungen lediglich als das zu sehen, was sie sind, nämlich „nur“ „Geschichten".

Aber Vorsicht, diese Geschichten haben es in sich. Es sind immerhin Geschichten, die nach Schulz-von-Thun ein Ineinander von „inhaltlicher Mitteilung“, „Beziehungsgestaltungsangebot“, „Appellative Signalgebung“ und „Selbstdarstellung“ verkörpern.

Wie arbeiten wir nun mit den Geschichten, die die Patienten uns erzählen? Die Psychoanalyse läßt sich die Leidensgeschichten erzählen, doch werden die berichteten Inhalte daraufhin befragt, ob es sich um „Deckerinnerungen“ oder um wahre Geschichten handelt, denn man ist ja in der Psychoanalyse auf der

Suche nach den wahren Ursachen der Störungen. In dieser Fragestellung, also ob es sich um „zutreffende“ oder „zudeckende“ Erinnerungen handelt, steckt die Entscheidung über die Zugehörigkeit zum psychischen Realismus oder zum Konstruktivismus.

In der NLPPt sind grundsätzlich alle Aussagen konstruktivistisch. Die Geschichten dienen der Herstellung des Rapports, man könnte auch sagen, der Herstellung der therapeutischen Arbeitshaltung - mehr jedoch nicht. Um den Flow einer Unterhaltung zu nutzen, benötigen wir Geschichten, jedoch brauchen diese Geschichten nicht der Wahrheit zu entsprechen. Ja wir gehen von vornherein davon aus, daß die uns geschilderten Geschichten unwahr sind.

Erzählungen sind nie wahr, weil sie immer nur eine von mehreren Sichtweisen ausdrücken. Es sind lediglich Geschichten, die mehr oder weniger gute oder schlechte Zusammenhänge herstellen, wo die Erinnerung versagt oder nicht ganz zutreffend ist. Und das geht ganz schnell: Wir vergessen z.B. wie ein Streit ablief, dann erzählen wir den Ablauf und die Geschichte um, machen sie passend und erzählen sie seelenlogisch so, wie sie auch hätte sein können, aber nicht ist. Gut, daß man durch neue Geschichten alle Löcher der Erinnerung seelenlogisch schließen kann, ohne daß es dem naiv Zuhörenden auffällt.

Weil wir also Wahrheit nicht sicherstellen können, unterbrechen wir in der NLPPt diese meist umfänglichen Geschichten bereits zu einem frühen Zeitpunkt, legen also einen Erzählstopp ein. In der NLPPt brauchen wir diese ausufernden Erzählungen nicht, zumal diese Erzählungen weitgehend wirkungslos sind. Sagt ein Patient nach 300 Stunden Psychoanalyse: „Jetzt weiß ich alles von mir, aber es hat sich nichts verändert.“ Wie auch, wenn man sich 300 Stunden im Bereich logisch klingender seelenlogischer Märchen aufgehalten hat.

3.3.9) Invasive Umprogrammierungstechnik: Wirk-Prozessoren

Der Begriff „Prozessieren“ stammt ursprünglich aus dem EMDR und bedeutet so viel wie „punktuell-invasive und neuronal-anzettelnde Programmier-Technik.“ Im EMDR heißt es dann: „Bleiben Sie im schlimmsten Moment, bleiben Sie dran … dranbleiben … und was ist jetzt? … Okay … gut so …bleiben Sie dran.“

Dort lautet das Grundmuster eben nicht wie im „folge-schrittigen Programmieren“: „Gehen Sie in die Anfangsposition … und dann einen Schritt weiter … und dann …einen Schritt weiter usw …“ , sondern es heißt: „bleiben Sie dran … bleiben Sie im schlimmsten Moment … bleiben Sie dran … usw… usw….usw..“

Es ist ein großer Unterschied, ob wir Muster abgehen oder ob wir in einem Punkt verharren,

Wir programmieren mittels vorgegebener Schrittfolgen, die wir „Formate“ nennen. Man kann aber jedes Format durch Anwendung der Substraktions-Technik befragen, worin der eigentliche Punkt (Prozessor) innerhalb eines Formates liegt. Der „Prozessor“ ist das, was nach der Anwendung der Substraktions-Technik als „Wirkfaktor“ (Wirk-Agens) übrig bleibt und das wir dann zum „Punkt-Prozessieren“ gebrauchen können.

„Prozessieren“ ist eine invasivere Form des Programmierens, geht in die Tiefe und nicht in die Fläche.

Sie wird eingesetzt, um ein etwas holprig angelaufenes oder auch gar nicht anspringendes Format, sozusagen mit der Handkurbel, zum Anspringen zu bringen. Der Prozessor ist zu vergleichen mit einem „Treiber“ im PC.Wir müssen zwischen Formaten und Prozessoren unterscheiden. Die Formate schreiben zunächst die Therapieschritte der Reihe nach vor (Struktur), doch das alleine muß noch keine gute Therapie (Prozeß) ergeben.

Beispiel: Ein Sänger kann zwar sein Format (Noten, Melodie, Text) heruntersingen. Er zeigt damit, daß die Voraussetzungen für einen guten Sänger gegeben sind, doch was fehlt, das ist die Kraft, die Leidenschaft, einfach der Prozessor, mit dem er singt. Der Prozessor macht die Performance, die den Auftritt des Sängers erst zu einem Erlebnis werden läßt.

Man kann den Prozessor auch mit einem Generator oder mit einem Turbo-Zusatzmotor vergleichen. Wenn die einfache Zündung das Format nicht startet, dann stellen wir der einfachen Zündung einen Prozessor (Turbo-Motor-Schrittmacher/Choke) zur Seite.

Mit „Prozessor" ist der hochkalibriert-fokussierte Einsatz besonders geeigneter Techniken zur Erzeugung einer enormen Verdichtungskraft gemeint.

Metapher: Nehmen wir das Bild eines Hochdruckreinigers: Ich kann Reinigungsarbeiten mit dem Hochdruckreiniger durchführen, indem ich den Strahl aus größerem Abstand und dann flächig und auch nur kurz auf die Wand halte. Dies ist eine schonende Arbeitsweise, bei der die Wand nicht wirklich angegriffen wird. Diese Arbeitsweise entspricht dem Vorgehen der „freien Assoziation" in der Psychoanalyse.

In der NLPPt gehen wir anders vor: Wir halten den Wasserstrahl auf den schlimmsten Punkt, gehen näher heran und halten so lange auf diesen Punkt (Technik der Konzentration), bis sich eine Veränderung am Mauerwerk zeigt. Dieses „lange andauernde Draufhalten" aus kurzer Distanz ist eine „zeitzerdehnende" Fokussierung auf den schlimmsten Moment.

Den Erfolg einer Therapie holt man sich nicht am Format, sondern am Prozessor ab. Die Formate stellen nur den Bedingungs-Rahmen von Therapie zur Verfügung. Die Qualität der Therapie hängt jedoch hauptsächlich vom richtigen Einsatz und Umgang mit den Prozessoren ab.

Ein anderes Bild: Der „Pkw“ ist ein Format der Fortbewegung, doch die verschiedenen Antriebe (Benzin, Diesel, Strom, LPG-Gas), das sind die Prozessoren.

Therapeutische Antriebe (Prozessoren) haben verschiedene Aufgaben. Eine Aufgabe kann z.B. darin bestehen, die Schnelligkeit beim Fixieren und beim Lösen von Programmierungen zu steigern oder extrem zu verlangsamen.

Die „Wirk-Prozessoren“ sind gleichsam die Gegenstücke zu den „Abwehrmechanismen“ der Psychoanalyse. Die Begriffsbildung „Abwehrmechanismus“ verweist mit den „Abwehrmechanismen“ auf aktuell noch wirksame aus der Vergangenheit in die Gegenwart herüber ragende innere Konflikte, wohingegen die Begriffsbildung „Wirk-Prozessor“ unter Vernachlässigung auf die auf die vor uns liegende Zukunft und Zielvorstellung (Macht der Zielbilder) verweist. Hier wird noch einmal deutlich: Die Psychoanalyse beschäftigt sich mit den Störungen, die NLPPt beschäftigt sich mit den Lösungen. Die Psychoanalyse geht schonend mit dem Widerstand um, um ihn nicht weiter zu verhärten. Die NLPPt arbeitet hingegen physikanalog-prozessierend direkt in den Widerstand (also in den schlimmsten Moment) hinein.

Indem man den prozessierend-fokussierten Bereich so wählt, daß er identisch ist mit dem „schlimmsten Moment“, kommt es zu einer Wirkungssteigerung, die wir bis zur erfolgreichen Umprogrammierung fortsetzen können.

„Prozessieren“ kann sowohl in der „beschleunigenden“ wie auch in der „verlangsamenden“ Form eingesetzt werden: „Beschleunigendes Prozessieren“ und „Verlangsamendes Prozessieren“. Unterstützt werden beide Formen durch Techniken des „Erzähl-Stopps“, der „Entschleunigung“ und der „Richtungsumkehr“.

Was damit gemeint ist, hat uns die Corona-Pandemie vorgeführt. Vor der Pandemie war unser Leben im Zustand eines immer noch mehr beschleunigten

Prozessierens. Dann kam der „Stopp", und wir erlebten den Zustand einer Ruhe. Diese Ruhe war jedoch kein Stillstand, sondern es war eine sich prozessierende Ruhe mit der sofortigen Richtungsveränderung in allen Lebensbereichen.

In dem plötzlichen Wechsel von einem Zustand „vor" zu einem Zustand „nach" der Pandemie steckt ein Muster der Veränderung analog zur Psychotherapie. NLPPt sucht durch „Beschleunigung", „Stopp" und „Verlangsamung" neuronal-psychische Änderungen hervorzurufen.

Pandemie bedeutet: „die Welt anhalten" im Sinne von Carlos Castanedas (a.a.O.):

Zitat: „Wir reden unentwegt mit uns selbst über unsere Welt. Tatsächlich halten wir unsere Welt durch unsere innere Rede in Gang. Und wenn wir aufhören, mit uns selbst über uns und unsere Welt zu reden, ist die Welt noch immer, wie sie sein sollte. Wir erneuern sie, wir entflammen sie mit Leben, wir halten sie mit unserer inneren Rede in Gang. Aber nicht nur das, wir wählen auch unsere Wege, indem wir mit uns selbst reden. So wiederholen wir die gleichen Entscheidungen immer wieder bis zu dem Tag, da wir sterben, weil wir immer wieder die gleiche innere Rede führen, bis zum Tag unseres Todes."

Wir finden diesen Gedanken des Erzählstopps auch bei Terrence McClendon (2003, S. 53). Er beschreibt die Methode des frühen NLP, die später allerdings untergegangen ist, als eine Strategie des „Unterbrechens, des Anhaltens des inneren Dialogs bzw. der erlebten Welt".

Und auch William James hatte vom „Fluß des Erlebens gesprochen", den es zu unterbrechen gelte.

Nur durch diese Unterbrechung kommen wir über das „Metamodel der Sprache" von der hochgechunkten Sprache zur konkreten Sprache, durch die Therapie überhaupt erst möglich macht. Die „Unterbrechung" schafft Raum für eine „Ausweitung". Diese scheint die zentrale Verfassung zu sein, die vor dem

Einsatz aller anderen Techniken des Prozessierens aufgebaut sein muß, damit das Prozessieren überhaupt erfolgreich stattfinden kann.

Das Prozessieren ist der Wirkmechanismus, der die Öffnung zur neuronalen Basis herzustellen in der Lage ist, - der diese Öffnung aufrechterhält und dadurch die nötige Öffnung um Prozessieren, zum Einweben von VAKOG/SM aufrechterhält.

Die Wirk-Prozessoren wirken weniger auf psychischer, sondern mehr auf neuronaler Ebene. Dies ist daran zu erkennen, daß alle Prozessoren seitens des Therapeuten meistens inhaltsneutral arbeiten, die Inhalte/Geschichten also gar nicht notwendigerweise tangiert sind, - was nicht heißt, daß man Inhalte nicht auch prozessieren kann.

Die Formate sind alle so aufgebaut, daß sie auf neuronaler Prozeß-Ebene Schaltungen freigeben, blockieren, umleiten, ersetzen usw. können. Eine Veränderung dieser Schaltungen kann durch eine entsprechende neurotherapeutische Stimulation zustande kommen.

3.3.9.1) Prozessieren durch Zerdehnung

Der Begriff „Zerdehnung des Augenblicks“ stammt meiner Kenntnis von Salber. Salber liefert (a.a.O., S. 98) eine theoretische Beschreibung, die sehr schwer zu verstehen ist. Auf eine verständliche Ebene herunter gebrochen meint die „Zerdehnung des Augenblicks“, daß der Flow des Erlebens- und Bewußtseinsstroms“ (James) sich als unendlich herausstellen würde, wenn man ihn nicht in therapeutischer Absicht unterbräche.

Der Bewußtseinsstrom ist nicht nur unendlich, sondern wie alles Nichtgestörte und Ununterbrochene so auch jetzt zwangsläufig etwas „oberflächlich“. Wer schnell unterwegs ist, der kann sich in seine eigenen Gedanken und „Fransen“ (James) kaum ernsthaft vertiefen. Dazu muß man einen Stuhl und Zeit mit mitbringen.

Man kann diesen Flow aber auch mittels eines „Erzähl-Stopps" unterbrechen. Doch dann braucht der plötzlich gestoppte Flow einen „Anhalt", von dem ausgehend eine Vertiefung durch Zerdehnung erfolgen kann.

Die NLPPt sieht einen therapeutischen Effekt, wenn beim Durchlaufen eines ganz bestimmten Punktes, nämlich des „schlimmsten" Momentes, der Flow des Films von außen unterbrochen, gestoppt wird (William James) und das Erleben an diesem Ort (der Zeitlinie) verharrt oder einfriert.

Es ist wie, wenn ein Kino-Film plötzlich stoppt und ich in dieser Zwangspause etwas tue, was ich sonst nie getan hätte, nämlich mich mit meinem Nachbarn einmal über den Film zu unterhalten. Durch das Reden über ein Thema kommt es zur „Zerdehnung" des Filmes. Das Verharren und Zerdehnen kann eine Minute oder auch sechs Stunden dauern, das kommt darauf an, wie lange wir für die Operation brauchen. Und was passiert in dieser Zeit? Schweigen? Ja auch, solange es aushaltbar ist. Oder aber auch „Nein". Aber auf jeden Fall das Verharren in den beiden Formaten. Dann kommen in dieser Zeit alle Wirktechniken, insbesondere die Submodalitäten und das schnelle Prozessieren, zum Einsatz.

Prozessoren werden in der Regel aus Formaten abgeleitet, können jedoch auch von extern kommend in die NLPPt aufgenommen werden. So z.B. der Prozessor der „Zerdehnung". Dieser Begriff der „Zerdehnung" ist die „Zerdehnung des Augenblicks", eines Begriffs von Wilhelm Salber (VI, a.a.O., S. 98) und seiner „morphologischen Psychologie" entlehnt. Aber so ist die NLPPt: was brauchbar ist wird aufgegriffen und integriert.

Stellen wir uns zu dem Wort „Zerdehnung" einen „Inhalt" vor, den es dann zu zerdehnen gilt. An welchem Inhalt sich die verschiedenen Bilder auch abarbeiten, das vorgestellte Bild wird wie ein Gummiband „inhaltlich zerdehnt" vorgestellt, bis es zu einem „Zerreißen" kommt. Und was soll dann zerrissen werden? Antwort: Das beschwerde-führende Bild.

Wir nutzen die „Zerdehnung“ wie einen Spalt, durch dessen knappe Öffnung wir unsere Operationen vornehmen können.

Experiment zur Wirkung der Zerdehnung: Denken Sie an das Wort „Aufmerksamkeit“ und was es bedeutet. Zerdehnen Sie es jetzt zu „A u f – m e r k – s a m – k e i t “. Und verharren Sie bei den Silben des Wortes …, länger … länger … zerdehnend ... (das ist „Prozessieren“) … was erleben Sie jetzt? Was passiert? Das Wort „Aufmerksamkeit“ löst sich nach einiger Zeit auf (Auflösung durch Prozessieren), der Sinn geht uns verloren. Und jetzt brechen wir mit diesem Experiment ab und sprechen irgendeinen Satz mit dem normalschnell gesprochenen Wort „Aufmerksamkeit“ und der Alltags-Sinn dieses Wortes ist wieder da.

Bild: Ich halte zwischen meinen Händen ein Papiertaschentuch. Wenn ich an beiden Seiten des Taschentuchs ziehe, um es zu zerdehnen, dann wird das Tuch zunächst auf Spannung sein, dann ein wenig nachgeben und dann zerreißen.

Dieses Bild gilt nicht nur für die „Zerdehnung des Tuchs“, sondern auch für die „Zerdehnung des Augenblicks“ (Salber). Zunächst zerdehnen wir einen schlimmen Moment, dann prozessieren wir das fokussierte Geschehen und zu guter Letzt „reißt“ (zerreißt) die Szene auseinander - und zwar sowohl psychisch wie auch neuronal (psychisch neuronaler Parallelismus).

Stellen wir uns nun noch einmal die Frage, wodurch „Heilung“ zustande kommt. Die Wirkung kommt auf keinen Fall durch die Kraft des Coachs, des Schamanen, des Priesters oder des Mediums und auch nicht durch den Psychotherapeuten zustande. Antwort: Die Heilung kommt ausschließlich und allein durch die im Kopf des Patienten von ihm selbst (oder unter Anleitung) vorgenommenen prozessierenden neuronalen Stimulations-Aktivitäten und die hierdurch entstandenen neuronalen Strukturveränderungen zustande.

Der dazu einzuschlagende anleitende (leadende) Weg (… „machen Sie das, denken Sie dies, stellen Sie sich dieses Bild so und so vor“), - also den Weg des Prozessierens, ist dem Patienten nicht bekannt, aber dem Therapeuten. Der Therapeut kann die notwendigen Denkschritte im Gehirn des Patienten (z.B. „in den schlimmsten Moment gehen") nicht vollziehen, wohl aber der Patient. Patient und Therapeut müssen sich also zusammentun - sonst kommt es zu keinem Therapieerfolg.

Der Therapeut sagt dem Patienten, was genau er in seinem Kopf tun soll. Nur wenn der Patient die vorgegebenen Denkschritte ausführt, kann es zum Erfolg kommen. Beim „Hineingehen in den schlimmsten Moment" sagt der Therapeut wieder, was genau er tun/denken soll. Wenn der Patient im „schlimmsten Moment" ist, dann kommt der Ansporn „Zerdehne den Augenblick des schlimmsten Moments" und bleibe dran (meint so viel wie: „prozessiere!!") Der so erzielte Zustand soll so lange wie möglich (aber nicht länger als bis zu 10 Minuten) aufrecht erhalten bleiben. Durch dieses „Aufrecht-Erhalten" im Psychischen und gleichzeitig auch im Neuronalen, kommt ein Prozessieren, sprich eine zunehmende „Vertiefung" zustande.

Doch was ist Tiefe? Man spricht ja auch von „Tiefenpsychologie". Was ist mit Tiefe gemeint? Tiefe ist, wenn ein selbst konstruiertes Erfahrungsmuster, also zunächst mal nur als nacktes Format, mit Hilfe des Coachs so stark mit prozessierender kindlicher Begeisterung geladen werden kann, daß diese konstruierte, imaginierte, aber noch dissoziierte Ladung des Formats einer realen und echten (dann assoziierten) „Lebens-Erfahrung" gleichkommt, sozusagen aus dem Schatten heraus.

Wir behandeln dann nicht mehr mit Worten, sondern durch die Konstruktion von Funktions-Gerüsten, die neue Erfahrungen ermöglicht.

Beispiel: Zerdehnen wir einmal das Wort „Vielleicht" und spüren dem dadurch erlebbaren Bedeutungswandel nach: Was heißt „Vielleicht"? Ja oder nein?? Jetzt noch weiter zerdehnt: V i e l l e i c h t. Und weiter V i e l l e i c h t . Jetzt verändert das Wort seinen Sinn: V I E L heißt „viel", und „l e i c h t" heißt „nicht schwer". Und jetzt wieder „Vielleicht", und wie ist es jetzt mit „viel“ und mit „leicht?“ So kann man die Zerdehnung des Wortes „Vielleicht“ spüren.

Dabei ist darauf zu achten, daß es dem Patienten vor lauter Zerdehnung nicht langweilig wird und deshalb schon vor Erreichen des „Schlimmsten Moments“ innerlich „aussteigt". Um dieser Gefahr zu begegnen, leiten wir zügig über zur „zerdehnenden Submodalitätenarbeit“, füllen also den „zerdehnten Augenblick“ mit spannender, sinnvoller und Compliance fördernder inhaltlicher Arbeit. Die Anweisung lautet dann z.B.: „Bleiben Sie im schlimmsten Moment, gehen Sie nicht weg, machen Sie sich ein Bild, machen Sie das Bild größer, ...kleiner ...usw. usw. und achten Sie dabei darauf, ob und wie sich der SUD-Wert verändert."

3.3.9.2) Prozessieren durch Beschleunigung

Dieser Prozessor der „Beschleunigung“ ist dem Format der Filmtechnik (Fast Phobia) entnommen.

Achtung: „Beschleunigung“ ist nicht mit „Zerdehnung“ gleichzusetzen. „Zerdehnung“ kann zwar auch schnell vonstatten gehen, doch liegt im Bedeutungshof von „Zerdehnung“ eher die Verlangsamung als die „Beschleunigung“.

Im EMDR (Shapiro) ist die „Beschleunigung“ das zentrale Wirk-Agens. Es ist die Wirk-Technik des Gehirns selber, über welche die Transformation im Gehirn zustande kommt. Diese erfolgt in dem Drei-Schritt von a) schneller Bewegung der Augen, b) der Impulsweiterleitung in das Gehirn über den Sehnerv und c) der Lenkung in die „kranken neuronalen Hirnregionen“.

Das EMDR nutzt die Augen, um die innerlichen Hirn-Nerven zu reizen und die Verbindungen zum bildblockierenden Amygdala-Bereich herzustellen. Die „Schnelligkeit“ ist ein Prozessor, der in allen Formaten sofort und ohne lange Vorbereitung eingesetzt werden kann.

Man kann Prozessoren auch mischen. Beispiel: Wir verschmelzen den Prozessor des „Zerdehnens“ mit dem Prozessor der „Schnelligkeit“. und bestimmen darüber auch noch den „Inhalt“, an dem sich das „Zerdehnen“ und „Beschleunigen“ abspielen soll. Inhaltlich kann das alles Mögliche sein. Zur Auffindung eines „Inhaltes“ benutzen wir den vom EMDR bekannten Begriff des „Schlimmsten Moments“. Jetzt wird die Wirkkraft des „Schlimmsten Moments“ mit der Wirkkraft der „Zerdehnung“ und der „Schnelligkeit“ mittels einer „Additions-Technik“ (Gegenstück zur „Substraktions-Technik“) miteinander verdichtet, was die prozessuale Wirksamkeit noch einmal steigert.

3.3.9.3) Prozessierende Neuro-Stimulation an den Nervenenden

An manchen Stellen des Körpers treten die Nerven bzw. die Nervenendungen an die Körperoberfläche. So z.B. unter den Füßen und in den Ohrmuscheln. Entsprechend setzt man hier wegen der leichten Zugänglichkeit der Nervenendungen mit therapeutischen „Stimulationen“ (Fuß-Reflexzonen Massage und Akupunktur im Ohr) an.

Aber auch die Energetische Psychologie (EP), die im Format-Aufbau doch sehr dem EMDR ähnelt, gehört in die Kategorie der Neurostimulation an den Nervenenden, und zwar indem sie fünf neuronale Endpunkte an Kopf und Brustbereich als Stimulations-Klopfpunkte benennt.

Daneben gibt es eine inflationäre Ganzkörper-Klopftechnik mit ähnlicher Zielrichtung. Das Klopfen am gesamten Körper hat das Ziel, neuronalen Stress abzubauen. Die durch das Klopfen berührten Körperregionen leiten ihre Stimulation in das ZNS weiter.

Die „Klopftechnik“ (EP nach Fred Gallo) scheint auf den ersten Blick ein Parallelunternehmen zum EMDR zu sein: ob doch nun mit schnellen Augenbewegungen oder mit Klopfen gearbeitet werde, das müsse doch bei ansonsten Gleichheit der Formatstruktur unerheblich sein. Aber Pech gehabt. Man muß schon näher hinschauen: die zu entnehmenden Prozessoren sind nämlich verschieden. Beim EMDR findet sich der zu entnehmende Prozessor in der „Schnelligkeit“. Die „EP-Klopftechnik“ rekuriert mit keiner Beschleunigungsangabe hinsichtlich des Klopfens, sondern mit einer Festlegung auf fünf „Klopfpunkte“ im Kopfbereich, also Nervenendpunkte am Kopf. Nein, hier handelt es sich nur marginal um Art und Schnelligkeit der Klopftechnik, sondern es handelt sich vielmehr um eine allgemeine Klopftechnik unter der Ziel-Ägide der Nervenendstimulation (vgl. nächstes Kapitel). Die „Klopftechnik“ findet ihre prozessurale Wirkkraft über die Stimulation der hautnahen Nervenenden.

3.3.9.4) Prozessieren mit Submodalitäten

Die „Submodalitäten“ sind sowohl ein eigenes Format (Struktur), aber in seine Einzelteile zerlegt auch ein Instrumentarium zur jederzeitigen Intervention (Prozessieren) durch ein Hineingrätschen in alle anderen Formate, - wodurch das VAKOG sich besonders gut eignet.

Beispiel: Die „Core-Transformation“ ist zwar ein gutes Gesamtformat, eignet sich jedoch als Ganzes gesehen nicht als Prozessor, wohl aber mit seinem Teilstück „Wenn du das erreicht hast, was kommt dann, was dir noch wichtiger ist?“ Diese Frage kann man zum Prozessieren im Bereich anderer Formate einsetzen und dann immer wieder so lange prozessierend wiederholen, bis in diesem anderen Format das Ziel erreicht ist.

Submodalitätenarbeit meint die Veränderung der psychoneuronalen Einstellungen über VAKOG/SM. Die Arbeit mit Submodalitäten dient der neuen Einstellung (Neu-Einstellung) von Merkmals-Ausprägungen auf verschiedenen Skalen. Sie ist damit ein zentrales Kernstück der therapeutischen Veränderungsarbeit in der NLPPt.

VAKOG ist sowohl als ein zusammengehörendes Format, aber auch als ein Gebinde von fünf einzelnen Prozessoren zu verstehen. Um zu verstehen, was damit gemeint ist, versetzen wir uns in die Rolle eines Bildhauers, der zwar die ganze Skulptur im Kopf hat, der sich aber nur in punktueller Vorgehensweise (also in einem Prozeß) seiner Ziel-Skulptur nähern kann

Wir gehen dabei so wie ein Künstler/Bildhauer vor, der an seinem Objekt arbeitet, indem er hier etwas wegnimmt, dort etwas anfügt, dann etwas farbig macht, dann etwas anklebt usw… Wir fragen nach dem optischen Eindruck, nehmen hier etwas weg („Machen Sie das Bild jetzt kleiner"), verändern die Farbe („Machen Sie es jetzt mal ganz rot"), fragen nach dem Auditiven („Wie heißt das Bild?“, „Was sagt das Bild?"), fragen wie der Beschwerdedruck sich ändert („Ja, nein, besser, schlechter“), fragen danach, ob sich etwas ändert wenn die Geräusche sich verändern („Machen Sie die Geräusche leiser“ oder „Lassen Sie es mit einer Micky-Maus-Stimme sprechen“). Wir fragen nach Körperlichem („Lassen Sie den Schmerz stärker oder schwächer werden“ und „Lassen Sie den Schmerz wandern“). Und wir fragen verwirrend („Und wenn der Schmerz ein Gewicht hätte, was würde er wiegen?“) und irrational („Welche Farbe hat der Schmerz?“) usw.

Wir arbeiten als Psychotherapeuten analog eines Bildhauers oder eines Malers, also wirklich kunstanalog (Salber, ca. 1978), scheinbar ohne Konzept und doch mit Konzept.

Es sind scheinbar ganz kleine Veränderungen, die wir am schlimmsten Moment vornehmen. Wir verändern den schlimmsten Moment visuell, auditiv und körperlich (VAK). Jede dieser kleinsten Veränderungen führt zu einer anderen Neurotransmitter-Konstellation, und damit zu einem anderen psychischen Erleben.

Beispiel: Ein Chef wird als bedrohlich wahrgenommen. Dem entspricht eine bestimmte Neurotransmitter-Konstellation beim Wahrnehmenden. Jetzt wird das Bild visualisierend kleiner gemacht, der Tonfall des Chefs wird von bedrohlich in eine Moll-Stimme verändert und im Gang-Bild körperlich verunstaltet. Der Patient muß schließlich über das neu konstruierte Bild des Chefs lachen. Das ist der Veränderungsmoment, in dem sich die abgeänderten Submodalitäten neurologisch entladen und sich wie bei einem PC neu installieren bzw. konfigurieren. Das System fährt unter neuer Konstellation wieder hoch. Der veränderten Neurotransmitter-Konstellation entspricht jetzt ein verändertes Erleben des Chefs im Alltag. Es folgt noch ein Fixierungsverfahren (Irritation, Separator, Ankern).

Was fehlt, ist die Rückübersetzung in die Geschichtenebene: was ist jetzt mit dem schlimmsten Moment? Ist er gleichgeblieben, stärker oder schwächer geworden? Und wenn Sie daran denken, daß Sie ihm morgen früh begegnen, … was wäre dann?

Die interne Neurostimulation kann durch VAKOG/SM-animierte Imagination bei gleichzeitiger „Zerdehnung des Augenblicks“ (Salber) zustande kommen.

3.3.9.5) Prozessieren mit Geschichten

Im/in der NLP/NLPPt arbeiten wir auf der formalen Wie-Ebene („Wie hat er es gemacht?“) und nicht auf der inhaltlichen Was-Ebene. Das heißt aber nicht, daß es die Inhalte nicht gibt, oder daß sie trotz aller theoretischen Absage nicht doch zum Thema werden können. Natürlich gibt es die Inhalte. Wir kommunizieren ja nicht auf der biochemischen Ebene der Synapsen und der Neurotransmitter, sondern wir erleben eine ins Psychische übersetzte Form der neuronalen Vorgänge und haben dann auf der psychischen Ebene ein Erleben von inhaltlichen Geschichten. Wir haben vielleicht inhaltliche Konflikte, können Freude erleben, Angst haben und sind vielleicht auch mutig. Da rutschen die Inhalte in die Systematik der NLPPt hinein.

Aber wo ist der genaue theoretische Ort für die Inhalte? Nun, der ist dort, wo man es nicht erwarten würde, nämlich da, wo die NLPPt auf Metaphern zu sprechen kommt. Die NLPPt täte allerdings gut daran, den Rahmen für die „Inhalte" etwas auszuweiten und fortan von „Geschichten" und nicht mehr von Metaphern zu sprechen - dies deshalb, weil die Metaphern eine nur untergeordnete Form von Geschichten darstellen. Ohne anschaulich bebilderte

Geschichten gibt es keine psychische Kommunikation. Und je irrational-seelenlogischer eine Geschichte aufgebaut ist, desto mehr reißt sie uns mit, desto mehr ist sie zum „Prozessieren“ geeignet.

Die Geschichten sollen möglichst infantil, konkret und anschaulich sein. Anschauliches Denken ist in der Entwicklung der Menschheit eine frühe Form des Denkens und Erlebens. Kinder denken und erleben (nach Piaget) sogar zunächst nur in konkreten Inhalten, sind sozusagen klüger als die Theoretiker: „Zwei Äpfel und zwei Äpfel sind vier Äpfel." Aber rein formal „Zwei und zwei?“ – „Das weiß ich nicht."

Und auch Erwachsene kommen ohne die anschaulichen Geschichten nicht aus, trotz hoch formalisierter Kognitionssprache. Es gibt nämlich nicht ein Gespräch zwischen Erwachsenen, das keine Inhalte kommuniziert, denn sowohl der Sender wie auch der Empfänger erleben nicht nur formal, sondern auch inhaltlich. Oder kann man formal Äpfel essen, ohne sie nicht auch in ihrer anschaulichen Form essen zu wollen? Kinder sagen: „Bis Papa Apfel gesagt hat, da habe ich ihn schon gegessen.“

Indem wir aber den Inhalt mit in unsere NLPPt-Theorie hineinnehmen, stellt sich die Frage, welcher theoretische Ort den Inhalten zukommt. Die Geschichten haben die Eigenschaft, alles mit allem verbinden zu können, auch was gar nicht zusammengehört, aber passen tut es immer. Nehmen wir zwei x-beliebige inhaltliche Sachverhalte, z.B. „Hexe" und „Wiese". Daraus ergeben sich Millionen von Geschichts-Konstruktionen, in denen es um eine Hexe und eine Wiese geht. Die Geschichten können uns als Ausreden dienlich sein, oder als Traumdeuter. Sie verwandeln Alles in Alles.

Es ist wie in der Finanzwissenschaft. Dort gilt das „Geld" als die große Verwandlungsmaschine": Sie macht aus fünf EURO ganz schnell 20 Schrauben, Simsalabim, und 20 Schrauben werden wieder zu Geld und dieses zu 10 Bananen und diese 10 Bananen verwandeln sich wieder in eine Hose. Das Geld ist die große Verwandlungsmaschine, die aus einem Frosch einen verwunschenen Prinzen werden läßt.

Je infantiler, regressiver, konkreter und anschaulicher eine Geschichte ist, desto einfacher ist es, den infantileren Arealen des Gehirns, die Geschichte zu verstehen, anzunehmen, in Biochemie zu übersetzen, einzulagern, wieder zu laden und als Geschichte wiedererlebbar zu machen. Wenn man z.B. den theoretischen Begriff der Intelligenz erklären soll, dann kann man natürlich tagelange theoretische Vorträge halten, man kann aber anschaulich auch sagen: „Das mit der Intelligenz ist so, wie wenn man mit Hilfe von Brettern über einen See gehen will. Die einen legen die Bretter in den See, die anderen bauen ein Boot. Dieses Bild macht mit einem Male auf der anschaulich-konkreten Ebene klar, was Intelligenz ist.

Dazu an dieser Stelle ein Bild zum Verständnis von Geschichten: Es ist wie bei einem Karnevalswagen: Unter der äußeren Hülle aus Pappmaschee ist ein dreidimensionales Gerüst. Das ist die Grundstruktur. Über diese Grundstruktur wird dann eine figürliche Hülle gezogen, um die Form (sprich den Inhalt oder das Thema) deutlich hervortreten zu lassen. Stellen wir uns einen Karnevalswagen einmal ohne die äußere Verpackung vor: Wir sähen nur Holzlatten und ein Gerüst, aber auf das Thema des Wagens (das Motto) würden wir in dieser Draufsicht im Traum nicht kommen. Das Thema wird nämlich erst durch die Hülle sichtbar. Das Thema des Wagens würden wir also erst erkennen, wenn das Gerüst mit einer Form überzogen würde. Den Moment des Erkennens des dargestellten Themas würden wir mit einem „Ahh ..." markieren. Das Gerüst war in dieser Metapher die neurologische Ebene, die übergestreifte Verpackung ist die psychische Ebene oder auch „Geschichten-Ebene". Wir brauchen also die Inhalte und die Geschichten - und zwar an der Schnittstelle des Neurologischen zum Psychischen. Hier ist der systematische Ort für die Inhalte.

Um einem Mißverständnis vorzubeugen: „Bilder“ sind „gekürzte Geschichten“. Beide sind VAKOG/SM-gebunden, ob nun als Standbilder oder als Bilderfolge in Bewegung, nichts anderes sind Geschichten. Geschichten sind Zurechtmachungen, die sich in aller Regel inhaltlich plausibel, seelenlogisch fließend und überbrückend präsentieren, dann jedoch bei näherem Hinsehen sowohl logisch wie inhaltlich gesehen meist völlig unsinnig und irrational sind und einer rationalen Überprüfung nicht standhalten.

Es ist wie eine Talk-Show im Fernsehen, da werden Geschichten erzählt, die keiner Überprüfung standhalten würden. Man merkt gar nicht, was dort für ein Unsinn erzählt wird. Erst bei näherer Prüfung kommt man darauf, wem man da auf den Leim gegangen ist. Bei den Sendern scheint man dies bemerkt zu haben, denn manche Sender haben einen parallelen „Fakten-Check" eingeführt, natürlich ohne zu bedenken, daß die sogenannten Fakten auch nur Geschichten sind.

Dies hat Konsequenzen für die Therapie: Wir folgen den Äußerungen der Patienten, so unverständlich und irrational sie auch sein mögen, weil sie uns über die Irrationalitäten der Geschichten zu den abgespeicherten Irrationalitäten auf der neurologischen Ebene führen, nicht aber, weil wir die Plausibilität oder sinnhafte Bedeutung der Geschichten prüfen, bewerten oder herstellen wollen. Das ist nicht unsere Aufgabe. Das klingt zunächst einmal danach, als würden die Geschichten nur die Verpackung neuronaler Abläufe sein - mehr nicht.

Solch ein Eindruck darf natürlich nicht aufkommen, denn obwohl es sich immer nur um unwahre und konstruierte Geschichten handelt, so benötigen wir sie, um überhaupt leben zu können. Wir leben doch nicht am synaptischen Spalt, sondern vor dem dampfenden Schweinebraten. Und hier ist operative Offenheit angesagt, denn wenn der Schweinebraten nicht schmeckt, sind wir ganz wendig und bestellen Fisch, eine kolossale operative Offenheit. Dagegen betrachten wir die neuronalen Vorgänge als geschlossene Systeme, in die wir zwar einen Input geben können, der dann auch zu Veränderungen in der neurologischen Konstellation führen kann, oder auch nicht, denn wir haben es nicht in der Hand und wir bekommen deshalb auch keine Rückmeldung, was aus der Eingabe geworden ist.

Wie oft deutete ich das Leid einer Patientin, von ihrer Umwelt nicht gesehen zu werden, mit dem Satz: „Die anderen Menschen sind nicht so wie

Sie“. Alles ohne Wirkung. Dann kommt sie nach x Sitzungen und sagt: „Ich weiß jetzt, warum ich so leide: Die anderen sind einfach anders.“ „Ja, das habe ich Ihnen schon oft gesagt.“ – „Nein, das stimmt nicht.“ Bingo! Jetzt hatte die Semantik etwas zugelassen, doch es lag nicht in meiner Hand.

Dies spiegelt sich in der Grunderfahrung von Therapeuten wider, die die Erfahrung machen mußten, wie schwer es ist, jemanden eine Erfahrung oder eine Erkenntnis machen zu lassen, die dann auch noch wirklich (neuronal wirksam) wäre. Eher haben wir doch die Erfahrung gemacht, daß wir mit jemandem zwar über sein Leiden gesprochen haben, daß das aber nichts bewirkt hat. Nun, wir haben „über“ eine Sache geredet, aber nicht „mit“ ihr. Und warum wurde „über“ und nicht „mit“ der Sache gesprochen? Vielleicht weil das neuronale System operativ geschlossen war?

Häufig scheitern Psychotherapien, weil „über" statt „mit" den Dingen geredet wird. „Darüber" reden heißt „darüber hinweg-reden". Der Klassiker „Gut, daß wir darüber geredet haben" macht den Irrtum deutlich. Stattdessen geht es darum, „mit den Dingen" zu reden. „Mit den Dingen" reden, geht aber am besten auf der Ebene der kindlichen Geschichten.

Was ist das „in oder mit Geschichten" reden? „In“ Geschichten oder „mit“ Geschichten reden heißt, wieder auf die konkrete Denkebene von Kindern zurück zu gehen. Infantil-Psychisches bewegt sich auf der anschaulichen Geschichtenebene. D.h.: Wenn wir uns mit dem Psychischen unseres Gegenübers unterhalten und Veränderungen erzielen wollen, dann müssen wir Therapeuten gemeinsam mit den Patienten auf die Ebene der Geschichten regredieren und dann erst kann eine verändernde Kommunikation stattfinden. Heißt: Wir müssen die Patienten in die Kindheit führen und dann dort abholen.

Gendlin (1926 - 2017) vertritt das Konzept des „Experiencing“, soll heißen, regressiv in das eintauchen, was wir erfahren haben, reden mit der Erfahrung und nicht über die Erfahrung. Nicht theoretisch konzeptualisieren, sondern sich in die Gefahr des Erfahrens begeben. Das Nachdenken darüber, was man am Unfallort tun würde, ist etwas anderes, als das, was wir am Unfallort tatsächlich tun. Es ist etwas anderes, sich für mehr Kindergärten auszusprechen, als einen Kindergarten auf dem Nachbargrundstück gutzuheißen. Es geht um das Erleben aus einer Betroffenheit heraus und nicht um das theoretische Reden über eine theoretische Betroffenheit.

Bei Freud heißt dies: Kognitives Erinnern ist etwas anderes als das Wiederholen der Gefühle. Deshalb zunächst ein kognitives „Erinnern“, dann emotionales „Wiederholen“ und in diesem Zustand „Durcharbeiten“ /Umprogrammieren.

Bei Salber hieße dies übersetzt: Das „Erleben beschreiben“ und eine „Konstruktionserfahrung“ zulassen.

Wir bringen die neurologischen Umprogrammierungen auf die Ebene der Geschichten, indem wir z.B. einen Future-Pace machen. Wir stellen also dem Patienten die Frage, wann und wie er den neu programmierten Umgang mit seinem Chef umsetzen wird, am gleichen Tag, morgen um 9.00 Uhr oder wann usw.? Antwort z.B.: „Wenn ich meinem Chef auf dem Flur begegne, werde ich ihn ganz klein sehen und ihn seit langem erstmals wieder grüßen. Der wird Augen machen.“ Diese Antwort wäre wunderbar, wenn es darum ginge, „über" etwas zu reden.

Das „Darin-Reden" liefe aber wie folgt ab: Patient schließt die Augen, imaginiert den Flur mit dem herannahenden Chef, imaginiert ihn ganz klein, imaginiert das „Grüßen", grüßt ihn und hat ein verändertes Gefühl zu ihm, geht an ihm vorbei und spürt sich in der Sache erleichtert. Das Ganze ist dann wie eine psychische Impfung. Es ist dann, wie wenn das Gehirn denkt: „Das kenne ich doch, das war doch gestern in der Geschichte schon drin gewesen, da sind wir erfahren."

Die Geschichtenbildung ist neben VAKOG/SM, dem Prozessieren, der „Zerdehnung des Augenblicks“ (Salber) der vierte ganz zentrale Wirkmechanismus der NLPPt. Die Wirkung besteht darin, kognitiv nicht verstehbare Zusammenhänge durch grobe Vereinfachung gemäß des Milton-

Modells scheinbar verstehbar zu machen. Wir übersetzen sie in die Geschichtenebene und machen sie so VAKOG/SM-fähig und psychisch erzählbar.

Mit welchen neuro-psychischen Systemen haben wir es zu tun? Erstens haben wir einen neuronalen autonomen Speicher, zweitens haben wir ein psychisches System. Der Schlüssel zu diesem Speicher ist VAKOG/SM. VAKOG/SM alleine würde uns in einer punktuellen und in sich unverständlichen sinnlosen Welt zurücklassen. Daß dies nicht passiert, dafür sorgen die Geschichten - vakogisierte Geschichten. Mit denen müssen wir ins Gespräch kommen. Mit den Geschichten haben wir eine Möglichkeit, über einen kindlichen Weg auf die Weiterverarbeitung von Input und auch auf die Deutungshoheit des „neuronalen Systems“ Einfluß zu nehmen.

Stellen wir uns unser Leben einmal ohne die unser Erleben tragenden Geschichten vor. Dann wären wir auf der Ebene der Neuronen und eine Kommunikation liefe sehr biologisch (erklärend, aber nicht verstehend) ab. Wir spürten vielleicht einen inneren von den Synapsen kommenden Erregungsvorgang und würden zu der neben uns sitzenden Partnerin sagen: „Ich spüre die Synapsen.“ Und die Partnerin: „Synapsen?“- „Ja, die Erregung ist aus dem Seitenlappen kommend aktiv geworden.“- „Also bei mir sind Neurotransmitter-Ausschüttungen zu beobachten, aber nur ganz leicht, die machen mich jetzt total müde.“ - „Und bei mir quillt es an meinem synaptischen Spalt aber schon ganz heftig über.“- „Und bei mir feuert es jetzt von der Seite."

Selbst die so angedeutete Geschichte hatte noch zu viel Fleisch - denn könnten wir die neurologische Sprache, dann hätten wir Deutsche inhaltsfrei gar nichts mehr verstanden.

Ein solches „neuronales Gespräch" wäre auf die Dauer schrecklich langweilig, weil es ohne Leben wäre. Leben kommt erst auf, wenn die neuronalen Reize eine erlebbare Übersetzung auf der psychischen Geschichten-Ebene bekommen - das ist die erlebbare Geschichte. Und nach solch einer Übersetzung in eine Geschichte hört sich das Gespräch dann vielleicht wie folgt an: „Ich habe Bock auf dich. Komm lass uns kuscheln.“ – „Habe ich aber keine Lust drauf.“ – „So ein Scheiß.“ – „Vielleicht ein anderes Mal.“ Da ist dann plötzlich ein verstehbarer Zusammenhang und Leben drin, vermittelt über eine Anmach-Geschichte. Die Anmach-Thematik hat halt wie jeder Vorgang immer eine psychische und eine neuronale Seite.

Alles was in der Psychologie mit „Erleben" und „Psyche“ gemeint ist, sollten wir in der NLPPt mit dem Begriff „Geschichte" bezeichnen. Das Wort „Metapher" impliziert in unserem Sprachgebrauch, daß es sich nicht um eine eigentliche Sache, sondern nur um ein die Sache symbolisierendes Etwas handelt. Letzteres sehen wir in der NLPPt ganz anders: Die Geschichten „symbolisieren“ nicht das Psychische, sondern sie „sind“ das Psychische. Das Psychische existiert in Geschichten, und zwar immer in Geschichten. Sie haben die Aufgabe, die neurologischen Reiz-Abkömmlinge in psychische Bedeutungen zu transformieren.

Es gibt eine besondere Art von Geschichten, nämlich Kinder-Geschichten, die über Generationen hinweg immer wieder weitererzählt wurden, das sind die Märchen.

Daneben gibt es ein Menschheits-Märchenbuch mit Geschichten für Kinder und Erwachsene: die Bibel. Aber auch die Literatur, die Filmwelt, die Erzählungen in der Kneipe, in der Wissenschaft und der Politik, das sind zwar alles „nur" Geschichten, aber Gott sei Dank „sind" es Geschichten und Angebote, weitere Geschichten anzufügen.

Schaut man sich diese Geschichten und den Alltag an, dann merkt man, da läuft Kommunikation nicht logisch ab, sondern sie läuft psycho-logisch und mit allen nur möglichen Meta-Modell-Verletzungen ab, die man sich nur denken kann.

Wenn wir Geschichten erfinden und mit Geschichten arbeiten, dann können wir uns auf die Konfabulierungskraft der Geschichten verlassen. Doch wenn diese Kraft einmal versagt, dann kommen die Leute in Therapie. Unsere Aufgabe ist es dann nicht, weiter zu konfabulieren, aber dennoch müssen wir mit den Patienten „seelen-logisch" reden. „Seelenlogisch“ heißt nicht „logisch“. Damit ist gemeint, daß die neuen Geschichten ruhig irrational und auch konstruiert ablaufen dürfen, daß wir dabei allerdings die Verletzungen des „Metamodells der Sprache“ zurückdrängen sollen, damit wir Denkmuster „verrücken“. Das Psychische verlangt die Irrationalität. Es ist wie mit einem Ur-Wald. Der soll nicht aufgeräumt sein, denn er lebt von der Unordnung.

Es ist wie mit dem Traum: Wenn die Möglichkeiten des Traum-konfabulierens in eine Sackgasse geraten ist, bleibt nur noch das Aufwachen. In den Sekunden des Wachseins werden die seelenlogischen Glättungen aufgegeben und der Traum kann in anderer Richtung fortgesetzt werden.

Das Milton-Modell der Sprache bietet uns für den Fall des Festklemmens von Psyche Möglichkeiten der glaubhaften Überprüfung der Seelenlogik an. Dieses Modell macht deutlich: Da können die unlogischsten Sinn-Kopplungen formuliert werden, unser Gehirn ist bereit und in der Lage, den größten Unsinn als Wahrheit anzunehmen, daraus fest installierte Glaubenssätze und Sprachmuster zu machen.

Die radikalste Seelenlogik ist die schlichte „Lüge“. Denn erstaunlich: Selbst nachgewiesene Lügen und gröbster Unsinn werden in der Therapie als Zahlungsmittel angenommen. Hier ist das Reich der Politik, der Religion und der Wissenschaft - da werden die unglaublichsten Geschichten als Erklärungs-modelle konstruiert. Dafür werden dann Religions- und Weltkriege geführt und Wissenschaftsgläubige geehrt oder auf den Index gesetzt. Die Protestanten und die Katholiken unterscheiden sich ja nicht an der Anzahl der Finger, sondern darin, ob sie an die katholischen oder evangelischen netten Geschichten glauben. Und die Kommunisten und Nationalsozialisten, worin unterscheiden die sich? Natürlich auch in den Geschichten. Solange man mit Widersprüchen leben kann und solange man nicht davon ausgeht, daß man eine krumm stehende Front gerade ziehen muß, solange ist alles gut.

Und diese Geschichten sind härter als Beton, sonst wären nicht Millionen - oder seit Anbeginn der Menschheit vielleicht Milliarden - von Menschen getötet worden. Die 35 Millionen Toten des 2. Weltkrieges sehen das völlig anders, wie ich aus wohlinformierten Kreisen erfahren habe. Die Geschichten lassen uns leben und sie bringen uns um. Das ist ihre brutale Realität.

Das Dumme ist, daß wir qua menschlicher Existenz die Welt nur verstehen können, wenn wir sie als Teil einer Geschichte, einer unbewiesenen Geschichte, also als Glaubenssätze, sehen. Das führt zu den Geschichten über Gott (Bibel als Bilderbuch, 1. und 2. Testament, denn auch über Gott erzählt man sich so allerlei) oder zur Geschichte von der Suche nach Wissen (Wissenschaft/Forschung).

Letztlich ist alles nur Geschichte. Aber wir sind auf Geschichten angewiesen. Auch die Forschung ist auf Geschichten angewiesen. So haben die Physiker die Geschichte von den immer kleiner werdenden Teilchen, von den Molekülen, Atomen bis hin zu Energieschalen, wo es gar keine kleinsten Teilchen mehr gibt, erzählt. Und da gibt es die Geschichte von den „Wurmlöchern“, der „unsichtbaren schwarzen Materie“ sowie den „schwarzen Löchern“ im All (Stephen Hawking), die die Materie wie mit einem Staubsauger an sich ziehen und verschlingen ... und wie die „Geschichte" weiter geht, das weiß man noch nicht, und das immerhin bei einer Naturwissenschaft. Sind das nicht schöne Geschichten - Geschichten für Erwachsene? Und wenn dies für die harten Wissenschaften gilt, dann müßte die Begrifflichkeit der NLPPt schon lange durchgewunken sein.

Man kann sogar noch einen Schritt weiter gehen und sagen, daß die Entwicklung der Welt von den Geschichten prozessiert (vorangetrieben) wird. Nicht wir leben die Geschichten, sondern die Geschichten leben uns.

Ältere Menschen können u.a. deshalb schlecht lernen, weil sie sich zu den neuen Dingen keine Geschichten mehr machen können. Wenn Erwachsene erst einmal soweit sind, ihren vollen Intellekt aufgebaut zu haben, dann schauen sie durch diese Brille aus scheinbar größerer Höhe verächtlich oder hochachtungsvoll auf die Geschichten herab. Diese Menschen dann aufzufordern, sie mögen sich zu therapeutischen Zwecken noch einmal mit Geschichten beschäftigen, ist eine Aufforderung zur Regression. „Wir sind doch nicht im Kindergarten", heißt es da. Gut, aber wer da nicht mitmacht oder nicht mitmachen kann, der ist nicht therapierbar. Wir müssen weg von dem Versuch, Therapie möglichst wissenschaftlich oder rational betreiben zu wollen, denn Rationalität ist der Ersatz des Chaos durch den Irrtum.

Ein Beispiel zur Geschichtenbildung: Ich bin kein Freund von Online-Banking. Ich hasse diese PINS, PANs, TANs und was es sonst noch so gibt. Jetzt mußte ich mich verändern, mußte Online-Banking einführen und schimpfte, weil ich nicht wußte, was eine TAN-Nummer ist. Schlagartig wurde mir die Bedeutung aber klar, als der Banker nach mehrfachen vergeblichen VAKOG/SM-fernen technischen Erklärungen auf die VAKOG/SM-reiche Geschichtenebene wechselte: „TAN: das ist Ihre bei jedem Auftrag notwendige Unterschrift. Damit Sie nicht vorbeikommen müssen, schicken wir Ihnen eine Geheimzahl auf Ihr Handy und dann tragen Sie diese Geheimzahl in das nötige Feld am PC, das ist sozusagen Ihre elektronische Unterschrift und dann betätigen Sie die Entertaste und schicken es ab. Wir können dann an der TAN-Nummer ersehen, daß Sie das waren, der die Überweisung getätigt hat." Jetzt verstand ich schlagartig und für den Bruchteil einer Sekunde sah ich mich, wie ich einen Überweisungsträger unterschreibe - jetzt war mir die „Geschichte" klar.

Und wenn wir Psychotherapie betreiben, dann stoßen wir auf die Geschichten in den Köpfen unserer Patienten. Die rational erzogenen Patienten verstehen unsere Sprache so ganz und gar nicht. Die ist wie TAN-Nummern für die Patienten. Also müssen wir alles auf die Geschichtenebene herunterbrechen.

Wie können wir Geschichten verändern? Wieder durch Geschichten. Unsere Formate sind nichts anderes als die von Psychotherapeuten konstruierten Zuwegungen/Zufahrtstraßen zu den Geschichten. Unsere Formate fächern die Geschichten in ihre Bestandteile auf und setzen sie verändert wieder zusammen. Geschichten sind die Schlüssel zur neurologischen Semantik.

Man muß sich einmal klar machen, daß wir mit den Geschichten einen paßgenauen VAKOG/SM-Schreiber (energetischen Schlüssel) für den Zugang zur neuronalen Ebene besitzen. Die Geschichte muß nur passen und seelenlogisch (also nicht unbedingt logisch) verständlich sein, dann kann sie ins neuronale Wartezimmer und dort warten, ob diese Geschichte zu einer eventuellen späteren Programmierung vorgesehen ist und aufgerufen wird.

Zwei Beispiele für seelenlogische, aber dabei völlig unwissenschaftliche Geschichten zur Herstellung von Compliance (Geschichte als Schlüsselfunktion).

Beispiel 1: Die Geschichte vom grünen Männlein (Herstellung einer schuldfreien und offenen therapeutischen Grundverfassung): Patienten berichten von ihrem Leben. Man merkt, daß sie nicht alles berichten, daß ihnen etwas peinlich ist, daß sie sich ehrenhalber für ihr Verhalten erklären wollen, damit der Therapeut nicht schlecht von ihnen denkt, usw. usw. Das stört den freien Bericht über die Schattenseiten. Früher habe ich versucht, dieses Problem rational zu lösen, durch einen Appell an die Patienten, alles offen zu berichten. Das half ein wenig, aber nicht wirklich. Bis mir eine Geschichte einfiel, die ich den Patienten seither erfolgreich erzähle. Diese Geschichte lautet so:

„Ich würde gerne in ihren Kopf hineinsehen, doch das kann ich nicht. Aber ich kenne jemanden, der kann das, und das sind Sie. Und ich denke, wir müssen zusammenarbeiten. Es verhält sich ja so, daß Sie zwar in Ihren Kopf sehen können, Sie aber mit dem, was Sie da sehen nichts anzufangen wissen. Ich hingegen könnte zwar mit dem, was Sie da sehen etwas anfangen, kann aber nicht in Ihren Kopf hinein sehen. Nur wenn wir uns beide zusammen tun, kommen wir beide weiter. Der eine ist blind, der andere ist taub - nur zusammen kommen wir weiter.

Ich stelle mir unsere Zusammenarbeit so vor, daß Sie mir helfen zu erfahren, was da so alles in Ihrem Kopf los ist und ich gebe Ihnen im Gegenzug Auskunft, was ich denke und was wir tun. Sie sind sozusagen kein Patient, sondern Sie sind mein Mitarbeiter und Beobachter. Sie befinden sich ganz da oben im Gehirn in einer Beobachtungskapsel, die direkt unter der Schädeldecke sitzt und alles mitbekommt was es da zu hören und zu sehen gibt. In dieser Kapsel sitzen Sie mit einer Taschenlampe, mit der können Sie in Ihr Gehirn hineinleuchten. Und so können Sie alles sehen, was es da an Bildern, Gedanken, Gefühlen und was sonst noch in Ihrem Gehirn gibt. Und Ihre Aufgabe ist es, mir alles zu berichten, was Sie da so erkennen können. Und wie gesagt, Sie sind ja nur der Beobachter, und so ein Beobachter kann ja nichts dafür, was da so kommt. Das könnte auch peinlich werden, aber da können Sie ja nicht dafür. Hauptsache Sie erzählen mir alles, was es da so zu sehen und zu hören gibt."

Was habe ich gemacht? Ich habe den Patienten in eine Beobachterrolle „hinein-gequatscht", um ihn aus der bewertenden Assoziativ-Verfassung heraus und in eine neutrale dissoziierte Meta-Verfassung herein zu bringen. Die Verfassung hat jetzt folgendes Aussehen: Der Patient ist aus seiner Patientenrolle raus, spielt jetzt eine sehr wichtige Rolle, die Rolle des Beobachters, ja sogar des Mitarbeiters des Therapeuten, ohne den nichts läuft. Es ist, als ob der Patient die Seite gewechselt hat. Die Bewertung und die „sekundäre Bearbeitung" sind abgeschaltet, denn ich bin ja nur der Beobachter und ich kann ja nicht dafür, was da für Gedanken und Bilder durch meinen Kopf laufen.

Beispiel 2: Die Geschichte von der Wirkung der EMI/EMDR zur Herstellung von Compliance. An den Patienten: „Wußten Sie schon, daß alles, was Sie erleben, sich in Ihrem Kopf abspielt, auch Ihre psychische Störung? Ihre Störung ist eine Nervenverschaltungs- und Verstopfungsstörung im Hirnstromkreislauf. Wie bekommen wir diese Verstopfung wieder gelöst? Nun, dadurch, daß wir Ihre Nervenzellen im Gehirn mal kräftig durchpusten. Das können wir natürlich nicht mit Wind erzeugen, denn Wind gibt es ja im

Gehirn nicht. Aber dafür gibt es Strom, Hirnstrom. Ah, das kennen Sie vom EEG. Da sagt die Krankenschwester: Schließen Sie bitte die Augen und halten Sie die Augen möglichst ruhig, sonst verfälscht das unser Ergebnis. Und genau dieser Strom, der uns beim EEG so stört, den können wir jetzt zu therapeutischen Zwecken gut gebrauchen (EMDR).

Und wie lenken wir diesen Strom an die Nervenzellen im Gehirn, die wir mal so richtig durchpusten wollen? Ganz einfach, indem Sie so intensiv wie möglich an Ihre Störung oder den schlimmsten Moment Ihrer Störung denken. Das ist dann so wie bei einem Blitz, der schlägt immer in die höchste Stelle ein. Wenn Sie an den schlimmsten Moment Ihrer Störung denken, dann ist das der neurologisch in Frage kommende Punkt im Gehirn, und deshalb fließt der Hirnstrom dann gebündelt in diesen Punkt, in diese Nervenzellen und Sie pusten mal so richtig durch. Das machen Sie, indem Sie sich besonders anstrengen und an den schlimmsten Punkt denken. Und wie können wir die Stromimpulse jetzt noch verstärken?

Das bekommen wir hin, indem Sie mit Ihren Augen der Bewegung meiner Finger folgen und dabei heftig an die schlimmste Stelle denken. Dann fließt der durch die Augenbewegungen erzeugte Hirnstrom durch den Sehnerv ins Gehirn und wo fließt dieser Strom dann wohl hin? Natürlich wieder in die Nervenzellen, in denen Ihre Störung verankert ist, so daß diese Stelle jetzt heftig unter Strom steht. Und mit etwas Glück fließt der komplette Hirnstrom dann durch die richtigen Nerven und biegt sie sozusagen wieder gerade. Etwas mehr wissenschaftlicher kann man sagen, daß die gestörte Reizweiterleitung im Gehirn wieder angestoßen wird, oder wenn Sie an den Biologieunterricht denken, daß die Neurotransmitter-Austausch Prozesse an den Synapsen wieder so richtig in Gang kommen.“

Die EMI/EMDR-ler mögen mir wegen der wissenschaftlichen Inkorrektheiten verzeihen. Eine wissenschaftlich korrekte Erklärung würde kein Patient auf Anhieb verstehen und es blieben Zweifel, die die innere Mitwirkung der Patienten deutlich herabsetzen und zum therapeutischen Mißerfolg führen würde.

Es kommt aber in dieser Situation gar nicht auf wissenschaftliche Korrektheit an, sondern darauf, daß die Patienten mitmachen. Dafür bedarf es einer schönen seelenlogisch geglätteten Geschichte, die den Patienten störungs- und nachfragefrei einleuchtet und eingeht. Das ist das Ziel von Didaktik, nämlich eine schwierige Thematik so auf das Wesentliche zu reduzieren, daß der Sachverhalt zwar falsch dargestellt, dafür jetzt aber verständlich ist.

Die Psyche ist kein Organ wissenschaftlicher Korrektheit, sondern ein Organ des Glaubens und des Überlebens in einer durch und durch unverständlichen Welt. In dieser Lage ist die Psyche bereit, eine unkorrekte Erklärung als plausible Erklärungsgeschichte anzunehmen. Nicht die Wahrheit ist das Ziel, denn was ist schon Wahrheit, sondern die Wirkung ist das Ziel. Diese Einführungsgeschichte in das Funktionieren des EMI führt zu einem Höchstmaß an Compliance. (Definition Compliance: Herstellung der Bereitschaft der neurologischen Basis für die anstehende Neuprogrammierung)

Auf Grund der Existenz der Spiegelneuronen reicht diese vorgestellt-imaginierte Handlung aus, die neuronale An-Bahnung so zu aktivieren, als fände die neue Handlung direkt im Hier und Jetzt statt. Wenn die heute mit Future-Pace hergestellte neuronale Bahnung morgen reaktiviert wird, besteht eine große Wahrscheinlichkeit, daß die angelegte Hirnbahnung von gestern im Jetzt sofort aktiviert wird. Es ist, als bekäme das Gehirn die Nachricht aus dem gestrigen Future-Pace-Ort, der da sagt: „Das kennen wir schon von gestern: Den Chef jetzt kleiner als sonst erlebt, das habe ich doch bereits gestern gehabt, dann kann ich mir das ja entspannt auch für heute noch mal zutrauen.“

Man sieht das Paradoxe: Future-Pace ist die konstruierte und projizierte Herstellung eines „Gestern" im „Morgen". Es ist genauso aufgebaut wie die Struktur des Filmes „Zurück in die Zukunft". Das Gehirn reagiert nicht auf ein objektives Gestern, sondern auf die „Gestern-Repräsentanz" in unserem Gehirn. Diese Gestern-Repräsentanz kann aber durch einen Future-Pace mit nachfolgender Rückführung auf eben diese Gestern-Repräsentanz verändert werden.

3.3.9.6) Prozessieren mit der Macht der lockenden Zielbilder

Die „Macht des Zielbildes" basiert letztlich auf einer sehr gründlichen VAKOG- und Submodalitäten-Arbeit, soll aber hier gesondert aufgeführt werden, um den Paradigmenwechsel weg von der düsteren Vergangenheit und hin zu einer strahlenden Zukunft noch einmal deutlich zu machen.

Es gibt in der NLPPt eine ganze Reihe von Formaten, welche die Macht des Zielbildes unterstützen, so z.B. der Swish, Moment of Excellence, Trance, Pralinee, Core-Transformation u.a. Die Zielrichtung „Ladung des Zielbildes" bleibt immer gleich, nur die Verpackung wird in eine zuarbeitende neue Geschichte verändert. Mal ist es der „Moment of Excellence“, dann ist es das „Pralinee“, das die Kräftigung herbeiführt.

Das alles zusammenfassende Ziel-Format ist das SMART-Format, das die Zielrichtung zur Steigerung der Kraft des Zielbildes explizit ausdrückt. Auch die Trance hat eigentlich nur die Aufgabe, das Zielbild so stark an Wirkung zunehmen zu lassen, daß es keiner weiteren Motivationsförderung mehr bedarf. Motivation ist nur ein anderes Wort für „Kraft des Zielbildes." Genau genommen könnte man die ganze NLPPt als eine großangelegte Motivationstheorie bezeichnen, die versucht, ohne das Wort Motivation auszukommen. Motivation entsteht erst als Produkt guter Zielbildarbeit.

3.3.9.7) Prozessieren mit irrationalem Material

Die Patienten kamen zu Freud, weil ihre logisch denkenden Ärzte mit den irrationalen Symptomen nichts anzufangen wußten. Freud dagegen hat sein Augenmerk in den Anfängen der Psychoanalyse geradezu schwerpunktmäßig auf das Irrationale gelegt. Er hatte nämlich bemerkt, daß auch er mit Logik und Rationalität bei seinen Patienten nicht weiterkam. Einem Kontrollzwang, ständig die Wasserhähne auf ihren dichten Ver-Schluß hin überprüfen zu müssen und deshalb die Wohnung nicht mehr verlassen zu können, rückt man mit der aus dem Frontallappen stammenden rationalen Aufforderung, diese unsinnige und unlogische Wiederholungshandlung doch einfach zu unterlassen, nicht zu Leibe.

Diese Erfahrung führte in den Anfängen der Psychoanalyse zu der Technik der „freien Assoziation". Damit ist die Aufforderung an die Patienten gemeint, alle Einfälle auszusprechen, nichts zurückzuhalten, nichts zu bewerten, so irrational die Einfälle auch sein mögen. Freud hoffte, daß die „Freie Assoziation“ helfen würde, von den durch die Logik zurechtgemachten Geschichten und Verbindungen loszukommen. Dieser Wechsel in der Arbeitsweise, das „Weg-Von" von der Rationalität und das „Hin-Zu" zur Irrationalität war ein wirklicher Paradigmenwechsel innerhalb des übergreifenden großen psychoanalytischen Paradigmenwechsels. Freud versuchte, in die von den Patienten geschilderten und seelenlogisch „hergerichteten" rationalen Geschichten eine „Brechung" hineinzubringen und so einen Zugang zu dem versteckten Sinn der irrational erscheinenden Symptome zu finden.

Die Schilderungen der Patienten sah Freud zunächst als Tatsachenberichte an, bis er merkte, daß es sich hierbei oft um beschönigende Deckerinnerungen handelte, denen er aufgesessen war. Ziel der Bearbeitung war es, die dahinterliegende wahre Geschichte aufzudecken. In dieser Denkweise wird deutlich, daß Freud trotz aller Skepsis dem psychologischen Realismus, also dem Festhalten am Gedanken einer wahren Geschichte, verbunden blieb. Hätte Freud gesehen, daß es die „Wahrheit" in Wahrheit gar nicht gibt, dann hätte er wohl auf die unendlichen Analysen zugunsten von Kurzzeittherapien verzichten können. Denn eines scheint plausibel: Der Glaube an ein auslösendes reales Erstereignis führt auf der Suche nach diesem Ereignis zu immer längeren Psychotherapien.

Ein Beispiel für den Umgang der Psychoanalyse mit der Irrationalität gibt Freud in dem Aufsatz: „Über Psychoanalyse. Fünf Vorlesungen (1909)“. Freud beschreibt dort zur Fallgeschichte der Anna O:

Zitat: „Einmal wachte sie nachts in großer Angst um den hochfiebernden Kranken und in Spannung, weil von Wien ein Chirurg zur Operation erwartet wurde. Die Mutter hatte sich für einige Zeit entfernt und Anna saß am Krankenbette, den rechten Arm über die Stuhllehne gelegt. Sie geriet in den Zustand von Wachträumen und sah, wie von der Wand her eine schwarze Schlange sich dem Kranken näherte, um ihn zu beißen. ... Sie wollte das Tier abwehren, war aber wie gelähmt; der rechte Arm, über die Stuhllehne hängend, war eingeschlafen, anästhetisch und paretisch geworden, und als sie ihn betrachtete, verwandelten sich die Finger in kleine Schlangen mit Totenköpfen (Nägel).

Wahrscheinlich machte sie Versuche, die Schlange mit der gelähmten rechten Hand zu verjagen, und dadurch trat die Anästhesie und Lähmung derselben in Assoziation mit der Schlangenhalluzination. Als diese verschwunden war, wollte sie mit ihrer Angst beten, aber jede Sprache versagte, sie konnte in keiner sprechen, bis sie endlich einen englischen Kindervers fand und nun auch in dieser Sprache fortdenken und beten konnte. Mit der Erinnerung dieser Szene in der Hypnose war auch die seit Beginn der Krankheit bestehende steife Lähmung des rechten Armes beseitigt und die Behandlung beendet.“ (Freud, V, a.a.O,1969, S. 56 f)

Eine durchaus logisch klingende, aber dennoch völlig irrationale Geschichte, die Freud uns da zumutet, weil nämlich organische Symptome, Handlung, Traum und Wunsch durcheinander gehen und eine phantastische Einheit/Geschichte bilden, die einen rational denkenden Arzt wohl zum Verzweifeln bringen würde. Aber es ist schon richtig so. Solche merkwürdigen Verbindungen stellen die neuronalen Netzwerke her, die wir dann als geglättete Geschichten in unserem Erleben wahrnehmen.

Es gibt Patienten, die achten auf ihre Wortwahl und möchten sehr rational wirken. Sie korrigieren sich, wenn sie meinen, etwas Unlogisches gesagt zu haben. Schrecklich. Denn das sind die schwierigsten Therapien. Diese Patienten scheitern an ihrer Vernunft. Und sie wären einer Veränderung schon sehr nahe, wenn sie ihre irrationale Seite mehr zuließen.

Von der früher zugelassenen Irrationalität ist die Psychoanalyse heute weit entfernt. Das kann man sehr schön an den einzuhaltenden Anforderungen in den Berichten zur Beantragung von Psychotherapien beobachten: Dort wird im Kapitel „Psychodynamik" eine (vom Anspruch her) zutreffende Beschreibung der Psychodynamik und eine darauf abgestimmte Erklärung der Symptome erwartet, also eine schlüssige (logische) Erklärung. Das kann, wenn man ehrlich ist, niemand leisten. Dies wird im Antragswesen aber völlig ausgeblendet. Man fordert vom antragstellenden Therapeuten eine Notlüge, nämlich so zu tun, als wisse er nach fünf probatorischen Sitzungen bei rationaler Anwendung psychoanalytischer Theorie, wie die psychischen Zusammenhänge beim Patienten sind.

In Wirklichkeit ist die dann folgende Beschreibung der Psychodynamik nichts weiter als eine nette, vom Therapeuten ausgedachte Geschichte, zusammengehalten durch Glaubenssätze des Therapeuten, oder besser noch: mehr oder weniger frei erfundene oder logisch klingende theoriegeleitete Konstruktionen, die mit den tatsächlichen neuronalen und irrationalen Zusammenhängen im Kopf des Patienten aber auch nicht das Mindeste zu tun haben. Was wirklich los ist, das zeigt sich erst im therapeutischen Verlauf.

Die Geschichte der Psychoanalyse zeigt, daß sie sich immer mehr weg von den Phänomenen und immer mehr hin zum Theoriewerk entwickelte. Je weiter dieser Vorgang voranschritt, desto mehr gab die Psychoanalyse vor, zu w i s s e n, anstatt zu beobachten. Und je mehr sie zur wissenden Instanz wurde, desto mehr verlor sie den Kontakt zu den irrationalen Zusammenhängen. Man kann wohl sagen, daß jede nette Geschichte, die uns logisch erscheint, schon deshalb nicht stimmen kann, w e i l sie logisch erscheint. Und bei jedem Antrag an die Krankenkassen wird eine für den Gutachter passend gemachte logisch klingende Geschichte präsentiert und der antragstellende Psychotherapeut weiß genau, daß die Dynamik, so wie im Antrag beschrieben, auf keinen Fall richtig ist. Würde man in die Anträge hineinschreiben, daß sich die Zusammenhänge unklar und irrational gestalten, bekäme man den Antrag abgelehnt zurück.

Den Kontakt zu den irrationalen Zusammenhängen findet man heute eher in der NLPPt.

Beispiel: Patientin, 50 Jahre alt, kommt mit Höhenangst. Zunächst werden (wie immer und wie selbstverständlich, aber dabei letztlich völlig idiotisch), alle logischen Gründe und konstruierten Ursachen erfragt, so als könnte man allen Ernstes erwarten, daß uns jetzt die Ursachen der Erkrankung völlig logisch in die Augen springen würden. Dies kann schon deshalb nicht sein, weil die Ursachen nicht im Psychischen, sondern im Neuronalen liegen.

Dann geht es weiter: „Schon mal in großer Höhe Angst gehabt? Nein. Schon mal Höhe angstvoll im Kino oder im Film erlebt? Nein. Irgendwelche Erinnerungen oder unwichtig erscheinende Gedanken zum Thema? Nein. Also, völlig überraschendes Ergebnis der Anamnese: Höhenangst seit ca. 10 Jahren. Auslösendes Ereignis oder auslösende Faktoren entweder gefunden oder nicht gefunden, hilft aber in beiden Fällen nicht weiter, da die Patientin darüber auch schon vergeblich nachgedacht habe.

Therapeutische Überlegung: Daß es sich um ein Angstgeschehen handelt, dürfte klar sein. Auslöser vielleicht ein verdrängtes Trauma. Abwägung zur Behandlung: Psychoanalytisches Vorgehen? Nein, da wahrscheinlich keine Kindheitsthematik. Verhaltenstherapie? Abtrainieren der Höhenangst durch Desensibilisierung? Habe ich keine Lust zu, kann ich im Übrigen auch nur laienhaft.

EMI/EMDR? Ok, paßt, kann ich auch, Patientin stimmt zu, frage sie nach einem Bild für Höhenangst, ok, Angstbild „von einem Turm herunterblicken". Ok, nehmen Sie dieses Bild, gehen Sie in den schlimmsten Moment, sehen Sie was es zu sehen, hören, fühlen gibt, bleiben Sie dran und folgen Sie meinem Finger. Der SUD-Wert steht bei „neun“ und fällt bis zum Ende der Sitzung auf „acht“ ab. Nächste Sitzung EMI und der Wert bleibt weiter bei „acht“.

Logisch und rational denkend will ich aufgeben, das Verfahren greift scheinbar nicht. Aber ich mache etwas Unlogisches und Irrationales, ich mache einfach weiter mit EMI, weiß auch nicht warum, vielleicht weil mir nichts Besseres einfällt. In der nächsten Sitzung wieder EMI, Patientin etwas unzufrieden, spürt wohl, daß ich nicht recht weiter weiß, dennoch weiter mit EMI, weil mir auf die Schnelle nichts anderes einfällt. Bei einer Zwischenfrage „Was ist jetzt?" antwortet die Patientin, es sei ihr schwer gefallen, an das vereinbarte Bild zu denken, sie müsse stattdessen an einen Verkehrsunfall denken, den sie erlitten habe. Aha, Affektbrücke.

Die offizielle Anweisung lautet „Affektbrücke zur späteren Bearbeitung notieren und dann zurück zum Bild". Ich mache es anders, weiß auch nicht warum, lasse den Unfall thematisch zu und lasse es laufen. Es folgt eine Schilderung des Verkehrsunfalls. Hat scheinbar nichts mit Höhenangst zu tun. Ich grübele. Logisch und rational wäre gewesen, die Patientin auf den rechten Pfad zurückzurufen und aufzufordern, weiter an das schlimmste Bild von der Höhenangst zu denken. Warum ich das nicht getan habe, weiß ich immer noch nicht, aber es gab dafür sicher keine fachliche Begründung.

Ich bin heute mal irrational und sage: „OK, dann bleiben Sie mal in dem schlimmsten Bild vom Autounfall". Es folgen mehrere Sequenzen, in denen sich die Details des Autounfalls erhellen. Dann kommen Bilder, sie habe sich mit dem Auto auf der glatten Straße mehrfach gedreht. Weiter mit EMI, noch mehrere Sequenzen, dann kommt eine Erinnerung, sie habe in dem Moment, als das Auto ins Schleudern kam, für eine Millisekunde an einen Hubschrauber gedacht. An dieser Stelle habe ich erstmals gezuckt. Ok, bleiben Sie an dem Hubschrauber, und folgen Sie meinem Finger. Dann kommen Gedanken/Bilder, sie säße in ihrem schleudernden Auto und sie wisse nicht so genau, ob es sich um ein Auto oder um einen Hubschrauber handele. Ok, bleiben Sie dran und folgen Sie meinem Finger.

Dann kommt die Frage der Patientin: „Halten Sie mich für bekloppt, wenn ich sage, daß das Auto sich dreht und sich wie ein Hubschrauber vom Boden ablösen will?" „Nein, ich halte Sie nicht für verrückt. Bleiben Sie dran und folgen Sie meinem Finger". Nach dem nächsten Set: „Das Auto hat sich vom Boden abgehoben wie ein Hubschrauber, aber nur für einen Meter vom Boden hoch, höher ging es nicht. Ich schaute runter aus einem Meter Höhe und dachte ‚Das ist ja nur ein Meter‘,...komisch, ich glaube, meine Höhenangst ist weg.“

Wirklich? Lassen Sie das Auto höher fliegen, bleiben Sie dran und folgen Sie meinem Finger. Durchführung eines 40iger-Sets. Was ist jetzt? „Das Auto ist richtig hochgestiegen, und ich habe runter geschaut. Ohne Angst. Die Angst ist weg." Kann das sein? Ja, denn das Gehirn reagiert auf eine imaginierte Realität genauso wie auf eine handlungsvollzügige Realität (vgl. Spiegelneuronen). Drei Wochen später bekam ich mit der Post ein Foto: Patientin steht mit ihrem Mann auf dem Turm der Liebfrauenkirche in Dresden. Rückseitiger Text: Viele Grüße aus Dresden.

Die Patientin glaubt sicher bis heute, daß alle meine Schritte ein Teil eines logisch aufgebauten Therapieplanes waren. Schon wieder eine schöne Geschichte.

Ist das nicht ein wunderbares Beispiel für Irrationalität? Wäre ich logisch vorgegangen, hätte ich „reingefragt", wäre mit Deutungen oder angedeuteten Geschichten gekommen, dann hätte ich damit unwissentlich den Prozeß gleich zu Beginn gestört, zerstört und beendet. Aber aus purer Hilflosigkeit (welch ein Glücksfall), also nicht aus methodischem Weitblick, habe ich den Prozeß einfach laufenlassen und bin dem Gedankenlauf nur begleitend gefolgt. Und was ist dabei passiert? Das Hirn der Patientin konnte sich wahrscheinlich austarieren.

Die Neuronen, die (wohl) ein einziges Mal gemeinsam ganz intensiv gefeuert hatten (nämlich während des Unfalls: Schleudern des Autos, und der Gedanke in einem Hubschrauber zu sitzen), haben sich (so muß ich denken) im Bruchteil einer Sekunde (also schnell, nicht langsam) miteinander (neurologisch) verbunden. Doch diese Verbindung ist durch die Eindrücke des Unfallablaufs (neuronal) sofort wieder getrennt worden, ohne daß sie einer Bewertung (auditives Denken: Autos können nicht fliegen) unterzogen werden konnte. Also blieb die Angst „Ach Gott, mein Auto hebt ab" irgendwo im Gehirn stecken. Und so konnte sich die Angst beim Schleudern des Autos auf den Hubschraubergedanken und von dort als generalisierte Höhenangst auf „hohe Türme" ausdehnen. Immer dann, wenn neurologisch codierte „Höhe" im Gehirn ankam, feuerten die Neuronen mit der Codierung „Hubschrauber" gemeinsam mit.

Durch das Feuern der Unfallbilder konnte auch die Sekundenangst noch einmal angeregt und zum Mitfeuern gebracht werden. Als diese Eindrücke (Schleudern, Hubschrauber, Höhe) im Prozessieren mit EMI erstmals seit dem Unfall wieder zusammengeführt wurden und wieder gemeinsam miteinander im Verein feuerten, kam es zur rationalen Bewertung („das ist ja nur ein Meter") - die Angst erwies sich somit als unbegründet und verschwand im Bruchteil einer Sekunde. Die neuronale Fehlhaltung brach mit einem Schlag zusammen (schnell, nicht langsam).

Die letzten Sätze geben eine schöne theoretische Erklärung dessen, was bei der Patientin passiert sein könnte. Klingt alles ganz gut, ist aber leider wieder nur eine Geschichte, diesmal eine nette Theoriegeschichte, die sich sehr plausibel, also geglättet anhört, aber letztlich auch wieder wohl so nicht stimmt. Aber ich weiß nicht, wie es richtig ist und was genau sich im Kopf der Patientin abgespielt hat. Ich weiß es nicht und bilde eine nette Theorie, eine nette Geschichte", die unserem „Sinn-Bedürfnis" nachkommt und eine verständliche Sinnhaftigkeit anbietet, doch es bleibt eine „nette Geschichte", mehr nicht.

Die Hirnneurologie würde zu der Fallgeschichte wohl sagen: „Ja, die Fallgeschichte ist neurologisch möglich, denn das Gehirn kann alles mit allem verbinden und so kann es zu den verrücktesten Geschichten kommen, und wie irrational diese Geschichten auch sind, unser Gehirn ist dazu gemacht, den verrücktesten Unsinn zu glauben. Wenn es zu neuronalen Fehlschaltungen kommt, haben wir im synchron laufenden psychischen Bereich Symptome, wenn die neuronalen Fehl-Schaltungen rückgängig gemacht werden, sind die psychischen Symptome fort."

Wir laufen alle immerzu mit neuronalen Fehlschaltungen herum. Solange wir uns mit den dazu passenden rationalen oder irrationalen Geschichten arrangieren und an die Geschichten glauben, geht es uns gut und es liegt kein Krankheitswert vor.

Beispiel: Eine 80-jährige Patientin bereitet sich auf den dritten Weltkrieg vor, indem sie im Keller Essensvorräte in Form von Dosennahrung hortet. Ansonsten hat sie keine psychischen Störungen. Es liegt eine neuronale Fehlschaltung vor, die dazu führt, daß sie Essensvorräte kauft. Der dazu passende rationale oder irrationale Glaubenssatz lautet: „Es wird einen dritten Weltkrieg geben." Da der Skurrilitätsgrad noch nicht die Grenze der sozialen Auffälligkeit überschritten hat, kann die Patientin ihren merkwürdigen Handlungen unauffällig nachgehen. Eine Steigerung des Krankheitsbildes wird deutlich, wenn man erfährt, daß die P. eine Rasierklinge im Nachtschränkchen mit der Begründung (Geschichte) liegen hat, daß sie sich, wenn der Russe kommt, noch rechtzeitig suizidieren könne, um der Vergewaltigung zu entgehen.

Beispiel: Ein Mann erleidet einen Sturz. Seither ist er nicht nur gläubig, sondern er beschäftigt sich nur noch mit religiösen Themen. Die Ehefrau kann das nicht mehr ertragen und läßt sich scheiden. Man kann davon ausgehen, daß der Sturz im Gehirn morphologische Veränderungen erzeugt hat, vielleicht indem Nervenverbindungen so verändert wurden, daß jetzt Nerven mit eingeschaltet sind, die für die religiöse Thematik zuständig sind. Der betroffene Mann leidet nicht unter der Veränderung, erlebt auch den Bruch seiner Lebensausrichtung nicht als störend, ganz anders für die Ehefrau mit unveränderter neuronaler Basis. Die neuronale Basis des Ehemannes ist verändert, folglich wechseln für ihn die Inhalte ganz verständlich. Der Gedanke, daß hier was nicht stimmt, kommt ihm aber nicht. Woran liegt das? Nun das liegt an der Oberflächenspannung des Psychischen, die jede Beule sofort ausgleicht. Die größte Ausgleichkraft besteht darin, daß das Psychische unendlich viele Geschichten bilden kann, um Störungen zu glätten. Der Unterschied zwischen früher und später wird einfach wie auf einem

Kontinuum übergangen. Die Welt war vor dem Sturz in Ordnung und danach ist sie es auch. Noch mal, wie ist das möglich?

Nun, das basiert darauf, daß das Gehirn letztlich zwischen Rationalität und Irrationalität gar nicht unterscheiden kann. Fällt eine rationale logische Verbindung als Verbindungsstück innerhalb einer Geschichte aus, dann schließt das Gehirn diese Lücke sofort mit einem neuen mehr oder weniger rationalen oder irrationalen Verbindungsstück, so daß die so neu entstandene konfabulierte Geschichte wieder als normale Geschichte glaubhaft erscheint. Erst wenn die Lücken zu groß werden, daß die Geschichten auch die Konfabulation nicht mehr hinbekommen, kann derjenige als hirnkrank auffallen.

Es ist wie mit einem Glas Wasser, in das ich meinen Zeigefinger hineinhalte: Mein Finger verdrängt eine Fingerkuppe von Wasser. Was passiert, wenn ich den Finger aus dem Wasser ziehe? Bleibt das dabei durch den Finger verdrängte Wasservolumen als Mulde erhalten? Nein, wenn ich den Finger herausziehe, schwappt das Wasser zeitgleich von allen Seiten zurück in die Mulde, so daß ich unmittelbar wieder eine geschlossene Wasseroberfläche habe. So ist es auch mit den Geschichten: Nimmt man ein Stück heraus, wird die Lücke sofort automatisch wieder mit Wasser oder mit einer neuen Geschichte geschlossen. Die so neu gemachte Geschichte ist mehr oder weniger rational oder irrational, das ist dem Gehirn egal, Hauptsache die Geschichte ist wieder geschlossen.

Das Gehirn ist in der Lage, einen neurologisch fundierten Geschichten-Konstruktivismus zu verkörpern.

Beispiel: Patient erzählt von seiner schlimmen Kindheit mit Schlägen und Geldnot, fügt dann aber wie zum Beleg liebevolle Szenen-Schilderungen mit den Eltern bei. Auf diesen Widerspruch angesprochen wird die erzählte Geschichte sofort weitergedreht: Jetzt kommt es zu Kindheits-Geschichten der Rechtfertigung dafür, den Eltern durch Diebstähle Sorgen bereitet zu haben. Ja was nun: Was stimmt, oder stimmt alles gleichzeitig oder stimmt nichts?

Unsere Geschichten sind nicht „Wahrheit", sondern sie sind „nette Konstruktionen", „nette Ordnungen". Gerade weil wir eine Vorliebe zu Geschichten haben, sind wir in der NLPPt gut beraten, diesen zu mißtrauen, auch den hinter den Geschichten bereitgehaltenen neuen Geschichten zu mißtrauen und auch der rationalen Logik genauso zu mißtrauen, wie wir dem Irrationalen mißtrauen. Alles ist nur eine Konstruktion. Also Vorsicht mit dem Engagement für Wahrheiten und Finger weg von Interpretationen.

Allerdings, wenn es doch dazu gekommen ist, daß eine Deutung abgegeben wurde, daß also eine Geschichte in die Welt gebracht wurde und damit ein bisher nicht vorhandener Sinn konstruiert worden ist, dann hat diese Sinn-Geschichte ab dem Moment ihrer Geburt eine funktionell autonome Existenz/Wirklichkeit. Die Leute tun dann nämlich so, als ob dieser Sinn wahr wäre und das verändert die weitere Entwicklung komplett. Die konstruierten Geschichten haben eine wirk-liche, also wirk-same Wirk-lichkeit.

Es ist wie mit einer Geburt. Ein Kind was einmal geboren ist, das bringt man in der Regel nicht mehr um. Kinder, die erst gar nicht gezeugt sind, die kann man als „nicht Geschichten auslösend" bezeichnen. Das ist natürlich bei Eltern mit Kinderwunsch, die aber kein Kind zeugen können, anders: Da löst dieses noch nicht gezeugte Kind schon Geschichten aus. Wäre Alexander der Große nicht gezeugt worden, hätte er keine Geschichten auslösen können, außer jener, daß der Lauf der Menschheits-Geschichte ein ganz anderer gewesen wäre.

Soll heißen: Ein Gedanke, der zunächst einmal nur gedacht ist, der zettelt noch nicht unbedingt eine Geschichte an, wenn er jedoch erst einmal ausgesprochen ist, dann ist dieser Gedanke geladen und kann eine selbständige Geschichte in Gang setzen, z.B. dem Erzeuger entrissen zu werden oder sich gar gegen den Erzeuger zu richten (Karl Marx). Was also einmal ausgesprochen ist, also über die neuronale Existenz hinausgekommen und psychisch geboren ist, das ist auf der Geschichtenebene angekommen und hat die Tendenz, weitere Geschichten anzuregen.

Wer darüber ein ganzes Buch lesen möchte, der greife nach Wilhelm Schapp: „In Geschichten verstrickt.“ Aus dem Irrationalen entsteht ein Wort oder ein Satz und durch Zusammenbringen von „Wort mit Wort" entsteht eine Ebene von Geschichten und mit ihnen weiter zusammenhängende andere Geschichten, eine neue Realität neuer Geschichten. Diese aus Geschichten hergestellte Realität legt sich wie ein Schleier um die zufällig zusammengekommenen Sätze und produziert Sinn.

Ein Beispiel: Ein Waschbecken, ein Podest, beide irrational zufällig nebeneinander abgestellt/verortet, haben logisch nichts miteinander zu tun. Dann bringe ich beide z u s a m m e n, indem ich das Waschbecken auf das Podest stelle. Jetzt entsteht durch die raum-zeitliche Nähe „Zugehörigkeit" nach Dilts (DLSM) und es können weitere scheinbar logische Geschichten entstehen: Z.B.: „das ist Kunst", „Beginn von Bauarbeiten", „das Waschbecken soll wohl angeschlossen werden" oder „hier stellt jemand Ordnung her." Egal wie, Hauptsache eine logisch klingende rationale oder irrationale Geschichte.

Dem Gehirn ist es egal, notfalls wird die irrationale Geschichte einfach umformuliert - wird in einen Prozeß der Verdeckung des Irrationalen durch Geschichtenbildung hineingezogen. Die Geschichten verdecken, daß es Sinn eigentlich nicht gibt. Und wie machen sie das? Antwort: Paradoxerweise indem sie schneller sind und selbst Sinn herstellen, den es eigentlich gar nicht gibt.

Das hat Konsequenzen für die Therapie: Was auch immer der Patient an irrationalen Gedanken produziert, dem müssen wir als Therapeut folgen, auch wenn wir den Gedanken nicht verstehen - ist egal, wir müssen es nicht verstehen, Hauptsache das Neurologische versteht das Neurologische, also sich selbst.

Wir sollten auch nicht mit dem Patienten über den Sinn verhandeln, denn das führt nur weg vom Neuronalen des Patienten. Die Beschäftigung mit dem „Sinn" (DLSM: Vision) führt zu philosophischem Lametta. Das disziplinierte Vorgehen, dem Irrationalen wie dem Rationalen eine neurologische Chance zu geben, das ist die professionelle Leistung, für die wir letztlich als Therapeuten bezahlt werden. Es ist sehr schwer, in die Sinnsuche nicht mit einzustimmen. Einzustimmen würde bedeuten, sich damit an der verdeckenden Konstruktion sowieso nicht stimmender Geschichten zu beteiligen. Das ist ein Kunstfehler, den die NLPPt sich bemüht, zu vermeiden. Dies ist zugegebenermaßen recht schwer, kommt aber mit der Grundhaltung überein, keine inhaltliche, sondern eine formale Therapie anzubieten.

Wir sind ständig der Gefahr ausgesetzt, den Angeboten zur Bildung einer netten Geschichte auf den Leim zu gehen. Die Patienten drängen den Therapeuten unbewußt zu logisch erscheinenden Sinngeschichten. Eine Anamnese ist immer überwuchert mit Annahmen, falsch dargestellten Abläufen und Auslassungen.

Beispiel: Ein Patient, immerhin sogar glühender NLP-ler (!), kommt mit Minderwertigkeitsgefühlen zu mir. Ich will jetzt mit ihm nicht in die Analyse seiner Kindheit einsteigen, weil ich eine neurologische Ressourcenarbeit für sinniger halte, und weil immerhin ein NLP-ler vor mir sitzt, der meine Strategie „neuronale Zielarbeit" und „weg von Vergangenheitsanalyse" doch verstehen muß. Der sollte also wissen, daß wir nicht in die Kindheits- oder Beziehungsanalyse einsteigen. Ich erkläre ihm, daß ich Submodalitätenarbeit mit ihm machen will und erkläre ihm sogar noch einmal das Verfahren. In intervallmäßigen Unterbrechungen wird der P. befragt, wie sich die neuen Ressourcen anfühlen. Auf meine Frage geht der P. jedoch gar nicht ein, sondern er berichtet in jedem Erzähl-Stopp unaufgefordert Kindheitserinnerungen über den Vater, kommt mit halb- und falschverstandenem psychoanalytischen Gedankengut, mit sinnsuchenden Theorieplatituden, die zwar nichts verändern, die aber in unserer psychoanalytisch durchsetzten Kultur zu den Geschichten gehören (z.B. „Ich bin narzißtisch, ich habe einen Ödipuskomplex, das ist ein freudscher Versprecher usw. …").

Jeder Patient hat im Pädagogik-Unterricht schon mal vom Ödipuskomplex gehört. Also gibt es in jeder Therapie die Stelle, an der der Patient sagt, er habe einen Ödipuskomplex. Wie selbstverständlich erwarten die Patienten von ihren Therapeuten, daß sie bestimmte Geschichten von ihren Patienten hören wollen.

Am häufigsten kommt die Geschichte von der „schweren schlechten Kindheit“ zum Vortrag, in jeder Talk-Show, in jeder Gerichtsverhandlung, in jeder Zeugniskonferenz und in jeder Totenrede. Es ist wie bei der nicht zu unterbrechenden Einrollbewegung der Graugans. Das sind alles Handlungen, die immer wieder als feststehende Schemata abgewickelt werden wollen, auch wenn man der Graugans das Ei bereits abgenommen hat.

Man kann an den Beispielen erkennen, daß die Patienten mit ihrer Geschichte kommen, in die sie den Therapeuten bereits platzanwesend gemäß ihres Lebensschemas mit eingebaut haben (Übertragung). Wir lernen daraus, daß wir dem Irrationalen immer den Vorrang vor theoretisch gutgemeinten Gedanken über den Patienten geben sollten. Es ist die alte analytische Regel der „freien Assoziation“, der die NLPPt laut applaudiert.

Ein besonders gutes Instrument zur Erzeugung freier irrationaler Assoziationen ist das EMDR. Wer sich diesem Verfahren unterzieht, kann seinen Widerstand gegenüber verdrängten Erlebnissen nicht aufrechterhalten. Im EMDR heißen diese aus dem Unbewußten kommenden irrationalen Auswilderungen „Affektbrücken“.

3.3.9.8) Prozessieren mit Impact-Erlebnissen

Impacts sind einsehbare, VAKOG/SM-bildhaft übersetzte und dennoch irritierende Themeneinschläge. Impact-Strategien kann man mit VAKOG/SM/Submodalitäten erschließen, sie haben jedoch ein eigenes Image.

So wie Kinder anschaulich denken und rein formale Aufgaben nicht lösen können, so können auch manche Erwachsene eine Krise nicht formal lösen, sondern sie brauchen eine VAKOG/SM-isierung, eine wirklich durchschlagende Visualisierung.

Impact heißt "Aufschlag". Woran erinnert mich das? Nun, mich erinnert es an den Aufschlag eines Kometen auf die Erde mit wirklich weitreichenden

Auswirkungen und Veränderungen. Gegen die Wirkung eines Impacts kann man sich nicht wehren. Was sind Impacts in der Psychotherapie? Nun, Impacts sind entweder Bilder (V) oder Sätze (A) oder Körpererfahrungen (K) oder Gerüche (O) oder Geschmäcker (G), gegen deren Wirkung wir uns nicht wehren können.

In dem Buch von Danie Beaulieu (2008) findet sich ein schönes Beispiel: „Eine Patientin berichtet von ihrem überaus anhänglichen und sie mit Nähewünschen überschüttenden Ehemann und versteht nicht, warum er nicht zufrieden ist, obwohl sie ihm schon über die Normalmenge hinaus alle Liebe gibt. Das Reden (das Auditive) der Therapeutin hilft nicht weiter, die Patientin stagniert. Da nimmt die Psychotherapeutin einen Plastikbecher (visueller Zugang), sticht mit einer Nadel Löcher in den Boden, schüttet Wasser hinein und sagt: Das ist ihr Mann. Sie können hineinkippen so viel Sie wollen, es ist nie genug, weil er ein Faß ohne Boden ist."

Dieses anschauliche Bild habe bei der Patientin sofort gewirkt. Woher kommt die Wirkung? Wieso haben die verbalen Erklärungen der Therapeutin nichts bewirkt, der „Becher“ aber wohl? Antwort: Weil der Becher einen Wechsel des Repräsentationskanals weg vom Auditiven und hin zum Visuellen darstellt. Und weiter: Die theoretischen Ratschläge der Therapeutin sprechen das abstrakte Denken (auditiver Kanal) an, der „Becher" bewegt sich hingegen auf der konkret visuellen Geschichtenebene, die auch Kinder verstehen. In der Regel ist die visuelle Repräsentanz stärker als die der auditiven Repräsentanz.

Eine Impact-Strategie liegt auch vor, wenn „Mann" einer Frau mit roten Baccara-Rosen kommt oder wenn „Frau" einen Mann nur richtig lobt und dann anfügt: „Du bist ja doch ein Held". In beiden Fällen wissen die Betroffenen um die Übertreibung, können sich aber dennoch nicht von der Wirkung auf die Hirntransmitter freisprechen.

3.3.9.9) Prozessieren durch Materialisieren

Materialisierung ist keine typische NLPPt-Technik. Man findet auch nichts zu diesem Thema oder zu diesem Begriff in der Literatur.

Das erste Mal, daß ich auf eine Materialisierung aufmerksam wurde, das war der Fall des oben bereits beschriebenen Patienten, der beim Verlassen meiner Praxis-Räume einen Bogen um die Stelle im Raum machte, in der er gearbeitet hatte. Es war, als ob eine Raum-Problem-Materialisierung oder eine nicht mehr vergängliche Raummarkierung stattgefunden hätte.

Eine andere Beobachtung war die, daß manche Patienten über ihre mit Raumankern markierte psychische Raumstruktur hinweggingen, so als wäre im Raum ein „Nichts“ (also keine Materialisierung) und andere Patienten achtsam mit den psychisch konstruierten Räumen (Materialisierung) umgingen und so gingen, daß sie auf keinen Fall auf die psycho-physikalisch materialisierte Raumstruktur traten.

Nach dieser Beobachtung fiel mir auf, daß auch ich schon immer eine Hemmung bei mir verspürte, von Patienten ausgelegte Raumanker sowie deren Ausbreitungslinien zu betreten. Ich bin blockiert, in solchen Räumen hemmungslos herumzutrampeln. Diese Blockade hält solange an, bis die psychisch belegten und so genutzten Räume und Flächen durch ausdrückliche Betonung der Beendigung der Behandlung, am besten unter Einsammeln der Raumanker von deren Materialisierung befreit und alle etwaig noch wirksamen hypnotischen Aufträge und Suggestionen aufgehoben („Entrollen“) werden.

Weiterhin fiel mir auf, daß je länger ich ein Format zerdehnte, desto stärker war nicht nur die Wirkung, sondern desto eher kam es auch zu Materialisierungen. Die gleiche Erfahrung machte ich paradoxerweise aber auch, je mehr ich die Formate in der Durchführung stauchte oder beschleunigte: In beiden Fällen (Verlangsamung wie Beschleunigung), kam es vermehrt zu Materialisierungen. Am wirksamsten scheint die Geschwindigkeit, die von der üblichen Sprechgeschwindigkeit am stärksten abweicht.

Wozu kann man Materialisierung einsetzen?

a) Es gibt eine ganze Reihe von Krankheitsbildern, die bleiben in der Beschreibung durch die Klienten schwammig. Eine Materialisierung/ Verkörperung kann dann hilfreich sein, die Verbalisierung anzuregen und zu differenzieren.

b) Häufig kommen Patienten, die angeblich nur eingeschränkt visualisieren können. Sie behaupten, keine inneren Bilder aufrufen zu können - für einen NLP-ler schwer zu ertragen. Trotz intensiver Visualisierungsbemühungen kommen diese Patienten in dieser Sache nicht weiter. Diese Klienten können sich allerdings erinnern, geträumt zu haben, können auch „sagen", wovon sie geträumt haben, haben aber trotz des Sagens was sie geträumt haben, kein Bild von dem Geträumten.

Beispiel: Eine Frau sagt: „Ich habe von einer Burg geträumt." „Wie sah die Burg denn aus?" „Ich habe kein Bild davon." „Können Sie sich eine Burg einbilden, indem Sie sich ein Bild machen?" „Nein" „Und wenn Sie eine malen?" „Nein das geht nicht." „Aber Sie wissen wie eine Burg aussieht? „Ja". Zwar irrational, aber sowas gibt es.

Anders als in der Politik, wo die Materialisierung selten in erfreuliche Zielsetzungen hineingerät, nutzen wir die Materialisierung zu heilbringenden psychotherapeutischen Zwecken. Eigentlich arbeiten alle Therapeuten schon immer mit der Materialisierung, und zwar wenn sie fragen: „Können Sie sich einmal dies oder das vorstellen?" In dieser Frage steckt der Beginn einer Materialisierung, nur daß die meisten Therapeuten jetzt nicht bei der Sache bleiben und die Aufforderung, sich etwas vorzustellen, nicht mit vollem Ernst auf die Spitze treiben. Dies würde nämlich dann passieren, wenn zu der Aufforderung, sich etwas vorzustellen eine zweite Aufforderung hinzugefügt würde: „Versuchen Sie das Vorgestellte wirklich zu sehen oder zu hören oder zu fühlen oder zu schmecken oder zu riechen, so als wäre es wirklich da." Oder besser noch: kneten oder malen lassen.

Die 100 %-ige „physikalische Materialisierung“ gibt es aber nicht. Ist die Materialisierung deshalb therapeutisch irrelevant? Nein, die Materialsierung ist therapeutisch sogar sehr relevant, und zwar wenn wir mit Imaginationen (Körperreisen u.a.) arbeiten, dann ist es ein gravierender Unterschied, ob wir den Frame geben „Stellen Sie sich … vor“ oder ob wir framen „Sehen Sie, was zu sehen ist“. Dieser scheinbar kleine Unterschied hat weitreichende Konsequenzen. Geben wir die Anweisung, sich etwas vorzustellen, dann ist die therapeutische Wirkung sehr dürftig. Geben wir jedoch Anweisung, sich den Bildern zu überlassen, dann ist die therapeutische Kraft auf jeden Fall deutlich besser.

Vielleicht kann man es auch so sehen, daß einige der klinischen Symptome entgleiste Materialisierungen sind. Zum Beispiel die gesammelten Toilettenpapier-Pappröllchen in einer Messiewohnung. In diesem Symptom steckt vielleicht eine uns nicht bekannte Materialisierung, die so zum Ausdruck kommt.

Und dann schauen wir uns den 90-jährigen altersbedingt dementen Psychotiker an. Er behauptet, er könne nicht zu Bett, denn in seinem Bett läge ja schon ein Indianer, dann ist die Materialisierung für den Patienten in eine weitere Materialisierung (das Bett ist besetzt und der Patient hat keine Schlafmöglichkeit mehr) hineingewachsen.

Bleibt die Therapie im kognitiv-mentalen Bereich, dann kann es zu keiner Materialisierung von Psychischem und somit auch zu keiner Heilung kommen.

Eine Materialisierung kann aber auch immer dann entstehen, wenn es uns gelingt, unter Mitwirkung des Patienten dessen neurologischen Areale der Kindheit wachzurufen, dann sind wir neurologisch gesehen tatsächlich in der Kindheit, nicht in einer „Als-Ob-Kindheit“, sondern in seiner „Echtzeit-Kindheit“.

Auch wenn wir auf der Timeline gehen, um „Change History“ durchzuführen, sind wir wirkungsmäßig auf der Schiene der Materialisierung und

Entmaterialisierung unterwegs. Change History meint nämlich, die Geschichte so stark zu verändern, daß dadurch bestimmte Erinnerungen so gelöscht werden, daß diese auch für einen Fachmann nicht mehr zurückzuholen sind. Dieser Löschungsversuch, psychisch durchgeführt, bliebe erfolglos, solange er nur auf der Geschichtenebene, nicht aber auf der neurologischen Ebene durchgeführt würde. Wenn wir aber auf der Timeline stehend die neuronale Abbildung der zu löschenden Geschehnisse neuronal markiert sehen, dann ist dieser Teil auf der Festplatte endgültig gelöscht. Wenn es uns gelingt, die „Abiturfeier" psychisch zu löschen, dann heißt dies eigentlich nur „Schwächung" der Erinnerung. Wenn es aber gelingt, die „Abiturfeier" neuronal zu löschen, dann ist wirklich keine „Erinnerung an die Abiturfeier" mehr da. Der Betroffene wird allen Ernstes behaupten, es habe nie eine Abiturfeier gegeben.

Wir orientieren uns ja an der Funktionsweise eines PC. Der Umgang mit dem „Vergessen" verhält sich ein wenig wie das Umgehen mit einer gelöschten Datei: der ganz normale User kann den Löschvorgang nicht rückgängig machen - man kann die Datei nicht wiederherstellen. Wenn wir diese Löschung dann vergessen, weil niemand nach den gelöschten Dateien fragt, dann ist alles gut. Es gibt aber auch Löschungen, da können wir uns nach erster erfolgter Löschung, unter dem Verlust der Dateien leidend, an die Löschung erinnern. Dann haben wir noch nicht wirklich vergessen. Vielleicht klappt das Vergessen nur deshalb nicht, weil sich belastendes Material unter dem gelöschten befindet. Sicherheitshalber würden wir dann gerne ein zweites Mal löschen, wobei wir auch die Information löschen, die darüber Auskunft geben, daß wir bereits gelöscht haben. Dann haben wir gelöscht, daß wir gelöscht haben.

„Vergessen" heißt „Löschen". „Verdrängen" heißt: „verdrängen", daß wir verdrängt haben. Wenn wir dreimal verdrängt/gelöscht haben, also neuronal gelöscht haben, dann haben wir vergessen, daß wir vergessen haben, ob und daß wir gelöscht haben. Dann stellt sich aber auch die Frage, ob das Gelöschte für den Löschenden jemals da war. Wenn der Inhalt der Neuronen oder gar die Neuronen nicht mehr existent sind, dann weiß der demente Vater die Tochter nicht zu erkennen - für ihn war die Tochter neurologisch gesehen niemals da. Hier sieht man recht gut, wie die Geschichte eines Betroffenen nachträglich umgeschrieben werden kann.

„Materialisierung“ wäre dann der Versuch, an die Stelle der endgültigen Löschung eine Neu-Konstruktion der Erinnerung einschließlich der Re-Konstruktion der dazu gehörenden neu konstruierten Löschungen herzustellen.

3.3.9.10) Prozessieren durch Einweben

Das „neuronale Einweben“ stammt aus dem EMDR und meint eine vernetzte und verlangsamte Trance (Francine Shapiro), mit dem Ziel, Ressourcen einzuarbeiten. Dies geschieht, indem der Patient seine stärksten Ressourcen vakogisiert bereithält, um den zerdehnten innerpsychischen Raum mit positiven Füllungen bestandfest zu machen. Das bilaterale Prozessieren wird dabei aber nicht - wie beim Prozessieren sonst üblich - durch schnelle, sondern durch wiederholt besonders verlangsamte/zerdehnte alternierende Augenbewegungen vorgenommen. Dies deckt sich mit der oben bereits beschriebenen Beobachtung, daß besonders schnelles wie auch besonders langsames zerdehntes Prozessieren hohe Wirkungen erzielt.

3.3.9.11) Prozessieren durch Handkontakt (Satir)

Wer schon einmal die Affeninsel im Zoo zu Köln besucht hat und nicht einfach achtlos vorüber gegangen ist, dem ist bestimmt etwas aufgefallen. Aufgefallen müßte sein, wie die Affen mit „Körperkontakt einer bestimmten Art“ umgehen. Nun, immer nachdem Unruhe, Streit und sozialer Stress auftreten, werden alle Weibchen von gleich mehreren Männchen begattet und schon ist die Herde wieder ruhig. Das Wirkprinzip lautet: „Sofort nach einem Streit wird durch Körperlichkeit Ruhe hergestellt“. Das Prinzip „Konfliktparteien an die Hand nehmen“ findet sich bei Virginia Satir. In der

Herstellung von Körperlichkeit bestand ja auch die Satir-Technik, nämlich beide Kontrahenten der Paar-Sitzungen gleichzeitig rechts und links an die Hand zu nehmen und damit Ruhe in das Beziehungsgeflecht zu bringen. Körperlichkeit wirkt hier wie ein Versprechen auf Einigung.

3.3.9.12) Prozessieren durch Augenkontakt

Zwei Kontrahenten setzen sich auf jeweils einen Stuhl gegenüber. Aufgabenstellung: Sehen Sie sich jetzt einmal, so konfliktbereit wie Sie jetzt sind, in die Augen und halten Sie diese Situation so lange wie möglich aufrecht. Verlierer ist der, der als Erster den Augenkontakt abbricht.

Resultat: Nach fünf Minuten bricht die stagnierende Situation auf und beide Kontrahenten müssen fast zeitgleich lachen und dies ohne inhaltliche Klärung.

3.3.9.13) Prozessieren durch Trancen (Hirn-Vernetzungen)

Die meisten gut funktionierenden Formate der NLPPt gehen auf den schlimmsten Punkt und auf die Bearbeitung dieses Punktes zu. Beim „Trancen“ finden wir eine Abweichung von dieser Regel. Es kommt zu einem breitgefächerten Tagtraum, so wie wir dies vom Tempelschlaf der alten Ägypter kennen. In der „Hypnose“ wird das Prinzip des „Verbindens von Allem mit Allem“ in ein gesteigertes „Vernetzen“ hineinversetzt. Vernetzen soll jedoch nicht Zerstreuung, sondern nur eine noch viel breiter gefächerte Aufmerksamkeits-Fokussierung möglich machen.

3.3.9.14) Prozessieren durch Kalibrieren und Pacen

Guten Rapport hergestellt zu haben bedeutet, die operative Geschlossenheit des „neuronalen Systems“ meines Gegenübers einen Spalt weit geöffnet zu haben. Die hierzu eingesetzte Geschichte lautet: „Wir beide sind völlig gleich, wir sind zueinander zugehörig“ (DLSM-Bindung/Zugehörigkeit). Wie muß ich sein, um so zu sein, wie du schon bist? Neuronale Öffnung wird durch gegenseitigen Aufbau eines ressourcenhaltigen Körper-States angestrebt. Wegen seiner hervorragenden Aufgabe in der Herstellung von Beziehungsvertiefung bekommt der Rapport einen gesonderten Platz unter den Prozessoren.

3.3.9.15) Prozessieren durch Video-Technik als paradoxe Spaltungs-Intervention zur State-Fixierung

Was kann man machen, wenn man mit den 50 Minuten einer Sitzung nicht auskommt und man die Sitzung beenden muß? Fällt dann der erarbeitete State in sich zusammen? Oder wie kann man das Erreichte mitten in der Bearbeitung „einfrieren? Dann greife man auf die aus dem EMDR stammende „Videotechnik“ zurück. Man unterbricht die Sitzung und fragt den Patienten, ob er sich vorstellen könne, die ganze Sitzung sei von Anfang an auf Video aufgezeichnet worden. Und dann: Man schlage ihm vor, die imaginative Video-Kassette aus dem Recorder zu holen, sie bis zur nächsten Sitzung an einem sicheren Ort in der Praxis abzulegen, sie in der nächsten Sitzung wieder in den Recorder einzulegen, und die gemeinsame Arbeit dann mit der zuletzt erreichten Position fortzusetzen. Ich bitte den Patienten, die nötigen Handlungen körperlich durchzuführen (physikalisieren). Das klappt in 95% aller Fälle. Die Patienten kommen nach einer Woche und berichten von einer merkwürdigen Erfahrung, nämlich daß ihre Symptome eine Auszeit genommen hätten, sie seien die Woche äußert gesund gewesen. Alles habe wie auf Eis gelegen. Die Patienten greifen dann nach Aufforderung zur Videokassette, führen sie in den Recorder ab (physikalisieren) und verfallen sofort wieder in ihre Krankheitssymptomatik (Verfassungswechsel/State-Wechsel). Erst jetzt, beim Schreiben dieser Worte wird mir klar, daß es sich bei diesem Format um eine große „Zergliederung des Augenblicks“ (Salber) handelt. Das ist ein Turbo-Prozessor von 0 auf 100.

3.4) Das Zusammenwirken von „N", „L", „P" zur „Pt"-Struktur der „Neurolinguistisch-Programmierenden Psychotherapie"

Eine gute Theorie sollte Aussagen über die Einheiten der Theorie, die Richtung der Abläufe sowie den Zusammenhang (Zusammen-Wirken) der Elemente machen:

3.4.1) „Pater-Noster" als Funktionsbild psycho-neuronalen Zusammenwirkens

Es geht hier um eine Antwort auf die Frage nach dem Zusammenwirken der Bausteine von NLPPt. Die Bausteine sind Teil einer Struktur. Unter Struktur versteht man eine zeitlos geordnete Dauergeformtheit der Strukturelemente. Die zwei großen Dauergeformtheiten der NLPPt sind das „psychische System" und das „neuronale System."

Beginnen wir mit dem „psychischen System?" Nach welcher Art und Weise arbeitet es? Woraufhin arbeitet es? Was ist sein Inhalt? Was ist seine Aufgabe?

Wenn man so will, lebt das „psychische System" energetisch allseits offen auf Empfang gestellt. Das „psychische System" erledigt in diesem Flair die ihm gestellten Aufgaben der Beobachtung, der Zwischenlagerung von Wahrnehmung, Versorgung, Sicherung, Entsorgung sowie die wichtigste Aufgabe, nämlich des Erfindens immer neuer Geschichten (Psyche existiert nur in Bild-Geschichten) in einer Atmosphäre ganz und gar nicht leicht herzustellenden „Operativen Offenheit" (Deutungsoffenheit). Das Lockere bezieht sich allerdings nur auf das „psychische System", wohingegen sich das „neuronale System" eher zu einer „operativen Geschlossenheit" (Deutungs-Festgelegtsein) hin bewegt.

Beispiele für „operative Geschlossenheit“ finden wir bei spät pubertierenden operativ unzugänglichen Jugendlichen und/oder bedrohlich auftretenden Delinquenten. Auf die „operative Geschlossenheit“ treffen wir übrigens tagtäglich bei jedem Menschen, mit dem wir kommunizieren. Jeder Mensch hat nämlich psychische Widerstände, und wir merken das auch, nämlich bei jedem Konflikt. Konflikt bedeutet, daß einer oder mehrere Beteiligte etwas nicht oder anders wollen, und sich so in einem Widerstand befinden. Prinzipiell treffen wir bei jedem unserer Patienten auch auf den in der Psychoanalyse doch so bekannten „Widerstand.“ „Widerstand“ und „operative Geschlossenheit“ sind zwar nicht das Gleiche, kommen sich aber im Ergebnis sehr nah - zumindest ist ein Sich-Näher-Kommen blockiert.

Das „neuronale System“ lebt in einer eher schwereren Verfassung und hat etwas Verharrend-Konservatives an sich. In diesem System geht es um Werte, Glaubenssätze, Identität, Zugehörigkeit. Dies ist der Ort, an dem es um die schwierigen Entscheidungen geht. Dieser Ort versteckt sich, indem er dem „psychischen System“ die Gewißheit gibt, die verkündeten Entscheidungen selbst getroffen zu haben.

Die beiden Systeme sind bei gegebener Zusammenarbeit völlig autonom. Sie können sich wie eigenständige Lebewesen nach eigenen Regeln verhalten (Mohl). Die Systemregeln bestimmen, was passiert, und nicht der Mensch. Die Veränderung der Regeln geschieht in völliger Autonomie: Wenn die Systeme nicht wollen, dann ist es so gut wie unmöglich, mit ihnen noch zu einem operativen Sinn-Austausch zu kommen. Das System kann nur von innen, nicht aber von außen geöffnet werden. Es fühlt sich so an wie der psychoanalytische „Widerstand“: Niemand kann gezwungen werden, den Widerstand aufzugeben, außer das Lebewesen selbst verändert seine Regeln und Gesetze - warum auch immer.

Soweit zu den Funktionen der Systeme und deren Zusammenwirken. Uns interessieren an dieser Stelle auch die Integrationsmöglichkeiten der beiden Systeme. Die weiterhin interessierende Frage lautet, ob man Psychoanalyse und NLPPt nach dem „Subtraktionsverfahren“ (nach Landsiedel) auf einen gemeinsamen Kern hin bearbeiten und zumindest streckenweise zur Deckung bringen kann.

Zwischenüberlegung: Die NLPPt umfaßt zwei Systeme, das „psychische System“ und das „neuronale System.“ Die Psychoanalyse besteht ebenfalls aus zwei Systemen, dem „vorbewußten System“ und dem „unbewußten System“.

Wenn wir die beiden Systeme der NLPPt (psychisches und neuronales System) mit den beiden Systemen nach Freud (das Unbewußte und das Vorbewußte) auf einem Tisch zusammenlegen, dann stellt sich unbemerkt etwas sehr Merkwürdiges ein, nämlich die völlige Andersartigkeit der beiden „Doppel-Leer-Systeme“. Aufgabe: die insgesamt vier Systeme übersichtlich anordnen. Ergebnis:

Feld 1: Oberer Quadrant links: „psychisches System“ der NLPPt

Feld 2: Unterer Quadrant links „neuronales System“ der NLPPt

Feld 3: Oberer Quadrant rechts: „vorbewußtes System“ „unbewußtes System“ und Psychoanalyse

Feld 4: Unterer Quadrant rechts: „Leer-Quadrant“ der Psychoanalyse

NLPPT	psychoanalytisch
Feld 1 psychisches System der NLPPt Bildgeschichten	Feld 3 vorbewusstes System, unbewusstes System Psychoanalyse
Feld 2 neuronales System der NLPPT	Feld 4 „Leer“-Quadrant

Ergebnis: Man kann gut erkennen, daß die Unterschiede zwischen den beiden an den Theorien festgemachten Systemen gründlich anders sind.

Wozu dieses Experiment? Antwort: Man könnte den Eindruck gewinnen, die Psychoanalyse und die NLPPt seien weitgehend ähnlich, zumindest argumentieren beide aus einem gleichen Modell, einem „Zwei-Systeme-Modell“ heraus.

Man könnte der NLPPt vorwerfen, sie lasse sich mit den zwei Systemen zu stark auf das Denk- und Bildmuster Freuds ein. Das stimmt nicht. Bei großer äußerlicher Ähnlichkeit, nämlich den jeweils zwei Systemen, haben wir es im Innenverhältnis der jeweiligen Systeme mit großen Unterschieden zu tun. Die beiden „psychischen Systeme, können trotz scheinbarer Ähnlichkeit nicht zur Deckung gebracht werden, weil sie inhaltlich völlig anders bestückt sind.

Das „psychische System“ in der NLPPt hat die Aufgabe, wahrzunehmen, für das „neuronale System“ vorzusortieren, Aufgabenstellungen zu erledigen und „Geschichten“ zu produzieren.

Das „psychische System“ in der Psychoanalyse beinhaltet dagegen die komplette psychoanalytische Theoriebildung mit allen Instanzen, den „psychischen Apparat“, das Phasenmodell und die Aufteilung „vorbewußt/ unbewußt“.

NLPPt und Psychoanalyse haben zwar beide ein zweigliedriges Denken in Systemen, doch beide sind sie im Inneren völlig anders strukturiert. Ja, jetzt stehen wir vor dem psychoanalytischen Leer-Quadranten. Der Leerquadrant kommt zustande, weil die Psychoanalyse sich niemals auf die neuronale Ebene begeben würde - also bleibt ein Leer-Quadrant.

Gesamtzusammenhang: Nachdem wir nun die beiden Teilsysteme beleuchtet haben, geht es jetzt um das Gesamtfunkionieren. Welches Bild oder welche Geschichte kann uns das Funktionieren der NLPPt bildlich nachvollziehbar machen, nicht erklären, sondern zeigen? “ Nach langer Suche fand ich das Bild eines altertümlichen „Pater-Noster“ (Aufzug) halbwegs brauchbar.

Ein „Pater-Noster“ hat einen Schacht, in dem etwas (Kabinen) nach unten fährt und hat einen zweiten Schacht, in dem etwas (Kabinen) nach oben fährt. Es ist die Beständigkeit des gleichförmigen „Auf-und-Ab“, das so wie das Psychische einen ständigen Flow mit einem permanenten „Rauf-und-Runter“, darstellen kann.

Ein „Pater-Noster“ fährt mit gleichbleibender Geschwindigkeit von oben bis in das zweite Kellergeschoß und dann raumversetzt von unten nach oben, wiederum raumversetzt, bis unters Dach usw., immer im Kreis. Man hört keine Transportgeräusche, die Kabinen gleiten geräuschfrei, Menschen steigen wortkarg aus oder zu. Hier werden Akten und Vorgänge auf geheimnisvoller Weise bearbeitet und umverteilt.

Im Parterre ist ein Wein-Ausschank (Ort des direkten Lebens, des geselligen Beisammenseins, und die Wahrnehmungs-Filter) des Weinhandels untergebracht.

Im 2. Kellergeschoß befindet sich ein Weindepot (seriöse Beratung, Bevorratung, Besprechungen, Abrechnungen mit Lieferanten und Gespräche mit Behörden), das nicht einsehbar ist und zudem noch im Dunkeln liegt, aber dennoch die Zentrale des Weinhandels ist.

An Tagen der Belieferung werden das Leergut und die Retouren zurück genommen.

Wir haben Glück, gerade ist Weinanlieferung. Der Lieferant belädt die Kabinen des „Pater-Noster“ mit vollen Weinkisten, die der Weinhändler diesmal vorgeschlagen hat und die jetzt nach unten in den Keller verschwinden. Der Inhaber des Weingeschäfts steht persönlich im Keller und hat die Annahme übernommen. Gute Weine nimmt er aus dem „Pater-Noster“ heraus. Von ihm als schlecht eingeschätzte Weinsorten werden nicht entladen und bleiben gleich im „Pater-Noster“ zum Rücktransport auf Parterre. Nach Beendigung der Belieferung packt der Inhaber noch das Leergut zum

Abtransport in den Aufzug, schließt den Keller ab und quittiert die Lieferung. - Ende der Geschichte.

So einfach dieses Modell auch ist - wenn ich solch einen Bild-Vorschlag zum ersten Male höre, verstehe ich in aller Regel zunächst mal gar nichts. Mein erster Gedanke: Was soll das denn, das ist aber eine komische Geschichte? Und wie oder was hat das mit dem Bild hinsichtlich des Funktionierens der NLPPt-internen Abläufe zu tun? Wenn man mir aber die Vorzüge der Geschichte erklärt, dann bin ich meist mit der Geschichte sehr zufrieden - über die Geschichte erschließt sich mir die Sache quasi wie von selbst.

Die Geschichte vom „Pater-Noster" klingt zunächst etwas unbeholfen und ich habe wochenlang nach einem anderen Bild gesucht. Doch ich fand nichts Besseres, denn das Bild sollte ja auch den folgenden Bedingungen gehorchen: es sollten ein „psychisches System" und ein „neuronales System" Berücksichtigung finden. Hier gehört eine Beschreibung hin, wie und was zwischen den beiden Systemen kommuniziert wird, was und wie sie sich gegenseitig fördern oder blockieren. Und es muß Übereinstimmung darüber hergestellt werden, daß das psychische System das schwächere von beiden ist (nur der Pressesprecher des „neuronalen Systems"). Zuständig für Klärung der „operativen Geschlossenheit" und die Bedingungen eines Offenseins, die Entsorgung neuronaler und psychischer Abfälle seitens des „neuronalen Systems".

Diese Aufgaben rein theoretisch-gedanklich und ohne Bilder zu beschreiben, hätte lange gedauert und wäre zum guten Schluß dennoch in Ermangelung von Bildern schief gelaufen.

Ganz anders ist der Verlauf, wenn Bilder und Geschichten beteiligt werden. In der idyllischen Geschichte von dem Getränkelieferanten (Psychisches System) des gepflegten antiken Weinkellers (neuronales System), des „Pater-Noster" (Richtungsabläufe in „operativ zersetzter Geschlossenheit" und des

Mengenabgleichs mit dem Lieferanten, das sind für den Leser Bilder, die sich zu einem kleinen romantischen Film (Geschichte) zusammen finden.

Aus der Geschichte heraus haben wir nun die Möglichkeit, das Funktionieren zwischen dem „neuronalen System" (das beständige System, das autonome und im Keller eingelagerte System) und dem flüchtigen „psychischen System" zu erproben und kennenzulernen,

Der Lieferant (das abgebende Wahrnehmungssystem) nimmt den Wein und stellt ihn in den „Pater-Noster". Der Lieferant steht für das „psychische System" - er muß hauptsächlich wahrnehmen, welcher Wein abgeladen und welcher Wein sofort wieder mitgenommen wird. Dieses psychische Wahrnehmungs-System übernimmt auch die Entsorgung des wahrgenommenen neuronalen Altmülls sowie der Rücktransport des vom „neuronalen System" als nicht werthaltig zurückgewiesenen Weines.

Das System im Keller nennen wir das „neuronale System", weil hier die Zentrale der „Pater-Noster"-Steuerung und die Magazinverwaltung liegen. Hier werden die betrieblich wichtigen Entscheidungen getroffen, an denen das „neuronale System" beteiligt sein muß. Weitere Aufgaben des „neuronalen Systems" sind z.B. Vorratskalkulation erstellen, die nötigen Einlagerungen vornehmen lassen und Mitbestimmung der Preise, Bestimmung, wann was aus dem Depot herausgerückt und in den Verkauf gegeben werden kann.

Wegen der Bedeutung des „neuronalen Systems" ist dieses meist „operativ geschlossen". Auch das Psychische System kann ihm dann nur noch durch eine einseitige Kommunikation, sozusagen über einen geheimen Briefschlitz Informationen, Inputs und Ratschlage zukommen lassen kann.

Was das „neuronale System" jedoch daraus macht, bleibt ihm im Rahmen der „operativen Geschlossenheit" überlassen.

Zum „Pater-Noster":

Ankommendes psychisches Material wird vom „psychischen System“ ins „neuronale System“ weiter transportiert. Dort entscheidet das „neuronale System“ völlig autonom und operativ geschlossen, was mit dem Input geschehen soll. Input, der vom „neuronalen System“ nicht verwertet werden kann, wird über das „psychische System“ wieder ausgeschieden. Der „Pater-Noster“ steht für die verläßliche Permanenz der ständigen Zirkulation.

Was wäre, wenn das „psychische System“ die vom „neuronalen System“ kommenden Arbeitsanweisungen abgearbeitet hat? Wartet das „psychische System“ dann still vor sich hin bis zum nächsten neuronalen Auftrag? Stünden wir dann nicht wie akku-leere Computer in der Gegend herum? Wenn es keine Aufträge mehr gibt, dann verfällt das Psychische in Tagträume. Tagträume sind Geschichten zur Überdeckung von Leerzeichen, denn das Psychische kennt keinen Stillstand.

Unser Ablaufschema in der NLPPt lautet also: Nachgeburtlich ist das Neurologische und das Psychische zunächst einmal aufnahmebereit. Dann hat die Psyche erste Wahrnehmungen, die an das Neuronale weitergeleitet werden. Dadurch kommt es jetzt im Neuronalen zur ersten inhaltlichen neuronalen Hirnfüllung. Von dieser neuronalen Basis ausgehend fliest der Impuls wieder in Richtung Psyche.

Das „neuronale System“ war schon im Sinne des Überlebens erfolgreich tätig, als es menschheitsgeschichtlich gesehen noch gar kein „psychisches System“ gibt.

3.4.2) „Operative Geschlossenheit“ gegen „Zerdehnung des Augenblicks“ („Psychotherapeutisches Öffnungs-Format“)

In der Systemtheorie kennt man den Begriff der „operativen Geschlossenheit“. Damit ist gemeint, daß lebende Systeme autonom und strukturdeterminiert nach eigener Gesetzmäßigkeit handeln - aber energetisch offen sind. Lebenssysteme sind nicht auf Zustandsveränderung, sondern auf Selbsterhaltung und Selbsterneuerung aus. Daran kann auch kein (gewaltsamer) Eingriff von außen etwas ändern. Und falls es in Folge der Erschütterung doch zu einer Veränderung käme, dann bestimmt wieder das System nach eigener Gesetzmäßigkeit über Art, Richtung und Umfang dieser Veränderung. Bild: „Operative Geschlossenheit“ meint ein privates Clubleben ohne Zutrittsrechte für Außenstehende - wer drinnen ist, ist drinnen und wer draußen ist, ist draußen.

Neben der „Operativen Geschlossenheit“ gibt es auch die „Operative Offenheit.“ Dieser Begriff zielt nicht auf Bewegungen (operativ), sondern auf Sprache. Und das Mittel der Psychotherapie ist nun einmal unsere Sprache.

Mit dem Begriff der „operativen Geschlossenheit“ ist gemeint, daß ein Begriff eine „ein-eindeutige“ und keine wechselnde und auch keine offene Bedeutung haben darf, bevor man eine Sprache als operativ geschlossen bezeichnet. Die „operative Offenheit“ bezeichnet eine unklare operative Situation, so daß ein Betrachter dem unklaren Begriff eine Bedeutung zuschreiben kann (aber nicht muß). Dem müssen wir uns anschließen und so tun als ob das ein Gesetz sei. Nur so können wir an dieser Stelle weiter machen.

In dieser Zweifel-Lage befinden sich auch die anderen Therapie-Schulen.

Beispiel: Die Psychoanalyse ist „operativ geschlossen“, weil jeder Begriff 1000-mal ausgelutscht und abgegriffen ist. Daraus resultiert, daß das psychoanalytische System keinen Platz mehr für fachliche Erben hat - zumindest sind keine neuen großen Köpfe nachgewachsen. Es gibt auch immer weniger wirkliche Neuentwicklungen - eher gar nichts.

Dagegen sind das NLP und die NLPPt „operativ“ noch weitgehend offen Es gibt dort so viele ungelösten Begriffe und Leerplätze, da ist noch nicht viel „Geschlossenhaftes.“

Das psychische System, das neuronale System und das psychoanalytische System bilden je ein geschlossenes System - sind sozusagen je ein eigenständiges „Lebewesen“ oder ein „Funktionsganzes“ in sich.

Das psychoanalytische „vorbewußte System“ funktioniert nach den Regeln des Traumes und der Abwehrmechanismen. Das „neuronale System“ wird regelgemäß undiskutiert bleiben, da dies von der Psychoanalyse ausgegrenzt wird. Die NLPPt geht hingegen auf das „neuronale System“ zu und findet die Regeln des „neuronalen Systems“ in den Aussagen von Hebb, Kandel und Rizzolatti. Beide Systeme sind autonom und strukturell determiniert. Daraus ergeben sich dann die Störungen.

Lange Zeit, also bis zur Entdeckung der neurologischen Zusammenhänge in den 70er Jahren, hatte man in Anlehnung an Freud auch nur das Psychische als ein Funktionsganzes im Blick. Die dominante Bedeutung des „neurologischen Systems“ blieb ausgeblendet - alles wurde psychologisiert.

Seit den 80er Jahren drehte sich die Sichtweise um 180 Grad, das Neurologische wurde als dominant herausgearbeitet und für das „psychische“ blieb nur die Rolle eines Verbindungsoffiziers oder des Pressesprechers des „neuronalen Systems“. Gegen diesen Bedeutungsverfall wehrt sich das Psychische, indem es sich gerne auch als ein Funktionsganzes darstellt. Dies schafft das Psychische mit Hilfe der „Geschichten“, die über die linguistischen Vorgaben hinweg eine „operative Sinn-Geschlossenheit“ herstellen. Damit bildet das Psychische zwar kein „Funktionsganzes“, wohl aber ein „Sinn-Ganzes“. Auf dieses „Sinn-Ganze“ sind dann die psychologischen und psychoanalytischen Gesetze zur Herstellung einer „Psychologisch-Operativen Geschlossenheit“ anwendbar.

Das Gleiche gilt für alle NLPPt-Operationen. NLPPt versucht, Neurologisches (Körperliches) mit Hilfe von Linguistik (Sprache/Geschichten) zu verändern (Kandel). Sie kann das aber nur, wenn sie überhaupt Zugang zum „neuronalen System“ hat. Hat das „neuronale System“ aber die Möglichkeit, sich auf die „operative Geschlossenheit“ zurückziehen zu können, dann wird das Gesamtsystem in kürzester Zeit von einem Despoten regiert werden. Aber da lassen sich Lösungen finden.

Beispiel: Wir alle kennen ein Ereignis, das wir wie einen Beleg für die prinzipielle Möglichkeit zur Öffnung der „Semantik“ des neurologischen Systems sehen: Wenn wir plötzlich – und das kennen wir alle - bei bestimmten Sätzen oder Gedanken gegen unseren Wunsch ins „neurologisch geankerte“ Weinen kommen, dann erleben wir uns „gezwungenermaßen fremdbestimmt geöffnet“, freigestellt und blamiert. Alles tiefe Gefühle? Auch wenn wir uns dann wieder mit aller Kraft und Anstrengung gegen diese verschließen, weil wir mit den Tränen Peinlichkeit verbinden. Wie verschließen wir uns? Indem wir andere und uns vom „Weinen“ wegführen, andere Sätze oder Gedanken bewußt wach- oder aufrufen, kommen wir aus diesem State wieder raus.

In solchen Momenten spüren wir im „weinenden Entgleiten“, daß nicht wir (Ich-Ebene) es sind, die uns weinen lassen, sondern daß es eine andere „geschlossene Kraft“ gibt, die unsere Psyche einfach weinen läßt, obwohl wir das wegen der Peinlichkeit nicht wollen. Wenn wir dann andere, am besten mathematisch-physikalische Gedanken (z.B. 2 + 2 = 4) aufrufen, können wir die Zeitdauer des Weinens blitzschnell verkürzen.

Was geschieht im Gehirn, wenn wir zu mathematisch-physikalischen Gedanken „rüberswitschen“? Es findet ein Arealwechsel statt, das „neuronale Tränenareal“ wird ausgeblendet, an seiner Stelle wird das „neuronale Rechenzentrum“ eingeschaltet. Dieses „Umswitschen-Können“ ist für diese aufwühlende Arbeit sehr wichtig:

Der erste Mann an der Spitze der EMDRIA (EMDR) sprach in einem seiner EMDR-Seminare von der Notwendigkeit, die Fähigkeit zu erwerben, dekompensierende (stark weinende) Patienten aus ihrem Zustand „herausquatschen“ zu können (Arne Hofman). Dabei ist mitgedacht, daß die „operative Geschlossenheit“ jederzeit dekompensieren kann. Es ist zu vermuten, daß der geöffnete Zustand identisch mit dem dekompensierten und der geschlossene Zustand identisch mit dem kompensierten Zustand ist. Dann gilt es, jemanden aus dem dekompensierten Zustand herauszuquatschen, wobei „Herausquatschen“ meint, belastetes Material durch unbelastete andere Inhalte zu ersetzen.

Wenn das Postulat der „operativen Geschlossenheit“ aber in seiner schärfsten Version gelten würde, dann stellt sich die Frage, ob unter dieser Bedingung Psychotherapie überhaupt noch möglich ist, denn Psychotherapie setzt Veränderungsmöglichkeit, Veränderungsbereitschaft sowie „operative Offenheit“ voraus.

Es scheint aber so ganz entgegen der Bemühungen von Mohl theoretisch (empirisch) doch möglich zu sein, die „operative Geschlossenheit“ - die zunächst sehr unbestechlich rüberkam - zu durchbrechen. Das gibt uns therapeutische Zuversicht.

Entwicklungspsychologie: Der Vorgang der neuronalen Erstbefüllung läuft unter der Verfassung der „operativen Offenheit“ ab. Nach der Geburt ist das Gehirn für den Input energetisch und operativ noch völlig offen. Die psychische und neuronale Schicht nimmt VAKOG/SM-Inputs in großer Schnelligkeit auf (Kinder lernen schneller, können sich aber gegen den energetischen und operativen Input kaum (Risiko der Verführbarkeit). Schließlich ist das Gehirn irgendwann mit VAKOG/SM-Inputs aufgefüllt und das neuronale System geht in den geschlossenen Modus über. Bis hierher war das Kind operativ offen, ab jetzt entwickelt sich der Mensch zum Erwachsenen und verhält sich zunehmend operativ geschlossen.

Die gesamte Theorie der „Geschlossenheiten“ stammt von Maturana und Varela und wurde von Alexa Mohl (a.a.O.) auf das NLP übertragen. Das ist sehr löblich, doch hat das Ganze uns ein großes Problem eingebracht: Wenn das NLP und das NLPPt vor einer operativen und operativen Geschlossenheit stehen, wozu versucht man es dann überhaupt noch mit Psychotherapie? Wer Psychotherapie betreibt, der muß daran glauben können, daß es keine 100%ige „operative“ oder „operative Geschlossenheit“ gibt - zumindest aber nur eine gelöcherte Geschlossenheit geben werde.

Das erinnert doch sehr an die Protestantische Ethik: Als die Calvinisten den Menschen das direkte Gespräch mit Gott nahmen, war das unaushaltbar und die Calvinisten installierten einen Zeichencode mit Gott.

3.4.3) Neuronaler Zwang und psychische Freiheit

Der entscheidende Gedanke von Grawe ist wohl der, daß die Neurotransmitter je nach ihrer Konstellation ein jeweils bestimmtes Erleben und Verhalten geradezu e r z w i n g e n und zwar, ohne daß wir von der Qualität des Gezwungen-Seins etwas merken, und ohne daß wir uns fremdbestimmt erleben. Dies jedenfalls ist das Ergebnis guter Arbeit des „neuronalen Systems". Die Neurotransmitter verhalten sich ein Stück wie die versteckten „Trojaner" auf unserem PC. Es sind versteckte „Strippenzieher".

Wir sind in den meisten Fragen des Lebens gar nicht so frei, wie wir denken. Bei unseren Handlungen, Entscheidungen und Gedanken handelt es sich um Resultate von neurologisch erzwungenen unbemerkten kognitiven Vorgängen mit direkter Einflußnahme auf unsere Bilder, auf unser Denken, auf unsere Körpergefühle und auf die gesamte Psyche.

Was mit „neuronalem Gezwungen-Sein" gemeint ist, kann man sich an der Wirkung von Medikamenten verdeutlichen: Medikamente sind chemische Wirk-Stoffe, die den körperlichen Soll-Zustand wiederherstellen sollen. „Chemisches Gezwungen-Sein" oder „ohne Medikament die Freiheit erleben", das ist, man sollte es meinen, scheinbar etwas völlig Anderes. Schaun wir mal.

Wir greifen uns Frau S. als Patientin heraus. Frau S. hat ein schweres Burn-Out mit völliger Handlungsunfähigkeit. Sie bekommt „Ritalin". Wenn sie Ritalin nimmt, spürt sie ein Gefühl von Stärke, Organisiertheit und „Ordnung-Schaffen-Müssen", gegen das sie sich nicht wehren kann, so daß ihr das Aufräumen der Wohnung sogar Spaß macht. Sobald sie auf Ritalin verzichtet ist die Stimmung wieder niedergedrückt, handlungsblockiert und sie nicht in der Lage zu arbeiten, obwohl sie dies möchte. Sie kann es nicht, weil ihre neuronale Lage das nicht erlaubt.

Und jetzt muß man all die nichtbehandelten Erkrankten im Blick behalten - die alle durch die neuronale Chemiestruktur ihres Körpers in die Stimmung „gezwungen“ werden. Entscheidend ist die Beobachtung, daß man sich gegen die Neurotransmitter-Konstellation – und das ist wichtig – nicht wehren kann. Bei Absetzen der Medikation geht die Energie zur Ordnung wieder verloren und es zeigt sich ein genau entgegengesetztes Gesamtbild, gegen das man sich ebenfalls wieder nicht wehren kann. Biochemische Prozesse können also durchaus im Organismus ein Erleben und Verhalten „erzwingen“, das sich dann in den psychischen Handlungskreis einzubringen sucht. Unter dem psychischen Handlungskreis verstehen wir das, was letztendlich nach Reduktion alles Nebensächlichen zu einer gelebten Handlung wird.

4) Störungstheorie: Neuronale Fehlschaltungen, „Kurzschlüsse im Kabelbaum"

Woran erkennt die NLPPt neuronal-psychische Störungen? Antwort: An der „Lautheit" der Symptome. Ein Symptom ist wie eine ständig lauter und nervig werdende defekte Schallplatte (ja so etwas hatte man früher), die an einer Stelle der Abspielrille einen Schaden (Kratzer) hat. Der Kratzer drängt die Abspielnadel immer wieder in die vorherige Rille zurück, so daß die Schallplatte jetzt an dieser Stelle so etwas wie einen „Wiederholungszwang" hat, nämlich die letzten Klänge immer wieder aufs Neue abspielen zu müssen. Es ist, als ob die Nadel auf der defekten Rille (analog zum defekten Neuron) immer wieder Anlauf nimmt, um die Störstelle durch festes Gegendrücken wieder gerade zu biegen, eine Marmelade-Verklebung aus der Rille herauszukratzen oder sonstwie zu überwinden - so lange, bis die Störstelle behoben ist. Wie die älteren Leser unter Ihnen wissen, führt der Versuch, die Nadel immer wieder gegen die Störstelle anlaufen zu lassen, nur sehr selten zu einer Behebung der Störung (des Krach-Symptoms). Ja es ist sogar so, daß der Kracher immer lauter wird - nur zu dumm, daß die Störung das zu Störungsbeginn nicht weiß.

Zur endgültigen Beantwortung der Störungsfrage könnte man so vorgehen, erst einmal alles zusammenzutragen, was wir als Erklärung schon kennen. Vielleicht haben wir ja auch Erklärungen im Koffer, von denen wir nichts wissen.

Erstens haben wir das neurologische Feuerungs-Prinzip von Hebb: „Was zusammen feuert, das verbindet sich miteinander und was verbunden ist, das feuert miteinander." Können sich daraus Störungen erklären? Alles was mit Zugehörigkeit, Bindung, Bindungs-Verlust, Verlassenheit zu tun hat, könnte man sich mit dem gemeinsamen Feuern (Hebb) von neuronalen Arealen, von Bindung und Lösung erklären. Behandlung erfolgt dann u.a. durch „Prozessieren", „Anker-Lösen" oder „Zerdehnen des Augenblicks".

Zweitens haben wir das Plastizitätsgesetz von Kandel: Neuronen können wachsen, die Anbindung zu anderen Neuronen mittels Synapsen herstellen oder Verbindungen lösen. Diese Vorgänge sind nicht utopisch und ausgedacht, sondern sind unter dem Elektronenmikroskop gefilmt worden. Da sieht man, wie Synapsen sich gegenseitig zuwenden, wachsen, berühren, Vernetzungen herstellen und sich sogar völlig neu bilden.

Drittens das Wissen um die Spiegelneuronen von Rizzolatti: die Neuro-Potentiale von „Handeln“, „Beobachten einer gleichen Handlung“ und „Voraussehen der Handlung“ laufen in den Spiegelneuronen in eins zusammen. Welche Störmöglichkeiten stecken darin?

Viertens, daß eine bestimmte, wenn auch von uns örtlich im Gehirn noch nicht auszumachende zuständige Hirnregion krankhaft falsch (verlangsamend oder beschleunigend) feuert, oder

Fünftens, daß es an einem synaptischen Spalt bio-chemische Austauschprobleme gibt (Kandel), oder

Sechstens, daß (warum auch immer) falsche neuronale Verbindungen geschaltet sind, die so einen Kontrollzwang und Zwangshandlung erzeugen.

Eine genauere Fehlersuche ist derzeit noch nicht bekannt. Die Störmöglichkeiten im neuronalen Bereich sind aber unbegrenzt, vielfältig und können ggf. von nur einem einzigen Neuron ausgelöst werden. Uns interessieren nur die elektrischen und biochemischen Prozesse im neurologischen Gesamtsystem.

Ich sehe das Bild eines „Kabelbaumes“, an dessen Enden entweder die richtigen oder leider auch die falschen Endgeräte angeschlossen sind. Am Schalter für den Herd ist eine Lampe angeschlossen, am Schalter für das Licht hängt der Eisschrank dran und an der für das Fernsehen gedachten Steckdose blinkt nun ein Rasierer. Die zweite Steckdose am Fernsehen hat mit einem dudelnden Radio zu tun. Nichts funktioniert so richtig. Ich schalte den Toaster an und der Rasierer geht aus. Niemand hat einen Schaltplan. Aber bei dem

Durcheinander könnte der Schaltplan auch nicht helfen. Das Bild vom Kabelstrang macht bildhaft das Funktionieren und die Störungstheorie der NLPPt deutlich. Es ist eine neuronal-elektrische Störung mit neuronalen Fehlschaltungen und neuronalen Kurzschlüssen.

Beispiel: Wir haben es als NLPPt-ler mit einem zwangskranken Patienten zu tun und sollen eine Störungs-Erklärung abgeben. Wie bequem wäre es, als Störungsvermutung alle möglichen Theorien anführen zu können, die uns einfallen würden, z.B. es handele sich um einen Lernvorgang gemäß des S-R-Schemas (Lerntheorie mit Verstärkern), oder es handele sich um ein Kindheitstrauma, oder um die Folge eines Mißbrauchs. Dies alles wäre möglich und bei den benutzten Fachbegriffen klingen diese Erklärungen ja auch alle sehr plausibel - doch diese Fachbegriffe sind in solch einem Gespräch aus dem Pool psychologischer Alltagsbegriffe geschöpft.

Solch ein Gespräch ist ein Alltagsgespräch mit dem Nachbarn, aber das ist kein wissenschaftliches Gespräch. Dies deshalb nicht, weil die simpelsten Ableitungsregeln und Zubilligungen nicht eingehalten werden. Zu unseren wissenschaftlichen Ableitungsregeln gehört, daß wir uns mit der Festlegung auf eine der vielen Therapiearten verpflichtet haben, im System zu bleiben oder aber den gesamten Erklärungsrahmen zu wechseln. Was uns anbelangt, so sind wir mit der Festlegung auf die neurolinguistische Gegenstandsbildung auch bestimmte Konsequenzen eingegangen, nämlich verfahrenstreu auch wirklich mit den Mitteln der NLPPt zu arbeiten.

Wenn wir nämlich bisher das Funktionieren des Psychischen aus einer neurolinguistischen Sichtweise zu verstehen suchten, dann müssen wir natürlich konsequenter bleiben und die Störungen aus der gleichen Sichtweise heraus nachzuvollziehen suchen. Es ist dann völlig daneben, mit den Erklärungen anderer Ansätze aufzuwarten. Sicher ist nur, daß die NLPPt in der Störung ein elektro-neuro-bio-chemisches Problem sieht.

Und wie lautet unsere Störerklärung: Es gibt eine NLPPt - STANDARD-ERKLÄRUNG für alle Störungen: Es sind fehlerhafte oder defekte Neuronen, die eigentlich ausgetauscht werden müßten. Wenn dies operativ möglich ist, dann sollte man dies tun.

5) Behandlungspfad: Wo Rauch ist, ist auch Feuer: eine pragmatische Verortung der Störstelle im Gehirn

Wir müssen Psychotherapien durchführen, obwohl wir nur unzureichende Kenntnisse über die neuronalen Störmöglichkeiten haben. Der Feuerwehr geht es mitunter nicht anders. Aber das kann uns egal sein - wir rücken einfach zum Löschen aus. Doch wo ist das Feuer?

Es kann uns letztlich egal sein, wo genau die neurologische Ursache einer Störung liegt. Und es kann uns auch egal sein, wo die Störung im Gehirn verortet ist. Wichtig ist für den Therapeuten doch lediglich, daß eine neuronale Störung durch ein „neuronales Stör-Feuer“ (neuronale Rauch-Zeichen) auf sich aufmerksam macht. Der Pfad „zu“ der symptom-erzeugenden (Rauch-) Stelle leitet uns dann über die Richtung „hin zu“ der verursachenden neuronalen Hirnregion. Dem Rauch entgegen gehen und du kommst zum Feuer. Wir spielen sozusagen „Schnitzeljagd im Gehirn.“

Es ist wie der Einsatz einer Feuerwehr zu einer Zeit, als es noch keine hochgerüstete Technik gab. Da setzte man einen Mann auf einen hohen Turm und der beobachtete die Dächer der Stadt. Sah der Wachtmann „Rauch“, dann trompetete er, was das Zeugs hielt und er gab mit seinen ausgestreckten Armen die Richtung an, unter der er Rauch sah. Das war zwar eine sehr ungenaue Ortsangabe, doch es reichte der Feuerwehr, um ausrücken zu können.

Ganz genau in dieser Lage befindet sich die NLPPt heute. Wir rücken zur Therapie aus, obwohl wir nur eine ungenaue Störungsangabe haben (z.B.: „Ich habe Angst“). Mehr hat die Feuerwehr auch nicht („In Üxheim brennts“). Also ab nach Üxheim immer den fliehenden Menschen entgegen. In der Therapie heißt das: wir arbeiten uns an die Störstelle heran, indem wir den „Schlimmsten Moment“ (Feuerstelle) aufsuchen: „Dann denken Sie jetzt mal an die Angst.“ „Da wird die Angst aber stärker“. „Das ist nicht schlimm, gehen Sie in den schlimmsten Moment.... Und jetzt („Wasser marsch“) beschreiben

Sie was Sie sehen, hören usw., und jetzt machen Sie das, was Sie sehen kleiner …, schwarz-weiss. usw."

Das zentrale Wirk-Kraft liegt nun ausnahmsweise einmal beim Patienten und besteht darin, daß der Patient „dranbleibt", die neuronale Feuerung nicht ausgehen läßt und die Verbindung zur Störquelle aufrecht erhält - einfach dadurch, daß an den Störmoment hineingedacht und damit ein auszumachender Feuerungsort erkennbar wird.

Wie gut dieses System ist, das erkennt man erst, wenn mit diesem Verfahren Therapie gemacht wird. Kleinste Veränderungen im Antriggern der Störstelle können zwischen Erfolg und Mißerfolg der Therapie entscheiden. Ein Satz („Vater war immer für mich da") löst vielleicht noch keinen „Feuerwehr-Einsatz" aus, weil er noch nicht genau die entzündlichen und krankhaften Neurone erreicht hat. Dagegen löst der drei Neuronen weiterliegende Satz („Vater war auch mal für mich da") Tränen aus.

Wie ist das zu erklären? Die Sätze sind doch fast identisch. Antwort: Unser Gehirn ist physikalisch auf Verortung ausgelegt, da wird jedes Neuron rein örtlich zugewiesen, mit Inhalt verfüllt, mit eindeutiger Zuordnung versehen und der Verbleib kontrolliert. Und steuert man im nächsten Zugriff ein Neuron neben dem kranken Neuron an, so tritt nur ein angedeutetes Weinen ins Gesicht. Halte ich voll auf die 10, triggere also mit dem richtigen Satz das richtige Neuron an, dann ist wieder das volle Weinen im Gesicht, zu dem wir aus neuronaler Kraft gezwungen werden. Das Gehirn ist ein sehr präzises Organ.

6) Ordnungs-Struktur der Behandlungsformate

Behandlungsformate sind vorgefertigte, erprobte und jederzeit abrufbare Werkzeuge vergleichbar den Textbausteinen zur Bewältigung von typischen, immer wieder vorkommenden Problemmustern.

Beispiel: Six-Step-Reframing. Hier geht es um das Thema des „Nicht-Weiter-Kommens“ trotz hoher Veränderungsbereitschaft. Es geht um das Verschmolzen-Sein einer positiven Absicht mit einem negativen Verhalten. Die Trennung dieser beiden Komponenten würde den Weg frei machen. Man muß sehen können, daß es eine Lösung des Problems nicht nur durch Verhandlung, sondern auch durch Trennung, gibt.

Es gibt Menschen, die können „Trennung“ nicht denken und neuronal können sie diese Trennung auch nicht handeln (im Sinne von handhaben). Diese Patienten wissen nach 300 Stunden Analyse bestens über sich Bescheid - nur, sie handeln nicht. Hier kann das Format helfen, eine grundlegende Lösung einmal anzudenken und neuronal einzuüben. Entscheidend ist ein „Handeln.“ Wenn man im Sessel sitzen bleibt, handelt man nicht. Das Thema sitzend von Sessel zu Sessel besprechen, richtet meist nichts aus. Das Thema in den bekannten sechs Schritten des „Six-Step-Reframing“ nicht im Sessel, sondern im Stehen und in Schritten mit Bodenankern zu gehen, das wirkt seltsamerweise ganz anders. Wieso? Weil eine Kleinigkeit anders gemacht wird. Es wird nicht „besprochen“, sondern es wird eine Kurzgeschichte gespielt/gemacht und das macht den großen Unterschied aus. Noch mal: Der kleine Unterschied zwischen dem Sitzen auf einem Sessel und das Stehen/Gehen, das macht hier den großen Unterschied aus.

Wenn man als Anfänger im NLP-Practitioner-Kurs sitzt und bis zu diesem Zeitpunkt noch nichts mit NLP zu tun hatte, dann kommt einem das Ganze doch tatsächlich sehr magisch, spirituell, esoterisch, kindisch, konfus, unlogisch, geistheilend und verwirrend vor. Es gilt, nicht nur merkwürdig ritualisierte Texte zu erlernen, sondern eine ebenso merkwürdig spirituell anmutende Schrittfolge des Denkens zuzulassen, ohne die naturwissenschaftliche Haltung zu verlieren.

Wie ist das möglich? Dies ist möglich, wenn die notwendigen inneren Schritte äußerlich als Handlung mitgemacht werden: also sehen was zu sehen ist, nachsprechen was zu hören ist und auch kleinste Körperbewegungen nachmachen, so wie gesehen. Es soll störungsfrei wie in einem Gebet ablaufen. Ein Gebet ist ein schrittfolgiger Text, beliebig wiederholbar, versehen mit ausbalancierten Handlungsanweisungen. Damit eine therapeutische Wirkung erzielt wird, muß das Floskelhafte der Innigkeit weichen. Innigkeit bedeutet Öffnen der Semantik.

Weltliche Gebilde, die so etwas leisten, nennt man „Formate“. Formate sind vorgefertigte und daher abrufbare Behandlungsbausteine. In gewissem Umfang sind es Floskelwerke, die auch beim dümmsten Anwender ein Stück weit funktionieren, solange er sich nur an die Text- und Handlungsanweisung hält. Doch: Ohne assoziiertes Imaginieren eines Zustandes und ohne „Einbildung“ (ohne eine Ein-Bildung, sprich ohne ein Bild) passiert neuronal gar nichts.

Dadurch, daß Formate feste Anwendungs-Schritte und Anwendungs-Texte beinhalten, hat man mit ihnen die Möglichkeit, stabile und wiederholbare Experimentalbedingungen herzustellen, die immer wieder reproduziert eingesetzt werden können und damit eine Vorhersagbarkeit von Anwendungsergebnissen möglich machen. Dies kommt dem physikalischen Experiment sehr nahe.

Da gibt es eine ganze Menge von Formaten, von denen eine gewisse Faszination von Simsalabim-MACHBARKEIT ausgeht (wirkstarke Formate), die aber alle irgendwie unkoordiniert nebeneinanderstehen, ohne ein Ordnungsgefüge darzustellen und deren Zusammenwirken auf den ersten Blick nicht zu erkennen ist.

Wagen wir uns zu dem Versuch, diese Formate hier und heute zu ordnen: In dem „Gewusel“ der vielen verschiedenen Formate lassen sich insgesamt sechs hervortretende grundlagen-bildende Ordnungsebenen zur Einordnung der minder wichtigen Formate erkennen. Diese sechs Ordnungsebenen nennen wir in Anlehnung an Russels Typenlehre „Klassen", welche die nicht zu vernachlässigenden Theoriebereiche einer jeden Psychotherapie umgrenzen.

Diese grundlegenden Klassen bzw. Ordnungsebenen sind kein Zufall. Jede Theorie fragt nach ihren Axiomen, Einheiten oder Elementen, nach ihrer Struktur (Zusammenhang der Elemente), Entwicklung (Richtung des Zusammenhangs), nach ihrer Reflektion (Meta) und ihrem Inhalt.

Welche der NLPPt-Formate sind die Leit-Formate - welche sind die Klassen-bildenden Leit- und Vorzugsformate?

Hier die systembildenden sechs Ordnungs-Ebenen (Klassen) in der Übersicht

- Erste Klasse/Neurologische System-Basierungen
- Zweite Klasse/Einheiten: Systembausteine VAKOG/SM
- Dritte Klasse/Zusammenhang: Entwicklungs-nachzeichnendes Grundformat (Timeline)
- Vierte Klasse/Richtung: Strukturbildendes Grundformat der „Daseins-Logischen-Seins-Modalitäten-Menschlichen-Existierens" (DLSM)
- Fünfte Klasse/Daseins-relativierendes Grundformat (Meta)
- Sechste Klasse/Geschichten konstruierendes Grundformat psychischer Inhalte (Geschichten)

Dies sind die sechs fundamentalen Grund-Formate (Klassen). Alle anderen Formate sind diesen sechs Grundformaten als „abgeleitete Formate" (Derivate) zuzuordnen.

6.1) Erste Ordnungsebene: die drei neurologischen System-Basierungen

Die erste Ordnungsebene beinhaltet die bereits oben besprochenen neuronalen Gesetzmäßigkeiten, welche die biologisch-neurologischen Grundlagen der Gegenstandsbildung einer neurologisch basierten Psychotherapie beinhalten.

Hierbei geht es um die Vorgänge neurologischen „Verbindens und Trennens“ (Ankern/Hebb), der Schaffung von „Neuverbindungen“ (Kandel) sowie der „neuronalen Verdichtungen“ (Rizzolatti).

Diese drei neurologischen Basics stellen die Ablauf- und Ableitungsregeln als Begründung der einzelnen psychotherapeutischen Interventionen zur Verfügung.

Wenn zwei Vorgänge zeitgleich ablaufen, dann wird zwischen diesen Vorgängen eine Verbindung vermutet. Und wenn etwas auseinanderstrebt, vermutet man eine Trennung. Wenn wir unsere Krankheitsbilder analysieren kommen wir immer wieder auf Probleme, die mit Bindung und Trennung, mit Neugeburt und Tod, sowie mit neurologischen Verflechtungen und übergreifenden Mustern (Spiegelneuronen) zu tun haben.

6.2) Zweite Ordnungsebene: Einheiten/Systembausteine VAKOG/SM-Formate

Meist spricht man von VAKOG/SM, wenn man eigentlich die „Submodalitäten“ von VAKOG/SM meint. VAKOG/SM beinhaltet fünf Wahrnehmungsfilter, deren Zusammenspiel unsere-sc-für-wahr-genommene Wirklichkeit abbildet.

Das einfache genialste Format in der NLPPt lautet „VAKOG/SM" und ist nicht kompliziert. Mit „VAKOG/SM" ist zunächst einmal lediglich die

Aufzählung der fünf Wahrnehmungskanäle gemeint: visuell (V), auditiv (A), kinästhetisch (K), olfaktorisch (O) und gustatorisch (G). Stillschweigend mitgemeint sind immer auch deren jeweilige „Submodalitäten-Ausprägungen", also die Qualitäten und Ausprägungsmöglichkeiten innerhalb jeder dieser fünf Sinne.

6.2.1) Das klassebildende Format „VAKOG/Submodalitäten“

Während die erste Ordnungsebene die neurologische Basierung der NLPPt verdeutlicht, stellt die zweite Ordnungsebene den Beginn einer „Systembildung über die Wahrnehmungskanäle und deren Submodalitäten“ dar.

Die hier über VAKOG/SM begonnene Möglichkeit zur Systematisierung arbeitet mit „Verkleinerungen“ und „Letztheiten“ (nicht weiter zu zerkleinernden Grundbausteinen). Das Denken in Letztheiten bestimmte schon immer das Wissenschaftsverständnis des Abendlandes. Man denke nur an das „Periodensystem“ der Chemie.

„VAKOG/SM und seine Submodalitäten", das ist das wohl wirksamste wie auch wichtigste Format der NLPPt. Hierbei handelt es sich nicht nur um das wirksamste, sondern wohl auch um das eindeutig wichtigste, weil es das für andere Formate grundlagengebende Format ist.

VAKOG/SM ist nur ein Kürzel für die fünf Wahrnehmungs-Skalen, deren Stärke-Ausprägungen uns im Vergleich interessieren. Die Ausprägungen der Meßwerte auf den Skalen der Submodalitäten VAKOG/SM -interessieren uns wegen der therapeutischen Verwertungen noch weit mehr. Die Meßwerte der Submodalitäten-Ausprägungen werden als SUD-Werte (Subjective Units of Disturbance) abgelesen, festgehalten, durch klientenzentrierte Arbeit verändert, erneut festgehalten, erneut wieder verändert usw., bis ein optimaler Wohlfühlzustand erreicht ist. Die abgelesenen Werte auf den Skalen der Submodalitäten sind unsere grundlegenden Bausteine (Einheiten/

Letztheiten/kleinste Systembausteine), mit deren Hilfe die NLPPt diagnostiziert und gleichzeitig aber auch operiert.

Weil diese Vorgänge so wichtig sind, hier noch einmal: Die Submodalitäten sind Diagnose- und Therapiemittel zugleich. Submodalitäten von VAKOG/SM bieten ein Ordnungsschema der „Was-Arten" (VAKOG/SM), aber auch der „Wie-Ausprägungen" sinnlicher Wahrnehmungen an. Submodalitäten sind in ständiger Bereitschaft, an jeder Stelle eines Therapieablaufs, durch regressives Arbeiten auf der Submodalitäten-Ebene klärend und stabilisierend einzuwirken. VAKOG/SM basiert auf der Beobachtung, daß alles Erleben, also auch das gestörte oder kranke Erleben, immer auch mit den Submodalitäten der fünf Sinnesorgane (VAKOG/SM) zu tun hat und daß folglich auch jede Veränderungsarbeit darauf Bezug nehmen muß. „VAKOG/SM und seine Submodalitäten" ist das Fundament, ohne das es kein NLP und auch keine NLPPt gäbe.

Dieses VAKOG/SM-Format ist so einfach in Theorie und Anwendung, daß es geradezu als genial bezeichnet werden kann. Das Geniale liegt ja bekanntermaßen nicht im Komplizierten, sondern im Einfachen. Meistens sehen wir aber das Einfache nicht, und zwar dann, wenn wir verliebt in unsere eigenen Größenphantasien und Glaubenssätze sind - und so glauben wir (Glaubenssatz), daß etwas Geniales auch immer etwas Kompliziertes sein muß.

Meine 20 Jahre zurückliegende abwertende erste Reaktion auf VAKOG/SM: „Und damit (also mit VAKOG/SM) soll man Psychotherapie betreiben? Daß es fünf Sinne gibt, das weiß die Menschheit doch schon lange. Und daß es in jedem Sinneskanal Ausprägungsformen, man könnte auch sagen, schwankende Eigenschaften (Submodalitäten), gibt, das weiß doch auch jeder. Wie um Himmels Willen aber kann man damit Psychotherapie betreiben? VAKOG/SM sagt doch gar nichts über das Unbewußte, den Widerstand, das Durcharbeiten, das Ich, Es und Über-Ich, den Narzißmus und die inneren Konflikte?"

Ich fühlte mich als Psychoanalytiker im Besitz der Wahrheit der reinen Lehre. Und solange man mir nicht mit neuen theoretischen Begriffen, sondern nur mit der Aufzählung der fünf Sinne käme, so dachte ich, bräuchte ich mich mit NLPPt gar nicht erst beschäftigen. Aber alles kam ganz anders.

Ich schaute mehr zufällig als geplant in ein mir angepriesenes NLP-Buch. Und dann passierte es: Durch Zufall schlug ich eine Seite auf, mein Blick fiel auf einen einfachen Satz mit dem fundamentalen Inhalt, daß alles Erleben und Verhalten sich aus unseren neuronalen Prozessen des Sehens, Hörens, körperlichen Empfindens, Riechens und Schmeckens ableiten. Und weiter, daß wir beim innerlichen Arbeiten die gleichen neuronalen Pfade benutzen, wie wir sie seinerzeit in Echtzeit direkt erlebt haben. Woah, ich weiß nicht wie, aber mit einem Schlag standen mir die therapeutischen Implikationen und Konsequenzen vor Augen.

Das war's, in diesem Moment konvertierte es in mir ganz gegen meinen Willen vom Psychoanalytiker zum NLP-ler, später dann zum NLPPt-ler. Also nicht „Ich" konvertierte, auch kein „Es" konvertierte, sondern die Umstellungsarbeit dieses Satzes für mein Denkmuster, das war das, was da vor mir konvertierte. Ich spürte: Nicht ich war es, der den Gedanken hatte, sondern die Gedanken hatten mich, hatten sich mir aufgedrängt, Besitz von mir ergriffen und mich gezwungen, fortan anders denken zu lassen. Ich ahnte: Ich glaube nicht was ich denke, sondern ich denke das, was ich glaube. Ich hatte zum ersten Male in meinem Leben den gefühlten Eindruck, daß die Gedanken in mir ein eigenes und von meiner Einwirkung unabhängiges Leben und Dasein führen und daß dieses Lebewesen sich in mir vor mir versteckt hält.

Es geht in beiden Systemen - Psychoanalyse und NLPPt - um das Auffinden und Bearbeiten vergangener prägungsintensiver Programmierungs-Ereignisse. Es geht in der NLPPt nicht mehr um die psychoanalytische Sinnsuche, sondern es geht um die kunstanaloge Submodalitätenarbeit am „neuronalen System".

Daraus erwächst ein zweiter zentraler Gedanke der NLPPt: Wir erleben die Welt durch unsere fünf Sinne. Das soll sagen: Alles, was in unserem Gehirn ist, kann da nur über die fünf Sinne dort hineingekommen sein. Und das wiederum heißt, daß alles Psychische in unserem Gehirn, wie auch immer zusammengesetzt und neuronal gespeichert, aus einer Mischung von Visuellem (Bilder, Bildabfolgen, Filme), Auditivem (Worte, Sätze, Geräusche), Körperlichem (Empfindungen, Gefühle), Olfaktorischem (Gerüche) und Gustatorischem (Geschmäcke) bestehen muß.

Und nochmal, weil es so trivial erscheint und doch so wichtig ist: Alles was in unserem Gehirn als Psychisches wahrgenommen wird, muß zunächst einmal über zumindest eine der fünf Zugänge/die fünf Sinne in unser Gehirn gelangt sein. Wenn dem aber so ist, dann sind diese Kanäle gleichzeitig auch die Einstiegluken für die Psychotherapie.

Entsprechend ist jeder psychische Akt eine Zusammensetzung von VAKOG/SM. Beispiel: Nehmen wir den Begriff der „Gerechtigkeit": Andere Theorien würden jetzt eine Diskussionsrunde eröffnen und eine verkopfte Philosophie lostreten. Anders das Vorgehen der NLPPt.

In der Explorationsphase fragen wir ganz konkret und noch nicht trancierend: „Wenn du an Gerechtigkeit denkst: Was siehst du? Ein Bild? (V für visuell), ein Wort oder ein Satz oder ein Geräusch (A für auditiv), ein Körperempfinden (K für kinästhetisch) und vielleicht auch ein Geruch (O für olfaktorisch) oder einen Geschmack (G für Gustatorisch). „Gerechtigkeit“ ohne VAKOG/SM-Unterstützung gibt es nicht, man kann „Gerechtigkeit" - wie auch alles andere auch - ohne VAKOG/SM gar nicht denken.

Eine andere Möglichkeit psychischer Realitätsschöpfung und neuronaler Einlagerung, egal für welchen psychischen Akt auch immer, gibt es nicht. Qua Existenz kommt ein mit Sinnen ausgestatteter Organismus nicht umhin, die Sinne auch zu nutzen, um neuronal codierende Einträge im Gehirn geschehen zu lassen. Diese Eintragungen basieren auf der VAKOG/SM-Sprachcodierung, den Submodalitäten.

Dies ist zunächst einmal trivial, aber die Folgerung daraus ist so genial, daß man kaum verstehen kann, wieso niemand diesen Folgegedanken nicht schon früher vor dem Auftreten der NLPPt zur Grundlage einer Psychotherapie gemacht hat. Aber so geht es wohl immer mit dem Weg der Erkenntnis. Statt den einfachen Weg zu gehen, konstruieren wir in 2000 Jahren Psychologie-Geschichte die wildesten Theorien über das Psychische.

Und worin besteht nun dieser geniale Gedanke? Der geniale Gedanke besteht darin, die Submodalitäten von VAKOG/SM nicht nur als die „Daseiende Neuro-Sprache" zur Kenntnis zu nehmen, sondern mit dieser codierten Sprache etwas zu machen. Was zu machen? Nun, die „Ein-Stellung" der zum Ist-Bestand zählenden Submodalitäts-Ausprägungen so lange zu verändern, bis diese Eingriffe zu Veränderungen der Beschwerdewerte auf der Beschwerdeskala führen.

Denn das ist das Grundmuster des Vorgehens in der NLPPt: Das zur Veränderung anstehende Symptom wird immer zunächst mit VAKOG/SM-Submodalitäten-Arbeit ausgeleuchtet (elizitiert) und dann mit der gleichen Submodalitätenarbeit verändert. Joseph O`Connor und John Seymour (2000, S.81): „Der interessante Aspekt von Submodalitäten kommt dann ins Spiel, wenn man sie verändert." Genau das ist der wesentliche Punkt von NLP und NLPPt, der von anderen Therapieformen entweder gar nicht oder nur am Rande und nicht in seiner ganzen Reichweite gesehen wird.

Wenn jetzt der Einwand kommt, das sei wissenschaftlich nicht belegt, könne gar nicht sein und werde von keinem Fachmann bestätigt, dann ist es mir an dieser Stelle wichtig darauf hinzuweisen, daß ich nach 35 Jahren beruflichem Umgang mit der Psychoanalyse sehr wohl feststellen kann, daß die Submodalitätenarbeit der psychoanalytischen Arbeit an Wirksamkeit, Schnelligkeit und Nachhaltigkeit bei weitem überlegen ist. Wenn ich 30 Jahre VW gefahren habe, und ich steige dann in den Mercedes, dann merke ich den Unterschied sofort.

„VAKOG/SM und seine Submodalitäten", das ist das Grundformat und Alleinstellungsmerkmal der NLPPt. Alles, was danach an NLPPt-Theorie kommt, ist sekundär.

Als NLPPt-ler beschäftigen wir uns nicht mehr mit dem „Unbewußten", den „Verstärkern" oder dem „Minderwertigkeitsgefühl", sondern wir müssen versuchen (und es muß uns auch gelingen), alle Phänomene und alle psychischen Störungen mit und nur aus VAKOG/SM heraus erklären oder zurückführen zu können, oder aber die NLPPt-Theorie ist als eigenständiges Modell durchgefallen.

Wenn der NLPPt dies gelingt, hat sie mit VAKOG/SM ein Alleinstellungsmerkmal, das sie weit überlegen antreten lassen kann. Damit kann man zunächst einmal allumfassend arbeiten, ohne auf Begrifflichkeiten vergangener anderer Theorien zurückgreifen zu müssen.

Wenn VAKOG/SM der Eingang ins Gehirn ist, dann muß der Eingang auch als Ausgang zu nutzen sein. Und wenn die Störungs-Programmierung über VAKOG/SM gelaufen ist, dann wird die therapeutische Umprogrammierung auch über VAKOG/SM laufen können.

Ein Beispiel: Spinnenphobie. Eine Spinnenphobie gehört in die Abteilung „archaisches Material mit hilfreicher Angstauslösebereitschaft". Auslösung der Programmierung soll anläßlich einer Begegnung mit einer Spinne erfolgen. Die „Spinne", die „Angst" und das „Vermeidungsverhalten" sind jeweils in einem neuronalen VAKOG/SM-Gebilde untergebracht. Wenn wir die Spinnenphobie nun nicht auf eine schwere Kindheit zurückführen, ja uns die Entstehungsgeschichte wegen fehlender Feststellbarkeit erst gar nicht interessiert, dann können wir gleich mit der Behandlung im Hier und Jetzt beginnen.

Wir gehen dabei wie folgt vor: Wir explorieren die Patientin und fordern sie auf, mittels der drei schlimmen Eindrücke/Elemente „Spinne", „Angst" und „Vermeidungsverhalten" den Beschwerdewert des Gesamtbildes innerlich möglichst hoch zu treiben. Dann fordern wir die Patientin auf, gedanklich in den schlimmsten Moment zu gehen und den Beschwerdewert auf einer zehnteiligen Beschwerdedruck-Skala abzulesen. Dieser Vorgang des Messens soll sich je nach Bedarf wiederholen.

- „Achten Sie auf das innere Bild das entsteht, wenn Sie jetzt an die Spinne denken".
- „Achten Sie auf mögliche Geräusche, wenn Sie jetzt an die Spinne denken".
- „Achten Sie auf das Körpergefühl, wenn Sie jetzt an die Spinne denken."
- „Achten Sie auf den Geruch, wenn Sie jetzt an die Spinne denken."
- „Achten Sie auf den Geschmack, wenn Sie jetzt an die Spinne denken."

In gleicher Weise kann nun je nach Bedarf auch an den beiden anderen Elementen (Angst und Vermeidungsverhalten) gearbeitet werden. Dadurch ergeben sich also drei Mal fünf, also fünfzehn Antworten des Patienten, die der Therapeut möglichst mitschreibt. Nach dieser Vorarbeit haben wir ein genaues Beschwerde-Protokoll, auf der die Elemente VAKOG/SM-mäßig wie auf einer Beschwerdelandkarte abgebildet sind.

Bisher haben wir den Patienten nur neuronal geöffnet und neuronal geladen. Nun steigen wir in einem zweiten Schritt in die Submodalitätenarbeit ein. Dazu bedienen wir uns der Beschwerdelandkarte als Wegweiser. Die Beschwerdelandkarte gibt Auskunft über die Verteilung der Beschwerdestärke und die Unterschiede zwischen den VAKOG/SM-Kanälen, also z.B. V=10, A=2, K=7, O=0, G=9. Wir beginnen mit dem schlimmsten Kanal, hier also dem visuellen Kanal (das Bild der Spinne), Beschwerdedruck zehn. Wir gehen jetzt als Therapeut in die leitende Rolle (Leading):

- „Schauen Sie sich die Spinne noch einmal an. Machen Sie das Bild der Spinne in Ihrer Vorstellung jetzt heller und achten Sie darauf, ob der Beschwerdedruck gleichbleibt, sich verändert, mehr oder weniger wird."
- „Schauen Sie sich die Spinne weiter an. Machen Sie das Bild der Spinne in Ihrer Vorstellung jetzt schwarz-weiß oder bunt und achten Sie darauf, ob der Beschwerdedruck gleichbleibt, sich verändert, mehr oder weniger wird."
- „Schauen Sie die Spinne weiter an. Machen Sie das Bild der Spinne in Ihrer Vorstellung jetzt einmal kleiner oder größer und achten Sie darauf, ob der Beschwerdedruck gleichbleibt, sich verändert, mehr oder weniger wird", usw. usw. und dann Wechsel des Kanals:
- „Hören Sie nun mal genau hin, ob Sie mit der Spinne ein Geräusch hören können. Machen Sie das Geräusch in Ihrer Vorstellung leiser und lauter und achten Sie darauf, ob der Beschwerdedruck gleichbleibt, sich verändert, mehr oder weniger wird und welchen Beschwerdewert er auf der Beschwerdedruckskala einnimmt."
- „Hören Sie nun weiter hin. Machen Sie das Geräusch in Ihrer Vorstellung heller und dunkler (Dur oder Moll) und achten Sie darauf, ob der Beschwerdedruck gleich bleibt, sich verändert, mehr oder weniger wird und welchen Wert die Beschwerden auf der Beschwerdedruckskala einnehmen." usw. usw. usw.

Man merkt, dies ist eine exakte, aber sehr langsame, mühevolle und einschläfernde (zerdehnende) Vorgehensweise. Dabei werden ständig die Veränderungen protokolliert, die sich durch die Veränderung der Regler auf den Skalen der Submodalitäten ergeben. Interessant ist nun, daß sich am Ende eines solchen Prozesses in aller Regel bei ca. 90% der Skalen eine bleibende Absenkung des Beschwerdedrucks ergibt. Diese Absenkung ist konstant stabil und geht in der Regel auch über Wochen und Jahre nicht wieder verloren, weil ja bekanntermaßen die „Ein – Stellungen“ solange eingestellt bleiben, bis äußere Einwirkungen hier planmäßig oder durch neue Erlebnisse zufällig zu Neu-Einstellungen geführt haben.

Das Schöne an dieser Art, mit der NLPPt zu arbeiten, liegt darin, daß der Therapeut eine klare und neurologisch plausible Begründung (Ableitungsregel) für seine Vorgehensweise hat. Es werden nicht einfach die Submodalitäten aktiviert, sondern das geschieht in einem wohldurchdachten Setting zu einem vorher festgelegten Zeitpunkt. Das VAKOG/SM-Modell erscheint im Vergleich zu anderen Modellen so klar, daß es eine Freude macht, damit zu arbeiten. Und es basiert lediglich auf der unbestrittenen Tatsache, daß es fünf Sinne und deren Modalitäten gibt.

Wie schon gesagt: die Menschen wußten eigentlich immer schon, daß es fünf Sinne gibt und daß ein Bild größer oder kleiner, schwarz-weiß oder bunt, aufrecht oder auf dem Kopf stehend, vorgestellt werden kann, Nur wie man daraus eine Psychotherapie machen kann, das wußten sie noch nicht. Dabei drängt sich das Vorgehen geradezu auf. Man kann jetzt nicht sagen, die NLPPt hätte das VAKOG/SM und die Submodalitäten entdeckt, nein hat sie nicht, das war Aristoteles, der als Erster über die Sinne und deren Modalitäten (wenn auch noch nicht systematisch und komplett erfaßt) schrieb.

Die NLPPt hat aus dem, was man schon wußte, durch sprachlich gesteuerte „Submodalitätsveränderungen“ eine Psychotherapie gemacht. Das Erstaunliche ist die Nachhaltigkeit der dabei erzielten psychischen Veränderungen. Die vorgenommenen „Ein-Stellungen“ bleiben nämlich erhalten, verharren in ihrer letzten Einstellung und verstellen sich nicht autonom. Das Geniale liegt in der Einfachheit.

Wie schwierig mutet da das Therapiemodell der Psychoanalyse und/oder der Verhaltenstherapie an. Welch umständliche Begriffsbestimmungen: Ich, Über-Ich, Es. Was gehört warum zum Ich? Wieso ist ein Teil des Ich unbewußt? Sind Triebe bewußt oder unbewußt? Oder sind sie beides? Kann man das Unbewußte wirklich wieder „bewußt“ machen? Wie lange dauert das?

Oder die Verhaltenstherapie mit dem Stimulus-Begriff: Was genau ist ein Reiz, was gehört zu dem Reiz und was nicht? Was ist eine Bestrafung, was eine Belohnung? Wieso wirkt eine intermittierende (also zufällige) Verstärkung besser als eine systematische Verstärkung?

Im Vergleich wieder die NLPPt: fünf Sinne, Submodalitäten-Veränderung, alle gut definierbar, beim Patienten eingesetzt, und der Leidensdruck geht runter.

Hinzu kommen dann die Streitigkeiten der Schulrichtungen! Ist es nun die Libido, die alles bestimmt (Freud), oder der Minderwertigkeitskomplex (Adler) oder die archaischen Archetypen (Jung), die das Geschehen bestimmen? Die Entscheidung über den Zuschlag des Begriffs fällt in den Köpfen derer, die von Libido, Minderwertigkeitskomplex oder Archetypen hören und sich dann in Blitzesschnelle eine VAKOG/SM-Vorstellung zu diesen Begriffen machen. Und damit ist dann eine Entscheidung für oder gegen eine Schulrichtung gefallen.

Beispiel: Warum habe ich mich in Psychoanalyse und nicht in Verhaltenstherapie ausbilden lassen? Antwort: Weil das Wort „Psychoanalyse" mir schöne bunte Bilder (liegend auf der Couch, antike Möbel, griechische Sagen, Ödipuskomplex), „schwer-wiegende Schriften" (auditiv) und gesellschaftliches Renommee (Zugehörigkeit) zu versprechen schien und nicht, weil ich wissenschaftlich nachgedacht hatte. Was löste mein Erstkontakt mit dem Wort „Verhaltenstherapie" aus: Keine schönen, sondern eher dunkle Bilder (Apparate, Drähte, Hunde mit sabberndem Speichel), unangenehme Sprache (russisch), schreiende Hunde, pädagogische Gewalt (Auszeit) und unangenehmes Körpergefühl.

Also das ist VAKOG/SM, die Ebene, die meine Berufsentscheidungen bestimmt hat. Und nichts, aber auch gar nichts von aufgeklärter bewußter kognitiver Entscheidung. Stattdessen völlig wirre und irrationale Gedanken und Assoziationen. Das kann doch nicht der Boden für eine lebenslange Berufsentscheidung gewesen sein. Doch, war es aber und nicht nur bei mir, sondern bei vielen Menschen auf dieser Erde. Wie sollte ich denn sonst entscheiden? Logisch? Rational? Und was wäre da wohl für eine unsinnige Berufsentscheidung herausgekommen? Die Lebensentscheidungen fallen nicht auf der planerisch-logischen, sondern auf der VAKOG/SM-Ebene.

Es gibt Formate, die sehen völlig anders aus als das VAKOG/SM-Submodalitäten-Format. Bei näherem Hinsehen stellt sich dann aber heraus, daß es sich scheinbar um neue Formate handelt, daß es sich aber tatsächlich nicht um neue, sondern um von VAKOG/SM abgeleitete Formate handelt.

So gibt es z.B. ein Format mit dem Namen „Magic Words“ von Cora Besser-Siegmund (vgl. Literaturverzeichnis). Es klingt ganz toll und der Anfänger würde vor lauter Ehrfurcht denken: „Oh, ein neues Format, ein dickes Buch zur Einführung - Ehrfurcht, Ehrfurcht“. Und zweifellos ein gutes Buch. Bei näherem Hinsehen stellt sich aber heraus, daß es sich lediglich um ein VAKOG/SM-abgeleitetes Format mit wechselnd dominanter Submodalitäten-Arbeit handelt: Ein „angstbeladenes Wort“ wird durch angstfreie irrationale Wort-Kopplungen und bildhaft-manierierten Darstellungen neuronal solange unter Löschungs-Feuer (Neurone feuern) gehalten, bis sich die Angst von dem angstbeladenen Anker-Wort getrennt hat. Es handelt sich hier nicht um ein wirklich neues Format, gar ein wirklich systembasierendes Grund-Muster, sondern es handelt sich um das VAKOG/SM-Format - nur halt eben mit einem neuen Namen, mit neuem Entwurf, mit neuer Geschichte (Magic Words).

Es ist so wie bei den Medikamenten: Ein Wirkstoff wird mit immer neuen Markennamen angeboten. Und dann ist der neue Verkaufsnamen („Magic Words“) natürlich lebendiger als die „Empfindungsveränderung im auditiven Kanal.“

Es wäre auch möglich, ein neues Format unter einem x-beliebigen Namen antreten zu lassen - nennen wir es beispielsweise „Müll“ - , dann kann ich den „Müll“ mit VAKOG/SM auf ein Ziel hin bearbeiten. Unser strukturelles Tun ist dabei völlig gleich - ob nun „Magic Words“ oder „Müll“ - in beiden Fällen arbeiten wir völlig gleich mit VAKOG/SM, nur daß die aufgesetzte Geschichte eine andere ist.

Die Klasse der derivaten Formate erhält durch die Namensgebung „Derivat" („von anderswo abgeleitet") einen abwertenden Anstrich, so als handele es sich hier um den schäbigen Restposten, den niemand mehr haben will. Dies ist eine Fehleinschätzung, denn wenn man sich die Liste der in dieser „Ordnungsebene zwei" (außer VAKOG/SM) anerkannten Formate einmal ansieht, so stellt man fest, daß es unter den Derivat-Formaten viele Schwergewichte gibt. Die untergeordneten Formate werden erstens auf die Zuordnungs-Gruppe zu ihrer Format-Klasse, zweitens auf das Thema der psychischen Verdeckungs-Geschichte und drittens auf die Wirk-Kraft untersucht.

6.2.2) „VAKOG/SM"-abgeleitetes Format „Fast-Phobia"

Zuordnungsbegründung: Das Format arbeitet mit einer VAKOG/SM-Filmtechnik. Bearbeitung durch den Wechsel von doppelter Distanzierung und Prozessieren, Vorwärts- und Rückwärtstechnik, Beschleunigung und Verlangsamung (Zerdehnung), Farbwechsel u.a. auf der VAKOG/SM-Ebene.

Die eingesetzte unbewußte Geschichte lautet: „Keine Angst! Es ist doch ‚nur' ein kurzer schneller Kinobesuch, mehr nicht." (Bagatellisierung /Beschleunigung). Entscheidend für das Format „Fast Phobia" ist das bagatellisierende Wort „nur" (Meta-Programm): „nur" im Vorführraum, „nur" ein Gast im Kino, „nur" Distanzierung. Mit „nur" wird eine physikalische Realitätsebene angesprochen.

Wirk-Kraft: Filmtechnik sorgt für eine bipolare Stimulation der Hirn-Areale wie beim EMDR: hier bipolares Wechseln zwischen dem „schlimmen" Angst-Bild vs. dem angestrebten „angstfreien Zielbild" – unter Ausnutzung der möglichen Submodalitätenveränderungen. Besondere Hirnbelastung bei rückwärtigem Ablauf. Die Filmtechnik beinhaltet das EMDR durch die bipolare Augenstimulation im Nachfahren der Finger-Zugbewegung mit den Augen.

6.2.3) „VAKOG/SM"-abgeleitetes Format „Swish"

Zuordnungsbegründung: Das Format arbeitet auf kompletter VAKOG/SM-Breite und mit hoher monopolarer Hirnstimulation. Suggestion einer Beschleunigung „Jetzt ein schnelles neuronales Ver-Rücken und alles ist anders."

Die eingesetzte unbewußte Geschichte lautet: „Wir werfen ein Lustbild über das Lastbild, und weg ist die Last". Psycho-physikalisches Format-Muster.

Wirk-Kraft: Monopolare Stimulation von zwei alternierenden Hirnarealen. Konzentration auf zwei Konkurrenzbilder (negatives Ist-Bild und positives Ziel-Bild) in schneller Umschaltung von „in and out". Besonderheit: Man hat nur einen Versuch und muß punktlanden. Das steigert die „Jetzt oder Nie"-Motivation.

Materialisierung liegt in der Ausnutzung psycho-physikalischer Bereitschaft zum „Überdecken" (Über-Deck-En, Decke über Decke).

6.2.4) „VAKOG/SM"-abgeleitetes Format „Moment of Excellence "

Zuordnungsbegründung: Das Format arbeitet auf der VAKOG/SM-Ebene. Psycho-physikalisches Muster (räumliches Stapeln von Glücksgefühlen suggeriert psychische Steigerung von Glücksgefühlen).

Die bewußt eingesetzte Geschichte lautet: „Wir springen ins Goldene Zeitalter“.

Wirk-Kraft: Seelenphysik: Drei Glücksbilder werden gestapelt (VAKOG/SM-Arbeit). Das Psychische verhält sich analog zum Physikalischen und entfacht die Verdreifachung der Wirkung. „Stapeln“ ist im DLSM-Format die Handlung. Das physikalische Bild vom „Stapeln“ ist das Abbild des psychischen Bildes von „Stapeln“ (Psychophysik).

Zusatz: psychophysikalischer Parallelismus - Mathematik für die Seele: Drei gestapelte Glücks-Kreise müssen logisch gesehen einfach dreimal so viel Glück beinhalten wie ein einfacher Kreis. Das ist keine Logik, sondern eine beschleunigte Psycho-Logik.

Selbst-Coaching: Ich kann überall in meinen transportablen Moment hineinspringen und meine Stimmung steigern.

6.2.5) „VAKOG/SM“-abgeleitetes Format „Bilder zerstören“

Zuordnungsbegründung: Format arbeitet auf VK-Ebene.

Die eingesetzte unbewußte Geschichte lautet: De-Materialisieren „Die Magie des symbolischen Zerstörens beherbergt den Wunsch nach physikalischer Zerstörung)“. Die physikalische Zerstörung schafft die psychische Zerstörung.

Wirk-Kraft: Durch das hochgradige Materialisieren (VAKOG/SM) der Zerstörungs-Handlungen (DLSM) kann kurzfristige eine neuronal-operative Öffnung erreicht werden.

6.2.6) „VAKOG/SM"-abgeleitetes Format „Skulptur Arbeit"

Zuordnungsbegründung: Format arbeitet auf VK-und H-DLSM-Ebene.

Eingesetzte Geschichte: „Gehe in verschiedene Körperhaltungen und verharre selbstbeobachtend in den sich zerdehnenden Augenblicken."

Wirk-Kraft: „Zerdehnung des körperlichen Augenblicks"

6.2.7) „VAKOG/SM"-abgeleitetes Format „Pralinee"

Zuordnungsbegründung: Filmtechnik arbeitet mit V-VAKOG/SM „Nah und Fern", „Zoomen" und Future-Pace (Beschleunigung, Verlangsamung, Zeitzerdehnung).

Die eingesetzte unbewußte Geschichte lautet: „Nur nicht so kurz vor dem Ziel aufgeben und ich werde königlich belohnt" oder „Gib nie, nie, niemals auf".

Wirk-Kraft: Future-Pace erzeugt Glückshormone in Hinblick auf die strahlende Zukunft und erlaubt sich eine Vorab-Kostprobe. Prinzip einer Vorkasse.

6.2.8) „VAKOG/SM"-abgeleitetes Format „Modellieren"

Zuordnungsbegründung: Modellieren auf allen VAKOG/SM-Ebenen.

Die eingesetzte unbewußte Geschichte lautet: „Mustersuche im Ausschluß-Verfahren."

Wirk-Kraft: „VAKOG/SM-isiertes Nachmachen", zerdehnter Zustand während des Modellierens.

6.2.9) „VAKOG/SM"-abgeleitetes Format „Zielarbeit"

Zuordnungsbegründung: Format arbeitet vorzugsweise mit VAKOG/SM und mit der Kategorie „Vision" von DLSM.

Eingesetzte Geschichte lautet: „Gib nie, nie, niemals auf."

Wirk-Kraft: Wir machen den Weg frei.

6.2.10) „VAKOG/SM"-abgeleitetes Format „EMI/EMDR"

Zuordnungsbegründung: Format arbeitet mit VAKOG/SM und beschleunigter bipolaren Augen-Stimulation.

Die Geschichte lautet: „Hirnstrom erzeugen und damit punktgenaues Neuronen-Schweißen."

Wirk-Kraft: Hirn-Prozessieren des schlimmsten Moments. Doppelaufgabe mit Augenstimulation erzeugt Belastungssteigerung.

6.2.11) „VAKOG/SM"-abgeleitetes Format „Rapport"

Zuordnungsbegründung: vakogisierendes Kalibrieren und VAKOG/SM-Pacen.

Die Geschichtet lautet: „Ich bin wie du."

Wirk-Kraft: Gesteigertes Kalibrieren und gesteigertes Pacen öffnet für einen Moment die ansonsten neuronal verschlossene Semantik.

DLSM-Zuordnung: Zugehörigkeit

6.3) Dritte Ordnungsebene: Die „Daseinslogischen-Seins-Modalitäten-Menschlichen-Existierens“ (DLSM) als struktur-bildendes Ordnungsformat

Dieses Kapitel ist ein sehr spannendes, aber auch verwirrendes Kapitel.

6.3.1) Das klassebildende Format „DLSM“

Das DLSM-Format ist von dem Format der „Logischen Typen“, „Logischen Ebenen“, „Neurologischen Ebenen“ abgeleitet.

Zunächst eine Vereinfachung: In mehreren NLP-Publikationen wird dieses Format als Persönlichkeitstheorie des NLP verstanden. Dies mag zutreffen, ist dann aber eine nur sehr spärliche Gewinnabschöpfung. Dieses Kapitel will Ihnen aufzeigen, daß da noch sehr viel mehr drin steckt.

Dieses Format hat eine verwirrende Entwicklung hinter sich. Es wird auch - und das macht die Sache noch verwirrender - mit verschiedenen Autoren in Verbindung gebracht, nämlich mit Alfred Korzybski, Bertrand Russel, Gregory Bateson und Robert Dilts - die alle einen gedanklichen Beitrag geleistet haben.

Einer, der es genau wissen müßte, ist Robert Dilts. In seinem Buch „Die Magie der Sprache“ S. 177 versucht er, in das Chaos eine Ordnung zu bringen. Ich muß gestehen, ich habe diese Passagen von Dilts mehrfach gelesen, aber immer noch nicht entstehungsgeschichtlich verstanden. Im Verständnis eines NLP-Anfängers ist die Lage nur verwirrend. Wie soll der Laie durchblicken, wenn noch nicht einmal ein Lehrtherapeut durchblickt? Mein derzeitiger Vermutungsstand zur Genese von DLSM ist der:

- Neurolinguistisches Training von Korzybski
- Theorie der Logischen Typen stammt von Russel
- Logische Typen des Lernens nach Bateson
- Theorie der Logischen Ebenen stammt von Dilts
- Daseins-Logische-Seins-Modalitäten (DLSM) (vom Autor)

Dilts hat den Grundgedanken seines Formates von Gregory Bateson abgeleitet, dessen Vorbild die „Theorie der logischen Typen“ von Russel war.

Der Begriff „Logische Typen“ hat nichts, aber auch gar nichts mit der Bezeichnung „Logische Ebenen“ oder gar der „Neurologische Ebenen“ zu tun. Der Satz von den „Logischen Typen“ meint, daß eine Klasse nicht gleichzeitig ein Element ihrer selbst sein kann. Ein Element kann nicht eine logische Klasse begründen und gleichzeitig Mitglied dieser Klasse sein.

Korzybski war Sprachwissenschaftler und Psychotherapeut. Er interessierte sich für Neurologie, und ganz speziell für den Zusammenhang von Neuronalem und Mentalem. Diesbezüglich vertrat Korzybski eine Theorie der absoluten Parallelität von Organischem und Psychischem sowie von Geist und Körper, hier von Sprache und Neurologie. Von daher macht es auch Sinn, daß er seine Arbeit „Neurolinguistisches Training“ (NLT) nannte. Immerhin hatte er die meisten NLP-Techniken bereits angewendet, bevor sie vom NLP okkupiert (gestohlen) wurden.

Robert Dilts wurde von der Diskussion um die „Logischen Typen“ angeregt, zunächst ein aus nur fünf Ebenen bestehendes Persönlichkeits-Modell - eben das „Modell der logischen Ebenen“ - zu entwickeln. Später wurde dieses Modell (Kontext, Verhalten, Fähigkeit, Glaube, Werte, Identität und Vision, damals noch ohne „Zugehörigkeit“) um einige Kategorien erweitert.

Der Begriff der „Logischen Typen“ ist von Russel vorgegeben, damit eine logische Reihenfolge höheren oder niedrigeren Bedeutungstyps mitgedacht werden kann: Danach können Konflikte in einer Schicht logisch nur durch Einbeziehung der anderen Schichten (am besten der nächsthöheren Schicht) zu lösen sein.

Das Format der „Neurologischen Ebenen“ von Dilts kann man mit dem Bild des Aufbaus der Justiz (siehe Amtsgericht, Landgericht, Verfassungsgericht) vergleichen. Wenn zwei Parteien sich streiten, kann die Lösung nicht auf der Ebene der Streitenden gefunden werden, sondern es bedarf dann möglichst einer höheren Ebene, nämlich die des Mediators oder Richters, um das Problem durch Urteilsspruch oder erneut per Weitergabe an eine noch höhere Ebene zu lösen.

Der Richter darf nicht gleichzeitig auf einer Ebene der Streitenden parteizugehörig sein, denn dann kann die Schlichtung des Streits durch ihn nicht mehr zustande kommen. Dies wäre z.B. der Fall, wenn der Richter neben seiner neutralen Richter-Ebene auch noch drittes Mitglied der streitbeteiligten-Ebene wäre, wenn er nämlich mit einem der Streitenden befreundet wäre. In diesem Fall würde der Richter zwei Ebenen angehören, nämlich der Richter-Ebene wie auch der Beteiligten-Ebene. Dann würde man unterstellen, daß dieser Richter nicht mehr in der Lage sei, die notwendige Neutralität zur Urteilsfindung aufzubringen. Die Dilts-Pyramide ist aus einer Metaposition betrachtet ein anthropologisches oder vielleicht auch ein daseinsanalytisch-philosophisches Format.

Nach Dilts ist die erste logische Ebene für die theoretische Verortung der Kategorie „Umwelt- oder Kontext" vorgesehen. Die zweite Ebene ist für die theoretische Verortung von „Tätigkeit", die dritte Ebene für die theoretische Verortung der „Fähigkeiten/Ressourcen", die vierte Ebene für die theoretische Verortung von „Glaubensätzen", die fünfte Ebene für die theoretische Verortung von „Werten“, die sechste Ebene für die Verortung von „Identität", die siebente Ebene für die Verortung von „Zugehörigkeit" und die achte Ebene für die Verortung der „Vision" als Wegweisung von Entwicklung bereit gehalten. Die bezeichneten Begriffe/Kategorien werden im Bild einer Schichtung angeordnet.

Die „Logischen Ebenen“ beantworten die Frage nach den höchsten Kategorien der Erfassung menschlichen Daseins. Es ist anzunehmen, daß Dilts nach vergleichbar höchsten Klassen oder Schichten im Bereich der Psyche gesucht hatte und derer fünf, später sechs, fand. Andere Autoren ergänzten auf bis zu neun Klassen. Diese neun Ebenen sind so hochgechunkt, daß ein weiteres Hochchunken nicht mehr möglich ist. Das heißt, daß wir vor den letztendlich „existentiellen Grundkategorien menschlichen Existierens" stehen.

Die von Dilts eingeführte Namensgebung „Neurologische Ebenen“ ist völlig irreführend, denn man wartet vergebens darauf, was daran neurologisch sein soll.

Die NLPPt hat ein Händchen für ungeschickte Namensgebungen („Fast Phobia“, „Change History“) Der Begriff „Neurologische Ebenen“ sollte gestrichen und durch einen passenderen Begriff ersetzt werden. Vorschläge wie folgt: „Daseinslogische Seins Kategorien menschlichen Existierens“ (DSME), „Daseinslogische Kategorien" (DK) oder „Daseinslogische Seins-Modalitäten" (DLSM) oder „Grundmodalitäten menschlichen Existierens" (GMME), „Grundmodalitäten menschlichen Daseins“ (GMD), „Daseinslogische Modalitäten des menschlichen Existierens" (DLSE).

Welcher Begriff sich durchsetzen wird, ist nicht wichtig. Gut klingt das Kürzel DLSM (Daseins-Logische-Seins-Modalitäten).

Was sind jetzt nun die DLSM? Die DLSM beschreiben die Dimensionen des Daseins:

- **Umgebung**: Jeder Mensch muß qua Leben eine Antwort auf die Frage geben, wie er es mit seiner von ihm nicht ausgewählten, sondern ihm von Geburt an vorgegebene Umgebung /. Kontext hält. Er ist deshalb auch der Ort des Zufalls (Kategorie des Vorgegebenen). Dazu gehört auch, wer, wo, wie, in welchem sozialen Umfeld, mit welchem Körper ausgerüstet, mit welchen Fähigkeiten und Schwächen derjenige klarkommen muß. Der Kontext steht oft nicht in unserer Macht.

- **Handeln**: Jeder Mensch muß qua Leben zwangsläufig ein erstes Handeln- oder Sich-Verhalten (Handeln, Bewegen, nach Nahrung schreien) zeigen, ob er will oder nicht. Und die ersten Verhaltensweisen haben einen Programmier-Vorteil und sind damit hinsichtlich der Aktivierung weiterer Verhaltensweisen bevorzugt (Kategorie des Tuns).
- **Ressourcen**: Jeder Mensch muß qua Leben eine Antwort auf die Frage geben, welche ersten überdauernden Fähigkeiten aus wiederholten Handlungen (vgl. Piagets Zirkulärreaktionen) ausgefiltert werden (lernen) konnten (Kategorie des Könnens und Versagens, der Ressourcen, Reserven, Ausrüstungen).
- **Glaubenssätze**: Jeder Mensch muß qua Leben eine Antwort auf die Frage nach den ersten rudimentären Ordnungen oder Ordnungsvorstellungen (Glaubenssätze/Werte) von und über die Welt geben. Diese Aufteilung leitet zu ersten Ordnungsvorstellungen, aus der sich „Erste Werte“ ergeben können (Kategorie der Ordnung).
- **Werte**: Jeder Mensch muß sich qua Leben eine Antwort auf die Frage nach den eigenen höchsten Werten geben. Es handelt sich hierbei um die ersten rudimentären Ordnungsvorstellungen.
- **Identität**: Jeder Mensch muß qua Leben eine Antwort auf die Frage nach seiner Identität und Einheit, nach dem „Wer oder was bin ich?" und „Wer oder was bin ich nicht" (ist hier mein Körper zu Ende oder nicht; ist das mein Daumen oder geht der wieder weg? Dann ist es nicht mein Daumen) beantwortet werden muß (Kategorie des Seins).
- **Zugehörigkeit**: Jeder Mensch muß qua Leben eine Entscheidung über die Frage nach der Zugehörigkeit (gehört Mama mir oder gehört sie dem Papa?) beantwortet werden. (Kategorie der Bindung, des Halts,

der Zufuhr, der Parteiung, des Sozialen). Vom Ergebnis dieser Frage kann die Einheit der Identität der Person abgeleitet werden.

- Vision: Jeder Mensch muß qua Leben eine Antwort auf die Frage nach der Ausrichtung, und der damit verbundenen Vision geben (z.B. die Vision von der ewig sich wiederholenden Fütterung in „Hotel Mama" oder: „Wenn ich einmal groß bin ...“) Jeder muß zwangsläufig um Ausrichtung, Ziel, Bewegung, Entwicklung und Vision (Kategorie der Entwicklung) ringen.

Auf ein therapeutisches Gespräch angewandt, bilden die Daseins-modalitäten einen Überblick über die diagnostischen Felder und deren Konstruktionsprobleme.

Beispiel: Eine in einer Klinik arbeitende Ernährungsberaterin macht sich wegen großen Erfolgs selbständig - und versagt. In welcher Daseinskategorie liegt die Störung? Sie kann keine Rechnungen verschicken, weil sie keine von diesen halsabschneiderischen Geschäftsfrauen sein will. Daseinslogische Kategorien: Identität Klinikangestellte = keine Rechnungen schreiben müssen, nicht handeln müssen, Identität Selbständige = Rechnungen schreiben müssen, höchster Wert = Bescheidenheit. Höchster Wert widerspricht der Identität und der Handlungsnotwendigkeit einer Geschäftsfrau.

Das DLSM ist selbst ein Format, es kann aber gleichzeitig auch der Mutterboden für abgeleitete neue Formate sein.

6.3.2) „DLSM“-abgeleitetes Format „Six-Step-Reframing“

Zuordnungsbegründung: Format arbeitet mit DLSM (Verhalten, Glaubenssätze und Absicht/Ziel/Vision).

Die eingesetzte unbewußte Geschichte: „Siamesische Zwillinge“: „Dinge scheinen eine Einheit zu sein, die man scheinbar nicht aufspalten kann.“ Darin liegt ein blockierendes Denkmuster. Der entgegengesetzte Glaubenssatz lautet:

Alle Einheiten lassen sich spalten: Bild der Waggon-Abkopplung und Neuankopplung an einem Zug.

Wirk-Kraft: Aufspaltung eines Glaubenssatzes: Trennungsüberraschung. Struktur-Erfahrung.

6.3.3) „DLSM"-abgeleitetes Format „Diamond"

Zuordnungsbegründung: Diamond arbeitet mit Konstruktionsproblemen der Verwirklichung einer Vision.

Konstruktionsprobleme: „Auflösen" durch „Sowohl als auch", „Weder-Noch", „Ermöglichung und Verhinderung". „Wie stehe ich mir nicht selbst im Wege".

Die eingesetzte unbewußte Geschichte lautet: „Vision von Chance und Begrenzung", „Ermöglichung oder Verhinderung", Entscheidungsnot.

Wirk-Kraft: Neuronale Öffnung durch „Zerdehnen und Verharren", in der Unentschiedenheit ohne Beschleunigung.

6.3.4) „DLSM"-abgeleitetes Format „Trance/Hypnose"

Zuordnungsbegründung: Vernetzungen zur Bildung neuer Zugehörigkeiten im Sinne von Zusammenfügung und Elementarisierung. Es handelt sich um das Konstruktionsproblem zwischen „Tiefe" und „Oberfläche". Aha-Erlebnis, wie wenn ein Puzzle lückenlos aufgeht.

Die eingesetzte unbewußte Geschichte lautet: Vernetzt ist alles möglich.

Wirk-Kraft: Wechsel von niederen zu hohen Chunks und umgekehrt.

Ziel: neue neuronale Zugehörigkeiten schaffen: Z-DLSM.

6.4) Vierte Ordnungsebene: Entwicklungs-Zusammenhang herstellendes Grundformat: „Timeline"

Das Timeline-Format bringt alleinstehende Lebensfakten durch einen selbst gewählten Perspektivismus in einen Zusammenhang.

6.4.1) Das klassebildende Format „Timeline"

Das Format der „Timeline" ist ein daseinsanalytisches Grundformat. Timeline ist die Kombination von Raum und Zeit. Mit der Timeline ist der Grundgedanke der „Entwicklung" in Zeit- und Raum prototypisch verortet.

Das Timeline-Format als Regressions-Format gründet in zwei Vorannahmen.

- Erste Annahme: Es gibt so etwas wie eine reale psychische Zeitabfolge.
- Zweite Annahme: Es gibt einen Wirkzusammenhang zwischen früheren und derzeitigen Erlebens-Ereignissen (Wirkungs-einheiten).

Das Timeline-Modell ist der Prototyp aller Formate, die sich mit Entwicklung von Programmierung und Umprogrammierung beschäftigen. Qua Dasein kommen wir als geborenes Mitglied dieser Welt um das Timeline-Modell nicht herum. Es gilt, sich mit dem Gedanken von Leben und Sterben auszusöhnen.

Auch daß wir uns selbst aus unserer Entwicklung verstehen und/oder in der Lage sind, aus dem gebundenen assoziativen Zustand in eine dissoziierte metareflektorische Haltung zu uns selbst zu kommen, ist ein daseinslogischer Quantensprung, der die Zugehörigkeit zu dieser Format-Klasse rechtfertigt.

Das Timeline-Format verweist auf ein Leben in Raum und Zeit. Es macht auf die Darstellungs-, Entäußerungs-, Verortungs- und Aufstellungsmöglichkeit des Psychischen aufmerksam.

Raum und Zeit scheinen psychisch sehr eng miteinander verwoben, zumindest wird die „Zeit" räumlich (meist mit Bodenanker oder szenisch mit Hilfe von Protagonisten) dargestellt.

Die Timeline kann sowohl als diagnostisches wie auch als therapeutisches Instrument benutzt werden.

Die Wirksamkeit der Timeline beruht darauf, daß sich die in Compliance befindlichen Patienten durch ein langsames (raum- und zeitzerdehnendes) Rückwärtsgehen in so etwas wie eine innere Verfassung der Andacht und der Öffnung der ansonsten neuronal geschlossenen Semantik kommen. Neurologisch bedeutet dies, daß die lebenszeitlich früher aktiven Areale durch intensives Ansteuern hochgefahren (sozusagen wiederbelebt) werden können, womit die so wiederbelebten Areale nunmehr in den Rang einer zeitlosen Gegenwärtigkeit gehoben werden - und sie somit zum Jetztzeitpunkt retrograd bearbeitbar sind (Change History).

Die Progression hat den Sinn, eine neurolinguistische „Impfung", ganz analog einer medizinischen Impfung, vorzunehmen, bei der es darum geht, daß der Körper sich durch eine bewußt herbeigeführte Vorab-Erkrankung und die Bildung von Antikörpern auf den Krankheitserreger vorbereitet.

6.4.2) „Timeline"- abgeleitetes Format „Change History"

Zuordnungsbegründung: Konstruktionserfahrung des Ungeschehen-Machen-Wollens. Historisierung, Wirkungseinheiten, Perspektivismus. Suche nach Verortungen von störenden Vorläuferereignissen.

Die eingesetzte unbewußte Geschichte lautet: Wir können die erlebte Vergangenheit verändern oder löschen (VAKOG/SM). Dahinter steht der Glaube an die DLSM-Machbarkeitsebene des Handelns/Verhaltens. Neuronale Regression und Öffnung durch körperunterstütztes Gehen im Raum (körperlich-psychische Parallelität). Was neurologisch gelöscht ist, das ist auch psychisch gelöscht. Alles was neurologisch nicht gelöscht ist, ist auch psychisch nicht gelöscht.

„Change History“ bedeutet, daß die Historie an jedem Ort und zu jeder Zeit auf neuronaler Ebene bearbeitet werden kann. Jede neuronale Veränderung führt zu einem teilweisen Austausch der Erinnerungen und der Gefühle. Dies deckt sich mit Beobachtungen der Psychoanalyse: Die Patienten schildern Erinnerungen, die sie jedoch spontan wieder verleugnen und/oder anders umerzählen, bis dahin, daß solche Erinnerungen völlig aufgelöst und/oder ersetzt bzw. auch nicht ersetzt werden. Und die Patienten bemerken davon nichts.

6.4.3) „Timeline“-abgeleitetes Format „Re-Imprinting”

Zuordnungsbegründung: Das Format arbeitet geschichts-perspektivisch (Wirkungseinheiten) und plant VAKOG/SM-Bohrungen sowie VAKOG/SM-Zerdehnung ein.

Die eingesetzte unbewußte Geschichte lautet: „Psycho-Neuronale Löschung oder Neu-Impfung“ bzw. „Wir machen den Weg frei.“ Und: „Wir ersetzen die neuronale Vergangenheit durch eine korrigierte neue neuronale Vergangenheit“.

Wirk-Kraft: Prozessieren in regressiven Zuständen öffnet neuronale Verschlossenheit. Re-Imprinting, Austausch.

6.4.4) „Timeline"- abgeleitetes Format „Future-Pace“

Zuordnungsbegründung: Das Format arbeitet geschichts-perspektivisch (Wirkungseinheiten) und plant VAKOG/SM-Bohrungen sowie VAKOG/SM-Zerdehnungen ein.

Die eingesetzte unbewußte Geschichte lautet: „Psycho-neuronale Impfung hinsichtlich der Zukunft.“

Wirk-Kraft: „DLSM“- „Vision“.

6.4.5) „Timeline“-abgeleitetes Format „Core-Transformation“

Zuordnungsbegründung: Freimachen der Lebens-Timeline und Integration von Zielen, die immer noch wichtiger und noch wichtiger sind (Werte-Pyramide bis in die höchsten Zustände.) Das Format arbeitet mit immer neuen Transformationen bis in den Core-End-Zustand. „Was möchtest du damit erreichen, was noch wichtiger ist?“

Die eingesetzte unbewußte Geschichte lautet: „Hinterm Horizont geht's weiter“ (DLSM/Vision).

Wirk-Kraft: Neuronale Öffnung durch Zerdehnung des Horizonts (VAKOG/SM).

6.4.6) „Timeline“-abgeleitetes Format „Spiral-Dynamics“

Zuordnungsbegründung: Spiral-Dynamics arbeitet mit dem Grundformat einer spiralen Kontinuitäts-Timeline zur Darstellung einer spiralen Menschheits-Bewegungs- und Entwicklungstheorie.

Die dargestellte Geschichte lautet: „Entwicklung vollzieht sich nicht beliebig und auch nicht sprunghaft, sondern Entwicklung folgt zwei benennbaren Gesetzmäßigkeiten."

Eine Gesetzmäßigkeit besteht in der ständig sich dialektisch wiederholenden Rhythmisierung von „Problem-Lösung" und „Lösungs-Problem". Das Werden und Vergehen von Lösung und Problem folgt einer dialektischen Dynamik. Die Lösung eines Entwicklungsproblems birgt neben der Lösung in sich auch schon das aus der Lösung erwachsende neue Entwicklungsproblem samt deren neuer Lösung. In immer neuen Spiralwindungen wiederholt sich das Modell von „Problem zur Lösung" und von der „Lösung zum Problem". Dies ist mehr als ein Stufen-, Ebenen und Schichtungsmodell wie man es in der Psychologie allenthalben findet. Wegen des dialektischen Werdegangs wird die „Entwicklung" als Spiral-Modell visualisiert.

Neben dieser formalen Gesetzmäßigkeit gibt es auch eine inhaltlich thematische Gesetzmäßigkeit, die von jedem Einzelindividuum, jeder Gesellschaft jedes Volkes, jeder Kultur und jeder sich neu bildenden Gruppe durchlaufen werden muß. Das Spiral-Modell soll dabei zum Ausdruck bringen, daß das Muster von Lösung und Problem sich immer wiederholt, allerdings an immer neuen Inhalten. Das formale Drehmoment ist das Transport-Mittel, das das inhaltliche Geschichten-Modell nach vorne treibt.

Inhaltlich geht es in der ersten Spiraldrehung zunächst um den Überlebenskampf in einem existenzbedrohlichen situativen Umfeld. Auch bei Freud und Dilts beginnt die erste Phase mit der existentiellen Frage. Dieses Entwicklungsproblem, das aus dem bedrohlichen situativen Umfeld erwächst, kann durch den Zusammenschluß mehrerer Individuen zur Kampfgemeinschaft gelöst werden. Damit ist die Sache aber nicht zu Ende. Aus der Lösung ergibt sich nämlich ein neues Problem, das Problem eines jeden Zusammenschlusses: einige fühlen sich zum Anführer berufen: wer ist der Handlungsverantwortliche, wie gestaltet sich ein Oben und Unten? Die Lösung dieses Problems kommt durch Rivalitätskämpfe zustande. Bei solchen

Kämpfen nennt man den Sieger „König“ (Lösung), die Verlierer nennt man Leibeigene. Aus dieser Lösung ergibt sich wieder ein neues Problem. Dieses ist die Frage nach der Unbegrenztheit bzw. der Einschränkung der Befugnisse des Königs. Daraus erwächst dann das Justizsystem usw. usw. Diese Entwicklungsgeschichte dreht sich zum Nachlesen a.a.O. noch einige Spiral-Wendungen weiter.

Einige Verbandsmitglieder fragen: Was daran ist NLPPt? Nun, Spiral Dynamics eignet sich sehr dafür, die NLPPt zu erweitern, indem man in ihnen das erste Format einer NLPPt-Sozial-, Entwicklungs- und einer noch zu schaffenden NLPPt-Gruppen-Psychotherapie sehen kann.

Für das Format ist es wichtig, daß es auf alle Gruppen, groß oder klein, Arbeitsgruppen und Freizeitgruppen, Wirtschaftsgruppen oder politische Gruppen anwendbar ist. Das Format öffnet den Blick dafür, bei welcher Entwicklungsstufe die Gruppe angekommen ist - und welche Lösungen aus dem Spiralmodell erwachsen.

Es gab Kontroversen im Verband, ob das Spiral-Dynamics-Format zur NLPPt gehört oder nicht. Es hat diesbezüglich bereits eine abschlägige Entscheidung gegeben. Wenn dem so ist, kann man nur noch den Kopf schütteln. Solche Fragen entscheidet nicht ein Verband, sondern das entscheidet der Gang der Geschichte und die an dieser Geschichte strickenden Kollegen der NLPPt selbst.

Wirk-Kraft des Modells: Nicht die Menschen wirken, sondern was wirkt, das ist das Format von „Problem und Lösung“. Hier wird Struktur und Entwicklung in ein Gesamtbild gerückt.

6.5) Fünfte Ordnungsebene: Daseinsrelativierendes Grund-Format „Meta"

„Über den Wolken
muß die Freiheit wohl grenzenlos sein.
Alle Ängste, alle Sorgen, sagt man,
blieben darunter verborgen.
Und dann
würde, was uns groß und wichtig erscheint
plötzlich nichtig und klein."

(Reinhard Mey)

6.5.1) Fünfte Klasse: Daseinsrelativierendes Grundformat (Meta)

Die fünfte Ordnungsebene ist das daseinsrelativierende Format des Einnehmen-Könnens einer „Metaposition". Diese besteht in einem dissoziativen Heraustreten aus dem Fluß der Erlebens-Eingebundenheit (William James, 1890). Dieses Heraustreten geschieht durch einen Break, einen Erzähl-Stopp, eine „Zerdehnung des Augenblicks" (Salber) sowie eine örtlich reale Fernsicht auf die Sache.

Dies geschieht auch beim Schreiben dieses Buches. Da schreibt man so vor sich hin und schreibt und schreibt. Und da hat man einen Gedanken mit viel Mühe zu Ende gebracht und dann macht man einen Schreib-Stopp, geht sozusagen raus aus dem geschriebenen Text, ist damit ohne es zu wissen in der Metaposition, will noch mal kurz darüber schauen und ist entsetzt über den eigenen Text und weiß, daß man ihn neu schreiben (sekundäre Bearbeitung) muß.

So geht es uns mit allem, zumindest wenn wir psychisch gesund sind. Das Nicht-Umgehen-Können mit der Metaposition, die fehlende Beweglichkeit ist ein Hinweis auf eine psychische Störung, eine psychische Aufbaustörung bzw. ein Abbauphänomen.

Die Meta-Position führt innerpsychisch in eine Verfassung des Loslassens und einer friedlichen Verfassung. Meta macht milde.

6.5.2) „Meta"-abgeleitetes Format „1 – 2 – 3 – Meta"

Zuordnungsbegründung: Das Format arbeitet distanzierend aus hintereinander gestaffelten Perspektiven, löst damit Zweifel und Milde aus.

Die eingesetzte unbewußte Geschichte lautet: „Über den Wolken, muss die Freiheit wohl grenzenlos sein … da erscheinen alle Sorgen winzig und klein" oder so ähnlich; „Relativierung durch Ausweitung des Wahrnehmungs-abstandes."

Wirk-Kraft: Bagatellisierung, Befreiung, Neuronale Öffnung nach Wahrnehmungszweifel.

6.5.3) „Meta"-abgeleitetes Format „Aufstellungen" / „Teilekonferenz"

Zuordnungsbegründung: Format arbeitet distanzierend mittels exkorporierender Vergegenständlichung (Aufstellungen).

Die eingesetzte unbewußte Geschichte lautet: „Nichts ist drinnen, nichts ist draußen, denn was drinnen ist, ist draußen." Wir kehren das Innere nach außen, stellen dieses verortet auf und machen es dadurch von allen Metapositionen aus anschaubar.

Wirk-Kraft: (DLSM-Verhalten) „Aufstellung“ ist die Vorbereitung einer Meta-Arbeit. Psychisches wird durch eine für alle aufgestellte öffentliche Sichtbarkeit (VAKOG/SM) ersetzt (bei C.G. Jung: die Geheimnisse werden der Gesellschaft zurückgegeben.).

6.5.4) „Meta“-abgeleitetes Format „Mentor-Technik“

Zuordnungsbegründung: Unser Format arbeitet aus mehreren Rollen (Mentoren/Distanzierungen) heraus (Perspektiven) und mit VAKOG/SM-Zerdehnung.

Die eingesetzte unbewußte Geschichte lautet: „Hole dir Ressourcen bei deiner Familie und deinen Schutzengeln, denn die sind für dich zuständig“ (Zugehörigkeiten).

Wirk-Kraft: DLSM-Ebene der Zugehörigkeit: Neuronale Öffnung durch Aufbau von Zugehörigkeitsstates.

6.6) Sechste Ordnungsebene: Geschichten konstruierendes Grundformat

Und wenn wir nur die letzten fünf Minuten eines Films mitbekommen, sofort kriegen wir von dem Fetzen etwas mit, sofort sind wir in der Geschichte drin und schauen uns den Rest des Filmes an.

6.6.1) Das klassebildende Format „Psyche“/ „Geschichten“

Wenn jemand eine Geschichte erzählt, dann denkt er nicht über die parallel in seinem Kopf stattfindenden neuronalen Prozesse nach, sondern er ist schon in seiner Geschichte drin. Seine Erzählungen werden von anderen Geschichten aufgegriffen, bestätigt, in Zweifel gestellt, mit anderen verglichen, weitergeführt usw.

Statt Neuronen gibt es Geschichten aus Geschichten und diese produzieren wieder neue Geschichten. Geschichten können auch zu einem Bild-Inhalt zusammenschrumpfen. Daraus können sich dann aber gleich wieder eine unendliche Anzahl neuer Geschichten ergeben. Die Geschichten können alles mit allem verbinden und schaffen so neue psychische Räume. Dabei wird nicht auf Logik, Wirkungsnachweis oder Rationalität geachtet - ganz im Gegenteil. Diese Geschichtenebene ist in sich verwandlungsfähig wie ein Traum, so verwandlungsfähig, daß sie noch nicht einmal wahrnimmt, wie sie gestört oder vom „neuronalen System“ bestimmt wird.

Die Psyche bleibt immer, auch nachts, angeschaltet, einfach dadurch, daß sie auf einen „Alles-Empfang“ (energetisch offen) eingestellt ist und zusätzlich die letzten Tagesgeschichten in Nachtgeschichten (Träume) verwandelt. Geschichten werden zu weiteren Geschichten, Psychisches wird mit Psychischem erklärt. Das „Geschichten produzieren“ und das „Geschichten erzählen“, das ist das Format des Psychischen.

Hier ist der Ort, an den man die komplette Psychoanalyse in die NLPPt platzieren könnte. Psychoanalyse wäre dann aber nur noch ein Verfahren, ein Format, in dem Geschichten / Psychisches gesammelt und vorrätig gehalten werden. Bei einer Integration von Psychoanalyse und NLPPt gäbe es viele Kompatibilitäts-Probleme. Und zur Beseitigung von wissenschaftlichen Glaubenssätzen wird man daran gehen, fachliche Geschichten zur Behebung von Störstellen zu etablieren.

Ein Beispiel für unsinnige Texte, die durch break-schießende Behauptungen und fließende Aneinanderreihungen/Geschichten ein sinnreiches und logisch klingendes Gedicht hervorzaubert, zeigt folgenden Aphorismus aus dem Talmud, der in den benutzten Kategorien eine große Nähe zur NLPPt

(DLSM / neurologische Ebenen) und deren Transformations-Begriff zu haben scheint.

Urtext Talmud:

„Achte auf Deine Gedanken, denn sie werden Worte.

Achte auf Deine Worte, denn sie werden Handlungen.

Achte auf Deine Handlungen, denn sie werden Gewohnheiten.

Achte auf Deine Gewohnheiten, denn sie werden Dein Charakter.

Achte auf Deinen Charakter, denn er wird Dein Schicksal.

(Talmud: https://www.aphorismen.de)

Mit NLPPt-Übersetzung in Klammern:

Achte auf Deine Gedanken (A), denn sie werden Worte (A).

Achte auf Deine Worte (A), denn sie werden Handlungen (DLSM-Handlungen).

Achte auf Deine Handlungen (DLSM-Handlungen), denn sie werden Gewohnheiten (DLSM-Ressourcen).

Achte auf Deine Gewohnheiten (DLSM-Ressourcen), denn sie werden Dein Charakter (DLSM-Identität).

Achte auf Deinen Charakter (DLSM-Identität), denn er wird Dein Schicksal (DLSM-Vision).

Es ist, als hätte der Talmud das NLP und die Dilts-Pyramide bereits gekannt. Aber so logisch dieser Text auch klingen mag, logisch ist der Werdeprozeß ganz und gar nicht - was aber nicht schlimm ist, denn wir denken nun einmal „schräg“. Auch NLP-Texte sind meistens unlogisch - siehe Hypnose und Trance.

Es gibt immer wieder Versuche, über die Bearbeitung von Geschichten („Geschichten“ und „Psyche“ werden gleich gesetzt) Veränderungen in der neuronalen Tiefe der Psyche bewirken zu wollen. Das ist gut und schön, aber nicht von Dauer, denn das sind keine neuronalen Veränderungen, sondern lediglich Veränderungen im linguistischen Bereich, In diesem Setting ist es nicht möglich zu arbeiten - deshalb auch die nur eher leichten Veränderungen auf der Ebene der Geschichten. Psychotherapie im NLPPt-Sinne ist Neuronale Psychotherapie. Wir brauchen viel mehr neuronal wirkende Geschichten.

6.6.2) „Linguistisch“-abgeleitetes Format „Meta-Modell-der-Sprache“

Zuordnungsbegründung: Auditives Format zur Unter-Brechung von Geschichten, Meta-Sprache. (Sprach-Unterbrecher)

Die Geschichten sind das Einfalltor bzw. der Filter zur Einspeisung in das neuronale System. Die Einspeisung funktioniert umso besser, je mehr Meta-Modell-Verletzungen unbemerkt bleiben.

Die eingesetzte Geschichte lautet: Unsere Sprache funktioniert zu fehlerhart.

Wirk-Kraft: Nicht „über“ eine Sache reden (hoch gechunkt darüber hinwegreden), sondern „in“ und „mit“ der Sache im Konkreten reden. Werden wie die Kinder.

6.6.3) „Linguistisch“-abgeleitetes Format „Milton-Modell der Sprache“

Zuordnungsbegründung: Auditives Format zum vernetzten Hoch-Chunken von Sprache.

Die Geschichte lautet: Wir vernetzen alles mit Allem.

Wirk-Kraft: Sprechen einer möglichst hochgechunkten Sprache von Verallgemeinerungen, Tilgungen und Verzerrungen. Aber nicht in einer schnellen, sondern in einer langsamen Bilderfolge („Zerdehnung des Augenblicks“). So kann ein Trance-Zustand entstehen, der es zur neuronalen operativen Öffnung kommen lassen will.

6.6.4) „Linguistisch“-abgeleitetes Format „Framing/Reframing“

Zuordnungsbegründung: Auditives und kinästhetisch verortendes Format.

Die Geschichte lautet: „Alles kann auf den Kopf gestellt werden.“

Wirk-Kraft: Rettungsgedanke durch „Trennen und Umkehren.“

6.6.5) „Linguistisch“-abgeleitetes Format „Sleight-of-mouth“

Zuordnungsbegründung: auditives Format

Die Geschichte lautet: „Im richtigen Augenblick provokant das Richtige sagen.“ „Mach dich schlag-fertig“.

Wirk-Kraft: „Taschenspielertricks und Verwirrungen.“

6.6.6) „Linguistisch"-abgeleitetes Format „Provokative Kommunikation"

Zuordnungsbegründung: auditives Format

Die Geschichte lautet: „Wohltuende Tabubrüche".

Wirk-Kraft: „Peinlichkeiten produzieren und aufdecken."

Plötzliches und unerwartetes Bloßstellen

Zusammenfassung

Hier die systembildenden sechs Ordnungs-Ebenen (Klassen) noch einmal in der Übersicht

- Neurologische System-Basierungen
- Einheiten: Systembildendes Format als Werkzeug (ENIGMA) der übersetzenden Einheitssprache (VAKOG/SM)
- Richtung: Strukturbildende „Daseins-Logische-Seins-Modalitäten menschlichen-Existierens" (DLSM)
- Zusammenhang: Verbindungs-suchendes Entwicklungs-Grundformat (Timeline)
- Daseinsrelativierendes-zweifelnd-kritisches Grundformat (Meta)
- Zusammenhangbildendes inhaltliches Format des Psychischen (Geschichten).

Der Grundvorgang aller neurologischen Gesetze und psychischer Leiden ist der des „Verbindens und Lösens". Auf der Ebene von VAKOG/SM arbeiten wir mit Submodalitäten des „Mehr oder Weniger". Auf der Ebene von DLSK geht es um die strukturelle Frage, zu welchen Kategorien wir eine besondere Affinität verspüren.

Mit der Zusammenhang herstellenden Klasse wird der Entwicklungsgedanke, mit der Klasse der Meta-Position die relativierende Sicht und mit der Klasse der inhaltlichen Geschichtenebene wird die „psychische Ebene" abgedeckt.

7) NLPPt und die Fach-Verwandten der NLPPt

Bis hierher haben wir uns mit klassischem NLP bzw. klassischer NLPPt beschäftigt. Um diese klassische NLPPt herum haben sich in den letzten Jahren auf dem Markt eine ganze Reihe neuer Verfahren gezeigt, die alle von sich behaupten, eigenständige Therapieansätze zu sein. Diese Reklamationen auf Eigenständigkeit sind hinsichtlich des Stolzes der Therapie-Entwickler durchaus verständlich.

Dennoch, es tut mir für die Entwickler wirklich leid, sind diese neuen Therapien alle keine eigenständigen Ansätze. Sie alle sind stattdessen nur Verfahren, aber keine Methoden. Viele dieser Therapien gehören wissenschaftslogisch in den Bereich der NLP/NLPPt. Zu diesen neuen Verfahren zählen u.a. das EMI/EMDR, die EP, The Work, Reiki, The Secret und die „Wünsche an das Universum". Die Vertreter dieser Verfahren würden sich natürlich alle gegen etwaige Versuche der Einverleibung durch die NLPPt wehren. Dies ist menschlich verständlich, denn welcher Erfinder oder Entdecker möchte schon den mühsam erarbeiteten Ruhm im Zuge einer Integration in eine andere Theorie wieder hergeben.

Leider kann aber aus wissenschaftslogischen Gründen auf Entdeckerschutz keine Rücksicht genommen werden. Die genannten Therapieformen gehören nämlich nicht deshalb in die NLPPt, weil jemand das wünscht oder weil dies so ein netter Einfall ist, sondern sie gehören aus wissenschaftslogischen Gründen in die NLPPt, und zwar weil sie alle nach dem gleichen Grundparadigma, nämlich dem Grundparadigma der NLPPt, arbeiten.

Die Primzahlen gehören ja auch nicht in die Mathematik, weil der Entdecker der Primzahlen das wünschte oder nicht, sondern die Primzahlen gehören zur Mathematik, weil es Zahlen der Mathematik sind.

Und weil es so wichtig ist, noch einmal ganz klar: All die neuen Therapieansätze sind nicht wirklich neue T h e r a p i e -formen, sondern es sind alles nur V e r f a h r e n - besser noch nur F o r m a t e einer methodologisch übergreifenden neuro-linguistischen Gegenstandsbildung mit einem gemeinsamen neuro-linguistischen Grundparadigma. Damit gehören sie als Verwandte zur großen Gemeinde der NLPPt und leisten in dieser Rolle viel zur Komplettierung der NLPPt. Wäre „The Work" als Format der NLPPt zur Welt gekommen, hätte keiner etwas gesagt. Wo das Kind aber nun mit dem Namen „Byron Katie" geboren wurde, da kann sich manch ein schlichter Geist nicht vorstellen, „The Work" als NLPPt-zugehörig sehen zu können. NLPPt-Diagnose: neurotischer Umgang mit der „Zugehörigkeit" (DLSM)

Die Entwickler dieser Verfahren haben ihren Kindern schöne Namen (EMDR, EP, The Work, Reiki, The Secret) gegeben, doch steckt hinter all diesen tollen Namen ein gleiches therapeutisches Muster. Alle diese Ansätze sind wirklich originell, vor allem wegen des Einfallreichtums der Geschichten. Und sie sind auch als Format sehr gut einsetzbar, doch letztlich sind sie alle - dies sei hier noch einmal in aller Deutlichkeit geschrieben, weil es so wichtig ist - nichts weiter als F O R M A T E des NLPPt-Paradigmas.

Die Unterschiede der neuen Verfahren bestehen lediglich in Aspekten, z.B. darin, ob ein Verfahren, sprich ob ein Format sich schwerpunktmäßig auf den visuellen, den auditiven oder auf den körperlichen Bereich bezieht. Schauen wir uns die Formate EMDR, EP und The Work einmal aus der Meta-Position an, dann wird deutlich: Alle drei haben das Ziel, psychische Veränderungen durch Veränderung der neuronalen Wirkstrukturen zu erreichen. EMDR versucht dies dominant auf und über die visuelle Ebene (V von VAKOG/SM). The Work versucht dies auf und über die auditive Ebene (A von VAKOG/SM). EP versucht dies auf und über die Körperebene, sprich das Klopfen (K von VAKOG/SM), zu erreichen.

Und alle neuen Verfahren sind bestrebt, ein neuronales Prozessieren in Gang zu setzen. Und allen dreien ist die psychische Ebene (Ebene der Geschichten) nur insoweit wichtig, wie man sie als Transportmittel braucht, um einen Zugang zu den neuronalen Strukturen zu erlangen.

7.1) NLPPT und „EMI“/ „EMDR“ von John Grinder/Steve Andreas/Francine Shapiro

NLPPt-Bedeutsamkeit: Erstes Beispiel für neuronales Prozessieren

Das dominanteste Verfahren dieser Art ist das EMDR: (Eye Movement Desensitization and Reprocessing) nach Francine Shapiro:

Zunächst einmal gilt es klar zu stellen, daß über die Urheberschaft das EMDR ein Streit vorliegt. Danach steht im Raume, daß das EMDR nicht von Francine Shapiro erfunden wurde, sondern auf John Grinder und auf Steve Andreas zurückgeht. Francine Shapiro habe das Format lediglich vermarktet. Belegt wird dieser Sachverhalt durch nicht widersprochene Darstellung im Internet.

Dort heißt es auf der Internetseite www.ahtainc.com/RelationshipEMI-EMDR.pdf:

“The Relationship Between Eye Movement Integration (EMI) and Eye Movement Desensitization and Reprocessing (EMDR) By: Dr. Randi Fredricks, Ph.D.

Long before eye movement desensitization and reprocessing was called, „EMDR,“ there were a number of eye movement trauma techniques that came out of research in the 1960s, particularly in relation to neuro-linguistic programming (NLP). John Grinder, one of the founders of NLP, taught these techniques to an administrator who worked with him. The administrator was Francine Shapiro, who then later claimed to have invented EMDR without reference to Grinder, or any other source for that matter.

According to John Grinder in “The Whispering and the Wind Forum”:

”Francine Shapiro worked (administration and sales) in the Santa Cruz offices of Grinder, Delozier and Associates in the 80’s. She approached me one day and told me that a friend of hers from New York has been raped and she wanted to help her through this trauma and ensure that she exited cleanly and without scars. I told Francine to put her in resourceful state (anchored) and have her systematically move her eyes through the various accessing positions typical of the major representational systems (with the exception of the kinesthetic access). I suggested that she see, hear (but not feel) the events in question - obviously the kinesthetics were to remain resourceful (the anchored state) while she processed the event. She later reported that the work had been successful. You may imagine my surprise when I later learned that she had apparently turned these suggestions into a pattern presented in an extended training, with no reference to source, with a copyright and a rather rigorous set of documents essentially restricting anyone trained in this from offering it to the rest of the world." Robert Dilts was one of Grinder's original students at the University of Santa Cruz in the early 1970s. Dilts went on to become one of the most prominent figures in NLP. In one of his classes, Grinder gave Dilts an assignment to work with eye movement. Dilts then began doing his own impromptu research. Dilts offered the hypothesis that eye movements were related to the sensory mode of cognitive processing occurring, making the following generalizations:

- Movements upward of the horizontal plane are related to visual processing.
- Movements along the horizontal plane are associated with auditory processing, and
- Movements downward from the horizontal plane are associated with kinesthetic, and other nonverbal phenomena.
- A later observation was that spatial orientation along the left-right horizon is often associated with past-future distinctions, respectively (in visual and auditory modes).

Shapiro's story about the origins of EMDR refer to her personal experience. She claimed to have discovered EMDR as she was walking one day. She said that she found herself processing negative psychological material along with REM behavior. As a psychologist, she wondered if this would be replicable with clients. In other words, she wondered if she could duplicate the REM behavior while attending to a distressing cognitive event and unpleasant internal visual image, and lessen in negative impact? The only problem with this scenario is that Grinder had basically already taught Shapiro the technique." (Randi Fredricks, a.a.O.)

Soviel zur Klarstellung der Urheberschaft von EMDR, das damit völlig eindeutig als Gedankengut von John Grinder und dann über Dilts und die Augenzugangshinweise (AZH) als Gedankengut des NLP/der NLPPt nachgewiesen ist. Steve Andreas nannte das Format dann EMI (Eye Movement Integration).

Unabhängig von der Entstehungsgeschichte ist zu sagen, daß das EMI/ EMDR ein äußerst mächtiges Format ist. Der theoretische Hintergrund des Wirkungsverständnisses im EMDR und der NLPPt ist völlig gleich. Beide nutzen die gleichen Recheneinheiten, arbeiten im schlimmsten Moment (gehen also dem Risiko der Retraumatisierung nicht aus dem Wege), sehen das Therapieziel in der Aufhebung neuronal verankerter blockierender Glaubenssätze und haben damit beide das gleiche ätiologische Störungsmodell im Sinne eines neuronal basierten Störungsgeschehens.

Eine therapeutische Wirkung wird beim EMDR wie auch in der NLPPt damit erklärt, daß das Gehirn mit einer Doppelaufgabe (Schlimmster Moment und Finger folgen) überfordert ist und deshalb den Energieaufwand bündeln oder reduzieren muß.

Im EMDR wird dies wie folgt umgesetzt: Erste Aufgabe an den Patienten: „Denken Sie an den schlimmsten Moment." Zweite Aufgabe: „Folgen Sie gleichzeitig mit den Augen meinem Finger." Wir können sicher sein, daß das Gehirn jetzt im gestörten Areal, dem schlimmsten Moment, arbeitet. Woher nehmen wir diese Sicherheit? Nun, weil das Gehirn mit zwei Aufgabenstellungen bereits so überfordert ist, daß es nicht mehr in der Lage ist, nun noch unbemerkt eine dritte Baustelle zu eröffnen. Das Gehirn ist jetzt bei höchster Konzentration in einem Trance-Zustand. Wir können also wirklich sicher sein, daß das Gehirn an der richtigen Stelle arbeitet und zwar deshalb, weil die Fokussierung auf zwei Punkte zuläuft. Man könnte die feuernden Areale mit bildgebender Technik sichtbar machen.

In der NLPPt ist es nicht viel anders. Allen Formaten liegt das gleiche Grundmuster zugrunde: Parallelität von zwei feuernden neuronalen Arealen - psychisch mit Aufgaben versehen:

Erste Aufgabe an den Patienten: „Denken Sie an das Symptom / den schlimmsten Moment / das unerwünschte Bild, egal wie wir es nennen, gehen Sie hinein und bleiben Sie in dieser Verfassung (Hirnstromfokussierung)!"

Zweite Aufgabe: „Denken Sie gleichzeitig an das Wunschbild, machen Sie es heller und bunter und größer und halten Sie dabei gleichzeitig Kontakt zu dem schlimmen Bild und jetzt werfen Sie das Wunschbild über das schlimme Bild oder lassen beide verschmelzen, oder trennen sie beide ... usw. Und was ist jetzt an der Stelle, wo eben noch das schlimme Bild war?" Häufigste Antwort: „Nichts".

Zentral ist, daß zwei hirnneuronale Steuerungsschaltkreise (negatives Bild und Wunschbild) geöffnet sind und sich zu einer Feuerungsallianz verbinden. Die Bilder verbinden sich neuronal und wirken jeweils dämpfend aufeinander, so daß der Leidensdruck sinkt. Das ist physikalische Psychologie. Was gemeinsam feuert, das verbindet sich miteinander und was miteinander verbunden ist, das greift gemeinsam ein, feuert gemeinsam und verändert die Hirnmorphologie. Es klingt wie biologische Mathematik.

Frau Shapiro ist die Eigentümerin und Vermarkterin, nicht jedoch die Erfinderin des EMDR. Die Idee zum EMDR hatte Grinder, der seine Idee zunächst in seinem Schreibtisch aufbewahrte, sich dann aber von Frau Shapiro breitschlagen ließ, ihr seine Unterlagen zum Herum-Exerimentieren auszuhändigen. Diese hatte aber nichts Besseres zu tun, als mit den nicht zu ihrem Eigentum zählenden Unterlagen zum Patentamt zu laufen, um dort ein Patent auf das EMDR als ein Verfahren unter ihrem Namen anzumelden.

Seither vermarktet sie das EMDR-Format aus einer rechtlich sehr komfortablen Position in einer Art Lizenzvergabesystem in alle Länder der Erde. Diese Marktstrategie hat zu einer beispiellosen Verbreitung des EMDR geführt, darunter auch in Deutschland. Shapiro hat eine straffe und auf ihre Person zugeschnittene Ausbildungsorganisation geschaffen. Als Ausbildungsteilnehmer sind nur approbierte Ärzte und approbierte Psychotherapeuten zugelassen, was zumindest in Deutschland ein cleverer Schachzug hinsichtlich der Vorbereitung einer möglichen Kassenzulassung war/ist, wie sich später noch zeigen sollte. Jeder Ausbildungsteilnehmer erhält am Ende eines Kurses ein von Shapiro persönlich unterschriebenes Zertifikat. Das schafft Bindung/Zugehörigkeit! Mit dieser strengen Ausrichtung auf ihre Person und die Konzentration auf approbierte Berufsgruppen wurde sichergestellt, daß ein auf Shapiro fixierter elitärer und schlagkräftiger Club entstehen würde. Die Fachgesellschaft ist die EMDRIA-Deutschland.

Die EMDRIA hat nur ein einziges Format, nämlich das EMDR, das aber hat sie bis zur Brillanz eines Standardprotokolls hochstilisiert. In der NLPPt gibt es hingegen bislang überhaupt kein Bedürfnis, die einzelnen Formate mit Hilfe eines Standardprotokolls zu durchgliedern und zu durchformen, leider. Dies wirkt sich in der Ausbildung der NLPPt verheerend aus. Hier herrscht häufig Beliebigkeit und individuelles Geschick in der Durchführung von Formaten. Die notwendige „linguistische Textsicherheit" bekommt man nur sehr selten zu hören. Dagegen veranstaltet die EMDRIA ganze Kongresse, wenn das Standardprotokoll, von höchster Stelle so vorgeschrieben, auch nur im Geringsten abgeändert wird.

Es kommt hinzu, daß die größtenteils nicht approbierten Mitglieder des DVNLP kein gesteigertes wissenschaftliches oder medizinisches Interesse haben, sondern sich nur auf den „pragmatischen" Anwendungsbereich „im Verkauf" konzentrieren. Dadurch wirkt das EMDR mit seinem stark medizinisch-psychotherapeutischen Auftreten im Vergleich zur NLPPt viel fundierter, neurologischer und wissenschaftlicher. Aber das ist nur das Aussehen, die Verpackung - das paradigmatische Innenleben von EMDR ist nun einmal neuropsychotherapeutisches Einmaleins. Allerdings müßte es der NLPPt ein Ziel sein, dem Vorbild des EMDR zu folgen und für alle Formate Standardprotokolle zu entwickeln.

Durch die Konzentration auf ein Format ist es dem EMDR gelungen, im Jahr 2015 vom Wissenschaftlichen Beirat der Bundesregierung eine Anerkennung als (wenn auch nur im Tandem mit den Richtlinienverfahren) psychotherapeutisches Verfahren - und damit früher oder später nach noch anstehenden Verhandlungen - auch eine eigene Kassenzulassung zu erlangen.

Man muß sich einmal vorstellen, was dies letztendlich für das NLP und die NLPPt bedeutet. Nun, das bedeutet, daß damit letztlich das NLPPt-Paradigma kassenrechtlich anerkannt ist und sich als erstes Paradigma überhaupt (!) gegen alle Widerstände der Richtlinienverfahren (Psychoanalyse und Verhaltenstherapie) durchgesetzt hat. Dies erreicht zu haben, wo sich doch andere bekannte Therapieschulen seit Bestehen der BRD vergeblich um eine Zulassung bemüht haben, gebührt Respekt. Es ist zwar das alleinige Verdienst des EMDR, jedoch strahlt der Ruhm zurück auf die vergleichsweise unsortierte und chaotisch wirkende wissenschaftliche Mutter des EMDR, nämlich das „NLP“ und die „NLPPt“. Vordergründig hat das EMDR einen Sieg errungen, aufs Ganze gesehen ist es aber das Paradigma, das damit Anerkennung als Wirkungs-Paradigma gefunden hat, ob man das nun persönlich für gut oder schlecht hält, das ist völlig ohne Belang.

Das EMDR ist eindeutig aus der NLPPt erwachsen. Man schaue auf den NLP-Begründer John Grinder, der seiner Mitarbeiterin Frau Shapiro anläßlich eines „Falles“ geraten hat, die Repräsentationskanäle (Augenzugangshinweise) mittels Augenbewegungen zu stimulieren und auf Steve Andreas, der aus dem Format der „Augenzugangshinweise“ ein psychotherapeutisches Format entwickelt hat, das er lange vor der Formatierung des EMDR als „EMI“ (Eye-Movement-Integration) bezeichnet hat. Das EMI ist mit EMDR völlig identisch. Davon kann man sich leicht überzeugen, wenn man sich die entsprechenden Lehrvideos von Steve Andreas und Francine Shapiro anschaut.

Allen NLP-lern und NLPPt-lern sei deshalb geraten: Macht EMI nach Steve Andreas, das ist nämlich nichts anderes als EMDR und das steht nicht unter Patentschutz, ist also von jedermann ohne ein Straf- oder Schadenersatzrisiko lern- und lehrbar und kostet n i c h t s!

Nachtrag zur Behauptung, EMDR sei ein Teil von NLP und NLPt: Vom 1.-2. Mai 2015 fand in Köln der EMDRIA-Tag 2015 statt. Mit Überraschung war dort zu hören, daß ein Referent (nennen wir ihn Referent 1) von „Pacen und Leaden“ sprach, ihm der Begriff „Meta-Modell“ herausrutschte, von „Verankern“ und „Stuck-State“ sprach und die Empfehlung herausgab, das „Ressourcenbild über das Trauma-Bild zu ziehen“, also den „Swish“ anzuwenden - den es im EMDR gar nicht gibt. Die anwesenden Funktionäre der EMDRIA setzten diese Serie von „NLP-Versprechern“ fort, indem sie von „Überzeugungssystemen“ sprachen, um nur nicht den Begriff „Glauberssatz“ bemühen zu müssen. Daß damit aber nichts Anderes als die „Glaubenssätze“ des NLP gemeint waren, war den Beteiligten wahrscheinlich gar nicht klar.

Man merkt, das EMDR ist auf Themen gestoßen, die über das Anfangsmodell von vor 10 Jahren hinauswachsen. Und man bedient sich in der Systemausweitung zwangsläufig am NLP und seinem Wildgarten voll mit nicht ausgearbeiteten Formaten (ohne Ausrüstung mit angepaßten Standard-Protokoll-Bögen). Nur möchte man sich das in der EMDRIA nicht eingestehen. Es wäre nicht verwunderlich, wenn das EMDR sich in einigen Jahren auch der anderen Begriffe des NLP bemächtigen würde. So würde das NLP nach und nach zu einem duplizierten Schattensystem des EMDR nachgebaut. Man muß nur die Fachterminologie durch neue Begriffe austauschen.

Besonders schön war in diesem Zusammenhang auch der letzte Vortrag am EMDRIA-Tag. In diesem Vortrag wurde die Behauptung aufgestellt, man könne mit EMDR persönliche Erinnerungen nachträglich korrigieren. Es schien dabei wieder mal niemandem aufzufallen, daß damit aber nur das altbekannte NLP-Practitioner-Format „Change History“ wiederbelebt wurde - oder aber man tat zumindest so, als hätte man nichts bemerkt. So wird aus dem NLP Einiges entnommen und nach und nach und Stein auf Stein an anderer Stelle (beim EMDR) wiederaufgebaut.

Überraschung und nervöse Unruhe zeigte sich im Publikum, als das Ergebnis einer empirischen Studie zur Wirkfaktoren-Untersuchung des EMDR referiert wurde: Dabei wurde ein interessantes Forschungs-Ergebnis zutage gefördert: Der Verzicht auf die Finger-Augenbewegung, immerhin das Herzstück des EMDR, führt nach dieser Studie zu einem besseren Behandlungsergebnis als die Durchführung nach dem klassischen EMDR mit Hand- und Augenbewegung. Kaum war dieses Ergebnis ausgesprochen, kam es in den vorderen Reihen zu einem Raunen, Anzeichen der Unruhe, mehreren Wortmeldungen gleichzeitig. Was wäre, wenn dieses Ergebnis stimmte? Und dann, wie aus der Pistole geschossen, der panische und doch wie ein Machtwort klingende Zwischenruf aus der Führungsriege der EMDR-Szene Deutschlands:

Sinngemäßes Erinnerungsprotokoll / Zitat: „Wenn das mit den Augenbewegungen nicht stimmt, dann ist das eigentlich ganz egal. Ich denke, daß das EMDR so wirksam ist, liegt daran, daß das EMDR als einziges psychotherapeutisches Verfahren mit allen Sinneskanälen gleichzeitig arbeitet. Ich kenne kein anderes Verfahren, das gleichzeitig mit dem visuellen, auditiven, körperlichen Kanal arbeitet. Schauen Sie mal in unser Standardprotokoll, da sind letztlich alle Kanäle auf einer Seite berücksichtigt. Die anderen Therapien arbeiten ja jeweils nur alle mit einem Kanal.“

Donnerkittel, unter Existenzstress (vielleicht stimmt ja die Basis des EMDR, die behauptete Wirkung der bilateralen Augen-Hirn-Stimulation gar nicht) sind die Spitzenleute sofort bereit, alle bisherigen theoretischen Festlegungen zum EMDR von einer zur anderen Sekunde über Bord zu werfen.

Die Größen des EMDR zeigen sich von ihrer unbewußten Privatlogik, nämlich theoretisch auf dem Boden und Grundparadigma des NLP zu stehen. Mit dieser Regression auf genau dieses haltgebende Grundparadigma namens „NLP“ zeigt man sich eher peinlich. Wenn es in der bösen Welt da draußen Haue gibt, dann kommen alle zurück zu Mama und Papa.

Ich war wirklich überrascht über so wenig Standing und dem aus der Not geborenen und dennoch unbewußt reflexartig vorhandenem Vertrauen gegenüber der wissenschaftlichen Herkunft und Abstammung, nämlich der wissenschaftlichen Mutter „NLP“. Jedenfalls war der Zwischenruf sehr entlarvend, aber auch sehr aufklärerisch hinsichtlich des Verhältnisses zwischen NLPPt und NLP. EMDR ist die Upper-Class des NLP. Und Eines muß noch nachgeschoben werden: Es trifft nicht zu, daß es keine Therapieschule gibt, die mit allen VAKOG-Kanälen gleichzeitig arbeitet. Richtig ist, daß es ein psychotherapeutisches Verfahren gibt, das schon seit langem mit allen offenen Sinneskanälen gleichzeitig arbeitet - das ist das NLP und die NLPPt.

Was noch auffiel: Bei manchen Referenten geht der Begriff „Prozessieren“ und „Bearbeiten“ durcheinander bzw. beide Begriffe werden synonym verwendet. Das ist zum einen nicht ganz korrekt, da der Begriff der „Bearbeitung“ von Freud stammt, der damit eine nicht näher bezeichnete Technik der fokussierten psychischen Sinndeutung meint. Dagegen bedeutet „Prozessieren“ im EMDR ein hirnstrommäßiges Dauerbeschießen eines hirnneurologisch geöffneten und mitfeuernden Areals durch extreme mentale Dauerfixierung auf einen psychoneuronalen Themenpunkt. Nicht nur, daß es wissenschaftslogisch höchst bedenklich ist, auf einen Begriff aus einer anderen Logifizierung zurück zu greifen, so ist es noch peinlicher, beide Begriffe fälschlicherweise synonym zu verwenden.

Was den in diesem Punkt etwas tollpatschig daherkommenden EMDR-lern scheinbar noch nicht so ganz klar vor Augen steht, das sind die Submodalitäten als die eigentlichen Wirkfaktoren im VAKOG/SM-Vertiefungsbereich. Nicht VAKOG allein wirkt, sondern die Submodalitäten von VAKOG/SM wirken.

Vielleicht liegt ja hier auch eine neurologische Erklärung für die höhere Wirksamkeit des Prozessierens ohne Augenstimulation. Wir sind dann nämlich beim möglichst andauernden Fixieren einer Imagination, die sich durch das Fixieren in den Submodalitäten verändert, womit wir wieder beim klassischen NLP angelangt sind. Ohne Augenstimulation wäre die Wirkung deshalb höher als wie mit Augenstimulation, weil sich die ganze hirnneurologische Kraft auf eine Aufgabe (schlimmstes Bild) konzentrieren kann und nicht auf zwei Aufgaben (erstens schlimmstes Bild und zweitens Augenbewegungen) verteilt werden muß. Indem wir uns nur noch auf einen Punkt fokussieren, nähern wir uns wieder mehr der Hypnose-Technik an.

Ähnlich wie es dem Freud'schen Begriff des „Bearbeitens“ geht, so geht es dem Begriff der „Übertragung“. Nach dem EMDRIA-Erkenntnis-Tag 2015 ist die Therapeut-Patient-Beziehung auch in der Theorie des EMDR wichtig für den Therapieerfolg. Diese Beziehung nenne man zwar auch „Übertragung“, doch meine man damit etwas anderes als Freud. Es handele sich um eine „neurobiologische Übertragung“. Was kann damit gemeint sein? Ein neuronaler Frequenz-Sender und ein neuronaler Frequenz-Empfänger? Also doch Chakren und Meridiane? Das wäre dann die rote Linie, die aus Sicht der NLPPt dann doch an Esoterik grenzt - weil unbewiesen, von der NLPPt nicht mitgetragen werden kann.

Hier versucht das EMDR, sich um die Offenlegung einer Anleihe beim NLP zu drücken. Man hätte ja einfach das Rapport-Format aus dem NLP heranziehen (stehlen) können, denn das deckt den Übertragungsbegriff im Sinne der planmäßigen Herstellbarkeit einer positiven Arbeitsbeziehung mittels einer neurologischen Denkweise (Spiegelneuronen) ja bestens ab und man wäre im Denksystem des NLP/EMDR geblieben. Aber nein, hier hat das EMDR es bevorzugt, eine Anleihe bei der Psychoanalyse oder bei der Esoterik zu nehmen. Das hat dann aber eine unangenehme Konsequenz: da der Begriff der „Übertragung“ innerhalb der Psychoanalyse klar definiert ist („Übertragung ist die zwanghafte Belegung jedweden Objekts mit dem gleichen und daher manchmal untauglichen Sinnschema“), hat das EMDR das

Problem, sich jetzt einen systemsprengenden psychoanalytisch besetzten Begriff in den Pelz gesetzt zu haben (Übertragung im psychoanalytischen Sinn gibt es nur innerhalb einer geschichtenbildenden Ebene).

Dadurch kann es passieren, daß das EMDR in die alte Freud'sche Gegenstandsbildung „Psychisches nur aus Psychischem zu erklären" abgleitet. Damit würde das EMDR das NLPPt-Paradigma verlassen und an dieser Stelle der Theoriebildung sehr ins Schwimmen kommen. Die Übertragung findet zwar permanent und auf jedes Objekt bezogen statt, sie gewinnt aber in der Psychoanalyse die Sonderbedeutung, etwas über die Art der therapeutischen Beziehung auszusagen. Noch enger gefaßt ist damit gemeint, ob Patient und Therapeut Sympathie oder sogar mehr füreinander hegen, denn man lernt ja bekanntlich nur von dem, den man liebt (Goethe). Therapeutische Beziehung in der NLPPt und EMDR bedeutet nicht, daß man privatisiert, sondern daß der Therapeut das Rapport-Format (Kalibrieren, Pacen, Leaden) professionell-einseitig gut installiert hat.

Das EMDR bleibt einfach nicht bei einer systematischen Logifizierung seiner Theorie. Diese schlüssige Logifizierung läge darin, alles Psychische auf neurologische Abläufe zurück zu führen. Das war vor 10 Jahren in den Publikationen und Kongressen noch als Ziel zu erkennen, heute jedoch nicht mehr. Die EMDR-Sprache ist psychologischer, das neurologische Vokabular ist deutlich weniger geworden. In der Zwischenzeit hat sich das EMDR zusehends dem Brei einer Allgemein-Theorie von Psychotherapie angepaßt. Da reden dann alle von „Bearbeiten" und von „Übertragung", ohne daß danach geschaut wird, ob die dahinterstehenden wissenschaftstheoretischen Implikationen überhaupt adaptierbar sind. Dabei ist es etwas völlig anderes, ob ich die Wahl meiner Begriffe auf analytische Sinnsuche oder auf Hirnstimulation ausrichte. Das scheint den EMDR-lern nicht klar zu sein. Wäre dies den NLPT-lern klar, landeten Sie recht schnell bei der NLPPt.

Das EMDR versteht sich seit einiger Zeit als ein Verfahren mit eigener Krankheitslehre. Dies ist auch dringend nötig, weil jedes psychotherapeutische Verfahren wissenschaftstheoretisch einige Essentials erfüllen muß. Dazu gehört auch die eigene Krankheitslehre (Ätiologie). Welche Krankheitslehre hat das EMDR? Eine psychische Krankheit ist nach der EMDR (2001) eine „Informationsverarbeitungsstörung“, oder auch „Erinnerungsstörung“: „Dysfunktional gespeicherte Erinnerungsnetzwerke sind Ursachen von psychischen und psychosomatischen Störungen“. Dies ist eine Definition von Krankheit, der sich die NLPPt anschließen kann. Die Behandlung wird als AIP (Adaptive Information Processing) bezeichnet.

Man muß jedoch einen kleinen Wermutstropfen in die Suppe kippen: Die o.g. Krankheitslehre hatte leider nun auch schon jemand anderes vor der EMDR, nämlich Freud. Sein „Drittes Konzept“ (Salber) war dieses: Psychische Störungen beruhen auf verdrängten Erinnerungen. Wenn diese wiedererinnert werden, ist die Störung weg. Die Heilung vollzieht sich nach Freud in drei Schritten: „Erinnern, Wiederholen, Durcharbeiten.“ Dies ist sowohl Freuds Krankheitslehre wie auch sein daraus abgeleitetes Behandlungskonzept in Einem.

7.2) NLPPt und die „Energetische Psychotherapie“ (EP) von Fred Gallo

Auch die EP erhebt den Anspruch, eine eigenständige Psychotherapie zu sein. Wenn man jedoch näher hinschaut, wird recht schnell klar, daß in der EP das Format des EMDR bis in die Feinheiten kopiert wird, mit dem einen kleinen Unterschied, daß die hirnneuronale Aktivierung nicht über die schnellen Augenbewegungen, sondern durch die Fokussierung auf das „Körper-Klopfen" zustande kommt. Vom „Klopfen" aber ist es (wenn man die Meridianen-Theorie mal wegläßt) nur ein kleiner Schritt zu der Arbeit mit der „Finger-Taps-Technik" im EMDR für Patienten, die auf Grund von Augenschäden oder Sehfehlern die schnellen Augenbewegungen nicht durchführen können.

Das „Finger-Taps-Verfahren" ist identisch mit der „Klopftechnik" der EP, nur daß der Ort/die Orte des Klopfens andere sind. Das EMDR klopft auf den Knien, die EP klopft auf den Meridian-Punkten (als ob es die gäbe). Aber beide Verfahren basieren auf dem gleichen neuronalen Funktionsmodell - „neuronales Prozessieren" - und dieses wiederum ist das Paradigma der NLPPt. Zentral ist, daß immer wieder zwei hirnneuronale Steuerungsschaltkreise (der schlimmste Moment und das inhaltsleere Klopfen) gleichzeitig geöffnet werden, wodurch sich beide Areale zu einer Feuerungsallianz (Hebb`sches Plastizitätsgesetz) verbinden.

EP ist wie EMDR ein sehr wirkungsvolles Format, doch ist das auch verständlich, wenn man sieht, daß beide Verfahren bis auf die andere Verpackung (Augenbewegungen (V) oder körperliches Klopfen (K)) völlig deckungsgleich sind. Also Achtung: Nicht von der Verpackung täuschen lassen, häufig ist immer wieder nur das Gleiche drin.

7.3) NLPPt und „The Work" von Byron Katie

Auch „The Work“ ist nichts weiter als ein Format aus dem Bereich des NLPPt-Paradigmas. Man darf sich nur wieder nicht von der unterschiedlichen Namensgebung, von der Verpackung bzw. von der netten Geschichte (ob nun bilaterale Stimulation, oder die sogenannten Chakren, oder die Meridiane oder deren Umkehrung) verwirren lassen. Entscheidend ist der theoretische Hintergrund, der da lautet: Auf welcher VAKOG/SM-Ebene arbeitet das Format?

Das EMI (alias EMDR) arbeitet vorzugsweise auf der visuellen Ebene (V), die Klopftechnik der EP arbeitet vorzugsweise auf der kinästhetisch-körperlichen Ebene (K) und „The Work“ arbeitet vorzugsweise auf der auditiven Ebene (A). Und schon wieder hat man drei Formate (VAK) der „Zerdehnung des Augenblicks“ (Salber) beisammen. Stellen wir uns vor, die genannten drei VAK-Formate seien nicht von drei, sondern von nur einem

Erfinder entwickelt worden: Dann käme niemand auf den Gedanken, drei selbständige Therapieformen vor sich zu haben, sondern alle drei Verfahren kämen uns vor wie eine Theorie, nämlich die Zerdehnung mit VAK wie aus einem Guß. EMDR zerdehnt durch Fokussierung auf den schlimmsten Moment, EP zerdehnt ebenfalls den schlimmsten Moment und The Work fokussiert auf gesprochene Sätze und die zerdehnende Frage: „Stimmt das wirklich?"

Wir müssen versuchen, die Therapielandschaft weniger konflikthaft zu sehen, sondern das Verbindende zu betonen. Das eine sind die Bilder, das andere sind „Gedanken", also innerlich gesprochene Worte und Sätze (VAKOG/SM-A). Die Gedanken stehen niemals still, wir denken in einem fortlaufenden Nacheinander. William James (a.a.O.) spricht vom „Fluß des Bewußtseins."

Wir wünschten uns natürlich, wir hätten nur moralisch saubere, logisch sinnvolle oder wissenschaftlich geordnete Gedanken im Kopf. Doch so ist es nun einmal nicht. Das mag uns aufgeklärten postmodernen Geistern zwar nicht gefallen, aber da lacht die Realität unserer VAKOG/SM-Gebilde im Gehirn. Wenn wir unsere Gedanken beobachten, dann stellen wir fest, daß wir nicht die Erzeuger unserer Gedanken sind, sondern wir sind nur deren Beobachter. Wo kommen diese Gedanken denn her? Nun, sie sind Abkömmlinge des neurologischen Nährbodens - bei Freud Abkömmlinge des Unbewußten.

„The Work" im Einzelnen: Der Patient soll vier vorgegebene kritische Fragen (also Sätze!) hinsichtlich seines Problems aussprechen (!) und diese Fragen beantworten. Dann soll er die Umkehrung der Sätze sprechen, Antworten geben, und dies jeweils einige Minuten aushalten (fokussiert). Dadurch kommt es zu einer gedanklichen Zerdehnung des Problems und zu einer Verwirrung dahingehend, daß sich einige der ursprünglich als wahr gedachten Sätze (Glaubenssätze) als unwahre Sätze (eben auch Glaubenssätze) herausstellen. Die Wirkung kommt neuronal durch die fokussierte „Zerdehnung des Augenblicks" (Salber) und den neuronalen Stress des Gegenlaufs zweier Glaubenssatzsysteme zustande. „The Work" ist ein NLPPt-

Format, das auf der auditiven VAKOG/SM-Ebene und auf der Glaubenssatzebene des Modells der Daseinslogischen Ebenen arbeitet.

„The Work“ zählt nur deshalb nicht zur NLPPt, weil es nicht unter der Flagge des NLPPt veröffentlicht wurde. So kommt man zunächst nicht auf den Gedanken, daß es sich um NLPPt handeln könnte. Byron Katie feiert den Entdeckerstolz, wenn auch nicht einer neuen Therapie, wohl aber eines neuen Formates, von dem angewandten Paradigma aus gesehen eines Formats des/der NLP/NLPPt, auf höchstem Niveau.

Byron Katie fordert also den Patienten zunächst auf, einen „schlimmen Satz“ zu denken, aber nicht auszusprechen - denn alles läuft innerlich ab. Die Inhalte bleiben unbenannt, der State-Prozeß bleibt das einzig Sichtbare. Dann fokussiert Byron Katie auf diesen schlimmen Satz und stellt die zerdehnende Frage, ob das wirklich stimmt, worauf der Patient Zeit zugesprochen bekommt („Zerdehnung des Augenblicks“), bis er eine Antwort auf die Frage, ob der erste Satz wirklich stimmt, gefunden hat. Nach diesem Muster folgen drei weitere Fragen zu dem schlimmen Satz, jeweils mit „Zerdehnung“. Schließlich werden die vier Fragen noch einmal in der Negation durchgespielt. Wir können zwar nicht sagen, was durch die Zerdehnung auf der neuronalen Ebene ausgelöst wird, Tatsache ist, daß sich der schlimme Satz im Neuronalen nicht mehr halten kann, wodurch die Psyche (Pressesprecherin) sich beauftragt fühlt mitzuteilen, daß der schlimme Satz zwar noch „denkfähig“ ist, die emotionale Wut aber gewichen ist.

In der geplanten Vorgehensweise von Byron Katie kann man die Grundzüge einer auditiv-dominierenden neuronal-linguistischen Operation erkennen - nämlich Ruhe, Gewißheit, Zielsicherheit und Gelassenheit. „The Work“ ist VAKOG/SM-NLP auf der „A-Ebene“. Man kann auch sagen, The Work sei eine „Abwandlung von EMDR auf der A-Ebene.

Aus NLPPt-Sicht können wir jederzeit in unsere eigene Gedankenabfolge eingreifen, einen Stopp einlegen und in die dadurch entstehende künstliche Denklücke gezielt vorbereitete Gedanken/Sätze einpflanzen, wodurch Therapie entsteht. Wir behandeln, indem wir den Erzählflow, den ständigen Bewußtseinsstrom (William James) unterbrechen, einen Erzählstopp einlegen und die so markierten und zu therapierenden Sätze zerdehnen.

Stephan Landsiedel schrieb mir zu „The Work“: „Für mich ist *The Work* eine Auswahl der *Sleight of Mouth*-Techniken, z.B. Realitätscheck: Ist das wahr? Umkehren: das Gegenbeispiel finden usw. … aber für mich ist *The Work* nicht nur abstrakt NLP, sondern ganz direkt sogar daraus entlehnt.“

7.4) NLPPt und „Reiki“

Und was ist mit Reiki? Hier gilt das gleiche. Wir müssen zwischen der Performance, also der Geschichte (der Geschichte vom Meister, den Heilungswundern und den Fernheilungen) und den tatsächlichen Wirkabläufen unterscheiden. Der Patient hofft auf das Verfahren, hat also eine hohe Compliance. Das heißt, daß er sich ernsthaft bemüht, alles richtig mitzumachen.

Der Meister unterstützt dies durch entsprechend priesterliche Worte, so wie bei der „Heiligen Kommunion“ in der katholischen Kirche. Es ist gleichsam ein religiöser Akt mit völliger Hingabe. Absoluter Ruhe ist geboten. Der Satz heißt: „Ich bringe dir den Leib Christi“. Und die Gläubigen stellen sich vor, wie der Leib Christi von ihnen geschluckt wird (psychotisch), denn es ist doch nur eine Hostie und wie jede Körperzelle davon betroffen wird (Körpertest) und man ohne Sünde ist. All das wird auf der neuronalen Ebene eingelagert/ einprogrammiert. Ist solch ein Gottesdienst nicht genau das, was wir in unseren ausgeklügelten Formaten erst noch erreichen möchten? Ja so ist es. Doch unsere Psyche sieht in einem Priester einen Priester und keinen Psychotherapeuten. Und die sieht in einem Therapeuten einen Therapeuten und keinen Priester. Da sieht man, wie wichtig das Gewand ist. Es ist völlig egal, wer darunter steckt. Und die Angebote sind gewissermaßen die gleichen, nämlich das Angebot jetzt mitzumachen oder es bleiben zu lassen. Der Priester macht ein NLPPt-Format als Gottesdienst.

Bei Reiki wird nicht der Leib Christi geschluckt, sondern es werden heilende Kräfte geschickt. „Ich schicke dir Reiki“, heißt der Satz. Und der Patient denkt und spürt in den Körper hinein, um zu spüren, daß sich z.B. eine Verspannung löst und die Schulter meßbar warm wird. Das ist wie „Autogenes Training“, nur daß die Performance anders ist - hier der Reiki-Meister, dort Frau Dr. Eberlein, anerkannte Ärztin, die in den 70er Jahren morgens im Radio zu hören war: „Positiv sollten Sie den Tag beginnen, schauen Sie hinaus auf die bunte Wiese, atmen Sie durch und Sie spüren, wie es warm wird und sich die Verspannungen lösen.“ Das ist reinstes Reiki, oder auch: Das ist nichts anderes als neuronale Einnistung. Und damit ist die Neurotransmitter-Konstellation auf Kraft und Heilung ausgerichtet. Das ist reinstes NLP auf der VAKOG/SM-Ebene „A“ und „K“.

Reiki hat einen sehr schweren Stand. Da gibt es eine gläubige Reiki-Gemeinde und dort gibt es die vehementen Gegner. Reiki, eine Heilkraft, das scheint den meisten schon suspekt, das sei esoterischer Quatsch und zudem noch schädlich für die Patienten (siehe Beispiel aus der Presse: Verweigerung einer schulmedizinischen Krebsbehandlung durch Eltern zugunsten einer esoterischen Krebsbehandlung, die den Tod nicht habe verhindern können).

Man hört immer wieder von Bestrebungen, den Beruf des "Heilpraktikers", weil unwissenschaftlich, in Gänze abzuschaffen. Das "Heilen durch Handauflegen" sei da wohl das bekannteste Beispiel des unwissenschaftlichen Unsinns.

Wer so redet, hat nichts, aber nun auch wirklich gar nichts von Psychologie verstanden. Schauen wir uns an, was ein Reiki-Meister (die Bezeichnung "Meister" erweckt natürlich gleich Argwohn und ist deshalb nicht glücklich gewählt) macht. Schauen wir uns nicht an, was der Meister angibt, was er macht. Und schauen wir uns auch nicht an, was die Sekundärliteratur darüberschreibt und welche wissenschaftlichen und unwissenschaftlichen

Glaubenssätze eine sachliche Prüfung dessen, was Reiki ist, bisher verhindert haben.

Die Reiki-Behandlung beginnt damit, man solle sich auf sein Leiden konzentrieren. Dann legt der Meister die Hand auf und hält diesen Zustand so lange wie möglich aufrecht, um die Compliance des Patienten zu erhalten, auch weiterhin in der erzielten neuro-psychischen Verfassung zu verbleiben. Würde diese Verfassung gestört, würde das zu einem sofortigen Abbruch führen. Was erreicht der Meister? Er erreicht, daß das kritische Hirnareal des Patienten feuert und feuert, als ob der neuroelektrische Kabelbaum noch einmal unter Belastung durchgepustet würde und durch diese kleinen Stromleitungen die fehlerhaften Neuronen einem „Reset“ unterzogen und es zu einer Neuverschaltung im „neuronalen System“ kommt. Es sind also nicht die magischen Hände des Meisters, wodurch es zur Heilung zustande kommt. Der Meister hat damit nichts zu tun. Er tut nur so, als hätte er heilende Hände. Die relevanten Wirkstrukturen sind im Kopf des Patienten. Alles findet hier statt. Der Patient reagiert nicht auf den Meister, sondern auf die Glaubenssätze, die er, der Patient, über den Meister angelegt hat. Der Auftritt des Meisters stößt die Arbeit des Patienten nur an, alles andere macht das Bild, das der Patient vom Meister hat. Was ist daran esoterisch?

Der Meister lenkt die ganze Aufmerksamkeit des Patienten auf einen Punkt, auf sein Leiden, öffnet also im Gehirn des Patienten das zu diesem Punkt gehörende und gestörte neuronale Netzwerk. Mit NLPPt würden wir sagen, er sorgt dafür, daß die betroffenen Neuronenverbände kräftig feuern, Prozessieren. Dann spricht er heilende Worte, die der Patient nachspricht. Dann gibt er Befehle, was der Patient denken soll (Ausgestaltung des schlimmsten Moments). Und er gibt weitere Denkbefehle. Diese Denkbefehle haben die Aufgabe, die hergestellte neuro-psychische Verfassung aufrecht zu erhalten. Die Geschichte von den heilenden Händen ist natürlich auch nur eine Geschichte, es ist eine weitere FAQ-Zeitzerdehnung, um die operative Öffnung und die weitere Compliance zu einer weiteren „Zerdehnung des Augenblicks“ (Salber) abzuringen. Der Patient denkt, der Meister habe die Kraft zu Heilung.

Nein diese Kraft hat er nicht - und das weiß er auch. Um das zu überspielen gibt er weitere innerlich mit den Submodalitäten zu bearbeitende Heilungsaufträge. Und der Patient reagiert auf die vom Meister gehörten Sätze. Er erfüllt die aufgetragenen Aufgaben. Er reagiert also im Sinne einer Selbstsuggestion. Er hilft sich selbst - oder auch nicht.

Der Patient soll auf jeden Fall so lange wie möglich im zerdehnten Augenblick des Leidens, und zwar psychisch wie neuronal, konzentriert sein, so wie das schon bei den alten Ägyptern im Tempelschlaf bzw. auch in „The Work", üblich ist. Es ist immer das gleiche Heilschema, nur die Verpackung, die darüber gestülpte Geschichte, ist eine andere.

Was wird dabei bewirkt? Bewirkt wird auf der neuronalen Ebene ein ungeheuer "zerdehnter Feuerungsvorgang", bildlich gesprochen ein „Durchpusten" der synaptischen Endstücke und der synaptischen Spalten. Neuronal gesehen ist das nichts anderes als EMDR, nur halt unter Weglassung der schnellen Augenbewegungen.

EMDR ist anerkannt - damit ist auch sein Therapiemuster anerkannt. Wenn man dieses Therapiemuster in Reiki übersetzt wiederfindet, dann müßte Reiki sogleich die Kassenzulassung erhalten. Reiki kann wie folgt anleiten: „Geh in den schlimmsten Moment und bleib darin, ... und bleib drin ...", bis die neuronalen Verbände durch Befeuerung der Neurotransmitter und deren positiv-negativ-Ladungen die Neuronen wieder „gerade gebogen", neu verschaltet und so auf Basis der neuronalen Plastizität Heilung erzeugt haben.

Fast deckungsgleich wie bei Reiki: Der Meister ist durch den EMDR-Arzt ersetzt worden, der Text zur Hinlenkung ist nebensächlich, da bloß eine austauschbare Geschichte. Das Verweilen des Patienten im zuständigen Hirnareal wird zerdehnt, was zur Heilung führt. Beim EMDR bewegt man die Augen, beim Reiki verharrt man in körperlich erzeugter Kopf-Wärme.

EMDR leitet genauso an: „Gehen Sie in den schlimmsten Moment und bleiben Sie darin, ... und bleiben Sie ...", bis die neuronalen Verbände durch

Befeuerung der Neurotransmitter und deren positiv-negativ-Ladungen die Neuronen wieder „gerade gebogen", neu verschaltet und so auf Basis der neuronalen Plastizität Heilung erzeugt haben.

7.5) NLPPt und „The Secret“

„The Secret" ist zunächst einmal ein Film. In ihm kommen viele Kommunikations-Wissenschaftler zu Wort, die alle nur eine Botschaft vertreten: Habe ein Ziel und verfolge dieses Ziel mit aller Macht, dann wirst du das Gefühl bekommen, daß alles, was diesem Ziel zuträglich ist, von dir a n g e z o g e n wird, solange bis du dein Ziel erreicht hast.

The Secret versteht sich als Denkparadigma für den „Erfolg“. Denkst du ständig an Mißerfolg, was wird aus dir? Nun, aus dir wird jemand, der von sich glaubt, Mißerfolg geradezu a n z u z i e h e n. Natürlich wird der Mißerfolg objektiv nicht angezogen, es ist eher eine einseitige Form gefühlter Anziehung. Selbst dann, wenn einem kurz hintereinander drei Mißgeschicke passieren, ist das statistisch immer noch keine Anziehung eines übernatürlichen Negativ-Musters. Das dreifache Mißgeschick wird mittels der Poisson-Verteilung noch als im statistischen Normbereich liegend erklärt.

Es geht also um die „gefühlten“ Anziehungen, nicht um die objektive Anziehung. Es kann aber sein, daß der Wunsch nach Anziehung die Anzahl der genutzten Möglichkeiten steigert. Diese Erkenntnis führt zu dem Satz: „Das Gehirn stellt immer das her, woran es gerade vorzugsweise denkt." Darin steckt eine Regel oder Handlungsanweisung für den Erfolg. Denke ständig an den Erfolg und an dein Ziel und das Gehirn arbeitet sofort daran, die ganze Umwelt danach zu durchforschen, was deinem Erfolg zuträglich sein könnte. Alles, was als brauchbar eingeschätzt wird, wird assimiliert. Eigentlich steckt in „The Secret“ nichts anderes als der Gedanke einer Self-Fullfilling-Prophecy. Unter dieser Bezeichnung geht der darin steckende unbewiesene Gedanke in die Bildungsschicht und in die Wissenschaft ein, ohne Beanstandung, daß es sich hierbei um Esoterik handeln könnte. In der Form einer bildhaften

Filmgeschichte als „The Secret" stößt der gleiche Grundgedanke auf massiven Widerspruch. Dabei - und das sagen ja auch alle Ärzte, daß die Zuversicht die Heilung befördert - ist es doch ein bekanntes, hoch wirksames therapeutisches Mittel, den Kranken ein Ziel zu geben, an dessen Verwirklichung das Gehirn arbeiten kann, um sich selbst zu heilen.

Das hat auch etwas mit der Plastizität des Gehirns zu tun. Hirnkreisläufe, die nicht mehr gebraucht und nicht mehr benutzt werden, die werden einfach abgeschaltet. Denkt das Gehirn, es müsse sterben, strebt es danach, den Tod herzustellen. Denkt das Gehirn, es könne überleben, stellt das Gehirn alles an, um das plastische Gehirn zu einer morphologischen Veränderung der neuronalen Struktur im Sinne des Überlebens zu beeinflussen.

7.6) Wünsche ans „Universum schicken“

Es war ein Buch-Bestseller: Schicke deine Wünsche an das Universum und es wird dir deine Wünsche erfüllen. Was steckt dahinter? Hokus Pokus oder Sankt Barbara für Erwachsene? Nein, das ist alles das gleiche Wirkmuster: Das Universum erfüllt keine Wünsche, die Buchautoren haben ihren Wunsch nach hohen Gewinnen auch ohne das Universum erfüllt. Und wer läßt die Wünsche der Leser in Erfüllung gehen? Das ist der Leser selbst: Der Glaube ans Universum läßt das Gehirn eine neurologische Transmitter-Konstellation einnehmen, deren Versprachlichung soviel bedeutet wie: Halte Ausschau auf die Erfüllung deines Wunsches. Und schon hält das Auge Ausschau nach dieser Erfüllung. Und was passiert? Sie geht tatsächlich in Erfüllung, obwohl nur noch eine Wunscherfüllung im Regal liegt. Ein Pessimist mit dem Wunsch nach Erfüllung hätte sich aber eine andere gegenläufige Neurotransmitter-Konstellation zugelegt, nämlich: „Mein Wunsch wird nicht in Erfüllung gehen“. Und was passiert? Der Wunsch geht nicht in Erfüllung. Aber warum? Antwort: Die sozusagen quer liegende Neurotransmitter-Konstellation hat zu einer psychischen Aufgabe des Wunsches geführt.

8) NLPPt und die Psychoanalyse

Die Psychoanalytiker halten sich in aller Regel vom NLP und von der NLPPt fern. Ja es ist sogar davon auszugehen, daß die meisten Psychoanalytiker von NLP/NLPPt noch nie etwas gehört haben. Diese Ignoranz ist Sache der Psychoanalytiker. Doch ist Ignoranz auch die Sache der NLPPt? Ich denke nein. Die NLPPt sollte sich mit der Psychoanalyse vertieft auseinandersetzen, denn einen besseren Trainingspartner (Coach) kann die NLPPt nicht bekommen. Von den Besten lernen - so lautete das Thema eines NLP-Kongresses. Wir sollten uns so fit machen, damit wir es mit der Psychoanalyse in einem intellektuellen Kampf aufnehmen können. Ich hoffe, daß wir dann auch genügend gerüstet sind, und nicht, daß wir dann alle kognitiv unbewaffnet sind. Wir sollten uns mit Theorie beschäftigen, um auf Augenhöhe in einen wissenschaftlichen Diskurs eintreten zu können, der einer Verbesserung der Reputation des NLP/der NLPPt zu Gute kommt.

8.1) „Durcharbeiten" in Psychoanalyse und NLPPt

Beginnen wir den Diskurs mit einem Zentralstück der Psychoanalyse und der psychoanalytischen Behandlung, mit dem Begriff „Bearbeiten".

Freud hat 1914 einen kleinen Aufsatz geschrieben, der wohl zu seinen zentralsten Texten zur psychoanalytischen Behandlungstechnik gehört: „Erinnern, Wiederholen, Durcharbeiten" - wobei „Durcharbeiten“ für „Bearbeiten“ steht. Insgesamt umfaßt dieser zentrale Aufsatz gerade einmal 10 Seiten. Freud sagt darin, daß es nicht ausreicht, die Entstehungsumstände psychischer Störungen lediglich zu erinnern, um Heilung zu erzielen. Die bloße Erinnerung alleine genommen führt zunächst einmal zu gar nichts, außer zu einer Erinnerung und zu einer Wiederbelebung des Symptoms. Dieser Erfahrung Freuds, daß die Erinnerung alleine gar nichts verändert, stimmt die NLPPt zu, weil wir hierzu die gleiche Erfahrung gemacht haben.

Nach Freud brauchen wir zusätzlich zur Erinnerung eine „Wiederholung". Aber was genau muß sich denn wiederholen? Die Erinnerungen? Wohl nicht. Nun, dann können es wohl nur noch die seinerzeitigen „Affekte" sein, die sich wiederholen müssen. Dies scheint plausibel, weil ja mit der Erinnerung an das auslösende Ereignis nicht nur die Faktizität des Ereignisses, sondern gleichzeitig auch die seinerzeitig beteiligten Gefühle, Ängste und Reaktionsbildungen mit auf den Plan gerufen werden. Und woran kann man erkennen, daß eine Affektwiederholung im Gange ist? Das erkennt man nach Freud daran, daß eine Erinnerung „mit allen Zeichen des seinerzeitigen Affekts" wiederbelebt wird. Damit ist gemeint, daß der Patient seine seinerzeitige Gefühlslage in Form eines Echtzeitempfindens im Hier und Jetzt wieder durchleben muß. Patienten, die solche Affektwiederholungen bei sich zugelassen haben, scheinen – so nach Freud - zunächst von ihren Leiden befreit zu sein.

Der Notwendigkeit der „Affektwiederholung" stimmt die NLPPt ebenfalls zu. Wer hätte das gedacht, Psychoanalyse und NLPPt sind gar nicht so weit auseinander! Wir müssen unsere Patienten im Hier und Jetzt in den Gefühlszustand „von damals" hineinbringen, müssen die gleichen Neuronen wie damals aktivieren. Ohne die Affekte bleibt jedes therapeutische Vorgehen ein „Labern über die Sache" und kein „Reden in und mit der Sache". Auch dies sieht die NLPPt genauso wie Freud: ohne Affektwiederholung keine Wirkung.

Obwohl NLPPt und Psychoanalyse im Theorieabgleich bis hier deckungsgleich sind, gibt es hinsichtlich des konkreten Vorgehens, hinsichtlich der Technik des Vorgehens einen großen Unterschied. Die Psychoanalyse bleibt streng zuhörend, beobachtend, beschreibend und abwartend, bis sich die Affektwiederholung gleichsam wie ganz von alleine ergibt. Das kann denn schon einmal 100 Sitzungen dauern. Der Patient brauche diese Zeit, da gibt es nichts zu beschleunigen. Die NLPPt ist dagegen auf Schnelligkeit ausgerichtet, möchte die 100 Sitzungen möglichst zu einer zusammenziehen, zielt auf die idealiter sofortige Herstellung dieses Zustandes.

Während die Psychoanalyse also eine Wurst beschreibt, hat die NLPPt sie bereits gegessen. Wir warten hier nicht ab, sondern führen (leaden) in den Zustand der Veränderung hinein. Daß Freud hier einfach abwartete, hatte damit zu tun, daß er sich in Neuland bewegte, und er die Bedingungen seines Beobachtens aus methodischen Gründen konstant halten wollte. Heute haben wir entsprechende Erfahrungen und wissen, was wir tun, wenn wir von der Konstanz abrücken, wenn wir in die Erinnerungen hineinführen und Gefühlszustände sich wiederholen lassen. Wir bauen einen „State“ auf, der eine Affektwiederholung im Jetzt („in statu nascendi") möglich macht. Die physiologischen Veränderungen sind hauptsächlich im Gesicht (Tränen, Hautveränderungen, muskuläre Spannungen, Schwitzen, Unruhe) zu beobachten.

Da wo Freud in der „gleichschwebenden Aufmerksamkeit" verharrte, da ist die NLPPt bereits bei der Herstellung und Fabrikation von Wirk-lichkeit. Wenn auch der Umgang mit der „Wiederholung" in der Psychoanalyse ganz anders ist als in der NLPPt, so sind sich beide im Theoriegerüst an dieser Stelle doch in einem Punkt einig: Neben einer schnöden kognitiven Erinnerung bedarf es einer Affektwiederholung.

Die „Affektwiederholung" hat/hatte durchaus ihre Erfolge. Freud beobachtete jedoch, daß die erzielten Heilungen bei seinen Patienten meist nur von kurzer Dauer waren. Diese Beobachtung kann die NLPPt nicht bestätigen, denn wir kennen in der NLPPt auch ganz schnelle Heilungen, die sehr robust sind. Warum das in der NLPPt so ist, in der Psychoanalyse aber nicht, hat wahrscheinlich mit dem in der NLPPt üblichen Kalibrieren auf die neurologische Verortung des Störungsbildes zu tun.

Warum auch immer, Freud jedenfalls sah noch nicht die Möglichkeit einer schnellen Behandlung. Folglich wurden seine Therapien immer länger. In diesem Länger-Werden passierte etwas, was Freud mit „Durcharbeiten“ bezeichnete. Was genau meint er mit „Durcharbeiten“?

An der Veröffentlichung „Erinnern, Wiederholen, Durcharbeiten" fällt auf, daß Freud auf diesen dritten Begriff erst im vorletzten Abschnitt des Aufsatzes zu sprechen kommt. Und was erfahren wir von Freud über dieses so wichtige „Durcharbeiten"? Freud schreibt:

„Man muß dem Kranken die Zeit lassen, sich in den ihm unbekannten Widerstand zu vertiefen, ihn d u r c h z u a r b e i t e n, ihn zu überwinden, indem er ihm zum Trotz die Arbeit nach der analytischen Grundregel fortsetzt. Erst auf der Höhe desselben findet man dann in gemeinsamer Arbeit mit dem Analysierten die verdrängten Triebregungen auf, welche den Widerstand speisen und von deren Existenz und Mächtigkeit sich der Patient durch solches Erleben überzeugt. Der Arzt hat dabei nichts anderes zu tun, als zuzuwarten und einen Ablauf zuzulassen, der nicht vermieden, auch nicht immer beschleunigt werden kann. Hält er an dieser Einsicht fest, so wird er sich oftmals die Täuschung, gescheitert zu sein, ersparen, wo er doch die Behandlung längs der richtigen Linie fortführt.

Dieses Durcharbeiten der Widerstände mag in der Praxis zu einer beschwerlichen Aufgabe für den Analysierten und zu einer Geduldprobe für den Arzt werden. Es ist aber jenes Stück der Arbeit, welches die größte verändernde Einwirkung auf den Patienten hat und das die analytische Behandlung von jeder Suggestionsbeeinflussung unterscheidet. Theoretisch kann man es dem „Abreagieren" der durch die Verdrängung eingeklemmten Affektbeträge gleichstellen, ohne welches die hypnotische Behandlung einflußlos blieb." (Freud, V, S. 136)

Was ist hier mit Durcharbeiten gemeint? Nach dem Text von Freud ist damit „das freie Assoziieren" (nicht zu verwechseln mit dem assoziierten Wahrnehmungszustand in der NLPPt) der Patienten (analytische Grundregel) und das „Abwarten des Therapeuten" gemeint. Warum dieser Vorgang dann aber „Durcharbeiten" heißen soll, ist nicht so recht erfindlich. Es wären jedenfalls umfangreichere Ausführungen zu diesem Begriff zu erwarten gewesen. Insbesondere hätte man etwas Praktisches erwartet. Das aber wird uns nicht geboten. Wie Freud hier den Begriff des Durcharbeitens erläutert, das ist und bleibt doch ein wenig dürftig. Hier, wo der Aufsatz so richtig losgehen müßte, und wir erfahren könnten, was genau „Durcharbeiten" ist, da wo es um das entscheidende Wirkprinzip geht, da kommt Freud leider lediglich nur mit der Empfehlung, „reden lassen und abwarten". Und kaum hat er noch „Geduld" empfohlen, da ist der Aufsatz auch schon zu Ende. Was eigentlich „Durcharbeiten" ist, das bleibt völlig unklar.

Und da stehen nun ganze Generationen von Psychoanalytikern vor diesem Aufsatz und wissen hier nicht weiter, weil der Meister es nur dürftig ausgeführt hat, was mit Durcharbeiten gemeint ist. Das wurde und wird im psychoanalytischen Raum bis heute natürlich nicht ausgesprochen. Es entsteht der Eindruck, man redet in Fachkreisen von „Durcharbeiten" wie von einer Leerfloskel. Die Nachfahren Freuds hätten diesen Mangel lange beheben können. Doch selbständig werden und eigene Schritte gehen? Für gläubige Psychoanalytiker nicht immer ganz einfach. Dabei steht an dieser Stelle die Türe zur Erweiterung des therapeutischen Instrumentariums sperrangelweit offen. Hier schreit alles nach theoretischer und praktischer Ausgestaltung.

Wie und was geschieht denn das/beim „Durcharbeiten"? Was kann das Durcharbeiten leisten? Was genau? Da Freud hier keine Antwort gibt, müssen wir es selbst versuchen: Was sich in der Psychoanalyse nach Freud gemeinhin unter dem Begriff „Durcharbeiten" herauskristallisiert hat, läßt sich zusammenfassend definieren als ein „Erzählen und Umerzählen von Geschichten", bestehend aus innergeschichtlichen Konflikten sowie deren Lösungen und Scheinlösungen. Ziel dabei ist es, daß die psychische Konstruktion der gestörten Sinn-Geschichte im therapeutisch begleiteten Reframen zu einem vorläufigen Sich-Selbst-Verstehen (zu einer plausiblen Sinn-Schließung) kommt. Der Zustand des Erreichens eines endlos umerzählten Zustandes wird dann als „durchgearbeiteter Zustand“ bezeichnet und müßte dann gemäß psychoanalytischer Theoriekonstruktion zur „Heilung“ führen.

Und noch einmal ganz deutlich: Die Psychoanalyse versteht unter „Durcharbeiten“ das Erzählen und Umerzählen von Sinn-Geschichten. Dies ist schon mal etwas mehr, als wie wir bei Freud finden, aber das ist doch immer noch alles etwas dürftig, etwas zu theoretisch, nicht einsetzbar, wenn man bedenkt, daß das „Durcharbeiten" das wohl zentralste Arbeitsmittel ist, das die Psychoanalyse kennt.

Wie oft hört man, die Sache müsse „durchgearbeitet" werden. Und wenn man dann fragt, wie das mit dem „Durcharbeiten" geht, dann bekommt man immer wiederholt tautologisch zu hören, ja das müsse halt „durchgearbeitet" werden und keiner getraut sich nachzufragen, wie das denn ganz genau geschieht, das „Durcharbeiten". Ach würde man dann zumindest hören, es handele sich um ein Umerzählen von Geschichten, aber selbst das wird nicht gesagt. Die Rettung besteht dann häufig darin, sich einfach dadurch als gebildet zu erweisen, daß man nicht weiter nachfragt.

Genau an dieser Stelle setzt die Neurolinguistisch-Programmierende Psychotherapie an. Das NLPPt hat nämlich tatsächlich operationalisierte Formen des „Durcharbeitens" entwickelt, die sich als Verfahren (nicht als Methode) ganz leicht in die Psychoanalyse integrieren ließen.

Am anschaulichsten für ein NLPPt-Durcharbeiten ist das Zentralformat „VAKOG/SM/Submodalitäten". Hierbei geht es darum, ein psychisches Erleben in der Vor-Stellung des Patienten bildlich größer, kleiner, bunter, schwarz-weiß, in Bewegung, ruhend usw., usw. und dann auditiv lauter, leiser, schriller, dezenter, in Dur oder Moll, von rechts, von links usw. und dann kinästhetisch … und olfaktorisch ... und gustatorisch ... usw., usw. erscheinen zu lassen und damit das Gehirn wirklich substantiell neuronal zu b e a r b e i t e n !

Achtung, Herr oder Frau Leser/in. Da war der entscheidende Satz. Bearbeiten in handwerklicher Sicht heißt, einen Stein mit Hammer und Meißel zu malträtieren bis der Künstler zufrieden ist. Bearbeiten in psychotherapeutischer Sicht heißt, ein psychisches Schema mit den Submodalitäten so lange zu malträtieren, bis der Patient mit dem Ergebnis zufrieden ist.

Man kann und darf in diesem Bearbeitungs-Prozeß auch von den vorgegebenen Submodalitäten abweichen und alle möglichen Ver-Zerrungen und Ver-Rückungen einbringen. Entscheidend für die Wirkung ist, daß (anders als in der Psychoanalyse) der angesteuerte hirnorganische Arbeitsort nicht (durch Erinnerungen und Geschichtenbildungen) je nach Gesprächsverlauf verändert und verschoben, sondern konstant beibehalten wird. Dies deshalb, um nicht plötzlich an verschiedenen hirnorganischen Orten arbeiten zu müssen, und durch die Zersplitterung eine Streuung des Energieeinsatzes in Kauf nehmen zu müssen und die Therapie gefährdet wäre.

Es ist wie in der Werkstatt des Künstlers oder eines Steinmetzes, der an einem Stein arbeitet, indem er hier etwas wegnimmt, dort etwas anklebt, anderswo etwas betont, an neuen Stellen Markierungen setzt und an wieder ganz anderer Stelle etwas unklar macht. Wir können in der Arbeit mit der NLPPt auch etwas wegnehmen, etwas anderes betonen, Markierungen setzen und an anderer Stelle etwas unklar machen. Vor allem aber verschieben wir die Amplituden der Submodalitäten. Das alles zusammen genommen bezeichnen wir als „Durcharbeiten".

Dabei kommt Freuds Format (Erinnern, Wiederholen, Durcharbeiten) zur Anwendung: Dem Patienten wird zunächst aufgetragen, sich zu erinnern, dann in den emotional-psychischen Zustand von damals einzusteigen und dann die Gefühle so lange zu wiederholen, bis der so hergestellte psychische Zustand des Patienten - durch einen submodalitätenrealen, willentlich und bewußt herbeigeführten Prozeß der Bearbeitung - zu einer insgesamten Veränderung gekommen ist. In diesem Prozeß verändert sich die neuronale Struktur und das Erleben der fokussierten Krankheitssymptomatik. Die Formate sind dabei die Handwerkzeuge oder Maschinen, mit denen an der Psyche im wahrsten Sinne des Wortes gearbeitet und geschwitzt wird. Manches klappt dabei, anderes klappt nicht. Und wenn etwas nicht geklappt hat, dann wird etwas anderes probiert. Dabei bleibt der Therapeut „inhaltsfrei". Er hält mit den NLPPt-Formaten lediglich bewährte Schrittfolgen der Bearbeitung bereit, die der Patient durchführen kann oder nicht.

Hier geht es nicht um Manipulation, sondern um die gemeinsame Konstruktion einer neuen psychoneuronalen Wirklichkeit. Es geht um angewandten Konstruktivismus, um NLPPt-induzierte Gestaltungen, „Gestaltbrechungen" (Salber, Vorlesungen ab ca. 1976) und Weiterführungen in immer neue Gestaltungen von Geschichten (Verankerung der Durcharbeitungsergebnisse in Geschichten), bis der Klient/Patient zu einem Punkt gekommen ist, an dem der fokussierte Durcharbeitungs-Prozeß im Gehirn zu einem gesetzten vorläufigen neuronalen Ende gekommen ist. Dann hört man mit diesem Modellierungs-Prozeß einfach auf. Der erreichte Zustand der Sache bzw. die erreichte neuronale Stellung kann so anders geworden sein, daß der ursprüngliche Zustand kaum mehr oder nicht mehr zu erkennen ist.

Eine Stärke der NLPPt im Vergleich zur Psychoanalyse liegt darin, daß sie angeben kann, was genau „Durcharbeiten" ist und „wie man das handhabt." Dieses Format könnte darüber hinaus auch ganz leicht und ohne Theoriebruch in die Psychoanalyse integriert werden - und zwar im Kapitel „Durcharbeiten". NLPPt-ler müßten im Rahmen ihrer NLPPt-Ausbildung für vier Wochen als Praktikanten bei einem Steinmetz arbeiten. Die Teilnehmer dieses Praktikums wüßten danach was „Durcharbeiten" bedeutet.

Für die NLPPt wird das Psychische in seiner neurologisch-materialen wie auch in seiner psychisch-materialen Form gesehen. Das heißt: Wir bearbeiten die psychische wie die neuronale Struktur getrennt voneinander. Wir verändern die Morphologie und die Prozesse der Neuronen-Struktur, indem wir die darin gebundenen biochemischen Abläufe mittels der Prozessierungs-Möglichkeiten so verändern, als wären wir ein Steinmetz, der seinen Stein behaut. Die veränderte biochemische Struktur wirkt sich zwangsläufig in einer Veränderung der erlebten Geschichte (Psyche) aus. Der Steinmetz hat vor seiner Arbeit eine materialisierte Vorstellung über das Zielbild.

Darüber erklärt sich jetzt auch, warum Freuds Therapien so lange dauerten und zu wenig stabilen Schnellheilungen neigten. Es fehlte ein klares „Konzept des Durcharbeitens". Die NLPPt dagegen kann genau angeben, was mit

Durcharbeiten gemeint ist, nämlich der Einsatz der Prozessierungs-Techniken (vgl. oben), insbesondere der Submodalitäten.

Nun gibt es hier dennoch gewisse Parallelen zur Psychoanalyse. Auch hier betont man die Bedeutung der inneren wie äußeren Bilder, und es gibt sogar eine Auseinandersetzung darüber, ob das Psychische eher eine Nähe zu „Bildern“, oder zu „Wörtern" (Sprache/Denken) oder zur „Handlung" (körperlich) hat.

Während die NLPPt das Erzählen von Geschichten unterbricht, läßt die Psychoanalyse sich ganz bewußt auf die Geschichten-Erzählungen ein, läßt sie ausschweifend umfangreich erzählen, Geschichten, die möglichst konkret bebildert, vertont und mit körperlichen Affekten durchzogen sein sollen (VAKOG/SM). Bis dahin folgt die NLPPt der Psychoanalyse. Dann kommt jedoch das Auseinandergehen. Anders als in der NLPPt verspricht man sich seitens der Psychoanalyse schon vom konkreten Nacherleben des Affekts eine therapeutische Wirkung. Dies sieht die NLPPt anders: Das bloße Nacherleben des Affekts hat noch keine therapeutische Wirkung, sondern sie wiederholt und öffnet lediglich die „Dateien“ in ihren dort abgelegten und so vorhandenen VAKOG/SM-Ein-Stellungen. Diese müssen dann jedoch nach ihrer Wiederbelebung einer Umprogrammierung unterzogen werden, sonst verharren die alten VAKOG/SM-Ein-Stellungen in ihren Ist-Positionen und es gibt keine Veränderung.

Während die NLPPt also auf die Bearbeitung der Ein-Stellungen mittels der Sinnesmodalitäten setzt, was wir als Durcharbeiten bezeichnen, erwartet die Psychoanalyse die Wirkung schon über das Erzählen und Umerzählen der Geschichten. Der Grundgedanke dabei ist, daß man die Geschichten solange erzählen soll, bis man beginnt, die Geschichten umzuerzählen, Deckerinnerungen beiseite schafft und zum wahren, echten, (dem positivistischen Realismus verhafteten) auslösenden Ereignis kommt.

Es ist klar, warum die Psychoanalyse kein wirkliches Durcharbeitungs-Konzept hat: Man scheut den Vorwurf der Manipulation durch Anleitung

(Leaden). Der Patient soll jedoch selbst die Arbeit leisten, weil er nur unter Mühen wirklich etwas an seiner Persönlichkeit verändert.

Ganz anders in der NLPPt: Hier geht man davon aus, daß sich beim Verbleib auf der Geschichtenebene nur schwache und keine nachhaltigen Veränderungen erzielen lassen. Alles „nur" Geschichten, könnte man sagen. Deshalb gehen wir in der NLPPt auch gar nicht auf die Geschichten ein, sondern unterbrechen mit einem Erzähl-Stopp und beginnen mit der „Bearbeitung", dem Reprogrammierungsvorgangs. Hierzu greifen wir auf die verschiedenen Prozessierungs-Möglichkeiten zurück und fragen in Anwendung des Fokussierens z.B. einfach nach dem schlimmsten Bild, dem schlimmsten Satz, dem schlimmsten Körpergefühl. Dadurch wird der Erzähl-Vorgang unterbrochen und es kommt zu einem Auftrag an den Patienten. Dieser lautet: Gehen Sie in den schlimmsten Moment (des Bildes, des Satzes und der Körperempfindung) und verbleiben Sie in diesem schlimmen Moment (Prozessieren mittels Zerdehnung), und nun (Prozessieren durch Ver-rücken) machen Sie den so erreichten Zustand ganz groß, machen Sie daraus ein Bild, machen Sie das Bild größer, kleiner, schwarz-weiß, bunt, sich drehend usw. , usw., und bleiben Sie in dem schlimmsten Moment, und hören Sie, was gesagt wird, und verändern Sie die Stimme … , und achten Sie darauf, ob sich jetzt Ihre Körperempfindung verändert oder gleich bleibt oder ob es mehr, weniger oder anders wird. Durch diese Submodalitäten-Arbeit, die der Patient im Kopf leistet, kommt die Veränderung der Skalenwerte der Submodalitäten zustande. Dies ist ein völlig anderes aktives Vorgehen, als sich passiv Geschichten erzählen zu lassen.

Der Unterschied zwischen der Psychoanalyse und der NLPPt in der Veränderungsarbeit besteht darin, daß die Psychoanalyse auf der Geschichtenebene und innerhalb dieser Begrenzung ganzheitlich bleibt, während die NLPPt auf die neuronale Ebene wechselt, prozessiert und dabei einzelheitlich vorgeht. Die Vorgehensweise über die Geschichten geht davon aus, daß es Sinn macht, die Geschichten aufzulösen bzw. umzuerzählen. Die NLPPt interessiert sich bei dem Begriff „Durcharbeiten" nicht primär für die

Geschichten, sondern für den schlimmsten Moment in der Geschichte, der dann als Einstichloch in die neuronalen Strukturen der Submodalitäten benutzt wird.

Das sogenannte „Durcharbeiten" findet in der Psychoanalyse unter starker Beteiligung des Therapeuten und in der NLPPt durch die Neueinstellung der neurotisch fixierten Submodalitäten statt. Durch die Technik der entäußernden Verortung kann die NLPPt auch Ex-positions-Therapie sein: Exposition heißt „sich aussetzen", „sich ausstellen". Das Durcharbeiten des ausgestellten Inhalts mittels der Submodalitäten gibt dem Wort „Durcharbeiten" hier erst seinen wirklichen Sinn.

8.2) „Widerstand“ in Psychoanalyse und NLPPt

Was meint das Wort „Widerstand?“ Widerstand wogegen? Der Patient freut sich doch, daß er behandelt wird. Das stimmt, aber wir haben es mit der Erfahrung zu tun, daß Patienten sich gar nicht verändern wollen, obwohl sie unter Leidensdruck stehen. Es gilt beides: Sie wollen sich verändern, wollen dies aber irgendwie auch wieder nicht. Am liebsten wäre ihnen, daß nicht sie, sondern die „Anderen“ sich verändern sollten. Dieses Muster findet man bei geschätzt 95% aller Psychotherapie-Patienten. Dieses „die Schuld bei anderen suchen“, verbunden mit dem Wunsch, die anderen sollten sich verändern, bezeichnet man als Widerstand.

Die Psychoanalyse erwartet ein langsames Auflösen des Widerstandes, weil die Umgehung des Widerstandes z.B. mittels Hypnose nur zu kurzzeitigen Veränderungen führt und sich sehr schnell nach Beendigung der hypnotischen Wirkung der alte Zustand wieder herstellt.

Dies ist in der NLPPt ganz anders. Die NLPPt funktioniert und bleibt in ihrer Wirkung konstant, trotz eines ggf. vorhandenen Widerstandes. Dies widerspricht der Psychoanalyse aufs Ärgste. In der NLPPt wird der Widerstand entweder direkt mittels Prozessierens angegangen (EMI/EMDR) und aufgelöst oder aber wir erinnern uns an das Axiom: „Wenn du nicht weiterkommst, dann mach etwas anderes.“

Einschränkung: Die Beseitigung des Widerstandes mit EMDR u.a. gelingt nur, wenn der Patient die durch den Therapeuten vorgegebenen und fokussierten inneren Schritte trotz aller Widerstände konsequent mitmacht und nachvollzieht. Zu diesen inneren Schritten gehört auch, daß die neurotisch-krankhaften Hirn-Areale fokussierend befeuert werden. Dies geschieht, indem der Patient imaginativ im schlimmsten Moment zerdehnend verharrt.

Beispiel: Eine Frau hat Angst vor Männern und ist deshalb in psychotherapeutischer Behandlung bei einem männlichen Psychotherapeuten, den sie nicht mag, weil sie schon Schlechtes gehört habe. Die Patientin überträgt ihre Angst auf den Therapeuten, vor dem sie eine unerklärliche Angst entwickelt. Der Weg der analytischen Therapie wird hier als bekannt vorausgesetzt: Ereignisanalyse, Regression, Widerstandsanalyse, Beziehungs-analyse.

Eine erleichternde Voraussetzung für das Gelingen der Therapie läge im Vorliegen einer positiven Übertragung und einer positiven Compliance. Das Vorliegen einer - wie hier berichtet - negativen Übertragung ist für das Gelingen der Therapie ein eher ungünstiger Punkt. Wenn möglich sollte ein anderer Therapeut den Fall übernehmen. Dies ist wegen der schlechten Versorgung des ländlichen Raumes nicht möglich. Der ungeliebte Therapeut übernimmt die Behandlung, scheidet aber das analytische Verfahren zugunsten einer NLPPt Behandlung aus. Grund: Es müsste eine Vortherapie zur Erlangung einer positiven Übertragung vorgeschaltet werden, was aus Kostengründen (5.000 -- EUR) nicht machbar ist.

Die Patientin wird wie folgt vorbereitet: Die negative Übertragung wird angesprochen und der Umgang mit ihr während der „Operation“ besprochen: erstens möge sie ihre Aversion gegen den Therapeuten zusammenfalten und für den Zeitraum der Operation in einem abschließbaren Behälter aufbewahren.

Zweitens möge sie sich während der OP nach Anweisung des Therapeuten an den (vorher herausgearbeiteten) schlimmsten Moment denken, keine anderen Themen oder Bilder zulassen und allen Anweisungen des Therapeuten Folge leisten. Behandlungsdauer ca. 10 Sitzungen a 50 Minuten.

Solange der Patient das zuständige Hirnareal des schlimmsten Moments zeitzerdehnend neuronal ansteuert, funktioniert die NLPPt, gleich mit welchem Format gearbeitet wird. Dem Gehirn des Patienten ist es nämlich egal, ob es auf einen starken oder schwachen Widerstand gegen eine Veränderung stößt, ob eine gute oder schlechte Compliance gegeben ist oder nicht, oder ob er den Therapeuten mag oder nicht mag, Hauptsache ist, daß jeglicher verfügbarer Hirnstrom zeitlich unbegrenzt auf den zu bearbeitenden schlimmen Moment gehalten wird. Der Patient kann im Widerstand verharren, kann auch das Verfahren ablehnen, solange der Patient die vom Format vorgegebenen inneren Schritte voll assoziiert mitmacht, kommt es zu einer hirnneurologischen Wirkung, und damit zu einer Veränderung.

In diesem Modell kommt die Veränderung nicht durch die therapeutische Arbeitsbeziehung (positive Übertragung), sondern einzig und alleine durch das vom Therapeuten richtig angeleitete F O R M A T zustande. Das Format wirkt solange, wie die richtigen neuronalen Areale angesteuert werden. Dabei kann es sein, daß der Patient die Compliance während der Durchführung des Formats verliert, solange er das richtige Areal ansteuert, funktioniert das Verfahren weiter. Umgekehrt kann die Compliance sehr hoch sein, wenn der Patient die falschen Areale ansteuert, kommt es trotz guter Compliance zu keinem Therapieerfolg.

Weil es so wichtig ist noch einmal: Hat der Patient nun vor der Behandlung Bedenken/Widerstände oder nicht, das ist für die NLPPt ganz egal. Das Format funktioniert solange, wie die Ausrichtung auf die richtige neuronale Verortung Bestand hat. Sobald sich neuronale Trittbrettfahrer mit weiteren Hirnverortungen anheften, geht die Strahlwirkung in einem diffusen Gießkannenprinzip verloren.

Dies ist sehr hart formuliert. Stephan Landsiedel bedrängte mich, die Schärfe aus diesen Worten zu nehmen: „Ich würde das nicht so kraß schreiben, daß die Compliance, die Beziehung zum Therapeuten keine Rolle spielt. Ein Effekt ist auf jeden Fall da, wenn auch indirekt, daß der Klient sich dann bereitwilliger auf das Format einläßt. So wie Du es beschreibst, könnte man auch sagen: Die gute Beziehung ist notwendig, aber nicht hinreichend. Es braucht ein wirksames Format … aber manchmal ist doch alleine die Beziehung schon ausreichend. NLP fördert diese gute Beziehung sehr explizit und in einem besonderen Maße. Im Grunde ist das sogar eine Stärke des NLP, daß sie die allgemeinen Psychotherapiewirkfaktoren (gute Beziehung T-P; Glaube an den Erfolg der Therapie auf beiden Seiten usw.) in hohem Maße fördert." (Mail vom 18.08.2019.)

Das stimmt. Also stimme ich dem zu. Vielleicht formuliere ich manchmal mit dem Skalpell.

Ein anderes Beispiel zur Fehlsteuerung hirnneurologischen Befeuerung: Bei einem meiner Patienten hatte sich nach 10 Sitzungen EMDR/EMI noch keine Veränderung ergeben. Der Leidensdruck blieb bei einem hohen SUD-Wert von 9 stabil. Dennoch war die Übertragungsbeziehung zum Therapeuten nicht negativ. Dann fiel dem Patienten auf, daß er ständig unbemerkt gegen den Arbeitsauftrag verstieß, sich einzig und alleine nur auf den schlimmsten Moment zu konzentrieren. Er denke nämlich während der Behandlung mit EMDR gleichzeitig sowohl an den schlimmsten Moment, habe dabei aber auch einen anderen Gedanken, der da laute: „Was macht der Therapeut ein blödes Verfahren (EMDR) mit mir!" Diese negative Übertragung auf den Therapeuten wie auch auf das V e r f a h r e n teilte die hirnelektrische Fokussierung auf zwei hirnneuronale Steuerungsschaltkreise auf. Es ist wie ein Gartenschlauch, der sich mittels einer Weiche aufteilt, so daß es jetzt zwei Schlauchenden gibt, an denen jeweils nur noch ein halber Druck bzw. eine halbe Wassermenge herauskommt. Nachdem der Patient seine Ablehnung des Verfahrens entdeckt hatte, konnte ich ihm vergewissern, nicht verärgert zu sein. Der Patient war jetzt in der Lage, 100% seiner Energie auf den schlimmsten Punkt zu fokussieren und der SUD fiel in nur zwei weiteren Sitzungen auf den Wert 4.

Das Medium der Behandlung ist nicht mehr der Therapeut, sondern das Format. Das Format ist das Prisma, in dem sich die neurologisch geankerten Muster abbilden, brechen und neuorganisieren (Salber spricht hier von „Gestaltbrechung“).

In der NLPPt meint man mit Widerstand die wegen operativer Überfüllung ausgerufene Geschlossenheit des „neuronalen Systems.

In der Psychoanalyse bezeichnet Widerstand den aktuellen Konflikt-Status des schwächeren Konfliktpartners.

In der Psychoanalyse ist mit Verdrängung nicht der friedliche Ersatz von ausgeschalteten Arealen (NLPPt), sondern der Kampf um die Platzeroberung gemeint (Kampfwiderstand). Das Unbewußte drängt an die Stelle des Vorbewußtseins, das sich dagegen durch Widerstand wehrt (Verharrungswiderstand).

8.3) „Regression“ in Psychoanalyse und NLPPt

Zunächst einmal ist es wichtig festzustellen, daß es in Freuds Psychoanalyse einen Entwicklungsgedanken und eine Entwicklungspsychologie gibt. Ja man kann sogar sagen, daß Freud die Bedeutung des Entwicklungsgedankens überhaupt erst in die Psychologie und die Psychotherapie hineingetragen hat. Vor Freud gab es zwar einige kleinere entwicklungspsychologische Ansätze, aber es fehlte ein ganzheitliches Konzept. Kinder waren einfach nur kleine Erwachsene. Freud dagegen arbeitete heraus, daß es eine kindliche und eine erwachsene Gesamt-Verfassung gibt. Der wesentliche Unterschied zwischen beiden liegt in den Funktionsabläufen, die von Freud später als zwei Wirksysteme herausgestellt wurden. Diese beiden Systeme sind unterschiedlich organisiert, das kindliche

System ist polymorph pervers und unterliegt dem Primärvorgang, das adultomorphe System ist eingestaltig und unterliegt dem Sekundärvorgang.

Der Entwicklungsgedanke wird bei Freud zunächst auf „gestörte" Entwicklungen bezogen. Das impliziert aber auch eine Referenzvorstellung dahingehend, wie eine nicht gestörte Entwicklung verläuft. Indem er sich damit beschäftigte, entwickelte er, ohne dies zu bemerken, quasi nebenbei, eine allgemeine psychoanalytische Entwicklungspsychologie. Wie der Entwicklungsgedanke entstand, macht folgendes Zitat deutlich:

Freud (IV, S. 56): „Es war nicht immer ein einziges Erlebnis, welches das Symptom zurückließ, sondern meist waren zahlreiche, oft ziemlich viele ähnliche, wiederholte Traumen zu dieser Wirkung zusammengetreten. Diese ganze Kette von pathogenen Erinnerungen mußte dann in chronologischer Reihenfolge reproduziert werden, und zwar umgekehrt, die letzte zuerst und die erste zuletzt, und es war ganz unmöglich, zum ersten und oft wirksamsten Trauma mit Überspringung der später erfolgten vorzudringen."

Freud hatte den Entwicklungsgedanken zunächst einmal gar nicht im Blick. Er suchte für eine Störung das auslösende singuläre Ereignis. Erst als er merkte, daß dieser Blickwinkel zu kurz griff, begann er, den Entwicklungsgedanken zu systematisieren. Der entscheidende Gedanke war der von der Bedeutung der chronologischen Reihenfolge. Ab diesem Zeitpunkt war für ihn die „Entwicklung" kein beliebiger und zu vernachlässigender Umstand mehr, denn offensichtlich hatte eine „Störung" etwas mit einer gestörten Reihenfolge zu tun, der er nachspüren mußte, wollte er die Störung verstehen. Dieses „Zurückgehen" in der Zeit unter affektiver Beteiligung und Wiederbelebung des neurologischen Systems nannte Freud Regression.

Definition „Regression" aus Laplanche/Pontalis (1972 a.a.O. S. 436): „In einem psychischen Vorgang, der eine Bedeutung von Durchlaufen oder von Entwicklung enthält, bezeichnet man mit Regression ein Zurück von einem bereits erreichten Punkt aus zu einem vor diesem Punkt gelegenen Punkt."

Im „Abriß der Psychoanalyse" (VII, S. 17) präzisiert Freud den Begriff der Regression: Danach ist Regression dIe „Neigung der Libido, im Falle von … Nichtbefriedigung oder realer Schwierigkeiten in die früheren … Besetzungen zurückzukehren.“

In dieser Aussage erfahren wir etwas über die Gründe, warum es zu einer Regression kommen kann: Bei Nichtbefriedigung von Wünschen und realen unüberwindbaren äußeren Schwierigkeiten. Versagt ein neues Bewältigungsmuster, greift die Psyche auf frühere Bewältigungsmuster zurück, die früher einmal erfolgreich waren. Dies ist dann eine Lösung hinsichtlich des Scheiterns, gleichzeitig aber auch ein Symptom für die nur halb gelungene Störung.

In der psychoanalytischen Verwendung des Begriffs geht es um zweierlei:

Zum einen geht es darum, daß die Psyche in ihrer Entwicklung auf eine unüberwindbare Anforderung stößt, was eine traumatische Störung auslösen kann, und dann zu der Kompromißlösung führen kann, zu einer früheren und sichereren Stufe der Entwicklung zurückzugehen (zurückzugreifen/ zurückzufallen).

Zum anderen geht es aber auch darum, die Regression als ein psychotherapeutisches Mittel zu begreifen. Durch das „Zurückgehen“ im wortwörtlichen Sinne sind wir in der Lage, eine gezielte Wiederbelebung neurologischer Areale zu erzielen. Noch einmal, weil es so wichtig ist: indem wir in unserer Geschichte „zurück-gehen“ - und das meint richtiges „Gehen“ -, (regredieren), kann es uns gelingen, früher aktive, aber derzeit verschlossene Hirnstrukturen aufzuschließen und die in ihnen gespeicherten Erlebnisse und Erfahrungen für unsere psychotherapeutische Arbeit zu nutzen.

Wie macht man das - „Zurück - gehen"?

An dieser Stelle kommt der Sinn der berühmten psychoanalytischen Couch zutage: Freud ließ seine Patienten nicht „gehen“, sondern er ließ seine Patienten auf der Couch „liegen“, um die Regression zu fördern. Während

Freud am Kopfende der Couch - für die Augen der Patienten nicht sichtbar -, auf einem Stuhl saß und mitschrieb, waren die Patienten zum möglichst freien Reden (Assoziieren) aufgefordert.

Wer schon einmal in diesem Setting auf einer Couch gelegen hat, der wird sich fast unweigerlich an das unangenehme Gefühl und an die in dieser Situation innerlich gestellten Fragen erinnern: Schaut er mich jetzt an? Wo schaut er hin? Ich sehe seine Augen nicht und kann daher nicht sehen, was er denkt. Ich fühle mich unterworfen, ohnmächtig, wie ein Kind, wo tue ich nur meine Hände hin ... usw. usw. Was ist geschehen? Worauf verweisen diese unangenehmen Gefühle? Nun, ich bin in eine Regression abgeglitten und bleibe für den Rest der Sitzung in dieser regressiven (kindlichen) Verfassung.

Das Ziel der regressiven Verfassung ist es, Kontrollverlust anzuregen, so daß kindliches und/oder adultes neurotisches Material eine größere Chance hat, erinnert, wiederholt und durchgearbeitet zu werden. Die Verfassungsänderung hin zur Regression ist daran zu erkennen, daß der Patient in der liegenden Haltung immer wieder den Blick des Analytikers sucht. Dieser bleibt jedoch unsichtbar, so daß die Augen des Analytikers nicht ausgelesen werden können. Der Patient soll so von jeder „unbewußt-geheimen Steuerung" durch den Therapeuten geschützt werden. So soll der Patient in einer für ihn bisher nicht bekannten Situation seine Ohnmacht erleben und gezwungen sein, auf sein letztes funktionierendes Bewältigungsmuster zu regredieren.

Der Psychoanalytiker sollte zwar nicht auch regredieren, sondern er sollte preisstabil adultomorph bleiben. Tut er aber nicht immer, sondern er kann auch in eine Regression eintauchen: Er ist nämlich durch die Gesamtverfassung von dem eventuell auftretenden Gefühl befreit, sich dem Stress des Beobachtet-Werdens durch den Patienten auszusetzen und immer ein wissendes Gesicht machen zu müssen. Der Volksmund vermutet sogar, der Analytiker sitze verdeckt, weil er nicht beim Schlaf (Schlaf ist nämlich auch eine Regression) erwischt werden will. Da ist was dran. Und er fällt auch nicht negativ auf, sollte er sich infantil-regressiv einmal in der Nase bohren.

Der Gedanke der Regression wird von der NLPPt aufgegriffen. Das psychoanalytische Setting der „Couch" ist aus Sicht der NLPPt jedoch verbesserungsfähig. Das Setting verzichtet nämlich darauf, sich die räumliche Organisiertheit des Psychischen sowie die Bewegung des Körpers im Raum für eine Intensivierung der Regression zunutze zu machen. Im analytischen Setting bewegt sich der Körper nämlich gar nicht und der Kopf liegt räumlich gesehen immer an der gleichen Stelle, was aus Sicht der NLPPt vermuten läßt, daß sich im Kopf des Patienten (also an diesem Ort) nach und nach ein raum-geankerter neuropsychischer Brei bildet. Die Psychoanalyse verzichtet also auf die Nutzung der räumlichen Verortungsmöglichkeiten zu Therapiezwecken.

Die NLPPt hat etwas von Aufräumen und Ordnung-Machen an sich. Wie machen wir aber Ordnung im Kopf? Antwort: So wie wir Ordnung im Büro machen: Die eingehende Post hier hin, die ausgehende Post dort hin, den Schreibtisch hier hin, den Akten-Ex dort hin, die Schreibmaschine an diesen Ort, ... usw. usw. Wir nutzen den Raum, um Gleiches zu Gleichem zu legen. Und so kann man den Raum auch nutzen (verorten), um die verschiedenen Sorten psychischer Themen zueinander zu legen. Damit diese Ordnung dann wirk-lich „sichtbar" ist, legt die NLPPt bunte Karten (sog. Raumanker) im Raum aus, auf denen jeweils Gleiches zu Gleichem gestapelt werden kann. Das ist in der Couch-Verfassung gar nicht vorgesehen und auch nicht machbar. In der Couch-Verfassung ist es so, als wenn man alle ausgelegten Raumanker wieder wild durcheinandermischt und an einer Stelle des Raumes (auf dem Kopfteil der Couch) völlig ungeordnet wieder ablegen würde.

Manchmal ist die Alltagssprache weiter als die Erkenntnis. Um das zu vermeiden, sollte man die alltagssprachlich verwendeten Worte möglichst ganz genau nehmen: Freud sprach von „regredieren" im Sinne von „zurück - G E H E N"(!) - und nicht „zurück-L I E G E N". Schade, daß Freud dies nicht bemerkt hat. Vielleicht hätte er sonst die analytischen Möglichkeiten und die therapeutische Beschleunigung durch Verortung im Sinne einer „Aufstellung“ von psychischem Material gesehen. Was wäre daraus für eine Therapie geworden? Vielleicht hätte Freud die NLPPt erfunden.

Die Verortung mittels des Ausschöpfens des Raumes und des Auslegens von Bodenankern hat zwar schon mit Regression zu tun, der wiederbelebende Effekt der Regression läßt sich jedoch noch verstärken, denn die Raumanker liegen ja zunächst eher wie eine Simultangestalt und nicht wie eine Sukzessiv-Gestalt auf dem Boden. Um nun den chronologischen Regressionsgedanken umzusetzen, ist es nötig, die einzelnen Raumanker in eine Reihenfolge zu bringen. Diese Reihenfolge nennt man dann „Timeline". Damit ist nichts Mysteriöses gemeint, sondern es handelt sich lediglich um eine auf Wirkung ausgelegte „Geschichte". Die Geschichte heißt: „Wir tun jetzt mal so, als könnten wir unser Leben wie auf einer Schnur aufgereiht auslegen“. Und indem wir uns auf diese Linie einlassen und dabei rückwärts gehen, regrediert unser neuro-psychischer Apparat tatsächlich auf neurologisch frühere Programmierungen, die dadurch von der Festplatte in den Arbeitsspeicher geladen und damit im Hier und Jetzt mit den Formaten der NLPPt bearbeitet werden können.“ Ist das nicht eine schöne Geschichte? Hierbei geht der Patient also auf einer gedachten und mit Raumankern ausgelegten Lebenslinie ganz langsam rückwärts und tranct sich dabei ganz leicht und gleichsam wie von selbst in ein regressives Jüngerwerden hinein.

Entscheidend ist, daß diese Trance tatsächlich vergangene Lebensszenen wachrufen kann (VAKOG/SM), indem sie diese von der neurologischen Festplatte abruft. Man muß sich einmal klar machen, was das heißt. Nun, das heißt, daß wir in jedem dieser Momente neurologisch gesehen nicht mehr der sind, der wir waren, bevor die Timeline-Arbeit begonnen wurde. Wir sind in jedem Zeitpunkt der, der gerade neurologisch wiederbelebt ist. Das heißt, daß der Patient - vorausgesetzt er arbeitet assoziiert mit - mit jedem Schritt rückwärts in seine Vergangenheit auch die dazu gehörenden neuronalen Vernetzungen wachruft, die seinerzeit aktiv waren, als das erinnerte Geschehen ablief.

Die beste, aber auch radikalste Beschreibung dessen, was Regression ist, stammt wohl von Gunther Schmidt, der einmal im Rahmen eines Vortrages auf einem DVNLP-Kongress (ca. 2009) sinngemäß gesagt hat: „Wenn wir nachts träumen, wir wären ein Krokodil, dann sind wir zu diesem Zeitpunkt neurologisch gesehen tatsächlich ein Krokodil, und zwar deshalb, weil sich in diesem Moment die alten und phylogenetisch seit Millionen von Jahren aktiv-bereiten, in unserem Stammhirn aber immer noch in Restbeständen vorhandenen und deshalb wirksamen Krokodilprogrammierungen einen Zugang zur Traumgeschichte verschafft haben - vielleicht einfach deshalb, weil wir gestern im Zoo waren und die alten Programmierungen sich mit den Eindrücken des Tagesgeschehens verbündet haben.“

Dies passiert auch geplant und systematisch hergestellt auf der Timeline. Der Patient schreitet die Orte der z.B. traumatisierenden Referenzerfahrungen in assoziierter Verfassung ab, was so viel heißt, daß unsere neuropsychologisch frühen hirnneuronalen Steuerungsschaltkreise geöffnet und damit VAKOG/SM-unterstützte Wiederbelebungen früher Affekte und Intrusionen induziert werden. Wir müssen uns dabei klar sein, daß wir damit in die echten Gravuren der neuronalen Areale eingreifen. Dies bedeutet ein Höchstmaß an psychotherapeutischer und ethischer Verantwortung.

Dann folgt eine submodalitäten-gestützte Veränderungsarbeit (Change History) des Erlebens. Alle Referenzerfahrungen können auf Wunsch des Patienten mit dieser Technik bearbeitet werden. Der Patient kann diesen Prozeß jederzeit unterbrechen oder stoppen, einfach indem er die Timeline und die assoziierte Verfassung verläßt. Setzt der Patient die Timeline-Arbeit jedoch assoziiert fort, dann führt dies in diesem entäußerten, verorteten Zustand zu einer schnellen Veränderung des Erlebens und zu einer emotionalen Neubewertung.

Wenn die Behandlung ordnungsgemäß beendet werden soll, wird der Patient „entrollt", d.h. er durchläuft nun alle Schritte noch einmal in umgekehrter Reihenfolge, bis er wieder da ist, wo er die Timeline-Arbeit begann. Im Anschluß daran wird eine dissoziierte Betrachtung der Abläufe aus einer Metaposition heraus vorgenommen, um die erzielten Wirkungen durch Zerdehnungen zu stabilisieren.

Im Vergleich von psychoanalytischer Couch und NLPPt-gestützter Timeline ist Letztere die bei weitem überlegene Variante. Die Regression arbeitet auf der Timeline bedeutend schneller und auch die am Ende nötige Progression in den stabilen dissoziierten und kompensierten Zustand geht schneller und in der Regel mit anhaltendem Erfolg vonstatten. Durch das Zurücklassen-Können von entäußerten und verorteten Strukturen kommt es zu starken Entlastungsgefühlen bei den Patienten.

Der NLPPt wird oft vorgeworfen, sie gehe zu schnell und nicht vorsichtig genug an retraumatisierende Erinnerungen heran, es käme zu Dekompensationen und mehr. Dem ist entgegen zu halten, daß die NLPPt mit den Techniken der Entäußerung, der Verortung, der Dissoziation, aber auch der Bewegung des Körpers im Raum ein festes und sehr wirksames Instrumentarium hat, das durch vorher eingeübte Notfall-Verfassungen (z.B. „Der sichere Ort", die „Videotechnik"), aber auch die Technik des „Herausquatschens" (Arne Hoffmann/EMDR) ergänzt wird. Es ist allerdings natürlich auch eine Frage der qualitativen Ausbildung, wie gut man mit NLPPt arbeiten kann. Doch es gibt einen Trost: Schlecht ausgebildete NLPPt-ler kommen in der Regel gar nicht an die Wirkungsebenen heran, das spüren die Patienten, die sich deshalb innerlich verweigern, und dann kann auch nichts Schlimmes mehr passieren, außer daß trotz vielerlei Bemühens nichts passiert und die Therapie wirkungslos bleibt.

Der psychoanalytischen Couch kann in der sehr integrationsfähigen NLPPt ein Ort unter den anderen Formaten der NLPPt zugewiesen werden. Ein solcher Ort ist z.B. dann aufrufbar, wenn ein Patient erkennbar Compliance-Probleme mit der NLPPt hat. Ich erinnere mich an einen Patienten, der auf der Timeline stehend die Couch vermißte. Sein Glaubenssatz (logische Ebenen) lautete: „Eine gute Therapie ist daran zu erkennen, daß sie auf einer Couch stattfindet". Nun gut, also habe ich ihn auf die Couch gelegt und alles war gut. Lieber eine schlechte Regression als gar eine Regression - und: Die Glaubenssätze der Patienten haben immer Vorfahrt.

Ich mache immer wieder die Erfahrung, daß die Behandlungsmethode der NLPPt so fremd ist und so wenig in unsere Sehgewohnheiten paßt, daß sie kaum in die Köpfe der Patienten geht. Ich erinnere mich an einen Patienten, der aus Begeisterung für NLP mit dem Format EMI/EMDR behandelt werden wollte. Da er Selbstzahler war, konnten wir uns frei von kassenrechtlichen Fragen dazu vereinbaren. Ich behandelte also mit EMI. Auf meine standardisierte Zwischenfragen „Was ist jetzt?" berichtete er mir nicht von der Veränderung des schlimmen Bildes, sondern er nutzte meine Frage regelmäßig dazu, mir ganz aus seiner psychoanalytisch gefärbten Sozialisation heraus von seiner schlimmen Kindheit zu berichten, so als wolle er mir damit den Wunsch eines jeden Therapeuten erfüllen. Ich habe ihm mehrfach erklärt, daß seine Kindheit für unser Verfahren belanglos sei und lange nicht die Bedeutung habe, wie die Veränderung des schlimmen Bildes. Er stimmte mir eifrig zu, wir machten die nächsten Sets, und was erzählte er mir auf die Frage „Was ist jetzt?" Nun er berichtete davon, er habe eine neue Kindheitssituation gesehen und er habe folgende Deutung... Als ich ihn schließlich auf die Timeline stellen wollte, zierte er sich und kam dann mit dem Wunsch heraus, einmal auf einer Couch behandelt werden zu wollen. Seinem Wunsch konnte ich ohne innere Skrupel nachkommen. Die Therapie war trotz Couch nicht erfolglos, allerdings dauerte alles etwas länger.

8.4) „Übertragung/Gegenübertragung“ in Psychoanalyse und NLPPt

„Übertragung und Gegenübertragung" ist ein in der Psychoanalyse benutztes Begriffspaar, das ausdrücken soll, daß der Patient wie der Therapeut (und wie im Übrigen jeder Mensch) ein unbewußtes (sagen wir besser „unbemerktes“) Grundmuster der Erlebensverarbeitung hat. Dieses Grundmuster der Beziehungsgestaltung wird als Beziehungsangebot nicht nur an alle Personen, sondern auch an alle Sachen, also auch an a l l e Objekte herangetragen - sprich ü b e r t r a g e n. Die Begriffe

„Übertragung/Gegenübertragung“ erhalten eine personale Ausrichtung, indem man von positiver und negativer Übertragung/Gegenübertragung spricht und damit ein erfreulich gutes oder unerfreulich schlechtes, zunächst aber erst einmal einseitiges Beziehungsangebot eines Menschen an einen anderen Menschen meint.

Diese Art eines positiven oder negativen Beziehungsangebots wird dann als Indikator für eine positive oder negative Therapie-Prognose herangezogen. Dieser unterstellten prognostischen Vorhersagekraft steht die NLPPt zunächst vorsichtig-skeptisch bis ablehnend gegenüber. Man kann zwar wie in der Psychoanalyse üblich mit Übertragung/Gegenübertragung arbeiten, doch ist das für den Anfänger nicht einfach. Es wäre doch viel einfacher, man hätte leichter zu handhabende Formate. Die zentrale Frage lautet: Wie können wir psychotherapeutisch arbeiten, auch wenn der Widerstand groß, die Compliance gering und die Übertragung schlecht ist? Antwort: Das können wir ganz leicht: Alle NLPPt-Formate sind trotz zweifelhafter Erfolgsaussicht anwendbar, das ist doch gerade der Vorteil der NLPPt: Die Formate funktionieren, man muß sie nur trotz negativer Übertragung konsequent anwenden und nicht nach den Techniken anderer Schulen (Übertragung in der Psychoanalyse) Ausschau halten.

Dazu ein Beispiel von dem amerikanischen Psychoanalytiker van der Kolk (2003, S. 100):

Zitat: „Am Ende unserer gemeinsamen Arbeit erklärte er (der Patient) mir, er habe die Begegnung mit mir als so unangenehm empfunden, daß er niemals einen Patienten zur Behandlung zu mir schicken werde. Abgesehen davon, erklärte er, er habe das Gefühl, einige für ihn sehr schmerzlichen Probleme mit seinem Vater aufgelöst zu haben.“ D.h.: „Die Behandlung des Problems funktionierte unabhängig von der Realität der negativen Übertragungsbeziehung.“

Weil es so wichtig ist, noch einmal: Die Behandlung … funktionierte… unabhängig von der Realität der … negativen … Übertragungsbeziehung.

Kernstück jeder psychoanalytischen Psychotherapie ist die Analyse der Übertragung, so wie sie sich zwischen Patienten und Therapeut ereignet. Die Gegenübertragung bleibt meist unbesprochen, kann jedoch je nach Reflektionsfähigkeit des Patienten mit zum Gegenstand der Analyse gemacht werden. Die strukturell immer schon vorhandene Gegenübertragung des Therapeuten sollte diesem aber auf jeden Fall als sein bevorzugtes Grundmuster hinreichend bekannt sein. Diese Bekanntheit herzustellen, ist Aufgabe der Lehranalyse (Ausbildung). Die Bekanntheit der eigenen Gegenübertragung ist Voraussetzung dafür, nicht ins Agieren zu verfallen und das Wissen um die eigene Gegenübertragung als Abbildungsschirm für die Übertragung zu nutzen.

Übertragung und Gegenübertragung sind in der Psychoanalyse deshalb von zentraler Bedeutung, weil die Psychoanalyse alle psychischen Störungen als Störungen der Beziehungsgestaltung sieht. Folglich kann die Psychoanalyse jetzt nicht kneifen und auf NLPPt-Formate zurückgreifen. Das ist eine methodische Ableitung: Wer Symptome als Ergebnis eines Übertragungs-Gegenübertragungskonflikts sieht, dessen Behandlungskonzept besteht darin, daß der Beziehungsverlauf zwischen Patienten und Therapeut folgerichtig abgeleitet (Ableitungsprinzip) zum Kampfplatz der Analyse wird.

Auf diesem Kampfplatz der psychoanalytischen Theorie und Therapie stehen sich zwei Wirkelemente gegenüber: Übertragung durch den Patienten und die Gegenübertragung des Therapeuten. Die therapeutische Wirk-Kraft ist jetzt nicht, ein weiteres drittes Element einzuführen, sondern man muß sehen, daß bereits alles auf dem Kampfplatz ist - und wo ist das Wirkprinzip?

Das Wirkprinzip in der Psychoanalyse ist der Therapeut selbst. Der Therapieerfolg hängt ab von der Handhabung von Übertragungsdeutung und Beziehungsgestaltung. Diese Handhabung ist die therapeutische Wirk-Kraft. Der Therapeut ist also in einer Doppelrolle: Er ist Therapeut und therapeutische Wirk-Kraft in einem. Daraus erwachsen besondere Schwierigkeiten für den Therapeuten: Er steht immer assoziiert in der einen und dissoziiert in der anderen Rolle und muß zu einem ständigen Rollenwechsel (assoziiert und zugleich Metaposition) in der Lage sein. Der Therapeut muß Vorkehrungen treffen, daß er die Anteile des Patienten an der Art der therapeutischen Beziehungsgestaltung möglichst säuberlich frei von Durchmischungen eigener Anteile (Gegenübertragung) hält. Letzteres, nämlich das Einfließenlassen des Therapeutenmusters in die Beziehungsgestaltung, nennt man „agieren“. Wenn der Therapeut ins Agieren kommt, ist das die Grenze, ab welcher der Therapeut nicht mehr helfen kann, ab der die Therapie dann auch genauso gut abgebrochen werden kann - besser: abgebrochen werden sollte.

Beispiel: Wenn das Zuspätkommen des Patienten vom psychoanalytischen Therapeuten als Ausdruck der Übertragung des Patienten gesehen wird, kann dies für den therapeutischen Prozeß hilfreich gemacht werden, indem Motivationen aufgedeckt werden. Wenn der Therapeut sich ärgert (Gegenübertragung) und dies dem Patienten mit der Aufforderung zeigt, fortan pünktlich zu kommen (Agieren des Therapeuten), dann geht es psychoanalytisch ab dem Zeitpunkt des Agierens nicht weiter, denn auch der Therapeut kommt nicht mehr weiter, sein Agieren zeigt, daß er keinen Vorsprung mehr zum Patienten hat. Die Begrenzung des Therapeuten ist immer auch das Ende der Therapie. Die Therapie hat ihre Grenze erreicht und es sollte ein Therapeutenwechsel stattfinden.

Dies ist bei der NLPPt ganz anders, denn hier ist dem Patienten ein ganz anderes Therapieinstrument vorgestellt worden, also nicht die Besprechbarkeit heimlicher Gedanken, sondern es sind Formate vorgestellt worden. Deshalb wirkt die Therapie auch dann, wenn eine negative Übertragung vorliegt. Die NLPPt ist jedoch sofort am Ende, sobald der Patient nicht aktiv mitwirkt und die Schritte der Formate nicht mehr nachvollzieht. Die Mitwirkung besteht darin, daß der Patient im Kopf die Schritte nachvollzieht, die das Format vorgibt. Dabei ist es allerdings völlig egal, welche Übertragung er an den Therapeuten heranträgt. Einer medizinischen Operation ist es ja auch egal, ob der Patient den Operateur nun mag oder nicht. Dies müßte auch idealtypisches Ziel jeder Psychotherapie sein.

Eine Form des „Übertragens“ ist das „Agieren“. Patienten dürfen agieren, d.h., ihre Übertragung an anderen Menschen handelnd in Szene setzen. Der Therapeut sollte in der Lage sein, sich seines Agierens in der Gegenübertragung bewußt zu sein und über dieses Bewußtsein herausrechnende Gegenmaßnahmen zu ergreifen.

8.5) „Abstinenzregel“ in Psychoanalyse und NLPPt

Zur Vermeidung der Gefahr des übertragenden Agierens dient auch eine andere Regel der Psychoanalyse: die völlige „Abstinenz“ seitens des Therapeuten hinsichtlich des Patienten. Mit Abstinenz ist das völlige Freibleiben des Therapeuten von irgendwelchen privaten Vermischungen zwischen dem Therapeuten und Patient gemeint, sei es nun die Annahme oder das Machen von Geschenken, die gegenseitige Erledigung privater Dienste oder sei es die Aufnahme persönlich-privater Beziehungen. Idealiter soll der Patient über den Therapeuten auch nichts Persönliches wissen.

Leider kann der Therapeut sein Erscheinungsbild und sein Auftreten nicht unkenntlich machen. Das Patient-Therapeut-Verhältnis soll klinisch rein sein, damit der Therapeut umso besser als unbewußte Projektionsfläche für das Übertragungsverlangen des Patienten fungieren kann. Man merkt, der Therapeut soll möglichst aus der Beziehung „herausgerechnet“ werden, damit eine annäherungsweise möglichst objektive Übertragungsanalyse (die es nicht gibt) möglich werden kann. So die Theorie.

Die Abstinenz gilt zunächst einmal auch in der NLPPt, aber nicht so sehr aus therapeutischen, sondern aus berufsethischen Gründen. Es geht einfach nicht an, daß Berufliches und Privates mißbräuchlich durcheinander geht, oder daß die Therapeutenrolle den ihr anempfohlenen Schutzbedürftigen gegenüber zu einer Vorteilnahme ausgenutzt wird, was als Mißbrauch der dem Therapeuten anvertrauten Rolle bezeichnet werden muß. Die Abstinenz hat damit im Rahmen der NLPPt eine moralische, ethische und auch berufsrechtliche Begründung, nicht jedoch eine psychotherapeutische Begründung.

Aus psychotherapeutischem Gesichtswinkel spielt das Abstinenzgebot in der NLPPt keine Rolle, und zwar deshalb nicht, weil der Therapieerfolg unabhängig von der Einhaltung oder Nichteinhaltung der Abstinenzregel zustande kommt. Wir operieren ja am Gehirn, und dem ist es egal, ob der Patient dem operierenden Arzt nun die schwere Aktentasche in sein Büro getragen hat oder nicht.

Gleiches gilt für „Übertragung und Gegenübertragung“: Beide spielen hinsichtlich des NLPPt-generierten Therapieerfolges keine Rolle. Übertragung und Gegenübertragung werden erst gar nicht thematisiert, weil sie nicht als therapeutische Wirk-Kraft benutzt werden. Dies hat damit zu tun, daß wir innerhalb der NLPPt auf dem therapeutischen Kampfplatz nicht mehr nur zwei Akteure wie in der Psychoanalyse (Patient, Therapeut), sondern drei Akteure haben: den Patienten, den Therapeuten und das „Format“.

In der Psychoanalyse ist die Bearbeitung die therapeutische Wirk-Kraft, in der NLPPt ist nicht die Übertragungsbearbeitung, auch nicht der Therapeut, sondern das Format die wirksame Wirk-Kraft. Der Therapeut ist dadurch von seiner psychoanalytisch induzierten Doppelrolle befreit. Der Therapeut ist nicht mehr selbst das Therapeutikum, sondern er ist nur noch der Durchführende, oder man kann auch sagen, der Assistent der Formate, der trainiert ist, das Format richtig durchzuführen. Dies ist wie bei einer Krankenschwester, die das Medikament in richtiger Dosierung und in vorgeschriebenem Rhythmus verabreicht. Und die Heilung hängt nicht von der Krankenschwester, sondern vom Medikament ab: Die Medikation wirkt oder sie wirkt nicht.

Diesen quasi medizinischen Stand erreicht zu haben, ist ein sehr bedeutsamer Punkt nicht nur für die NLPPt, sondern für die Therapiewelt ganz allgemein. Es war jahrzehntelang ein nicht erreichbares Ziel, ein vom Therapeuten unabhängiges Therapeutikum zu haben. Jetzt hat man dieses

Instrumentarium. Im Bereich des EMDR ist dies auf die Spitze getrieben: Hier braucht man auch den Therapeuten nicht mehr, denn die Finger des Therapeuten sind durch einen Leuchtstab ersetzt worden, auf dem ein hin und her springender blinkender Punkt angebracht ist, dem die Augen des Patienten folgen sollen. Der Leuchtstab ist also das erste Instrumentarium der Allgemeinen Psychotherapie, dem Instrumentarium eines Arztes vergleichbar.

Es handelt sich hier um einen grundlegenden Paradigmenwechsel. Dieser beinhaltet: Die NLPPt wirkt oder sie wirkt nicht, doch hat das nicht mit der Variablen „Therapeut", „Handhabung der Übertragung" oder Umgang mit der „Abstinenz" zu tun, sondern einfach und alleine damit, ob der Therapeut ausgebildet genug ist, das Format richtig einzusetzen. Hier wäre denn auch der Punkt, wo der Beruf eines „Psychotherapeutischen Assistenten", vergleichbar eines medizinisch-technischen Assistenten, seine Berechtigung erfahren könnte. Es ginge dann nicht mehr um die einem Therapeuten vorbehaltenen Übertragungsanalyse, sondern nur noch um die richtige oder falsche Formatanwendung durch Einsatz von Hilfskräften. Therapie ist dann eine einer physiotherapeutischen Sitzung vergleichbare „Anwendung", die man richtig oder falsch durchführen kann.

Aus NLPPt-Sicht ist die zurückhaltende unpersönlich wirkende Abstinenz des Therapeuten manchmal sogar fehl am Platz. Richtig ist die therapeutische Abstinenz bei der Erarbeitung von Inhalten, wie z.B. bei der Zielformulierung und der Wertearbeit. Falsch ist die Abstinenz immer dann, wenn der Therapeut nach Beendigung der inhaltlichen Entscheidungen als „Leader" oder „Modell" gebraucht wird. Therapie ist nämlich immer auch Lernen am Modell. Um als Modell zu dienen, kommt der Therapeut dann nicht umhin, auch eigene Sichtweisen zu erkennen zu geben. Das heißt nicht, daß Patient und Therapeut privatisieren oder sich gegenseitig benutzen sollen, sondern nur, daß sich der Therapeut auch als Modell zeigen darf.

8.6) Übersetzungen zwischen Psychoanalyse und NLPPt

Es stellt sich die Frage zur Selbstverortung der NLPPt im Vergleich zur Psychoanalyse: Steht die NLPPt mit dieser Art zu denken oder zu arbeiten alleine, oder beschäftigen sich andere wohl anerkannte Schulrichtungen der Psychotherapie mit ähnlichen Kategorien? Ist die NLPPt seriös oder exaltiert? Befindet sich die NLPPt auf der wissenschaftlichen Mainstreet oder befindet sie sich im Abseits?

Die "Daseinslogischen Modalitäten menschlichen Existierens" (NLPPt) müßte man, da sie ubiquitär sind, auch in anderen theoretischen Modellen, und so auch im psychoanalytischen Modell wiederfinden.

Wir gehen in die Metaposition und können so leicht erkennen, daß wir uns von Begriffen und Worten nicht täuschen lassen, sondern daß es nicht unser Ding ist, die in den verschieden klingenden Begriffen steckenden Denkmodelle aufzusuchen. Dabei wollen wir uns durch keinerlei Sachkenntnis den Blick für das Unwichtige verstellen lassen. Wichtig ist, daß man Theorien ineinander übersetzen lernt, damit man sich nicht von den Worten Unterschiede vortäuschen läßt, wo gar keine sind.

Neben der Psychoanalyse und der NLPPt kenne ich nur noch ein Modell, das sich mit „psychologischer Grundlagenforschung“ - und dazu gehört auch die Benennung übergreifender Kategorien, wie den „Daseinslogischen Modalitäten" - beschäftigt, ohne diese zu benennen. Ich statuiere das Modell der „Morphologischen Psychologie" von Wilhelm Salber.

Alle drei Modelle (Freud, Salber, Dilts) haben jeweils auch ein Modell der Ebenen, nur nicht der „logischen“ oder „neurologischen“ Ebenen, aber doch auch Ebenen, deren Reihenfolge sogar wie in der „Theorie der logischen Typen“ auf- oder absteigend festgelegt ist. Das mag überraschen, doch mit ein wenig gutem Willen lassen sich die „Neurologischen Ebenen“ in die „entwicklungspsychologischen Ebenen“ Freuds und Salbers hin und her übersetzen.

Daß hier Freud als Maßstab herangezogen wird, erklärt sich eigentlich von selbst. Denn wäre es nicht eine Sensation, wenn sich herausstellte, daß sich das Format der „Daseinslogischen Kategorien" der NLPPt bei Freud und Salber wiederfinden und aufweisen ließe?

Meine Behauptung: In der Dilts-Pyramide stecken die Phasenlehre Freuds und die „Wirkungseinheiten“ Salbers mit drin. Und in der Phasenlehre Freuds wieder steckt das Dilts-Format der Daseinslogischen Kategorien mit drin. Jede Phase der Entwicklung nach Freud verkörpert eine Daseinslogische Kategorie. Anders geht es ja auch gar nicht, denn worauf sollte Freud denn schon anderes treffen, als auf die Daseinslogischen Kategorien der Entwicklung? Und auf was anderes sollte denn Dilts auch stoßen, wenn er sich mit Grundkategorien beschäftigt?

Aber warum die „Morphologische Psychologie" eines so unbekannten Autors wie „Wilhelm Salber" als Vergleichsmaßstab herangezogen wird, das verdient der Erklärung. Eine erste Erklärung liegt darin begründet, daß Salber der wohl exzellenteste und belesenste Freud- und Psychologie-Kenner der Gegenwart war. (Er ist im Dezember 2016 verstorben.) Die „Morphologische Psychologie" ist die beste Systematisierung einer „allgemeinen psychologischen Psychologie". Darüber hinaus hat Salber mit seinem Buch "Der psychische Gegenstand" eine psychologische Wissenschaftstheorie vorgelegt, die hier in dieser NLPPt-Veröffentlichung streckenweise mit herangezogen wird (vgl. unten). Und ich sehe eine starke Übereinstimmung zwischen den „Daseinslogischen Ebenen" und den „sechs Faktoren" (Aneignung, Einwirkung, Anordnung, Ausbreitung, Ausrüstung und Umbildung) in Salbers Veröffentlichung „Wirkungseinheiten" (VII, a.a.O. S. 65 und S.129).

Die DLSM-Analyse:

Erstens Kontext:

Die erste „Daseinslogische Modalität“ nach Dilts ist der „Kontext“/die „Umgebung“. Qua Leben ist das Individuum immer in einem Kontext, den man sich nicht aussuchen kann. Im weiteren Sinne gehört auch der eigene

Körper zum Kontext, denn man hat den Körper so wie er ist und manch einer hat mit seiner Form und seinem Aussehen seine Probleme, ohne etwas ändern zu können.

Wo aber ist die Verortung des Kontextes bei Salber und Freud? Antwort: in den doch so fern scheinenden Begriffen „Störung" und „Zufall". Mit diesen Worten soll „Kontext" gemeint sein? Wie das? Nun, man darf nicht autoritätsgläubig und unterwürfig an die Sache herangehen, denn dann ist jedes Denken ausgeschaltet. Und man muß sich die Mühe der Übersetzung aus der Sichtweise einer Metaposition heraus unterziehen, dann erscheinen uns die Dinge ganz anders und leicht.

Machen wir uns Folgendes aus Sicht der NLPPt klar: Wenn ein Mensch geboren wird, befindet er sich immer an einem bestimmten Ort, mit bestimmten Menschen und in bestimmten Umständen - in einem Körper so wie er ist. Folglich handelt es sich immer um einen bestimmten Kontext, in den der Mensch hineingeboren (hineingeworfen) ist und den er sich nicht aussuchen kann. Und obwohl es kein Zufall ist, daß dieses Kind in diesen Kontext hinein geboren wird (es ist nun mal nicht zufällig gezeugt worden, also ist seine Existenz kein Zufall), so muß es aus der Sicht des Neugeborenen doch immer ein Zufall sein, daß und wo er/sie da hineingeboren wird. Kontext und Zufall hängen also eng zusammen. Es ist kein Verdienst, sondern ein Zufall, in Europa und nicht in Afrika geboren worden zu sein, aber aus Sicht des betroffenen Individuums ist es ein Zufall. Das Individuum muß sich zunächst einmal, ob es das nun will oder nicht, mit seinem zufallsbedingten Kontext auseinandersetzen, muß mit seinem Kontext als eine Art Startposition fertig werden, eine Antwort auf diesen Kontext finden.

Es geht in dieser Kategorie also um ein Ausgeliefertsein in eine Situation, die man zumindest zunächst nicht ablehnen kann. Es handelt sich um ein „Müssen", genauer gesagt um ein „Müssen-Müssen", ein „Fertigwerden-Müssen" mit den nun einmal vorgegebenen Umständen (Da muß ich jetzt durch). Der Mensch hat zunächst einmal gar keine Wahlfreiheit, sondern er muß seinen Kontext akzeptieren. Jeder Mensch steht in jedem Moment, also eigentlich immer, in einer Art „Kontext", also auch immer in einer Einengung der Möglichkeiten, ob er das nun will oder nicht. Darin verwirklicht sich die Seinskategorie des „Müssens". Und wenn es im weiteren Leben zu Veränderungen des Kontextes kommt, dann kann das planmäßig erfolgen, es kann aber auch wieder ein Zufall sein, sei es nun als Chance oder als Begrenzung, Relativierung und/oder Neuausrichtung, aber es ist jeweils auch immer ein vorgegebenes neues „Müssen".

Wo findet sich nun die Dilts`sche Kategorie „Kontext" bei Freud und Salber wieder?

Nach Freud ist die „Störung von außen" das entscheidende Entwicklungsagens, er spricht mehrfach von der „Not des Lebens", die der Motor jeder Entwicklung sei. Das Psychische wird bei Freud als vom Grunde her eigenlogischen Gesetzen folgend und dabei eher konservativ und verharrend gesehen. Der Kontext wird natürlich mit gesehen, z.B. in der Existenz von Bezugspersonen und allem, was es im Umfeld gab/gibt.

Es interessiert für die Theoriebildung jedoch nur die von der Psyche gewählte Stellungnahme. Solange diese Stellungnahme konservativ integrierbar ist, bleibt das System stabil. Nur die „Not des Lebens" (Freud), also die von außen kommende massive Störung dieses lustvoll konservativen Zustandes, setzt Entwicklung in Gang. Die Störung hat das Individuum sich nicht ausgesucht, sondern sie ist aus der Sicht des gestörten Individuums wieder eine zufällige Veränderung des Kontextes, mit der es fertigwerden muß.

Ganz ähnlich ist Salbers Sicht. Auch hier funktioniert das Psychische zunächst einmal eher nach eigenlogischen Gesetzen, denn kontextbedingt. Dennoch ist der Kontext im System vorhanden, und zwar als der Ort des von außen kommenden „Zufalls“. Der gesamte Kontext ist aus der assoziierten Sicht zufällig vorgegeben, doch welcher Teil des Kontextes zur Störung gerät, das wissen wir nicht, aber wenn es passiert, dann ist es aus dem Erleben des betroffenen psychischen Systems heraus fremdeinwirkend.

Zweitens: Verhalten.

Die zweite „Daseinslogische Kategorie" nach Dilts ist das „Verhalten“. Auch hierbei handelt es sich aus Sicht der NLPPt um einen Gestaltzwang des Existierens. Qua Existierens ist der Mensch nämlich gezwungen, sich zu verhalten, sei es nun im Schreien, Strampeln oder Daumenlutschen. Es gelingt nicht, sich nicht zu verhalten. Wenn wirklich kein Verhalten zu beobachten ist (und das Individuum auch nicht schläft), dann ist es tot und unterliegt dann, aber erst dann, auch nicht mehr dem Gestaltzwang des sich Verhalten-Müssens.

Was bei Dilts „Verhalten“ heißt, das nennt sich bei Salber noch allgemeiner „Einwirkung“. Einwirkung findet immer zu einer Verwirklichung statt. Keine Verwirklichung, solange es nicht zur Handlung/Einwirkung kommt. Das gilt insbesondere für Psychotherapien. Typische Therapiesituation: Jetzt haben wir alles analysiert (Kategorie der Glaubenssätze) und nichts hat sich geändert - warum nicht? Weil es nicht zur Handlung/Einwirkung kam. Es kommt nicht automatisch zur Handlung, denn zwischen der Entwicklung von Glaubenssätzen und dem Tun/Einwirkung liegt ein Kategorienwechsel. Es gibt immer einen Punkt, da ist Reden nicht mehr sinnvoll, da muß es zur Handlung und zum Tun kommen oder es kommt zu gar nichts. Es gibt nichts Gutes, außer man tut es.

Das gleiche Phänomen, das bei Dilts „Handlung" und bei Salber „Einwirken" heißt, nennt sich bei Freud „anal“. Warum „anal"? Weil es Freud darauf ankam, einen psychischen Akt möglichst am körperlichen Ort des ersten Auftretens aufzusuchen. An welchem Körperteil verwirklicht sich erstmals körperlich erlebbar eine „Einwirkung"? Antwort: beim analen Geschäft. Daher die Namensgebung. Die Handlung des analen Verschlusses oder der analen Öffnung ist die erste körperlich erlebbare Möglichkeit des eigenen „Tuns" oder „Einwirkens".

Das hat eine Konsequenz: Das Kind muß mitbekommen, daß es durch Einwirkung auf den Schließmuskel Ordnungen schaffen kann: Pünktlich an jedem Tag (zeitliche Verortung) an einem bestimmten Ort (räumliche Verortung: Töpfchen) das Häufchen machen. Diese Kategorie ist aber auch die letzte körperliche Basierung, auf die sich der Organismus bei bedrohlicher Einwirkung von außen rettend zurückziehen (Regression) kann, danach kommt nur noch der Strukturzusammenbruch (vgl. Ess-Störungen).

Der Begriff des Analen hat also bei Freud eine doppelte Bedeutung: nicht nur „Tun" (Dilts) und „Einwirken" (Salber), sondern auch „Ordnung" herstellen. Indem etwas getan wird, stellen sich gleichsam wie von selbst erste Ordnungen und „Könnens-Formen“ (Piagets „Zirkulär-Reaktionen“) her. So stellt die bewußte Einwirkung auf den Schließmuskel eine erste Ordnungskategorie dar, nämlich die von Zeit und Ort. Konkreter: Zu bestimmten Zeiten zu bestimmten Orten gehen, um sich dort, und nicht anderswo, zu entleeren, ja das ist Ordnung. Das ist ein erstes raum-zeitliches Handlungs- und damit Ordnungsgefüge. Das Tun hat in diesem Gefüge den Auftrag zur Verwirklichung von Ordnung.

Drittens: Fähigkeit:

Die dritte „Daseinslogische Kategorie" nach Dilts ist die „Fähigkeit“ oder die „Ressource“. Auch hierbei handelt es sich um einen Gestaltzwang des Existierens. Qua Existierens und Handelns werden aus der Not, nie alle bereits erfolgreich ausgeführten Handlungsmöglichkeiten gleichzeitig ausführen zu können, bereits vorhandene Bahnungen aktuell unterdrückt und vom Zugang zur Handlung ausgeschlossen, aber natürlich auch in Reserve gehalten. So bilden sich Handlungspotentiale, also jederzeit auf Reserve abrufbare Handlungs-Fähigkeiten, um aus dem Vorrat schöpfen zu können.

Salber bezeichnet diese Kategorie der Ressourcen-Bildung als eine Schaffung von „Ausrüstung“ (Vorräte) als eine Art Bereitstellung eingeübter Fähigkeiten zur Stabilisierung des Tuns / der Handlungen.

Bei Freud steckt die Kategorie der „Fähigkeiten" und des „Könnens" in der Ödipusgeschichte. Hier geht es nämlich darum, erworbene Ausrüstungen und

Ressourcen (Ödipus kommt als Erwachsener und Feldherr zurück) einzusetzen oder aber die Fähigkeit, Können gerade nicht einzusetzen, darauf zu verzichten und durch den Verzicht Kultur zu erbringen. Es geht um Kraft, „Können", Siegen (Kampf gegen den Vater), Unterliegen und Versagen - und es geht um die Konsequenzen des Einsatzes von Fähigkeiten (Demütigung oder Schuldgefühle).

Viertes: Glaubenssätze:

Die vierte „Daseinslogische Kategorie" nach Dilts ist durch „Glaubenssätze" belegt. Auch hierbei handelt es sich wieder um einen Gestaltzwang des Existierens. Qua Existierens ist der Mensch gezwungen, an etwas zu glauben, auf etwas zu vertrauen, sonst könnte er nicht handeln. Träfe der Mensch auf ein breites Menschheitswissen, bräuchte er weniger Glaubenssätze, denn wo „Wissen" ist, da braucht es keiner Glaubenssätze. Nun steht es mit der Verfügung über „Wissen" aber ganz anders. Sicherlich „weiß" man sehr viel, aber hauptsächlich aus der Ebene der Wirklichkeit erster Ordnung nach Watzlawick.

Man kann sich einigen, was Sonnenkollektoren sind, darüber kann man sich noch einigen, doch der Streit geht schon los, wenn es um die günstigste Bauweise geht. „Streit" macht hier darauf aufmerksam, daß wir wohl doch kein perfektes Wissen haben, denn sonst würde man nicht streiten müssen. Das meiste, was wir wissen, ist nicht „Wissen", sondern Zweifel und Glaube. Meist verwechseln wir Wissen mit Glauben und Zweifel. Und was wir über die Welt zu wissen glauben, das behandeln wir, als ob es Wissen sei. Und die sog. Wissenschaft ist auch kein Ort, der Wissen schafft, sondern es ist ein Ort, der wissenschaftlich verkleidete Glaubenssätze erzeugt.

Wissenschaft ist immer nur der letzte Stand des jeweils als „Wahrheit" geglaubten Irrtums. Wissenschaft ist der Austausch des Chaos durch den Irrtum. Solange die Glaubenssätze nicht gestört werden, solange haben wir ein Ur-Vertrauen in unsere selbst hergestellten Glaubenssätze. Wir lieben unsere Glaubenssätze. Die Glaubenssätze erscheinen uns dann nicht mehr als

Glaubenssätze, sondern als Wahrheit und Wissen. Und schon das Neugeborene muß unbewußt an etwas glauben, ob es will oder nicht. Z.B. muß es daran glauben, daß es regelmäßig Nahrung erhält und daß jemand kommt, wenn es schreit. Es geht um das Vertrauen in die Konstanz von Mustern (Piaget: Herstellung von Vertrauen in die Konstanz von Objekten durch Zirkulärreaktion.)

Glaubenssätze sind die Arbeitsbestimmungen zur Stützung der Werte, insbesondere des jeweils „höchsten Wertes". Werte verschaffen uns in einer Welt von Chaos die ersehnte Ordnung und Entschiedenheit, auch tatsächlich gemäß den Glaubenssätzen zu handeln. Wegen dieses Bedürfnisses nach stabilen Glaubenssätzen haben die Menschen sich Werte geschaffen, denn es ist ein Bedürfnis, die Welt nach Werten zu ordnen und zu verstehen. Daraus leitet sich z.B. die Wissenschaft als höchster Wert ab. Der Wert der Gerechtigkeit schafft den Glauben in die Justiz. Egal, was der Mensch nicht versteht, er macht sich immer eine privatlogische Erklärung und diese Erklärung ist dann immer ein Glaubenssatz zur Stützung eines obersten Wertes.

Beispiel: Die Ernte ist schlecht ausgefallen, der Regen ist ausgeblieben. Das ist nicht zu verstehen, wo der Regen doch sonst immer kam. Welche Erklärung gibt es dafür? Antwort: Wir haben den Göttern nicht genug gehuldigt (Glaubenssatz). Wie kann man dem abhelfen? Wir müssen alle noch gottesfürchtiger (höchster Wert) werden. Und siehe da, im folgenden Jahr regnete es mehr, ja wenn das kein Beweis für die Existenz der Götter ist. Und wenn es noch weniger regnet? Dann ist das ein Beweis, daß wir doch noch trotz aller Anstrengung zu wenig gehuldigt haben. Also opfern wir eine Kuh, vielleicht kann man ja mit den Göttern Handel treiben, … und schon sind wir wieder in der Gegenstandsbildung der „protestantischen Ethik und dem Geist des Kapitalismus".

Bei Salber kommen „Glaubenssätze" als theoretische Kategorie scheinbar nicht vor. Doch wo sind sie versteckt, denn es gibt ja nun mal „Glaubenssätze", auch für Salber. Die Glaubenssätze sind bei Salber im Begriff der „Ordnungen" enthalten: Glaubenssätze und Werte schaffen Ordnung, wo vorher Chaos war. Deshalb sind Glaubenssätze auch keine Unumstößlichkeiten bzw. Wahrheiten, sondern sie sind schöne Einteilungen, Zurechtmachungen, die solange gelten, bis ein Scheitern der Glaubenssätze (z.B. durch Kontextänderungen) nach neuen Ordnungen ruft. Solange dies nicht passiert, dient die geglaubte Ordnung der Durchformung des Existierens.

Bei Freud leitet sich „Ordnung", wie auch schon die vorherigen Kategorien, von der ersten körperlichen Anlagerung ab. Diese erste Anlagerung ist das „Anale": der Anus ist das erste Organ, an dem der Organismus körperlich erlebt, was Ordnung ist, nämlich: Ordnung heißt, durch kontrollierte Einwirkung auf den Schließmuskel dafür zu sorgen, daß die Entleerung zeit- und ortsgebunden erfolgt. Die Ordnung (anale Trias) entsteht in der Koordination von Raum und Zeit. In krankhaften Ausprägungen liegen hier die Ursprünge der Zwangsstörungen.

Glaubenssätze helfen uns, die Welt ordnen, erklären und besser verstehen zu können. Und angesichts unseres umfangreichen Nichtwissens und der großen Angst, im Chaos zu versinken, haben wir ein großes Bedürfnis nach beruhigenden Glaubenssätzen.

Glaubenssätze können Wissenschaft ersetzen, können uns von Angst befreien, können uns alles Mögliche glauben lassen, selbst den größten Irrsinn. Und aus dem Glauben erwachsen Handlungen - auch gefährliche Handlungen.

Wir haben aber auch so viele harmlos-alltägliche Glaubenssätze, nämlich daß Möhren schlau machen, daß in Spinat viel Eisen ist, daß Mercedes die besten Autos baut, daß Helga etwas gegen mich hat, daß eine Psychotherapie ein kindliches Aha-Erlebnis erzeugen muß, daß ein Weltkrieg kommt, daß es gut ist zur Vorsorgeuntersuchung zu gehen usw. usw. …

Es hat den Eindruck, daß jede scheinbare Wirklichkeit in dieser Welt immer nur ein vorläufiger Glaubenssatz ist. Angesichts einer sich schnell verändernden Welt haben wir einen inflationären Bedarf an immer neuen

Glaubenssätzen. Das ist nötig. Die immer schnellere Rotation der Glaubensätze macht diese zunächst inflationär, dann machtverlierend und dann sich selbst auflösend.

Wir wollen nicht verschweigen, daß Glaubenssätze manchmal auch lustig sein können. So gibt es „Menschen, die streiten um die Frage, welche Sprache die Engel sprechen. Dafür findet sich eine Antwort im Internet: Als *Sprache der Engel* gilt gemeinhin *henochisch*. Der biblische Henoch, der Enkel Adams (es ist unklar, ob sein Vater Kain oder Set war), von dem insbesondere das apokryphe Buch Henoch berichtet, war angeblich ein so derartig gottgefälliger Mensch, daß ihn Gott noch vor dem Tod zu sich holte. Auch während seines Daseins auf Erden pflegte sich Henoch schon mit den Engeln zu unterhalten" Internet (http://www.rafa a.a.O.).

Leider gibt es Glaubensfragen, die sind nicht so objektiv und so leicht zu beantworten, wie die Frage nach der Sprache der Engel. Die Sprache der Engel ist „henochisch", das ist für einen Henochianer doch keine Frage des Glaubens, nein das ist die absolute Wahrheit, denn im Internet steht es doch geschrieben, so wahr und auch so tief ergreifend.

Da ist die Frage nach der Existenz Gottes für einen NLPPt-ler schon schwieriger zu beantworten. Wenn man Vorträge über NLPPt hält, kommt regelmäßig irgendwann die Frage: „Sagen Sie mal, aus Sicht der NLPPt, gibt es Gott?" Darauf gibt es nur eine Antwort: Die NLPPt kann Ihnen nicht sagen, ob es Gott gibt oder nicht. Die NLPPt kann nur sagen, wozu das Gehirn die Vorstellung von „Gott" neurolinguistisch/psychologisch gesehen braucht und welche „Wirkung" (Wirkung ist das, was wirkt) die Geschichte von „Gott" auf die Ausgestaltung der anderen neurologischen Ebenen hat, wie man diesen Glauben mit Hilfe von VAKOG/SM stärker oder schwächer werden lassen kann. Die andere Frage, ob es Gott nun gibt oder nicht, das kann die NLPPt nicht beantworten, denn das ist nicht ihre Gegenstandsbildung. Ob es Gott gibt oder nicht, für diese Frage sind die Männer zuständig, die in solch merkwürdigen dunklen Gewändern herumlaufen und die wissen ganz genau, ob es Gott gibt oder nicht - glaube ich jedenfalls.

Es gibt Menschen, die um die Frage, ob protestantisch oder katholisch der wahre Glaube ist, einen dreißigjährigen Krieg geführt haben. Es gibt Menschen, die um die Frage, ob man nun Nationalist oder Kommunist ist/war, einen Weltkrieg geführt haben. Es gibt aber auch Wissenschaftler, die sich wegen der Frage, ob Psychoanalyse oder Verhaltenstherapie das einzig Wahre sei, sich nicht mehr grüßen, wobei jeder davon ausgeht, der jeweils andere sei ein Vollidiot.

Kennen Sie dieses merkwürdige Gefühl, Sie streiten mit jemandem und denken, sie hätten Recht? Das kommt nur sehr selten vor, aber das gibt es. Alles eine Frage der Glaubenssätze.

Die Kategorie „Glaubenssatz" ist vielleicht die wichtigste Kategorie der Daseinslogischen Kategorien überhaupt. Unser Leben, vor allem unser gesundes Leben, ist durchsetzt von Glaubenssätzen. Böse sind Glaubenssätze, die gleich mehrere Komplikationen beinhalten. So z.B. „Gott hört, was wir denken." Nicht nur unterstellt, daß es Gott gibt (Identität), er kann sogar hören (auditiver Kanal) was ich denke (Gedankenlesen). Konsequenz für das Verhalten: Ich muß richtig sauber denken, damit Gott mich nicht bestraft. Diese Sätze sind nur deshalb kein Hinweis auf eine Psychose, weil die Anzahl der Gläubigen diese Denke als ein bekanntes Kulturmuster reklamieren können - das Muster, daß es sich um einen Glauben handelt. Dies ist das Material, aus dem Neurosen erwachsen - vorzugsweise Zwangsneurosen.

„Ich glaube, daß ich meinen Partner noch verändert bekomme." Dieser Glaubenssatz produziert die Ehekatastrophe. Um die Anzahl der Ehen und damit auch die Scheidungen zu reduzieren, müssten die Standesbeamten vor der Vermählung fragen: „Möchtest du hier anwesende Frau... den hier anwesenden Mann ... - und nun schauen Sie sich ihn noch einmal genau an - so wie er ist .., zum Ehemann nehmen ... und möchtest du hier anwesender Herr ... die hier anwesende Frau ... - und nun schauen Sie sich sie noch einmal an - so wie sie oder er hier ist - mit seinem Haarausfall und seinem Schnarchen - heiraten, bis daß der Tod euch scheidet?" Wenn der Text so lautete, dann würden viele Heiratswillige sofort aufstehen und das Standesamt verlassen.

Was das „Ja" ermöglicht, das ist der geheime, nicht ausgesprochene, aber mitgedachte Glaubenssatz „Ich bekomme sie/ihn schon noch verändert". Und das ist der große Irrtum. Männer wie Frauen kommen mit dem Anliegen in die Therapie, vom Therapeuten zu erfahren, wie man die Beziehung, gemeint ist der Partner oder die Partnerin, verändern kann. Darin steckt der Glaubenssatz, daß das geht. Wenn die Patienten verstanden haben, daß sie ihren Partner nicht verändern können, dann kommt die große Ernüchterung und der Glaubenssatz, die Therapie unter diesen Umständen nutze nichts und es kommt der Wunsch nach Beendigung der Therapie auf. Diesen Wunsch kann man leicht umkehren, indem man sagt, daß es einen einzigen Menschen gibt, den sie verändern können, sogar um 100%, und daß seien sie selbst. Das ist dann der neue therapeutische Glaubenssatz.

„Ich glaube, daß das Altwerden mir nichts ausmacht." „Ich glaube an die Gerechtigkeit, an das Gute im Menschen, an das Tier im Menschen usw."

Die Werbung preist ihre Produkte an. Wir glauben, daß sich die angepriesenen Merkmale der Produkte am Produkt wiederfinden lassen. Wir glauben, daß die Werbestrategen sich mit dem Produkt gut auskennen und daß sie sich bemühen, nichts Falsches über das Produkt zu berichten. Weit gefehlt: Die Werbestrategen fragen gar nicht nach den Eigenschaften des Produkts, möchten das Produkt nicht einmal sehen, sondern formulieren die wüstesten Lobpreisungen. „Die Deutsche Bank tut was für den kleinen Sparer“, (wirklich oder falsch?) „Exxon-Öl setzt auf erneuerbare Energie.“ (Wirklich?). „Die SPD ist eine soziale Partei.“ (Stimmt oder stimmt nicht?) Wir glauben den Lobpreisungen, ohne jemals zu überprüfen, ob das Behauptete stimmt, wir funktionieren auf der Glaubenssatzebene.

Die Glaubenssätze haben auch etwas mit Psychotherapie zu tun. Man kann folgende Glaubenssatz-Perspektive verfolgen: Die meisten psychischen Störungen basieren letztlich auf Glaubenssätzen. Eine depressive Frau klagt an: „Ich glaube, er liebt mich nicht mehr (Depression); ich glaube, ich kann das nicht (Minderwertigkeitsgefühl); ich hatte eine schlechte Kindheit (Leistungsversagen, Persönlichkeitsstörung); ich glaube, ich wiege 1000

Tonnen und bin dick (Magersüchtige); ich glaube ich kann ohne ihn nicht mehr weiterleben (Suizidalität); Flugangst (Phobie); ich muß kotzen (Missbrauch). Man könnte die meisten Krankheiten als „neurologische Stagnationen“ erklären.

Und auch Wissenschaft besteht aus Glaubenssystemen: Man glaubte an ein Ich, Über-Ich und ein Es. Als ob es das gäbe. Dann, daß der Mensch ein vernünftiges Wesen sei, dann, daß es im Universum schwarze Löcher gibt, denn das sagen ja die Astrophysiker (Stephen Hawking), daß Schwule und Lesben Fehlvarianten der Natur sind, usw. und daß die Medizin den Tod besiegen kann.

Und in der Erziehung wird vermittelt, daß der Staat die Bürger schützt (siehe Diesel-Skandal und Bankenkrise), daß Politiker und Polizisten nicht kriminell sind (muß man für beide Berufe doch kriminelles Potential mitbringen), daß Lehrer und Priester gute Menschen sind (siehe Missbrauch an Schulen und in kirchlichen Einrichtungen), daß Psychotherapeuten selbstkritische gut ausgebildete Menschen sind (vgl. den dummen Dogmatismus der Psychoanalytiker).

Fünftens: Werte:

Die fünfte „Daseinslogische Kategorie“ sind die Werte, wie z.B.: Liebe, Geld, Gerechtigkeit, Freiheit u.a. Die Werte sind die Stabilisatoren im Chaos unendlich vieler höchster Werte. Werte sind notwendig, weil sie übergreifende Motivationen zielgerecht aufrechterhalten können und damit Verlässlichkeit und Berechenbarkeit sichern. Es handelt sich wieder um einen Gestaltzwang menschlichen Existierens, dem man sich nicht entziehen kann. Qua Leben bedarf es einer Ausrichtung darüber, nach welchen angebbaren Werten Sie leben.

Sechstens: Identität:

Die sechste „Daseinslogische Kategorie" nach Dilts ist die „Identität“, und wieder handelt es sich um einen Gestaltzwang psychischen Existierens: qua

Leben geht es darum, die Frage der psychischen Not angesichts der Entscheidungsnotwendigkeit zwischen bewegter Vielfalt und festlegender Vereinheitlichung durch die Ausbildung eines „Seins" zu beantworten. Die jeweils erreichte Ganzheit (das Gefühl eines Individuums, eine abgegrenzte Einheit zu sein) muß angesichts ständig neuer Möglichkeiten, aber auch neuer Bedrohungen, beibehalten, aufgegeben oder immer wieder neu hergestellt werden. Angesichts der vielfältigen Lebensmöglichkeiten geht es um die Änderung durch Ausgrenzung von und/oder die Beibehaltung der einmal gewonnen Einheit. Doch das Gefühl, mit sich eins zu sein, setzt eine vorherige Entzweiung voraus, eine Einheit ist man erst dann, wenn man mit seinem Zwilling eins geworden ist. In welcher Ausbreitung kann sich das eigene Sein vollziehen und wo ist die Grenze der Belastbarkeit, bei der die Einheit zerspringt?

Bei der „Identität" geht es um Kontinuität eines Schicksals in der Zeit. Alle Organe meines Körpers haben gewissermaßen ein gemeinsames Schicksal: Wenn ich gehe, gehen alle meine Körperteile mit, aber auch nur meine Körperteile. Hingegen gehen die Körperteile anderer Menschen mit deren, das gemeinsame Schicksal tragenden Identitäten (Einheiten), mit. Zur Identität zählt auch die Auswahl der Gegenstände, mit denen wir uns umgeben, die Auswahl und Zurückweisung von Kleidungsstücken, die Wahl unserer Unterschrift und unserer Partner, die Auswahl unseres Kontextes, unseres Handelns, Glaubens und Bewertens aus Millionen von Möglichkeiten, das ist eine Frage der Identität. Es ist immer eine Entscheidung angesichts einer millionenfachen Wahlmöglichkeit. Das was übrigbleibt, wenn und wofür wir uns dann entschieden haben, das bin „ich". Das, was durch diese Entscheidung verfehlt wird, das ist das Andere.

Ähnlich bei Salber (III): Es geht um die Begriffe „Ausbreitung und Abgrenzung/Begrenzung", Herausbildung eines Etwas, das sich aber auf Grund der Not des Lebens auch beweglich genug halten muß, um die erreichte Ganzheit (Identität) nicht wieder zu verlieren. Es geht um den ständigen Gestaltaufbau und den ständigen Gestaltzerfall. Unsere Identität ist kein zu erreichender Seins-Zustand (Aristotelische Logik des Seinszustandes), sondern ein ständiger Zustand des metamorphosischen „Yin und Yang"-Zustandes des „Dazwischen" und „Jenseits des Narzissmus". (Freud, VIII)

Zitat: „Dieses Modell hat sich in der Struktur der indo-europäischen Sprachen niedergeschlagen, besonders im Gebrauch des Verbes *sein*. Nach Korzybski konditioniert die Aristotelische Logik und die mit ihr zusammenhängende Subjekt-Objekt-Sprache auf eine Art der Modellbildung, die der Arbeitsweise des menschlichen Nervensystems nicht entspricht und ebenso wenig der Struktur der empirisch bekannten Welt." (Jochims, S. 46)

Bei Freud findet man diese Problematik des Existierens unter den Verwandlungs-Notwendigkeiten und Verwandlungs-Möglichkeiten des primären und sekundären Narzißmus angesichts der ständigen Störungen der Einheit. Narcissus (Metamorphosen des Ovid) verliebt sich in sein Spiegelbild, also in sich selbst und hat damit die Frage nach seiner Identität beantwortet. Er wird eins mit sich selbst und muß sterben, weil er sich selbst so liebt, daß er sich auf keine weiteren Entwicklungen mehr einlassen will, weil er sich von seinem „Sein" eingenistet hat. Soll heißen, daß unsere Identität sich nur in der weiteren Offenheit für das Andere entwickeln kann.

Siebentens: Zugehörigkeit:

Die siebente „Daseinslogische Kategorie" (nicht nach Dilts, aber nach wem denn nur) ist die „Zugehörigkeit". - und wieder handelt es sich um einen Gestaltzwang psychischen Existierens. Qua Leben geht es auch immer darum zu klären, zu wem man sich zugehörig fühlt und zu welcher Parteiung man gehört. Es geht um Abgrenzung nach außen sowie um Bindung und Halt für das Wirkungsgefüge nach innen. Gelegentlich findet man die Dilts-Pyramide ohne die „Zugehörigkeitsebene". Offensichtlich können einige NLP-ler mit „Zugehörigkeit" nicht viel anfangen, scheinen diese Modalität außer Acht gelassen zu haben. Das ist wahrscheinlich auch der Grund, warum es weder im Practitioner- noch im Masterkurs ein Modul „Zugehörigkeit" gibt. Dabei gehört in dieses Modul die ganze Mutter-Kind-Trennungsproblematik nach

Rene Spitz, die „anaklitische Depression“ sowie die komplette Entwicklungspsychologie der NLPPt hinein verortet.

Bei Salber hat „Zugehörigkeit" etwas mit dem Grund-Prozeß der Aneignung, also mit der Herausbildung von Halt und des Dazugehörens zu tun. Bei Alfred Adler heißt das dann Gemeinschaftsgefühl.

In der Entwicklungspsychologie Freuds spielt die orale Phase eine zentrale Rolle. Oralität meint ein erstes Aneignen, Haben, Besitzen, Halt, Bindung, Trennung, Zufuhr und Zugehörigkeit.

Das Nuckeln am Daumen ist eine erste Aneignungshandlung, aber damit ist auch eine erste Weltordnung geschaffen: Die Welt teilt sich auf in Essbares und Nicht-Essbares. Der Lutschdaumen gehört aus dem Erlebenswirklichkeit des Kindes heraus zu ihm, dagegen gehört der eingewickelte zweite Daumen erlebensmäßig aus Sicht des Kindes und die entfernt liegende Puppe nicht zu ihm, und zwar weil das Kind unterteilt in Lutschbares und Nicht-Lutschbares. So bildet sich Zugehörigkeit oder Fremdheit heraus. In der Störung dieser Grundkategorie kann es zum „Nicht-mehr-dazu-gehören" (Hospitalismus-Phänomen) kommen.

Marianne Rosenberg hat den Vorgang der fordernden Zugehörigkeit einmal so besungen: „Er gehört zu mir, wie mein Name an der Tür". Der Erfolg dieses Liedes basiert darauf, daß es auf das Grundbedürfnis nach Zugehörigkeit anspielt.

Vor allem auch in der Politik ist die Kategorie der Zugehörigkeit zentral: Wer gehört zu uns? Wer ist zugehörig und wer ist nicht zugehörig (Parteiungen)? Der ist der Feind. Wenn es an natürlicher Zugehörigkeit fehlt, setzt sich dies hormonell gesteuert in Szene und gestaltet sich thematisch z.B. als Hooligan aus. Der Grund der Gruppenbildung ist dann egal, Hauptsache Zugehörigkeit.

Achtens: Vision:

Die achte „Daseinslogische Kategorie" nach Dilts ist die „Vision". Hier liegt der Gestaltzwang in der Tatsache, daß nichts bleibt, wie es ist, was zu der Notwendigkeit für den Organismus führt, eine Entscheidung darüber zu treffen, inwieweit Entwicklung eröffnet oder begrenzt werden kann/muß. Die Vision ist der Ort der Veränderung. Jede zu starke Selbst-Einengung von Veränderung nennen wir Neurose (z.B. Einengung in Zwangshandlungen). Jede zu große Freigabe von Einengung nennen wir Psychose (z.B. Ausweitung der Wahrnehmung unter Drogeneinwirkung).

Bei Salber heißt dies „Umbildung und Ausrichtung", ausgelöst entweder durch die Veränderung des Kontextes, der für das System nicht planbar ist, sondern plötzlich als Zufall auftritt, den es zu bewältigen gilt, indem eine Entwicklung einsetzt oder ein Verharren und Untergehen in narzisstischer Starre folgt.

Bei Freud findet sich dies unter den Metamorphosen der Phasenentwicklung, bedingt durch die „Not des Lebens."

Das Format der „Daseinslogischen Ebenen" wirkt auf den ersten Anblick zunächst einmal eher trivial, nichtssagend, beliebig und langweilig. Bei näherem Hinsehen, bei der Theorieübersetzung und dem Auffinden der in diesem Format zusammengetragenen Grundkategorien wird jedoch deutlich: Hier handelt es sich um ein ganz besonderes Format, weil es etwas „Komplettes", etwas alles Abdeckendes an sich hat. Deshalb ist es wohl nach dem VAKOG/SM-Format das zweitwichtigste Format in der NLPPt. Nach Watzlawick ist es ein Format zweiter Ordnung, das heißt, daß man sich hierauf nicht wird einigen können.

Die folgende Tabelle ist der Versuch einer Übersetzungs-Zusammenschau. Sie übersetzt die „Daseinslogischen Ebenen" der NLPPt in die Grundmodi menschlichen Seins, diese wiederum in die „Wirkungsfaktoren" (Salber, 1969, S. 65 und 129) der „Morphologischen Psychologie", diese wiederum in die vom Autor selbst entwickelte Wirkungsart und diese dann in die Grundkategorien der Freud'schen Schichtenlehre.

Schematische Übersetzungs-Übersicht:

Dilts: Daseinslogische Kategorien	**Salber: Grundmodell des Existierens**	**Salber: Grundkategorien von Wirkungs-einheiten**	**Freud: Phasenlehre**
Dilts	Salber	Salber	Freud
Vision	Werden	Umbildung	Primärer Narzissmus (Entwicklung oder Stillstand)
Zugehörigkeit	Haben	Aneignung	Oral und Oral-Sadistisch (Bindung und Forderung)
Identität	Sein	Ausbreitung	Eros-Thanatos (Narzisstische Zwei-Einheit) Erhaltung – Paradoxie
Glaubenssätze Werte	Ordnung	Anordnung	Anal und Anal-Sadistisch (Ordnung und Chaos)
Fähigkeiten	Können	Ausrüstung	Ödipal (Können / Versagen)
Verhalten	Handeln	Einwirkung	Anal- und Anal-Sadistisch (Tun/Handeln)
Kontext	Müssen	Störung/Zufall	Not des Lebens

(Salber (III) a.a.O. - Freud (VI) a.a.O.)

Die Übersetzungstabelle würde aus einer „wissenschaftlichen" Sichtweise als zu grob und von den Autoren Freud und Salber hinsichtlich ihres Werkes wohl auch als „inhaltlich falsch" bewertet werden. Ob theoretisch falsch oder nicht, es ist dies der Versuch, in den Begriffen der verschiedenen Modelle das Vergleichbare, das Einigende und nicht das Trennende zu sehen.

Versuchen wir eine weitere Übersetzung: Das Trennende und das Zugehörige bilden ein erstes Gegensatz-Paar, der Kontext und die Vision bilden ein zweites Gegensatz-Paar, das Tun und die Ordnung bilden ein drittes Gegensatz-Paar, das Können und das Sein bilden ein viertes Gegensatz-Paar.

Was man auf den ersten Blick nicht sieht ist, daß sich in diesen Gegensatzpaaren bekannte Therapieschulen verdichtet und verortet verbergen:

So z.B. Alfred Adler, der mit seiner Theorie vom „Chaos in die Handlung und von der Handlung zur Ordnung“ in das Spannungsgefüge von „Einwirkung und An-Ordnung“ hineinrutscht.

Erich Fromm (1900-1980) gehört mit seinem schon von ihm selbst hochgechunkten Thema „Haben oder Sein“ in das hiesige Spannungspaar „Zugehörigkeit und Sein“.

C.G. Jung bewegt sich zwischen Ausrüstung und Ausbreitung von Archetypen.

Eins ist typisch für das Denken im Abendland: Wir sehen das Trennende auf einen Blick, die Gemeinsamkeiten fallen uns meist jedoch nicht auf, weil wir den Blick nicht darauf richten. Wir sind mental für den Krieg geschult, nicht für den Frieden und wir haben gesehen, wo uns das hingeführt hat: zwei Weltkriege nur wegen unterschiedlicher Glaubenssätze und Betonung der Unterschiede. Und die Psychologie als Ganzes kommt nach 200 Jahren Psychologie-Geschichte mit weiteren Ausarbeitungen von immer neuen Unterschieden nicht mehr weiter. Es kommt nicht auf Spaltungen und Unterscheidungen, sondern auf die Integration des vorhandenen Wissens an. Erst wenn wir die verschiedenen Modelle ineinander übersetzen können, haben wir begonnen, sie zu begreifen. Dies wiederum ist die Voraussetzung für eine Integration der Modelle. Ein Paradox? Nein, Wirklichkeit, weil es wirkt. Der universitäre Unsinn, sich von den „verwendeten Wörtern" leiten zu lassen, alles zu zitieren, um feinste Wort-Unterschiede zu belegen, sich stundenlang in Vorlesungen und Oberseminaren mit Abgrenzungen und Definitionen zu beschäftigen und letztlich nicht zu sehen, was sie bedeuten und was man damit therapeutisch machen kann, das ist schon erklärungsbedürftig.

Etwas ist an der Tabelle wirklich „falsch" dargestellt, aber nur weil jeder qua Existierens nun mal zu irgendeiner Form finden muß. Das Fehlerhafte ist, daß der Leser den Eindruck gewinnt, alle drei Theorien würden eine gleiche äquivalente Reihenfolge der Schichten abbilden. Das ist leider nicht der Fall. Die drei Autoren stimmen in der Reihenfolge der Inhalte nicht überein. Die „Daseinslogischen Ebenen" sind von ihrem „Erfinder" Dilts im Innenverhältnis in eine bestimmte Reihenfolge gleich der Schichten einer Pyramide (bildliche Vorstellung) gebracht worden. Die Tabelle bildet diese Reihenfolge als maßstabgebend für die anderen Modelle ab.

Die Modelle von Salber und Freud sind diesem Maßstab angepasst worden und kommen damit in eine Reihenfolge, wie sie in den beiden Ursprungsmodellen so nicht zu finden sind. In der „Morphologischen Psychologie" von Salber finden wir ein Sechseck (bildliche Vorstellung) mit folgenden Begriffen in folgender Reihenfolge: Aneignung, Einwirkung, Anordnung, Ausbreitung, Ausrüstung und Umbildung.

Und bei Freud finden wir ein Phasen- oder Schichtenmodell (bildliche Vorstellung) in der festgelegten aufsteigenden Reihenfolge „primärer Narzissmus, oral, oral-sadistisch, anal, anal-sadistisch, phallisch-ödipal, Latenzphase und genitale Phase“. Die unterschiedlichen Reihenfolgen entstehen aus den verschiedenen Hinsichten, welche die Autoren mit den Modellen aufzeigen wollen.

Dilts ordnet die Grundkategorien in Hinblick auf eine Zielarbeit; Salber ordnet in Hinblick auf die Brauchbarkeit zur Beschreibung von

Wirkungseinheiten; Freud kommt über die Beobachtung der aufeinander folgenden psychischen Phasen der Kindesentwicklung zu den Grundkategorien. So kommt es, daß die Reihenfolgen und Benennungen in allen drei Modellen von der ursprünglichen Reihenfolge abweichend verschieden sind. Doch Reihenfolgen sind nur „schöne Ordnungen". Es wäre schön gewesen, wenn sich in allen drei Modellen die gleiche Reihenfolge ergeben hätte, hat sich aber nicht. Viel wichtiger und entscheidender aber ist die Tatsache, daß alle drei Modelle letztlich mit den gleichen Grundkategorien arbeiten. Dieses und die Idee der Übersetzungsarbeit sollten uns als NLPPt-ler wichtiger sein als eine schöne Begriffswahl und eine schöne Ordnung.

Unsere Bereitschaft zur Integration fußt in einem zweiten zentral wichtigen Grundformat. Dies ist das Format der „Metaposition“ und die Metaposition der Metaposition („Meta 1 – 2 – 3“). Vorstehende Übersetzungstabelle ist ein Beispiel hierfür. Es handelt sich um eine Betrachtung nicht aus der Innen-Sichtweise der Modelle, sondern um eine Sichtweise von außen auf die Modelle, also um eine Meta-Sichtweise. Der Meta-Blickwinkel der NLPPt, der Blick von außen auf die Dinge, dieses Grundformat des immer wieder in die Metaposition-Gehens, macht die NLPPt allen anderen Modellen überlegen. Die NLPPt hat hierdurch die Kraft zur Integration aller anderen psychotherapeutischen Modelle, indem sie ihnen den ihnen begründet zustehenden Platz innerhalb der Gesamtwelt der NLPPt anweisen kann. Umgekehrt betrachtet tun sich die anderen Modelle schwer, der NLPPt innerhalb ihrer Modelle einen Platz anzuweisen.

Genau diese Fähigkeit oder das Fehlen dieser Fähigkeit zur Integration verschiedener Ansätze ist ein Merkmal guter bzw. schlechter Theoriebildung. Es gibt meines Wissens kein anderes System neben der NLPPt, das in der Lage wäre, in eine Metaposition einzurücken. Alle anderen Ansätze betreiben ihre Systeme aus der assoziierten Sichtweise. Dadurch aber kommen sie zwangsläufig in eine Abgrenzungshaltung anderen Modellen gegenüber. Vielleicht ist das eine Erklärung, warum die NLPPt so breit auf Ablehnung stößt: Die anderen Modelle spüren die integrative Kraft der NLPPt, die aus der

Metaposition erwächst. Denn was haben die Erfinder der NLPPt anderes gemacht, als aus einer dissoziierten Metaposition heraus die wirksamsten Strategien abzukupfern und dadurch Integrationsarbeit zu leisten?

8.7) Axiome/Grundannahmen der Psychoanalyse und der NLPPt

Die Axiome (nicht beweisbare, aber zwingend anzunehmende Letztheiten) der NLPPt werden an dieser Stelle als bekannt vorausgesetzt (Zentrales Axiom): „Die Landkarte ist nicht das Gebiet"). Axiome sind nicht mehr hinterfragbare Annahmen, auf die ein Theoriegebäude aufgebaut wird. Die NLPPt hat sich sehr viel Mühe mit der Herausarbeitung ihrer Axiome gemacht.

In der Psychoanalyse führt die Suche nach etwaigen unbewußt unterstellten Axiomen ein eher stiefmütterliches Dasein. Explizit sind weder bei Freud noch bei Adler oder Jung psychoanalytische Axiome benannt. Wenn man „Freud Axiome" googelt, werden fast keine Einträge angezeigt. Die Psychoanalyse hat sich scheinbar nur wenige Gedanken um ihre eigenen Prämissen gemacht, sondern hat einfach drauflos therapiert und theoretisiert. David Rapaport hat dieses Fehlen von dargelegten Axiomen in seiner Darstellung der Metapsychologie Freuds (Rapaport 1970) zu korrigieren und nachzuholen versucht. In einer aufzählenden Art nennt Rapaport aber nicht wirkliche Axiome, sondern eher Gesichtspunkte, die man, von außen betrachtet, in Freuds System wiederfinden kann, wenn man den Blick darauf lenkt. Es sind dies der empirische, der organismische, der genetische, der topographische, der dynamische, der ökonomische, der strukturelle, der adaptive, der psychosoziale und der Gestaltgesichtspunkt. Man merkt, es handelt sich hierbei eher um eine Art nachträglicher Aufzählung impliziter Denkansätze (Perspektiven) der psychoanalytischen Systembildung, weniger um eine wohldurchdachte explizite Axiom-Sammlung.

Rapaport nennt dann aber doch noch vier Grundannahmen und damit also vielleicht doch noch Axiome, die für das psychoanalytische System bestimmend sind: Dies ist die Annahme eines seelischen Determinismus, die Annahme der Existenz des Unbewußten, die Annahme innerpsychischer Konflikte und die Annahme der Existenz von Trieben. Diese vier Grundannahmen sind in der Psychoanalyse auch heute noch von zentraler Bedeutung. Sie sind sozusagen die vier Grund-Axiome der Psychoanalyse.

Man kann dies daran erkennen, daß der Therapeut bei der Beantragung einer psychoanalytischen Psychotherapie im Bericht an den Gutachter immer eine Aussage hinsichtlich der vier Grundannahmen treffen muß, damit dem Antrag seitens des Gutachters mit einer Kostenzusage entsprochen werden kann. Das dem so ist oder zumindest stillschweigend erwartet wird, steht nirgendwo geschrieben, wird aber so gehandhabt. Das heißt, es gilt für jeden Patienten, gleich um welche Erkrankung es sich handelt, daß er immer an einem a) unbewußten b) Konflikt zwischen sich c) widerstreitenden d) Trieben/Systemen leiden muß. Wenn eines dieser vier Kriterien unbeantwortet bleibt, wird der Gutachter die Bewilligung der Therapie ablehnen oder um Nachbesserung bitten.

Die derzeitig in Deutschland dominierenden zwei wissenschaftstheoretisch angebundenen Psychotherapie-Verfahren (Psychoanalyse und Verhaltenstherapie) sind schon rein begrifflich-sprachlich eher veraltet. So darf man sich in tiefenpsychologisch-psychoanalytisch begründeten Psychotherapie-Anträgen immer noch nur auf bestimmte Erklärungsmuster beziehen, egal ob dieses Muster im Einzelfall zutrifft oder nicht. So muß im tiefenpsychologischen oder analytischen Antrag die Ursache einer Störung immer noch nur in den frühen Phasen einer schlechten Kindheit gefunden werden. Und der innere Konflikt muß natürlich immer ein unbewußter sein.

Hier ein Beispiel: Die Patientin hat eine Tochter, die sich bis zu ihrem 18. LJ. völlig unauffällig verhielt. Diese Tochter springt ohne Ankündigung aus dem dritten Stock und überlebt. Die Patientin, also die Mutter der Tochter, reagiert auf den Sprung der Tochter verwirrt, mit unbegründeten

Schuldgefühlen und Depression. Die Beantragung der Therapie für die Mutter darf jetzt nicht einfach mit der Diagnose "traumatisierter Zustand" begründet sein, sondern muß dem Muster folgen: (1.) unbewußter (2.) Konflikt und 3.) widerstreitende (4.) Triebe. Jetzt muß gebastelt werden, bis diese Bedingungen bei der in Rede stehenden Mutter erfüllt sind. Viel Spaß!!! Aber man wird nicht weiterkommen, denn ist es nicht völlig normal, wenn eine Mutter nach solch einem Ereignis depressiv-ängstlich reagiert, egal ob nun mit guter oder schlechter Kindheit? Wenn die Störung aber lediglich auf das zeitnahe Ereignis zurückführbar beschrieben wird, dann kann es hinsichtlich einer Kostenzusage schwierig werden.

Würde nicht eine rein auf das Hier und Jetzt bezogene nur übergangsweise geltende Akutual-Diagnose „reaktive Depression nach Traumatisierung" ausreichen? Nein, für eine tiefenpsychologisch fundierte Therapie muß die Kindheit aufgerollt werden. Und die Beschreibung der Persönlichkeit mit den Begriffen „Ich, Es, Über-Ich" sowie die Phasen „oral, anal, ödipal" sowie „unbewußter Konflikt" müssen natürlich auch in jeden Bericht hinein. Die Benutzung dieser Worte/Begriffe ist manchmal eher peinlich als wissenschaftlich. Dagegen werden NLPPt-Kategorien wie Kontext, Verhalten, Fähigkeiten, Glaubenssätze, Werte, Identität, Zugehörigkeit und Vision von den Gutachtern als Erklärungskategorien abgelehnt.

8.8) „Therapieverantwortlichkeitsverteilung" in Psychoanalyse und NLPPt

Wer übernimmt die Verantwortung für die Therapie bzw. den Erfolg der Therapie, der Patient oder der Therapeut? In der Psychoanalyse gilt die Auffassung, daß der Therapeut nur für die formale Einhaltung des Settings verantwortlich ist. Die Verantwortung für den inhaltlichen Verlauf der Therapie sowie für die Arbeit am Widerstand wird beim Patienten gesehen. Wenn die Therapie ohne Erfolg ist, sieht man den Grund hierfür in der mangelnden Bereitschaft des Patienten zur Arbeit am Widerstand. Es kommt dann in Supervisionsgruppen zu Patientenbeschimpfungen wegen mangelnder Mitarbeit, nicht aber zu Zweifeln an der Kompetenz des Therapeuten. Über diese Denkweise wird der Patient jedoch nicht aufgeklärt, da es sich um einen rational-theoretischen Gedanken (Metagedanken) handelt, der nicht Gegenstand der Therapie und auch nicht Bestandteil der Therapiesprache sein kann.

Dies ist in der NLPPt völlig anders: Hier bleibt die Verantwortung für das in Formatschritten durchgeführte neurologische Prozessieren beim Therapeuten. Dies noch einmal, weil es so wichtig ist: Wir erinnern uns, daß es zwei Ebenen, die Ebene der psychischen Geschichten (Inhalte) und die Ebene des neuronalen Prozessierens, gibt. Wirksam ist lediglich das Prozessieren auf neurologischer Ebene. Die Bearbeitung der Geschichtenebene (Reframen) ist dagegen weitgehend wirkungslos. Verstrickungen von Übertragung und Gegenübertragung spielen sich auf der Inhaltsebene ab, sind also aus NLPPt-Sicht wirkungslos. Da die Psychoanalyse die Ebene des Prozessierens nicht kennt, muß sie ihr ganzes Augenmerk auf die Inhaltsebene richten und versuchen, hier Wirkungen zu erzielen.

In der NLPPt übernimmt der Therapeut in der Auswahl und in der Durchführung der formalen Bearbeitungsschritte (Formate) eine fast alleinverantwortliche aktive Rolle (Leading). In der Konsequenz übernimmt der Therapeut damit die volle Verantwortung auch für den Erfolg der Therapie. Nicht mehr der unwillige Patient, der nicht an seinem Widerstand arbeiten will, ist verantwortlich, sondern der Therapeut, der die falschen Formate und falschen Schritte gewählt hat, oder der es versäumt hat, die Widerstände durch Prozessieren zu entmachten oder zumindest zu umgehen. Hier nähert sich die NLPPt wieder dem medizinischen Operationsmodell. Der Therapeut ist ein Arzt, der mit Formaten und Worten operiert.

Ein Beispiel zur psychoanalytischen Position: Ich habe einmal ungewollt ein Gespräch zweier Psychoanalytiker mitgehört, die anlässlich eines Abendvortrages auf den Stühlen vor mir platznahmen und die Wartezeit bis zum Veranstaltungsbeginn mit Palavern verkürzten. Sie diskutierten einen

„Fall“ besonderer Widerständigkeit. Der Patient leide unter psychogener Karies (Zahnfäule), leugne aber die psychische Verursachung. Alle Versuche, ihm das plausibel zu machen, seien am starken Widerstand des Patienten gescheitert. Beide Analytiker waren sich einig, hier einen besonders hartnäckigen Fall vor sich zu haben. Beide waren sich auch einig, daß der Patient ja ein böser Schelm sei, weil er die therapeutischen Angebote nicht genügend annehme. Hier wird die Verantwortung für das Gelingen der Therapie beim Patienten gesehen. Der Therapeut kann gar nicht falsch liegen. Der Therapeut denkt im Traume nicht darüber nach, ob er vielleicht falsch liegt.

Anders in der NLPPt: Hier übernimmt der Therapeut die Verantwortung, auch die zeitökonomische Verantwortung, und verfährt nach dem Satz: „Wenn du in einer Sache nicht weiterkommst, mach etwas anderes.“

Zu den Veränderungen, die sich aus dem Paradigmenwechsel der NLPPt ergeben, gehört auch, daß in der Therapie wieder gelacht werden darf. Unter dem Einfluss des Abstinenzgebotes durfte im Rahmen der psychoanalytischen Therapie nicht gelacht werden. Der Therapeut könnte ja durch das Lachen seine inhaltliche Neutralität verlieren und für den Patienten „sichtbar“ werden. Um dies zu vermeiden, gab man der psychoanalytischen Therapie eine tief ernste, ja depressive, Verfassung. Wenn man darüber nachdenkt, was das hirnneurologisch bedeutet, wird einem übel: „Das Gehirn stellt das her, woran es denkt.“ Denkt das Gehirn, daß die Heilung eine ernste und keine lustige Angelegenheit ist, dann stellt das Gehirn eine ernste und eher depressive Verfassung her, arbeitet also noch in die Depression hinein, statt aus der Depression heraus. Wie will man in dunkler Verfassung die Helligkeit von Lebensfreude entstehen lassen?

8.9) „Traumtheorie" der Psychoanalyse und der NLPPt

8.9.1) Psychoanalytische Traumtheorie

Es ist jetzt 119 Jahre her, da erschien im Jahre 1900 die „Traumdeutung" von Sigmund Freud. Dieses Buch ist seither heftig umstritten. Bei den Psychoanalytikern gilt die Traumdeutung als der Königsweg zum Unbewußten, bei den anderen psychologischen und psychotherapeutischen Schulen wird dieses Buch für unwissenschaftlich gehalten und deshalb bis heute einfach ignoriert.

Das Entscheidende beim Traum nach Freud: Der Traum ist der Hüter des Schlafes. Er erfüllt diese Aufgabe, indem er dem Schläfer eine halluzinatorische Wunscherfüllung verschiedener Wünsche präsentiert, so daß die Botschaft lautet: Du kannst ruhig weiterschlafen, denn es ist alles in Ordnung. Entscheidend für die Schlafverfassung ist die Unterbrechung des Zugangs zur Motorik, denn wäre die Motorik nicht ausgeschaltet, würden wir motorisch aktiv umhergehen, dabei körperlich anstoßen, uns verletzen und nicht mehr schlafen können, weil die Wachheit des Sehens und Hörens wieder die Führung übernehmen müssten. Wir würden aber auch aufwachen, wenn die Wunscherfüllung unverstellt dargestellt würde, weil wir dann die Wunscherfüllung sofort anpackend genießen wollten.

Der Traum ist also ein Vermittler zwischen Wunscherfüllung und Aufschub eines wachen Genießen-Wollens. Die Traumarbeit stellt den Wunsch des Traumes bildlich sowohl als erfüllt wie auch bildlich als doch noch nicht so ganz erfüllt dar. Das heißt für den Schlafenden so viel wie: Alles wird gut (Verharmlosung), du kannst weiterschlafen. Die von der Traumarbeit hergestellte Traumgeschichte ist eine Vermischung der verschiedensten Wünsche - Wünsche von den Vortagen wie auch ältere Wünsche. Da es nicht so ohne weiteres möglich ist, die verrücktesten Wünsche in eine seelenlogische Geschichte verknüpfend einzuweben, muß die Geschichte halt Sprünge machen, was den Träumen ihr skurriles Aussehen verschafft.

Was macht Freud nun in der Traumanalyse mit der inhaltlichen Traumgeschichte? Liest er da die Zukunft ab, oder macht er sich seine eigenen Gedanken dazu und behauptet darin die Vergangenheit des Träumenden lesen zu können? Nein, das tut er nicht. Sondern er geht methodisch aber gemäß seiner Traumtheorie ans Werk:

Weil sich in der Traumgeschichte mehrere Wünsche verbergen, suchte er nach einem Verfahren, diese Wünsche wieder einzeln sichtbar zu machen. Deshalb zergliederte er die Traumgeschichte zunächst in seine Einzelteile. Dann ließ er den Träumenden zu jedem Teilstück frei assoziieren. Dabei ergeben sich zu jedem Teilstück die verrücktesten Einfälle und Erinnerungen, die mit der Logik der erzählten Traumgeschichte scheinbar nichts mehr gemein haben, die aber unerledigtes und auf Lösung und Schließung drängendes Material beinhalten, sei es von den Vortagen oder weit zurückliegend. Dieses Material wird dann mit dem Träumenden besprechbar und in einen Austausch gebracht. Durch diese Besprechung eröffnet sich dann der „Sinn" des Traumes. Soweit Freud.

8.9.2) NLPPt-eigene Traumtheorie

Wie nun könnte eine NLPPt-eigene Traumtheorie aussehen? Erster psychotherapeutischer Gedanke: Traumentmachtung durch Umschreiben der Traumgeschichte. Das ist ein Verfahren, das völlig auf der Ebene der Geschichten, und damit hinter den NLPPt-Möglichkeiten zurückbleibt. Aus der Logik der NLPPt heraus sind Träume nichts anderes, als ein ganz normales neuro-psychisches Material. Allerdings ist der Zugang zur Motorik (Handlung) (DLSM) im Schlaf unterbrochen.

Freud sagt, Träume seien halluzinatorische Wunscherfüllungen. Von Seiten der NLPPt kann man dieser Zuschreibung folgen, muß es aber nicht. „Wunscherfüllung" heißt in der NLPPt etwas nüchterner „Zielerreichung" oder „Erfüllung einer Vision". Gemeint ist das Gleiche. Und halluzinatorisch? Auch damit kann die NLPPt leben, denn was ist eine Halluzination? Ein VAKOG/SM-Gebinde, das ohne Vorliegen einer Reizvorlage alle Anzeichen einer Realität hat, ist ein psychotisches Dasein. Nun ist es in der Denkweise der NLPPt und aus der Denkweise der Spiegelneuronen prinzipiell egal, ob die Neuronen auf Grund der Wachwahrnehmung oder trotz Fehlens einer solchen objektiven Reizgrundlage (Schlaf-/Traumzustand) mit VAKOG/SM-Impulsen befeuert werden - beides sind neurologisch substituierbare Impulse, beides sind neuronale Reizimpulse mit Bildgebungen auf der Geschichtenebene.

Ausgangspunkt der Überlegungen seitens der NLPPt ist die Beobachtung, daß VAKOG/SM rund um die Uhr immer auf Empfang geschaltet ist. Dies ist phylogenetisch und ontogenetisch sehr sinnvoll zum Überleben der Art, ist doch durch die Träume sichergestellt, daß eine innere Hab-Acht-Stellung auch für den Fall einer äußeren Bedrohung aufrechterhalten bleibt. Die Systeme sind sozusagen im Standby-Modus und können daher bei objektiv „hörbarer" oder „sichtbarer" Gefahr die Systeme aus dem Schlaf in den Wachzustand hochfahren, weil diese Systeme ja nie wirklich abgeschaltet, sondern nur schlafabgesenkt sind.

VAKOG/SM ist also ständig auf Empfang, einfach dadurch, daß einige Kanäle nie vollständig ausschalten. Hierzu benutzt der Organismus einen Trick: Er sorgt ganz einfach dafür, daß wir immer etwas sehen oder zu sehen bekommen, auch dann, wenn wir die Augen schließen. Genauer gesagt sehen wir dann nicht äußere Bilder, sondern im Schlaf produzieren wir innere Bilder und Bilderfolgen (Filme), was man dann bildhafte Vorstellung nennt. Man kann davon ausgehen, daß diese inneren Vorstellungen von der Intensität des Eindrucks her deutlich schwächer (ca. 75% schwächer) als die Bilder sind, die wir beim Sehen mit geöffneten Augen haben. Die innere Vorstellung erfüllt also ganz hervorragend das Ziel, daß das neurologische System sowohl schläft, wie gleichzeitig auch wacht.

Auch der auditive Kanal ist immer offen oder in Produktion. Entweder hören wir etwas, nämlich dann, wenn es tatsächlich etwas objektiv zu hören gibt, oder wir empfangen keinen von außen kommendem auditivem Input, dann gehen sofort innere Gedanken los, so als würden wir mit unserer eigenen Stimme mit uns reden. Manchmal ist es dann so, als stünden wir mit Rede und Gegenrede in einem inneren auditiven Dialog.

Körpergefühl, Riechen und Schmecken sind zwar auch auf Empfang, produzieren aber im Falle fehlenden Reizeingangs keine kompensatorischen Eigenproduktionen.

Wenn wir schlafen wollen, suchen wir uns eine ruhige Zone aus und schließen die Augen. Das Gehirn geht in den Schlafmodus (Schlafverfassung) und produziert nun schwache Bilder und schwache Sätze (Gedanken/Denken). Bei manchen Menschen ist das eigenproduzierte Signal so schwach, daß sie es nicht wahrnehmen können. Interessanterweise haben diese Menschen häufig Schlafstörungen, was völlig verständlich ist, wenn man bedenkt, daß diese Menschen keine Warnanlage gegen reale Bedrohungen haben und in diesem Zustand - phylogenetisch - gesehen, aus Angst vor archaischer Bedrohung, einfach nicht wegdämmern wollen/können.

In dieser Schlafverfassung hat das Gehirn auf alle möglichen Areale und Neuronen-Netzwerke Zugriff, also auch auf alle Einspeisungen, die Vergangenheit, die Gegenwart und die Zukunft betreffend. Nach dem Hebb`schen Gesetz ist das ein günstiger Moment, in dem sich jetzt Alles mit Allem verbinden lässt: Gegenwärtiges mit Vergangenem, Zukünftiges mit Gegenwärtigem, Vergangenes mit Zukünftigem. All dies geschieht nicht nur auf der neurologischen Ebene, sondern parallel (physiologisch-psychische Parallelität) auch auf der psychischen Ebene, und zwar mit den dienstbereiten Kanälen V und A (VAKOG/SM).

Das Ergebnis dieser „Einstellung" ist der Traum. Wenn sich neuronale Verbindungen herstellen, die mit eingespeicherter Angst verbunden sind, kommt es zum Angst- und/oder zum Wecktraum. Dies deshalb, weil eine Spiegelneuronenzelle nicht zwischen realer äußerer und imaginierter innerer Wahrnehmung (Bedrohung) unterscheiden kann. (Spiegelneuronen speichern eine reale Handlung, eine Wahrnehmung der Handlung und eine Vorstellung der Handlung in ein- und dergleichen Zelle, d.h. die einlaufenden Sinnesreize sind neurologisch gleich, sind also auch substituierbar). Neurologisch gesehen haben wir dann verschiedene schwach feuernde Areale, die Alles mit Allem vernetzen und der Psyche die Aufgabe überlassen, diesen neurologischen Arealen Bilder, Sprache, kinästhetische Sensationen sowie Gerüche und Geschmackseindrücke zuzuordnen, und diese dann mit netten Geschichten untereinander zu verbinden, was man dann einen „Traum" nennt.

Bei diesen ad-hoc-Verbindungen kommt es zu guten Geschichten, aber auch zu schlechten Geschichten. Wenn die Geschichten-Produktionsabteilung versagt, kommt es zu wirren und merkwürdig verstellten Traumstücken, arbeitet die Produktionsabteilung gut, können auch sehr schöne und in sich schlüssige Träume entstehen. Wenn die konstruierten Geschichten zufälligerweise mit (für den Schlafenden) angstvollen Themen zu tun haben, weckt uns der Organismus. Wenn solche Angstträume als „Gehirnautobahnen" von Nacht zu Nacht den Schlaf stören, dann haben wir einen behandlungsbedürftigen Wiederholungs- und Wecktraum vor uns.

Nun zur Psychotherapie: Wie behandle ich einen ständig wiederkehrenden Angsttraum und/oder Wecktraum im Rahmen der NLPPt? Bei der Störung handelt es sich ja vornehmlich um eine Störung auf visueller Ebene: Die Bilder kommen immer wieder, wodurch wir einen Wiederholungstraum haben. Hier kann durchaus der Gedanke auftreten, daß es sich beim Wiederholungstraum vergleichbar eines Symptoms wie nach einer Traumatisierung handelt. Als probates Verfahren böte sich deshalb hier EMI/EMDR an. Um das machtvolle EMI/EMDR-Format jedoch im Rahmen einer Gesamttherapie nicht zu früh zu verheizen, bietet sich auch ein handwerklich umständlicheres, aber gleichwohl sehr wirksames Format an.

Dieses Format, das mir bisher in der NLPPt-Literatur so nicht vorgekommen ist, nenne ich jetzt einfach einmal „Traumgeschichten-Bestgestaltung“ (s.u.). Damit ist gemeint, daß wir den Traum nicht von der neuronalen, sondern von der psychischen Ebene aus betrachten und ihn so nur noch als eine Geschichte sehen, die wir durch Umschreiben und damit ohne weiteren Formateinsatz bestens in ihrem Verlauf verändern und damit entmachten können.

8.9.2.1) NLPPt und Traumbestgestaltung

Ein schlafstörender und immer wiederkehrender Wecktraum (Angsttraum) kann mit NLPPt beseitigt oder aufgehoben werden. Dabei gehen wir nicht so mystisch vor, wie wir es von Freud kennen, sondern wir gehen eher physikalisch nach einem Baukastensystem vor. Die Schritte im Einzelnen:

- Schritt eins: Angsttraum komplett erzählen lassen und schriftlich exakt festhalten (wie bei Freud).
- Schritt zwei: Traum in seine Teilstücke zerlegen (wie bei Freud: Traum-Elemente bilden).
- Schritt drei: den Traum in einen gewünschten und einen unerwünschten Teil aufspalten (Traum-Elemente bilden).
- Schritt vier: Wunschersatzstücke für die unerwünschten Teilstücke konstruieren (neue Traum-Elemente und neue Traum-Richtung).
- Schritt fünf: Unerwünschte Teilstücke mit Swish-Technik durch gewünschte Teilstücke ersetzen (Traum-Elemente austauschen und Richtung festlegen).
- Schritt sechs: Neue Traumgeschichte ökologisch checken (nach unbemerkten Störstellen suchen).
- Schritt sieben: Neuen Gesamttraum geschichtenlogisch/seelenlogisch checken und glätten (Zusammenhang herstellen).

- Schritt acht: Neuen Traum mit offenen Augen auf einer Leinwand mehrfach hin und zurück und in verschiedenen Schnelligkeiten zur Glättung ablaufen lassen (Zusammenhang stärken).

- Schritt neun: Neuen Traum mit geschlossenen Augen mehrfach hin und zurück und in verschiedenen Schnelligkeiten ablaufen lassen (Zusammenhang stärken).

Dieses Format ist nicht wirklich etwas Neues. Es besteht lediglich aus einer Anwendung bekannter NLPPt-Techniken auf den Traum.

Ich habe dieses Format an drei Patienten durchgeführt. Das Ergebnis war ein bleibender stabiler Erfolg. Alle drei konnten sich daran erinnern, daß der Traum nächtens zwar zunächst wieder mit seinem unveränderten Anfangsstück losging, daß er dann aber einen anderen, jetzt nicht mehr erinnerbaren, Fortgang genommen hat.

Wie geht die NLPPt also mit Träumen um? Nun, nicht anders als sie auch mit allen anderen Produktionen und neurologisch gesteuerten Geschichten umgeht, nämlich respektlos. Wir fragen nicht nach dem Sinn des Traumes oder der Bedeutung der Geschichte. Wir halten uns also von jeder psychoanalytischen Gegenstandsbildung fern. Unser Vorgehen ist stattdessen von den „Hebb`schen Gesetzen" abgeleitet: Wir wissen von den Hebb`schen Gesetzen, daß sich im Gehirn Alles mit Allem verbinden lässt und daß diese Verbindungen dann mit einer schönen Geschichte in eine psychische Hülle verpackt wird. Und wir, psychologisch geschult, fallen auf dieses Bedürfnis nach einer geglätteten Geschichte natürlich nicht mehr herein. Nein, wir gehen respektlos mit den psychischen Geschichten um, sehen in den Geschichten an dieser Stelle einfach nur „G`schichten", würde der Bayer sagen.

Wir gehen anders vor. Zunächst zerlegen wir die Geschichten in ihre Bestandteile, so wie ja auch Freud den Traum zunächst in seine Bestandteile zerlegte. Wir gehen dann aber nicht auf Suche nach verborgenen Sinnzusammenhängen (Psychischer Realismus), sondern wir erinnern uns, daß wir Konstruktivisten sind, d.h., wir konstruieren den Traum einfach um, machen ihn seelenlogisch passend und gehen davon aus, daß diese Neukonstruktion genauso „wirk-lich" ist wie jede andere Konstruktion. Das ist das Schöne: Habe ich mich einmal festgelegt, die Welt sei eine Konstruktion, dann kann ich munter umkonstruieren. Wir schneiden Angstsequenzen einfach heraus, konstruieren uns andere Ersatzsequenzen, die uns einfach besser gefallen, setzen sie mit dem akzeptierten Traumanfang zusammen, designen die so entstehende Geschichte neu, bis sie so richtig rund ist wie ein guter Kino-Film, und transportieren ihn abschließend ins neuronale Netz. Das ist wie Bauklötzchen bauen, wie Psychophysik, wie Seelenkubismus (Salber ca. 1981).

Wichtig ist, daß der Traumanfang mit seinem ersten Bild immer bestehen bleibt. Dies ist nämlich die Anlegestelle (Port) des Wiederholungstraumes. Wenn die nächtliche Regung den Angsttraum wiederbeleben will, wird sie das so tun, daß sie nach dem alten Geschichtenanfang und seinem neuronalen Äquivalent (den Port oder den Pfad) sucht. Dieser Anfang muß natürlich auffindbar sein, sonst ist der Traum ja überhaupt nicht mehr ladbar, folglich auch nicht über das neu konstruierte und eingefügte Traumstück abführbar. In diesem Falle besteht die Gefahr, daß die so heimatlos gewordene Angstregung einen anderen neuen Angsttraum generiert und nichts wäre damit gewonnen.

8.9.2.2) Behandlung von Wiederholungsträumen mit NLPPt

Sollte die Traumbehandlung nicht zum erhofften Erfolg führen (vielleicht weil die vorbereitende Bearbeitung auf der Geschichtenebene zu kurz greift), setzen wir die Traumveränderung durch Einsatz von Submodalitätenarbeit fort.

Eine andere Möglichkeit zur Entmachtung des Traumes besteht darin, den Traum in seine einzelnen Bilder zu unterteilen und dann jedes dieser Teile mit Submodalitätenarbeit strukturell, meint neurologisch, zu bearbeiten. Man könnte diese Arbeit auch als Traumarbeit im psychoanalytischen Sinne bezeichnen. Denn was macht die Psychoanalyse mit den Teilstücken des Traumes? Sie fordern den Träumenden auf, zu den Einzelstücken jeweils so viele Einfälle zu produzieren wie möglich. Was heißt das? Heißt das nicht, daß die Psychoanalyse zu jedem Bild eine Kette von inhaltlich submodalen Einfällen produzieren lässt? Die Psychoanalyse arbeitet inhaltlich, was sich an dieser Stelle wieder darin zeigt, daß sie von den Bildern ausgehend nach weiteren inhaltlichen Bildern suchen. Die NLPPt arbeitet hier bekanntermaßen formal, indem sie die Bilder größer, kleiner, farbig, schwarz-weiß ... usw. werden lässt. Darauf wiederum kommt die Psychoanalyse nicht, weil sie sich nur inhaltlich versteht. Und die NLPPt? Nun, die NLPPt hat mehr Freiräume, soll heißen: Indem die NLPPt an dieser Stelle einmal über ihren theoretischen Schatten springen und sich auch um die Inhalte kümmern würde, wäre sie ganz plötzlich zur Psychoanalyse werden. So dicht liegen die Dinge manchmal beieinander.

9) Einordnung der NLPPt in die Struktur der Psychiatrie

Psychiatrie hat ihr Aufgabenfeld in der Behandlung von Krankheiten. Es steht seitens des Konstruktivismus die Frage im Raum, ob nicht auch der Krankheitsbegriff ein künstlicher und von Menschen „gemachter“ und konstruierter ist, und ob es nicht sinnvoll sei, diesen „gemachten“ Psychiatriebegriff einschließlich der gemachten Diagnoseschlüssel und der Krankheitsbilder einzustampfen, die Kliniken zu schließen und die ehemals als krank definierten Insassen als gesund nach Hause zu entlassen.

Ich bekenne mich zum derzeitigen Zeitpunkt (noch) zum dreigliedrigen System der Psychiatrie - in dem unter der Überschrift „Normvarianten des seelischen Geschehens“ die der Psychologie zugeteilte Gruppe der psychischen Erkrankungen genannt wird, die als psychotherapeutisch angehbar ist. In der Arbeit mit dieser Gruppe kann die Psychotherapie a) die Frage der reinen neuro-psychischen Konstruiertheit dieser Erkrankungen oder b) den neurologischen Status der Neurotransmitterkonstellation - einschließlich der Auswirkungen auf die Psyche - wunderbar im zugewiesenen Zuständigkeitsbereich klären.

9.1) Psychiatrischer Krankheitsbegriff und NLPPT

Der psychiatrische Krankheitsbegriff (Morbus) ist an drei Kriterien geknüpft, a) der plötzliche Einbruch der Erkrankung, b) der eigengesetzliche Verlauf der Erkrankung sowie c) das Nichtvorhandensein eines verstehbaren Sinnzusammenhangs der Symptome - jedoch mit einer Erklärung der Erkrankung. Wenn wir also ein depressives oder angstbesetztes Krankheitsbild vor uns haben, dann entscheidet sich die Frage nach der Art der Erkrankung (neuro-psychisch oder körperlich) daran, ob der Patient a) von einem plötzlichen Einbruch oder einem schleichenden Geschehen, b) von einem bekannten eigengesetzlichen Verlauf mit oder ohne Eingriffsmöglichkeit und c) von einem verstehbaren Entstehungszusammenhang berichtet oder nicht.

9.2) Dreigliedriges System der psychiatrischen Erkrankungen: „Exogene", „Endogene" und die, „Normvarianten des psychischen Geschehens"

Die psychiatrischen Krankheiten werden seit Karl Jaspers in eine dreigliedrige Ordnung gebracht: In dieser dreigliedrigen nosologischen Ordnung werden die „exogenen Psychosen" von den „endogenen Psychosen" und diese beiden von den „Normvarianten des seelischen Geschehens" unterschieden.

Bei den exogenen (von außen bewirkten) Erkrankungen handelt es sich um Erkrankungen, die in den Bereich der medikamentösen Medizin fallen.

Etwas anders ist es bei den endogenen Erkrankungen. Diese gehören zwar in den Bereich der Medizin, die Lebenswirklichkeit praktiziert aber haufenweise Kostenzusagen für psychologische Psychotherapien. Eine Erklärung dafür gibt es nicht, außer daß der Arzt und die Kassen eine heimliche Allianz der Verschwiegenheit gebildet haben, um der Nachfrage nach Psychotherapie etwas entgegen zu setzen.

Die „Normvarianten des psychischen Geschehens" werden nicht als Krankheiten, sondern als psychische Störungen geführt. Man kann sagen, daß bei den „Normvarianten" nur die Software, nicht aber die Hardware, defekt ist.

Der Begriff „Krankheit" ist der körperlichen Erkrankung vorbehalten. Diese Abtrennung ist insofern hilfreich, als sie den medikamentös-medizinischen vom psychotherapeutischen Bereich abgrenzt.

Die als Normvarianten zusammengefassten psychischen Störungen werden vereinheitlichend auch als „neurotische Störungen" bezeichnet. Damit ist der

Begriff „neurotische Störung“ zweimal im System, einmal als Kategorie und noch einmal als Mitglied der Klasse - was unzulässig ist.

Die exogenen und endogenen psychischen/psychiatrischen Erkrankungen sind - und das gilt für alle Psychotherapie-Schulen, so auch für die NLPPt, psychotherapeutisch nicht angehbar. Daß dies im Bereich des Alltags anders praktiziert wird, das bleibt unerkannt, versteht sich. Wer etwas anderes behauptet, leidet an Megalomanie oder ihm fehlt jedwede Erfahrung mit der Psychiatrie. Die endogenen Erkrankungen fallen deshalb weitgehend in das Fachgebiet der psychologischen Therapeuten.

Allerdings gibt es neben den exogenen wie neben den endogenen psychiatrischen Erkrankungen psychische Schwierigkeiten, die sich als Auswirkungen des Lebens mit oder als direkte Folge einer psychiatrischen Erkrankung verstehen. Solche Folgen werden als „Anpassungsstörungen“ zusammengefasst. Diese Anpassungsstörungen sind psychischer Natur, weil „reaktive Verarbeitungsstörung als Folge einer anderen erlittenen Störung“ als Anpassungsstörungen nach nicht verarbeiteter eigener exogener oder endogener Erkrankung.

Während die exogenen und endogenen Erkrankungen psychotherapeutisch nicht oder nur sehr schwer angehbar sind, stimmt dies nicht für die - mit ihnen verbundenen psychischen und als neurotisch eingestuften - Anpassungsstörungen. So bekommt der exogen erkrankte Mensch zwar keine Psychotherapiebewilligung hinsichtlich der exogenen und endogenen Haupterkrankung, wohl aber besteht ein Anspruch hinsichtlich des „neurotischen Umgangs“ mit der exogenen und endogenen Haupterkrankung.

Die NLPPt reklamiert, wie alle anderen psychotherapeutischen Schulen, Fachkompetenz nur für die Behandlung der „Normvarianten des psychischen Geschehens“, also im weitesten Sinne der neurotischen Erkrankungen. Wenn aber gelegentlich eine Kostenzusage zur Behandlung einer „endogenen“ Depression bei schwieriger Differentialdiagnose oder aber eine „Anpassungsstörung nach Unfall“ im Briefkasten liegt, dann nehmen wir den Auftrag an.

Psychotherapeuten sollten nicht enttäuscht sein, „nur" für die Normvarianten und nicht für die schweren exogenen Erkrankungen zuständig zu sein. Bei diesen exogenen Erkrankungen ist psychotherapeutisch nichts auszurichten. Man sollte dies nicht als Kränkung sehen: Es sind zwar „nur" die „Normvarianten", die therapeutisch angehbar sind, doch sollten wir demütig sein. Die „nur"-Bereiche haben es in sich.

9.3) Nosologie, Ätiologie, Diagnose

Hinsichtlich der Klassifikation psychiatrischer Erkrankungen unterscheidet die Psychiatrie zwischen der Nosologie (Lehre von der Systematik und der Einteilung der Krankheiten in Krankheitsklassen), der Ätiologie (Ursachen der Erkrankungen) und der Diagnostik (Identifikation und Zuordnung von Krankheiten und Symptomen).

In Hinblick auf die Nosologie schließt sich die NLPPt den bestehenden Einteilungen der psychischen Krankheiten an, so wie sie von Karl Jaspers in seiner „Psychopathologie" 1913 vorgeschlagen wurden, zumal man diesem Ordnungsrahmen bisher nichts Besseres entgegensetzen konnte.

Die Ätiologie (Ursache) jeder Erkrankung kann im Körper selbst liegen (endogen), oder verdankt ihre Existenz äußeren (exogenen) Einwirkungen auf den Körper. Die von außen kommenden Einwirkungen können physikalischer, biologischer, chemischer oder psychischer Art sein,

Bei den endogenen Psychosen ist die Verursachung noch unklar. Die Kriterien „plötzlicher Einbruch", „eigengesetzlicher Verlauf" und „Nicht-verstehbarkeit" sind jedoch als erfüllt anzusehen. Vieles spricht deshalb dafür, daß es sich hierbei doch, anders als bisher vermutet, um exogene Erkrankungen handelt - nur daß man die körperliche Ursache noch nicht gefunden hat. So ist es ja mit einer ganzen Reihe von Krankheiten gewesen (Tourette-Syndrom, Tinnitus).

Aber die Wissenschaft sucht weiter: So hat sich z.B. herausgestellt, daß therapieresistente Depressionen mit dem Antibiotikum Minocyclin gut behandelt werden können, was auf einen bisher noch nicht erkannten entzündlichen körperlichen Prozeß als Ursache hindeutet. Würde sich dieser Zusammenhang als zutreffend herausstellen, dann würde dies das dreigliedrige System der Psychiatrie sehr erschüttern.

Insofern sich das NLP als Coaching versteht, muß es zu den Begriffen „Nosologie", „Diagnostik", „Ätiologie" keine Stellung beziehen. Insofern das NLP jedoch mit einem psychotherapeutischen Anspruch auftritt, sich dann NLPPt nennt, sich selbst als eine „sprechende Medizin" versteht und eine Kassenzulassung anstrebt, muß die NLPPt sich früher oder später (jedoch je früher, desto besser) zu diesen drei Kategorien erklären müssen. Auf jeden Fall aber müsste sich die NLPPt in den Fragen der Diagnose-Erstellung fachlich versiert erweisen. Denn eines ist klar: ohne Diagnose, vielleicht noch mit einer Diagnose-Antihaltung ausgestattet, gibt es keine Zulassung.

Die Diagnostik, als zwischen Nosologie und Ätiologie gelagert, ist der eigentlich interessanteste Arbeitsbereich. Auf der einen Seite haben wir die Krankheitsbilder, die hier als bekannt vorausgesetzt werden. Auf der anderen Seite haben wir die Symptome, die hier ebenfalls als bekannt vorausgesetzt werden. Interessant ist nun die Zuordnung von Krankheitsbildern und Symptomen.

Bei Wikipedia (https://de.wikipedia.org/wiki/Nosologie) findet sich zur Diagnoseerstellung das folgende interessante Beziehungsgeflecht: „Die Einteilung, Benennung und Erkennung (Diagnose) einer Krankheit kann nach folgenden Gesichtspunkten erfolgen:

- nach Symptomen (Symptomatologie)
- nach Beobachtung des Krankheitsverlaufs und der Vorhersage des Ausgangs einer Krankheit (Prognose),
- nach der Häufigkeit (Epidemiologie),

- nach pathologisch-anatomischen Befunden (Pathologie),
- nach spezifischen gestörten Funktionen (Pathophysiologie),
- nach Entstehung und Entwicklung einer Krankheit (Pathogenese),
- nach bildgebenden Verfahren bei einem betroffenen Organ,
- nach der Ursache (Ätiologie),
- nach dem Ansprechen auf bestimmte Therapien (ex iuvantibus - „Klärung der Diagnose vom Heilerfolg her“).

Was die exogenen und endogenen Krankheiten anbelangt, so ist die NLPPt gut beraten, sich hierzu gar nicht erst einzumischen, denn es handelt sich um das Gebiet der Medizin. Die NLPPt kann sich nur zu dem Bereich der „Normvarianten des psychischen Geschehens“, also den psychischen Störungen, äußern. Indem die NLPPt das dreigliedrige System der Psychiatrie zur Herstellung einer klaren Fach-Kommunikation für ihre Bereiche übernimmt, hat sie automatisch auch die nosologische Frage (exogen, endogen, Normvarianten) mitentschieden.

Nosologie und Diagnostik sagen aber noch nichts über die Ätiologie (Theorien über die Ursachen der Erkrankungen/Störungen), insbesondere nicht der neurotischen Erkrankungen aus.

An der Frage der Ätiologie neurotischer Störungen scheiden sich gelegentlich die Geister. Die einen sehen als Ursache biochemische Prozesse am Werk, andere vermuten psychische Traumata, wieder andere sehen unbewußte Konflikte als Ursache. Letztlich ist die ätiologische Frage mit Glaubenssätzen besetzt. Jede psychotherapeutische Schule hat - und selbst wenn dies unbewußt ist - ein jeweils eigenes Grundverständnis vom Zustandekommen einer psychischen Störung. Watzlawick würde sagen: „Willkommen auf der Wirklichkeitsebene zweiter Ordnung, hier gibt es Zerwürfnis und Streit.“

Die Unterschiede in der Ursachen-Vermutung sind allerdings von Belang, weil aus ihnen unterschiedliche Konsequenzen für die therapeutischen Vorgehensweisen erwachsen. Gehe ich von einer endogenen Ätiologie aus, dann muß in der Regel zumindest die Frage einer Begleitmedikation geklärt sein.

Je nach Therapie-Schule verläuft eine Sitzung völlig anders. So z.B. die Psychoanalyse: Weil die Psychoanalyse ein ätiologisches Funktionsmodell von „Sinn", von verlorenem „Sinn" und wieder hergestellten „Sinn" hat, muß ihr ätiologisches Modell ein solches von gestörtem „Sinn" sein. Es geht in der Psychoanalyse um „Sinnentwicklung" sowie deren „Komplikationsmöglichkeiten", aus denen sich Konstruktionsprobleme psychischer „Sinnentfaltung" (Konflikte) ergeben können, die es zu bewältigen gilt (Abwehrmechanismen). Die Sinnbindung zeigt sich spätestens an der sinnbezogenen Aufgabenstellung von Ich/Über-Ich/Es und deren sinnhaften diversen Regulations- und Ablaufmöglichkeiten (z.B. Fixierung, Widerstand, Verdrängung, Regression). Daraus kann man dann eine psychoanalytische Ätiologie entwickeln.

Es gibt natürlich auch Theorie-Schulen, die sich um ätiologie-theoretische Überlegungen erst gar keine Gedanken machen und eine „Wilde Theorie" bzw. „Wilde Therapie" betreiben. Dennoch haben diese Schulen aber eine unbemerkt implizit mitgedachte Ätiologie, ob sie das nun wollen oder nicht. Diese mit einer therapeutischen Intervention unbemerkt mitgedachte Ätiologie kann man an den theoretischen Äußerungen oder an der Vorgehensweise der betreffenden Psychotherapie ablesen. Wenn z.B. eine Relaxationstherapie empfohlen wird, dann wird unbewußt unterstellt, daß die Störung ätiologisch auf einer Verspannung beruht, die man durch aktive körperliche Entspannung glaubt rückgängig machen zu können.

Habe ich eine „Vermögenstheorie", dann ist es wissenschaftstheoretisch notwendig, nun auch die „Störungen" vermögenstheoretisch zu erklären und nicht mit systemfremden Erklärungen, z.B. der Lerntheorie anzurücken, um die Erklärungslücke der Vermögenstheorie schließen zu wollen. Die Ursache einer

Störung kann dann nicht im Verborgenen „Sinn“ und auch nicht hirnsynaptisch erklärt werden. Die Erklärung muß dann eine vermögenslogische sein, denn Funktionstheorie und Störungstheorie stehen in einer gegenseitigen Zubilligung.

Und wenn ein „Triebmodell“ vorliegt, dann kann ich Störungen nicht vermögenstheoretisch und auch nicht aus Reiz-Reaktionsverkettungen erklären, sondern ich muß - soll es eine wissenschaftliche Theorie sein - im Denksystem von Trieben bleiben oder aber man denkt nicht diszipliniert. Denke ich triebtheoretisch, dann bieten sich Begriffe wie Kraft, Druck, Saft usw. an, doch muß man dann auch die Störungstheorie aus dem gleichen Modell heraus ableiten („Logifizierung“).

Die NLPPt sieht die Ätiologie der Störungen grundsätzlich in der Störung der Neuro-Transmitter-Verarbeitung, vorzugsweise am synaptischen Spalt. Aus Sicht der NLPPt gibt es keine reinen psychischen Vorgänge ohne Beteiligung eines neurologischen Gegenübers. Wir gehen davon aus, daß alle psychischen Prozesse auf einer Geschehensgleichzeitigkeit von psychischem Erleben und neuronalen Vorgängen basieren. Dies gilt für das normale tägliche Alltagsgeschehen genauso wie für alle neurotischen Störungen, alle psychosomatischen Störungen, Süchte, Suizidalität und andere.

Mit der Festlegung auf die VAKOG/SM- und die DLSM-Einheiten sind Konsequenzen für die Formulierung des NLPPt Störungsmodells verbunden.

Mögliche NLPPt-Störstellen wie folgt:

- Kandel sieht die Größe der synaptischen Anlagerungsfläche als mitbestimmend für eine Auslösung oder Blockade einer neuronalen Aktivität.

- Bezugnehmend auf VAKOG/SM kann es eine Störstelle sein, daß die Submodalitäten nicht optimal eingestellt sind. Als Therapie böte sich eine Submodalitäten-Arbeit an.

- Ausgehend von den Daseinslogischen Seins-Modalitäten (DLSM) kann es sein, daß diese untereinander in einem Ungleichgewicht stehen und so Spannungen erzeugen. Dann bietet sich eine Zielarbeit unter Beteiligung der Mentor-Technik an.

- Unter Berücksichtigung des geschichtlichen Zeitfaktors kann eine Timeline-Verwirrung oder eine Meta-Störung vorliegen. Im ersteren Falle muß die Timeline psychisch und/oder neuronal freigeräumt werden. Im letzteren Fall kann eine Dissoziationsübung hilfreich sein.

- Es kann sein, daß es auf neurologischer Ebene zu einer „Schalt-Verknotung“ gekommen ist.

Patientin sagt: „Ich muß kotzen, seitdem mein Freund mich verlassen hat“. VAKOG/SM-Test: Körperlicher Vorgang (K) Kotzen. Gedanke (auditiver Kanal) an Trennung. Ablehnung des Gedankens von der Trennung. Der Gedanke soll nicht in den Kopf (Dissoziations-Assoziation-Problematik), deshalb wird er ersatzweise vom Gehirn wieder ausgekotzt. Zyklus: Gedanke dringt ein, wird ausgekotzt, dringt wieder ein, erneutes Auskotzen usw. - womit das Zustandsbild einer Bulimie erfüllt ist. Daseinslogischer Test: Kontext-Störung (sie kann den Partner nicht verändern). Stress in der Zugehörigkeitskategorie (Gedanke an Auflösung der Zugehörigkeit). Timeline: erste Trennung oder rezidivierender Vorgang. Test ob Timeline frei geräumt ist. Metaposition schwer einzunehmen da starke Assoziation vorherrschend. Metaposition distanziert in immer wieder neuen kleinen Schritten.

Um die Ätiologie der Störung besser verstehen zu können hilft es, sich nicht nur die Ätiologie der Störung, sondern sich auch die Ätiologie des Funktionierens an einem Beispiel klar zu machen: Eine gesunde psychosomatische Reaktion ist z.B. der „psychisch bedingte Durchfall“ bei Angst. Erlebte Angst ist ein psychisches Phänomen. Eine sinnvolle Reaktion angesichts der Angst ist das Wegrennen vor der Bedrohung. Damit das Wegrennen aber möglichst leicht und erfolgreich vonstatten gehen kann, befreit sich der Körper vor der Flucht noch einmal ganz schnell von allem unnötigen Ballast. Dazu zählt dann auch der Ballast im Darm, der deshalb blitzschnell verdünnt und als Durchfall ausgeschüttet wird. Es wird deutlich, daß zunächst die Angst im Spiel ist und daß darauf zeitnah (fast parallel) eine körperliche Reaktion erfolgt. Sobald die Angstquelle nicht mehr vorhanden ist, ist auch der Durchfall beendet (Reversibilität). Dies ist der gesunde funktionsfähige Normalvorgang.

Doch was ist, wenn die Angstquelle beseitigt ist, der Durchfall aber bleibt? Dann haben wir ein Symptom, eine Störung. Es ist wie ein Schalter, der nicht in seine Ausgangsposition zurückspringt. Das Nicht-Zurück-Springen ist die Ursache der Störung. Was ist passiert? Ist es denkbar, daß der Schalter auf der psychischen Ebene liegt? Nein, denn die psychische Ebene ist schwächer als die neurologische Ebene, die normalerweise wieder in die Ausgangsposition zurückspringt. Das Psychische ist keine eigene Kraftquelle, sondern ist dazu da, die zum Kaschieren der eigenen Kraftlosigkeit nötigen seelenlogisch passenden Rationalisierungen, die allesamt nicht stimmen (schlechte Kindheit, mein Mann schlägt mich usw.) zu konstruieren. Kann man sich denken, daß der Schalter auf der neurologischen Ebene liegt? Ja, das ist vorstellbar, zumal wir vom Primat der neuronalen Ebene ausgehen. Der neurologische Schalter springt nicht zurück, was die psychische Ebene als Störungsfall erlebt.

Jetzt bedarf es eines therapeutischen Eingriffs, um den Schalter auf neuronaler Ebene wieder gangbar zu machen. Und wie könnte man einen verklemmten neuronalen Schalter wieder gangbar machen? Durch neurologische Betätigung des Schalters. Dies geschieht durch „Prozessieren" mittels solcher Formate, die etwas mit „Ablösen" und „Trennen" zu tun haben, um so gleichsam das richtige Muster in die neuronale Ebene zu injizieren, ähnlich so, wie es beim „Six-Step-Reframing", bei der „Core-Transformation" oder der „Teilearbeit" der Fall ist. Um „Ablösung und Trennung" als neurologische Programmierung bewirken zu können, muß ich entsprechende psychische Muster als Format anbieten und so lange kalibrieren, bis die entscheidenden Meßwerte (SUD) von einem sinkenden Beschwerdewert berichten.

9.3.1) Eine diagnostische Hilfskategorie: „kranke Kranke“, „gesunde Kranke“ und „Kultur-Neurotiker“

Woran erkennen wir den Unterschied zwischen rein neuronalen und rein psychischen Störungen? Zunächst einmal muß ich genügend Beobachtungszeit und/oder „Spürzeit“ (Übertragungsgeschehen) zur Verfügung gestellt bekommen (eine Stunde) sowie zweitens eine Stunde „Geschichten“: Erzählen von Geschichten.

Es gibt zwei Sorten von Geschichten: Die eine Sorte ist die „unverrückbare Geschichte“, die andere Sorte ist die „verrückbare Geschichte. Das Unverrückbare (eines Gedankens) spricht für eine schwere Krankheit, die Verrückbarkeit von Gedanken ist dagegen ein Zeichen für zumindest keine schwere psychische Erkrankung. Eine etwaige Unverrückbarkeit basiert entweder auf einer Gehirnschädigung oder auf einer chronifizierten neuronalen organischen Programmierung.

NLPPt kann nur bei den Störungen umprogrammieren, deren Störung auf eine Programmierung im Alltag oder auf eine professionelle Programmierung zurück zu führen ist.

Es handelt sich hierbei um „kranke Kranke“, im Gegensatz zu den „gesunden Kranken“ und den „Kultur-Neurotikern“.

Als „kranker Kranker“ bezeichnen wir chronifizierte psychisch Kranke oder Kranke, die an den Folgen einer exogenen Störung leiden. Derartige Krankheitsbilder können von der NLPPt nicht behandelt werden - u.a. auch schon deshalb, weil diese Personengruppe medikamentös hoch eingestellt ist. Ein „gesunder Kranker“ zeigt dagegen ein völlig anderes Bild. Er wohnt nach erstmaligem Klinikaufenthalt von 6 Wochen wieder in seiner Wohnung. Er nimmt, wenn überhaupt, nur noch in geringer Dosierung Psychopharmaka und er sucht keinen Psychotherapeuten, weil er entscheidungsschwach ist und denkt, daß er so krank ja nun doch auch noch nicht sei.

Ein „Kultur-Neurotiker" ist nicht wirklich krank, er leidet überhaupt nicht an sich selbst, sondern er leidet unter der Kultur, die ihm morgens nicht so schnell den teuren Lebenswandel zur Verfügung stellen möchte, als wie der Stadtneurotiker das benötigt. Und ganz wichtig: Er braucht einen Psychotherapeuten. Nein, den braucht er nicht - denn es wäre alles anders, wenn die Kultur nicht so neurotisch wäre.

Die „Verrückbarkeit" bzw., die „Unverrückbarkeit" ist das Abgrenzungskriterium zwischen „psychotherapeutisch angehbar" und „psychotherapeutisch nicht angehbar." Neben der „Verrückbarkeit" zeigt sich in der Prüfung des Störungsgeschehens am Patienten sowie einer Exploration hinsichtlich einer etwaig endogenen oder reaktiven Krankengeschichte (Geschichte), welche Schweregradeinstufung der Patient erfährt.

Sind wir im Zweifel, um welche Art von Geschichte es sich handelt, dann gehen wir zunächst immer von einer nur psychischen Geschichte aus, bevor uns der fehlende Therapieerfolg sagt, daß es sich um eine schwerere Erkrankung mit einer neuronal angebundenen Geschichte (z.B. „Innere Unruhe), also zumindest eine neuronale System-Störung, handelt.

Die Geschichten sind die Sinngebungen psychischer und neuronaler „Unverständlichkeiten". Dies ist kein Schreibfehler - ja es soll „Unverständlichkeiten" heißen. Auf der neuronalen Ebene ist das, was sich dort im „Neurologischen System" bio-chemisch ereignet, tatsächlich auch nicht zu verstehen, zumindest nicht sinnhaft zu verstehen - denn es ist und bleibt nur eine Neurotransmitterkonstellation. Wie dann der Bruch von der einen Neurotransmitterkonstellation auf die erlebbare Geschichtenebene zustande kommt, das liegt im Dunkeln. Ohne Geschichten blieben die Signale aus dem „neuronalen System" eine Art Fremdsprache.

Wenn die Produktion dieser Geschichten/Sinngebungen im „psychischen System" und / oder auch im „neuronalen System" stockt oder zum Erliegen kommt, wenn also keine neuen Geschichten mehr produziert werden, dann muß man dem Verdacht nachgehen, ob sich darin eine schwere endogen bedingte psychische Erkrankung (Depression) verbirgt.

Die Ursache der Depression muß also nicht in der Psyche, sondern kann auch auf einen gestörten neuronalen Neurotransmitterkreislauf zurückzuführen sein. Die Medikamente wirken auf das Gehirn ein, um die Transmitterproduktion anzukurbeln, zu senken oder zu ersetzen. Eine endogene Depression ist keine Erkrankung der Psyche, sondern eine körperliche Erkrankung mit psychischer Auswirkung.

Auch der phasenhafte Verlauf, wie wenn ein Becken vollläuft und sich dann entleert, ohne daß Worte auf diesen sich wiederholenden Vorgang Einfluß nehmen. Dies ist ein eigengesetzlicher sich phasenweise wiederholender Verlauf, der den Vorgang als neuronal und nicht psychisch ausweist. Deshalb ist es unsinnig, hier eine auf die Psyche abzielende Psychotherapie beginnen zu wollen.

Ganz anders sieht es bei der „reaktiven Depression“ aus. Hier ist die psychische Verursachung in der Wortwahl einer „reaktiven Depression“ diese schon mit auf den Weg gegeben: diese Depression ist eben keine „endogene“ (aus dem Inneren kommende) Depression, sondern eine „reaktive“ (auf ein erlebbares Ereignis folgende) Depression mit völliger Offenheit in der Symptombildung.

Die NLPPt fühlt sich bei exogenen Störungen nicht zuständig, wohl aber bei „endogenen“ und „reaktiven“ Störungen. Endogene Störungen haben ihren Hintergrund im „neuronalen System“, reaktive Störungen basieren auf dem „psychischen System“.

Die NLPPt zielt auf die Psyche sowie auf das neuronale System und deren Störungsmuster ab. Das ist so wichtig, daß man es zweimal lesen kann. Wir sagen, wir betreiben Psychotherapie, aber nur auf psychischer sowie neuronaler Ebene. Hinsichtlich der neuronalen Ebene sind wir genau genommen keine Psychotherapeuten, sondern wir sind Neuro-Therapeuten.

9.3.2) Suizid - ein Beispiel für die Verquickung von Nosologie, Ätiologie und Differential-Diagnostik

(Ein Beispiel für die Wichtigkeit differential-diagnostisch-ätiologischen Denkens)

Das folgende Beispiel ergab sich aus einer zufällig entstandenen Beobachtungsposition und soll den Unterschied zwischen laienhaftem vs. professionellem Denken am Beispiel einer „Suizid-Ätiologie" beleuchten:

Ein Mann, ca. 35 Jahre alt, Diagnose „Paranoid-Halluzinatorische Psychose“, in einer Wohneinrichtung für psychisch Kranke lebend, suizidiert sich nachts in seinem Zimmer durch Erhängen. Das rief die Aufsichtsbehörde auf den Plan, deren Mitarbeiter zur Prüfung der Suizidumstände unangemeldet in der Einrichtung erschienen. Man war sichtlich bemüht, der Leitung einen Betreuungsfehler nachzuweisen, um das zum Anlaß zu nehmen, bei der Trägergesellschaft die Entlassung des kantigen Leiters zu betreiben.

Unsere Öffentlichkeit, die Gesellschaft und Behördenvertreter beziehen die Position, daß Psychisches ätiologisch immer aus Psychischem erklärt werden soll/muß und liegen damit ganz auf der Linie Freuds. Man kann daran erkennen, wie eine methodische Entscheidung des Wissenschaftsbetriebs (hier: der Psychoanalyse) sich auf das Glaubenssatz-System einer ganzen Gesellschaft prägend auswirkt. Zusatz-Bedingung: Alles, was wir nach äußerlicher Inaugenscheinnahme nicht sehen oder nicht sehen können, z.B. neuronale Prozesse, können wir nicht als Erklärung psychischer Zusammenhänge herangezogen werden. Das bedeutet, daß ein Neurotransmitter-verursachter Suizid möglicherweise als solcher gar nicht erst wahrgenommen, entdeckt oder diskutiert wird. Psychisches kann und soll/muß in unserer Gesellschaft nun einmal mit Psychischem erklärt werden. Auch Erklärungen mit körperlichen oder sozialen Umständen stoßen nicht auf Begeisterung.

Von der Logik der Psychiatrie her gibt es eine exogene Depression, die endogene Depression und die reaktive Depression - und den Betreuungsfehler. In diesem Falle ging es nur um den Nachweis eines Betreuungsfehlers.

Dies war bei den anwesenden psychiatrieerfahrenen Fachkräften deutlich anders. Die Fachfrage war: War der Suizid auf Betreuungsfehler oder auf körperliche Vorgänge zurück zu führen? Erfolgte der Suizid aus dem neuronalen System, das aus Sicht der NLPPt ja das dominante Steuerungssystem ist, oder resultierte er auf dem psychischen System, das dem „neuronalen System" als dem stärkeren System untergeordnet und als das Ausführungsorgan des „neuronalen Systems" fungiert?

Kann es sein, daß die Bio-Chemie den Suizid erzwungen hat? So könnte man die autonome Körperregulation als Verursacher des Suizids sehen, der auf der Geschichtenebene nach psychischen Erklärungen sucht, die aber nicht zu finden sind, weil es sie in diesem Fall nicht gibt. Den Hinterbliebenen ist die chemische Sichtweise unverständlich, denn erstens können sie die chemischen Abläufe nicht sehen, weil man ja nach einem Schuldigen verlangt. Zweitens fehlt genau diese Geschichte, die auf die Warum-Frage eine Antwort geben könnte.

„Heute Morgen ging es ihm doch noch ganz gut und er hat sich doch für morgen früh noch mit mir zum Shoppen verabredet. Da muß doch irgendetwas Schlimmes von außen passiert sein. Vielleicht hat das Betreuungspersonal einen Betreuungsfehler gemacht. Die Einrichtung muß einen Fehler gemacht haben. Was haben Sie ihm angetan? Hatten Sie einen Konflikt mit ihm?" Hier wird versucht - ganz nach Freud - den Suizid aus einem psychisch verstehbaren Zusammenhang (Geschichte) zu erklären. Die Menschen lehnen die bio-chemische Erklärung ab und suchen gemäß des kulturell verankerten Kausalitätsbedürfnisses weiterhin nach dem psychisch verstehbaren Grund. Einen psychischen Grund zu haben ist beruhigend, denn wer versteht schon die Chemie.

Wie, wenn es diesen psychischen Grund nun aber so gar nicht gibt, weil die Erklärung nicht auf der psychischen, sondern doch auf der chemischen Ebene zu finden ist? Dann denken (konstruieren) wir halt notfalls einen psychisch sinngebenden Grund hinzu, dann haben wir halt zwei Götter.

Andere Konstruktionen: "Der Suizidierte muß wohl Probleme gehabt haben, die so groß waren, daß er sie völlig vor uns verborgen hat, deshalb dann wahrscheinlich der Kurzschluß.“

Oder in einem Heim für psychisch Kranke der Vorwurf an die Verantwortlichen: „Man kann jeden Suizid verhindern, wenn man nur richtig betreut. Man hätte den drohenden Suizid am Tage vorher erkennen müssen, wenn man nur genauer hingesehen hätte. Und dann hätte man einen Betreuer 24 Stunden zur Einzelbetreuung abstellen müssen, was man versäumte - darin liegt der Betreuungsfehler.

Dagegen standen Dokumentationen, die belegten, daß der Betreute tags zuvor mit der Mutter shoppen und in guter Stimmung war. Er habe sich am Abend mit der Mutter für den nächsten Tag 10.00 Uhr verabredet, das Shoppen fortzusetzen. Da der Sohn nicht erschien, schaute man in seinem Zimmer nach und fand den Betreuten suizidiert tot in seinem Zimmer. Der dokumentierte Vortagesablauf machte deutlich, daß die Psyche des Patienten nicht als Ätiologiefaktor des Suizids in Frage kam.

Diese Sicht wollte die Behörde jedoch nicht gelten lassen. Die Behörde zeigte an dieser Stelle einen unprofessionellen Umgang mit dem Fall. Das Unprofessionelle bestand darin, daß man gewohnt war, alles aus der psychischen Ebene zu sehen, Psychisches also völlig einseitig aus Psychischem - und zwar ausschließlich - aus Psychischem zu erklären. Von der Macht neurolonaler Vorgänge hatte man dort keine Kenntnis. Es war deutlich zu erkennen, daß man die Ätiologieproblematik entweder nicht kannte oder aber nicht wahrhaben wollte: Man blieb dabei, daß der Suizid mit höherem Personaleinsatz oder einer besseren Betreuung (das wäre dann als psychischer Input gewertet worden) vermeidbar gewesen wäre. Hier wird Psychisches mit

Sozialem nach einer einfachen Formel erklärt: Suizid ist immer ein Zeichen eines zu geringen Personalschlüssels und ist durch Mitarbeiteraufstockung zu vermeiden. Das ist eine plumpe Rechnung und treibt die Pflegesätze in die Höhe.

Zur allgemeinen Überraschung fuhr die psychiatrieerfahrene Gesundheitsbehörde der Sozialbehörde in die Parade und unterstützte die Einrichtungsvertreter in der Auffassung, es läge kein Betreuungsfehler vor. Suizide seien nun einmal nicht hundertprozentig zu vermeiden, da das organische Geschehen unberechenbar und vom Verstand nicht immer zu kontrollieren sei.

Für eine neuronal gesteuerte Suizidhandlung sprach auch das Zutreffen der drei Kriterien eines körperlichen Prozesses, nämlich der plötzliche Einbruch, der eigengesetzliche Verlauf sowie die Nichtnachvollziehbarkeit des Geschehens. Wenn die neuronalen Abläufe den Suizid erzwingen, dann kommt es zum Suizid, was auch immer das Psychische und der Verstand des Suizidanden dagegen einzuwenden haben.

Zu dieser Erklärung passt auch, daß Überlebende nach einem misslungenen Suizidversuch berichten, sie hätten sich gar nicht umbringen wollen, doch sie hätten die Suizidhandlung gegen den eigenen Willen geradezu zwanghaft vollziehen müssen, hätten sich dem Handlungszwang nicht entziehen können. Wenn wir von der Unterscheidung zwischen dem „psychischen System und dem „neuronalen System“ ausgehen, dann erscheint die Beschreibung der Suizidkranken verständlich. Das „psychische System“ sagt: „Ich will mich nicht suizidieren". Da lacht das stärkere und bestimmende „neuronale System“ und sagt „Wir tun nicht das, was du willst, sondern das, was ich bestimme, so und jetzt bringe dich um!"

Aber es ist ein soziologisches Gesetz: Eine Gesellschaft braucht immer einen Schuldigen, damit ein Vorgang abgeschlossen werden kann. Sobald ein Schuldiger vorgezeigt wird, kann die ätiologische Frage zumindest in ihrer sozialen Ausprägung als abgeschlossen gelten. Die sozial-ätiologische Frage ist identisch mit der gesellschaftlichen Schuld- und Haftungsfrage. In unserem Beispielfall kam es zur unerwarteten Hilfe seitens der Gesundheits-Behörde.

Die Sozialbehörde war noch in dem Erklärungsmodell, in dem der Verstand die Führung über den Körper hat. Das auf die „Psyche“ setzende Ätiologiemodell der Sozialbehörde wurde von der Gesundheitsbehörde unter starker Bevorzugung des neurologisch-medizinischen Ätiologiemodells verworfen. Es ist erkennbar, daß die aus unterschiedlichen Ätiologiemodellen heraus abgeleitete Argumentation weitreichende berufsrechtliche Konsequenzen haben kann. Es lohnt sich also, sich mit ätiologischen Fragestellungen gründlich zu beschäftigen.

9.3.3) Diagnostik im Bereich der „Normvarianten des Psychischen Geschehens“

Schauen wir uns den Bereich an, für den die NLPPt therapeutische Zuständigkeit beansprucht.

Die Störungsgruppen sowie Störungsbilder wie folgt:

- Reaktive Depressionen
- Affektive Störungen
- Angststörungen
- Zwangsstörungen
- Belastungsstörungen
- Konversionsstörungen
- Somatoforme Störungen

- Hypochondrische Störung
- Essstörungen
- Persönlichkeitsstörungen

Die Psychiatrie hat alle diagnostische Erfahrung in ein „Befundschema" einfließen lassen. Die NLPPt kann mit den über das Befundschema getroffenen diagnostischen Festlegungen der Psychiatrie leben, zumal die komplette Übersetzung des psychiatrischen Vokabulars in ein NLPPt-eigenes Vokabular kein Problem darstellt.

Der psychiatrische Befundbogen ist eine Symptomliste, in der sich auch die NLPPt wiederfinden kann. Ein kleiner Umfang dieser Symptomliste besteht aus der Abfrage des Zustandes der fünf Sinne (also unausgesprochener Weise hinsichtlich VAKOG/SM) sowie auch hinsichtlich der DLSM. Darüber hinaus findet man eine ganze Reihe von Fragen, die bereits aus der Art der Frage ihre theoretische Herkunft verraten.

Die NLPPt hat es mit der Übersetzung ihrer Fachsprache auf die Terminologie des Befundberichts sehr leicht. Die Systeme kommen sich entgegen. Durch eine Übersetzung des Befundbogens in die NLPPt-Sprache verliert sich der zusammengewürfelte Charakter des gewachsenen alten Psychiatrie-Systems. Gewinnen würde man ein zwar ungewohntes, dafür aber ein stimmigeres und theoriegebundenes Gesamtsystem.

Die NLPPt tut sich vom Grunde her schwer, die Notwendigkeit einer normativen Überwachung der diagnostischen Fachkompetenz zu bejahen. Dies hat mit dem durch die NLPPt eingebrachten Paradigmenwechsel zu tun. Die NLPPt denkt ja ihrem Paradigma gemäß nicht mehr aus einem Krankheits- und dem Reparaturbegriff, sondern vielmehr aus einem Gesundungs- und Ressourcen-Aktivierungs-Denken. So heißt es heute nicht mehr „Krankenkasse" sondern „Gesundheitskasse". Das Gehirn setzt das um, woran es denkt. Die Beschäftigung mit der Krankheit hält den Patienten in der

Krankheit fest, während die Beschäftigung mit der Gesundung die Gesundung unterstützt: Das Gehirn produziert das, was es denkt.

Weil doch noch zu häufig von Krankheit statt von Gesundung geredet wird, gibt es in der NLPPt Bestrebungen, sich der gesamten herkömmlichen klassischen Diagnostik als ein nicht zur Gesundung beitragendes Unterfangen zu entledigen. Das kann man machen, nur ist man dann zumindest auf unabsehbare Zeit nicht kassenzulassungsfähig. Das muß man wissen. Insofern sollte man sich von Seiten der NLPPt dreimal gut überlegen, ob diese ablehnende Haltung gegenüber der Diagnostik wirklich eine für unsere NLPPt-Psychologie-Politik günstige Position beschreibt. Im Übrigen ist hier wieder die deutsche Neigung spürbar, aus allem und jedem einen ideologischen Glaubenskrieg zu machen.

Auf der Ebene der Namensgebungen sollte man eine internationale Sprache wie den ICD beibehalten, um sich mit Kollegen anderer Couleur über die Wahrnehmungsebene erster Ordnung (nach Watzlawick) verständigen zu können - soll heißen, daß sich die Beteiligten wenigstens einig sind, wie eine Depression oder Borderline-Erkrankung phänomenologisch aussieht und wie nicht. Über die Ursachen (Ätiologie) sowie über die Therapie dürfen sich dann alle Oberärzte und Ober-Psychotherapeuten trefflich streiten.

Doch tun wir aber rein vorsorglich einmal so, als wolle die NLPPt zu einem späteren Zeitpunkt einmal eine Kassenzulassung beantragen. Wie sähe das für die NLPPt hinsichtlich des vorhandenen „diagnostischen" Wissens aus? Und wie weit ist die NLPPt vom Befundschema der maßstäblichen klassischen Psychiatrie entfernt?

Hier hilft ein Blick in die Therapie-Landschaft: Alle Psychotherapie-Schulen arbeiten, insofern sie auch eine Diagnostik betreiben, automatisch mit dem von der „Klassischen Psychiatrie" (nach Karl Jaspers, 1883-1969) vorgegebenen diagnostischen Grundrahmen, der im Wesentlichen bis heute nicht geändert wurde und sich im ICD-10 als „Dreigliedriges Systems der Psychiatrie" wiederfindet. Nachlesbar ist das diagnostische System der klassischen Psychiatrie im ICD (International Statistical Classification of Diseases and Related Health Problems). Dieser diagnostische Rahmen ist eine internationale Vereinbarung (1948), zu der man gekommen ist, um den kommunikativen internationalen Austausch über Krankheitsbilder gleichsam wie auf einer „Ebene erster Ordnung" (Watzlawick) möglich zu machen. Durch Beschreibung, Klassifizierung und Definition hat man ein nosologisch-einordnendes System psychischer Erkrankungen nebst Nennung der differentialdiagnostisch relevanten Symptomlisten geschaffen und kann so schulübergreifend über ein Störungsbild kommunizieren und dabei weitgehend sicher sein, daß alle Beteiligten auch wirklich das gleiche Krankheitsbild meinen.

Trotz der Anerkennung der ICD-Klassifikation, die Ordnung in die chaotisch wirkende psychiatrisch relevante Krankheitsvielfalt gebracht hat, tun sich die meisten Therapie-Schulen schwer, den vorgegebenen diagnostischen ICD-Rahmen der Psychiatrie zu akzeptieren. Dies deshalb, weil sie ihre Theorien mit anderen „Letztheiten" betreiben und die verschiedenen Sprach-Systeme nicht kompatibel sind. Dies betrifft vor allem die Psychoanalyse, die sich mit ihren Letztheiten (Ich, Über-Ich, Es) im ICD nicht wiederfindet. Andere Schulen haben ähnliche Probleme.

Wie steht es diesbezüglich mit der NLPPt? Die NLPPt hat ihre Bausteine (Letztheiten) benannt: fünf VAKOG/SM-Bausteine und acht DLSM. Wenn man damit schon ein NLPPt-Persönlichkeitsmodell hat, dann ist es doch schön, wenn man damit nicht nur Therapie machen, sondern gleichzeitig auch noch Diagostik betreiben kann.

Beispiel: Diagnose Depression. Was wären für die NLPPt notwendigen Indikationen für eine Diagnosestellung „Depression“? Nun, die NLPPt kann auf diese Frage hin nur mit dem aufwarten, was sie vorher als letzte Einheiten in die Systembildung mit eingebracht hat. Jetzt festzustellen, daß man damit nicht auskommt und man zu sekundären Theorie-Erweiterungen kommen müsste, das entwertet das gesamte System. Die NLPPt kann nur VAKOG/SM- und DLSM-Einheiten in das Projekt einbringen,

Der ICD hat sich weltweit durchgesetzt. Und dies ist aus NLPPt-Sicht sehr sinnvoll, weil damit für keine Therapieform ein tatsächlicher Verlust an eigener Theoriebildung verbunden ist. Dies hat damit zu tun, daß das ICD-System ja nur ein phänomenologisch begründetes System ist, mehr nicht. Das heißt, es beschreibt das Beobachtbare, es greift jedoch nicht weiter mit Vorgaben in die Ätiologie ein. Es geht lediglich darum, auf der phänomenologischen Ebene Einigkeit darüber zu erzielen, daß ein „Apfel“ ein „Apfel“ und eine „Birne“ eine „Birne" ist, und daß so etwas wie „Angst“ wirklich „Angst" und eine „Depression“ eine „Depression“ ist. Und wer wollte sich denn schon darüber streiten, ob „Angst“ wirklich eine „Angst" und „Depression“ wirklich eine „Depression" ist - und daß dies sinnvolle Einteilungen sind oder nicht. Es handelt sich hier nur um eine Einigung auf eine Wirklichkeit erster Ordnung (vgl. Watzlawick), auf dessen Wirklichkeits-Charakter man sich eigentlich noch leicht einigen können müsste. Eine depressive Symptomatik oder eine Angstsymptomatik wird wohl auf der gesamten Erde im phänomenologischen Erscheinungsbild gleich sein.

Schwieriger wird es z.B. bei den „Persönlichkeitsstörungen". Denn eine Persönlichkeit als gestört zu bezeichnen, das ist für den Betroffenen ein Angriff auf die Identität der Persönlichkeit. Darin steckt mehr als nur eine phänomenologische Beschreibung - es ist bereits eine Bewertung.

Was den diagnostischen Rahmen der NLPPt im Speziellen anbelangt, so kommen diese den Einteilungen der „Klassischen Psychiatrie" sehr nahe. Dies jedoch nicht aus einer theoretischen Not oder Anbiederung heraus, sondern aus einer natürlichen Ähnlichkeit beider Systeme hinsichtlich der theoretischen Grundelemente bzw. der theoretischen Letztheiten. Um dies zu erkennen, darf man nicht an Begrifflichkeiten kleben bleiben, sondern man muß die „Klassische Psychiatrie" und die NLPPt gegenseitig und ineinander zu übersetzen suchen.

Wenn eine Theorie durch Atomisierung auf ihre Letztheiten gekommen ist, dann sind diese häufig auch der Maßstab, an dem Diagnostik und Therapie gemessen werden. Die Letztheiten der NLPPT sind VAKOG/SM und die

Daseinsmodalitäten (DLSM). Es stellt sich die Frage, inwiefern diese beiden Letztheiten auch diagnostisch geeignete Formate sind. Prüfen wir das wie folgt durch ein NLPPt-kommentierendes Diagnoseschema auf VAKOG/SM- und DLSM-Ebene mit der Frage, ob die NLPPt im Bereich der Diagnostik mit den genannten „Einheiten“ auskommt:

Um das zu prüfen, folgt an dieser Stelle das Muster eines Befundbogens der „Klassischen Psychiatrie" mit einer NLPPt-Kommentierung/Übersetzung in Doppelklammern ((…)). Die Fundstelle des Befundschemas: im Internet (Karl Mayer, Psychiatrisches Befundschema, Internet a.a.O., Veröffentlichung mit Zustimmung von Karl Mayer).

BEGINN BEFUNDBOGEN:

„Äußeres Erscheinungsbild: Geordnete saubere Kleidung, (z.B. modisch, farblos, verschlissen) …, auffallende Körpergröße, Gewicht (z. B. untergewichtig oder fettleibig) altersentsprechender Allgemeinzustand oder jünger oder älter wirkend, Körperhaltung (z.B. gebeugt oder aufrecht).

((NLPPt: Es heißt ERSCHEINUNGSBILD und es wird beschrieben, was man unter Anwendung des VISUELLEN KANALS von seiner IDENTITÄT (BERÜCKSICTIGUNG DER SEINSMODALITÄT DER IDENTITÄT) SEHEN kann)).

Verhaltensauffälligkeiten: keine

((NLPPt: BERÜCKSICHTIGUNG DER DASEINSMODALITÄT DES VERHALTENS))

Sozialkontakt: Die Kontaktaufnahme problemlos oder erschwert, kooperativ, freundlich zugewandt, misstrauisch, abweisend, feindselig, interessiert, unterwürfig, gering schätzend, apathisch, unsicher, zurückgezogen, ...

((NLPPt: Es heißt: KONTAKTAUFNAHME / SUBMODALITÄTEN DES RAPPORT-FORMATES))

Sprachauffälligkeiten: Lautstärke und Intonation, starker Redefluss, schweigsam, mutistisch, leise, flüsternd, monoton, abgehackt, nuschelnd, unauffällig.

((NLPPt: SUBMODALITÄTEN DES AUDITIVEN KANALS.))

Psychomotorik: Manierismen, stigmatisierende Auffälligkeiten, lebhafte Gestik, nervös, stereotype Bewegungen, Hyperaktivität, Agitiertheit, ruhelos, ziellose Bewegungen, schleppender Gang, gehemmt, antriebsarm, energielos.

((NLPPt: SUBMODALITÄTEN DES KINÄSTHETISCHEN KANALS.))

Bewußtseinslage: wach, schläfrig, benommen, bewußtseinsgetrübt, stuporös, komatös.

((NLPPt: BEWUßTSEINS-STATE-ABFRAGE, PERSONALE ORIENTIERUNG, BERÜCKSICHTIGUNG DER DASEINSMODALITÄT DER IDENTITÄT)).

Orientierungsstörungen: zurzeit, zur eigenen Person, zum Ort, zur Situation orientiert/desorientiert.

((NLPPt: BERÜCKSICHTIGUNG DER DASEINSMODALITÄT DES KONTEXTES)).

Wahrnehmungsstörungen: illusionäre Verkennungen, optische, akustische, haptische Halluzinationen.

((NLPPt: VAK)).

Störungen der Ich-Funktionen: Derealisation, Depersonalisation, Eindruck, beeinflusst und gelenkt zu werden. Gedankenübertragung, Gedankeneingebung, Gedankenentzug, Gedankenausbreitung.

((NLPPt: BERÜCKSICHTIGUNG DER DASEINSMODALITÄT DER IDENTITÄT)).

Störungen des Gedankenganges: geordnet, gelockerte Assoziationen, Denkverarmung, Ideenflucht, gehemmtes Denken, weitschweifig, ausweichend, perseverierend, Neologismen, selektiv schlussfolgernd, übergeneralisierend, inkohärent/zerfahren.

((NLPPt: SUBMODALITÄTEN DES AUDITIVEN KANALS)).

Auffälligkeiten des Gedankeninhaltes: keine, überwertige Ideen, Wahn, Beziehungsideen.

((NLPPt: SUBMODALITÄTEN DES AUDITIVEN KANALS)).

Auffassungsvermögen: Erschwert, nicht erschwert.

((NLPPt: BERÜCKSICHTIGUNG DER DASEINSMODALITÄT DER RESSOURCE DES AUFFASSUNGSVERMÖGENS)).

Intelligenzfunktionen: IQ - geschätzt: Durchschnittsbereich.

((NLPPt: BERÜCKSICHTIGUNG DER DASEINSMODALITÄT, DER RESSOURCE INTELLIGENZ)).

Mehrfachwahl-Wortschatz-Intelligenztest: (X) Punkte was einem Prozentrang von? (X) und einem Verbal- IQ von? (X) entspricht.

((NLPPt: BERÜCKSICHTIGUNG DER DASEINSMODALITÄT DER RESSOURCE INTELLIGENZ)).

Merkfähigkeit: unkonzentriert, Merkfähigkeitsstörungen, vergesslich, Störungen des Kurz- oder Langzeitgedächtnisses, nicht beeinträchtigt., wie überprüft. ...

((NLPPt: BERÜCKSICHTIGUNG DER DASEINSMODALITÄT DER RESSOURCE MERKFÄHIGKEIT)).

Konzentrationsfähigkeit: unkonzentriert, nicht beeinträchtigt, subjektiv oder objektiv.

((NLPPt: BERÜCKSICHTIGUNG DER DASEINSMODALITÄT DER RESSOURCE KONZENTRATIONSFÄHIGKEIT)).

Kritikfähigkeit: vermindert/erhalten, themenabhängig.

((NLPPt: BERÜCKSICHTIGUNG DER DASEINSMODALITÄT DER RESSOURCE DER KRITIKFÄHIGKEIT)).

Zwangsgedanken, Zwangshandlungen:

((NLPPt: LEIT-, KRANKHEITS- UND STATE-SYMPTOME IM AUDITIVEN UND KINÄSTHETISCHEN KANAL)).

Ängste: Panikattacken, soziale Ängste, Agoraphobie, Klaustrophobie, Hypochondrie...

((NLPPt: LEIT-, KRANKHEITS- UND STATE-SYMPTOME FÜR INFLATIONÄRE SUBMODALITÄTEN-EINSTELLUNGEN))

Körperliche Beschwerden: Ein- und Durchschlafschwierigkeiten, Früherwachen, Libidomangel, Appetitlosigkeit, auffälliges Essverhalten, körperliche Symptome ohne medizinische Erklärung.

((KINÄSTHETISCHE KRANKHEITSSYMPTOME))

Stimmungslage: depressiv, gedrückt, ausgeglichen, gehoben, gereizt, reizbar, ängstlich, ärgerlich, euphorisch - themenabhängig - wechselnd.

((NLPPt: STATES IM KINÄSTHETISCHEN KANAL.))

Affektivität: Schwingungs- und Resonanzfähigkeit nicht beeinträchtigt / beeinträchtigt. Normales emotionales Schwingungsvermögen, affektive Schwankungen, keine pathologische Tagesverlaufsschwankung. Positive Emotionen auslösbar. Affektlabil, affektinkontinent, inadäquater Affekt, aufgewühlt, misstrauisch, ratlos, affektarm, theatralisch.

(((NLPPt: STATES IM KINÄSTHETISCHEN KANAL.))

Antrieb: Normal, gesteigert, vermindert.

((NLPPt: SUBMODALITÄTEN DER INNEREN UND ÄUSSEREN BEWEGUNG.))

Substanzkonsum: Angaben auf Befragen zu Alkohol, Drogen, anderen psychotropen Substanzen. Starker Konsumdrang, Kontrollverlust, Entzugssymptome, Toleranzentwicklung. Fremdanamnese, Laborbefunde, Eindruck von der Facies her, Geruch in der Atemluft, ...

((NLPPt: KRANKHEITSBILD SUCHT, VON EIGENEN SUCHTAREALEN HIRNORGANISCH GESTEUERT.))

Suizidalität: Todesgedanken, Todessehnsucht, Vorbereitung von Suizidhandlungen, suizidale Gedanken, verneint bzw. nicht vorhanden.

((NLPPt: KRANKHEITSBILD SUIZIDALITÄT, HIRNNEUROLOGISCH GESTEUERT.))

Sonstiges: z.B. andere Hinweise auf eine psychotische Entwicklung: verneint. ((KRANKHEITSBILD))."

ENDE BEFUNDBOGEN

Ergebnis: Die Kategorien der NLPPt decken die Kategorien des psychiatrischen Befundbogens voll ab.

9.3.4) VAKOG/SM-basierte Diagnostik der Normvarianten

Das kommentierte Befundschema belegt, daß VAKOG/SM gemeinsam mit den DLSM in der Lage ist, mit NLPPt-Begrifflichkeit Befundberichte zu erstellen und darauf aufbauend Diagnostik zu betreiben. Letztlich können alle Störungen im Bereich der „psychischen Normvarianten“ hinsichtlich Jetztzeit, unter Einbeziehung anamnestischer Daten (Vergangenheit), aber auch in Richtung Zukunftsplanung und Zielerreichung durchgeführt und dokumentiert werden. Da jede psychische Störung mit Bildern korreliert, kann man davon ausgehen, daß jedwedes neurologische Störungsgeschehen mit einer VAKOG/SM-Matrize hinterlegt ist, die wir jederzeit sowohl diagnostisch wie therapeutisch abrufen können.

VAKOG/SM ist auch ein Suchprogramm zum Auffinden aktuell aktiver Hirn-Areale. Zwar kann VAKOG/SM kaum erkennen, welches Hirnareal feuert, das daraus erwachsene phänomenologische Bild in unserem Erleben kann es aber nicht wahrnehmen, denn dazu bedarf es der vakogisierten „psychischen Lesefähigkeit.“ Aus dem mit VAKOG/SM-Hilfe ermittelten Bild lässt sich noch keine Krankheit ableiten. Man kann nur feststellen, welches Bild, Geräusch oder Körpergefühl neuronal mit der Krankheit verbunden ist. Krankheitsbilder sind aber nicht mit einem festen Zuordnungskatalog voller Bilder verbunden. Diagnostik in der NLPPt stellt dem Patienten keine Fremdbilder zur Verfügung, sondern sucht nach den individuellen Eigen-Bildern.

Beispiel: Diagnose „Depression.“ VAKOG/SM sucht nach individuellen Bildern, Geräuschen, Körper-States, Gerüchen und Geschmäckern, die in einem neurologisch feuernden Verhältnis zueinander und zur Erzeugung von VAKOG/SM-Verbildlichungen in der phänomenologischen Ebene stehen.

Die therapeutischen Eingriffe: Ver-Rückungen am VAKOG/SM-Bild mit Submodalitätenarbeit, Prozessieren, Swish, Aufbau von Zielbildern u a. Dieses Grundschema lässt sich auf alle Interventionen, ja auch auf alle anderen Patienten und Krankheitsbilder, übertragen.

Formate sind grobe Schrittabfolgen, die mit individuellen Bildern gefüttert und dann erfolgssteigernd prozessierend eingesetzt werden. Es gibt aber keine Formate, die man eindeutig bestimmten diagnostizierten Zustandsbildern zuordnen kann. Der Angelpunkt für die Behandlung ist immer das individuelle Bild und nicht das Format. Man muß das Vorgehen einmal verstanden haben, dann kann man alle Formate abändern und einfließen lassen.

9.3.5) DLSM-basierte Diagnostik der Normvarianten

Die acht Daseinsmodalitäten Kontext (Zufall), Tun (Handeln), Ressourcen (Fähigkeiten), Glaubenssätze und Werte (Ordnung), Identität (Sein), Zugehörigkeit (Haben), Vision (Entwicklung) umschreiben von ihrem Anspruch her eine ubiquitäre Abdeckung der Modi des möglichen Existierens. Da man diesen Modi nicht entkommen kann, müssen sich die Seinsweisen und deren Störbarkeiten in diesen Modi abbilden, bzw. wiederfinden lassen. Noch einmal: jede Störung muß sich im Bereich dieser acht Grundkategorien abbilden lassen. Das bestätigt ein Blick auf das o.g. Befundschema: ca. die Hälfte aller NLPPt-Kommentare übersetzen Psychiatriekategorien in Daseinslogische Kategorien.

Man kann alle Störungen phänomenologisch nach ihrer Verortung in den Daseinsmodi befragen und es kann nicht sein, daß keine Verortung möglich ist - dann wäre das System nicht ubiquitär.

Die Störung ist dann immer auch eine solche

- des ausgesuchten oder nicht gewechselten Kontextes, (Leiden unter Unverrückbarkeiten, körperliches Aussehen, Geburtsort, Finanzielle Ausrüstung, gesellschaftliche Zugehörigkeit),
- des Handelns und des Tuns (motorische Störungen, Entscheidungsschwierigkeiten, Handlungsblockaden),
- der Ressourcen (alle Funktionalitäten: Intelligenz, Merkfähigkeit, Konzentrationsfähigkeit, Auffassungsvermögen, Kritikfähigkeit, Affektivität, Antrieb),
- der Werte und Glaubenssätze (Angst, Phobien und Neurosen),
- der Identität (Ängste in allen Persönlichkeitsstörungen),
- der vorhandenen oder fehlenden Zugehörigkeit (reaktive Depressionen und reaktive Manie) oder
- der eingeschränkten Entwicklungsmöglichkeiten (blockierte Visionen).

Mit nur acht Abfragen zu den genannten acht Daseinsmodi ist es möglich, sich einen groben Überblick über die dominant störungsbesetzten Grund-Daseinsmodi sowie die Diagnose zu verschaffen. Wie gesagt, es sind nicht die feinen diagnostischen Unterschiede, die hier erhoben werden, sondern es sind grobe schnelldiagnostische Vorweg-Orientierungsabfragen zur ersten Einschätzung und weiteren Untersuchung.

9.3.5.1) DLSM-Diagnostik auf der Kontextebene

(Kontext: schlimme Kindheit, Stress, Burn-Out)

Freud hatte noch ein Denken, nach dem die Ätiologie einer Erkrankung immer im Erkrankten selbst zu suchen sei. Freud wusste natürlich auch, daß es einen mitbedingenden Faktor „Kontext" gibt, sonst hätte er ja den Ätiologiefaktor der sog. „schlechten Kindheit" oder „Mutterbindung" nicht in seine Theoriebildung als beeinflussende Fakten mit einfließen lassen. Aber er hat den Kontext nicht zum Ausgangspunkt seiner Theoriebildung gemacht. Er hätte sonst nämlich einen Perspektivwechsel vollziehen müssen. Stattdessen hat er die Perspektive beibehalten und den Kontext als Chance oder Begrenzung für ein ansonsten geschlossenes autonomes Lebewesen mit inneren Verarbeitungsmöglichkeiten angesehen.

Es gibt Störungen, die treten auf, sobald sich auf der Kontextebene, also außerhalb des Patienten, Veränderungen ergeben. Man bekommt z.B. einen neuen Vorgesetzten, eine wichtige Person ist verstorben oder es steht eine schlimme Diagnose im Raum - alles Veränderungen in den bisherigen kontextualen Lebensbedingungen - und plötzlich ist alles anders. Der Organismus muß mit diesen für ihn zufälligen Ereignissen fertigwerden. Das, soll heißen, daß es eine neurologische Verarbeitung (Neurotransmitter-Konstellation) und eine psychische Verarbeitung (Geschichtenbildung) gibt/geben muß. Wenn beide Prozesse selbständig und parallel zeitgleich ablaufen, ist das Risiko einer Störung geringer. Wenn einer der beiden Prozesse nicht oder nicht zeitgleich parallel abläuft, ist das Risiko einer behandlungsnotwendigen Störung größer.

Häufig bildet sich die Störung des Patienten auch dann nicht zurück, wenn die zufällige Kontextveränderung mit Krankheitswirkung verschwindet:

- Der alte angsterzeugende Chef ist versetzt worden (Kontextveränderung), die Angst vor ihm ist aber weiter vorhanden.

- Eine wichtige Bezugsperson ist verstorben (Kontextveränderung) und die Trauer lässt auch im dritten Jahr danach nicht nach.

- Jemand bekommt die Diagnose „Krebs" (Kontextveränderung) und beschuldigt den Ehepartner, wegen der jahrelangen ehelichen psychischen Spannungen der Verursacher der Erkrankung zu sein.

Daß man Störungen nur aus dem Wissen und die Berücksichtigung des Kontextes verstehen kann, ist eigentlich selbstverständlich. Dies scheint aber der wissenschaftlichen Psychologie lange verborgen geblieben zu sein, denn wie sollte man sonst die Euphorie der 70er Jahre verstehen, als man von der Persönlichkeitsdenkweise Freud'scher Prägung abkam und plötzlich die große Entdeckung in aller Munde war. Und was war die große Entdeckung? Die Entdeckung bestand in der Erkenntnis, daß es nämlich immer der „Gesamtkontext" sei, der eine Störung verständlich mache und nicht der Blick auf die Persönlichkeit. Dieser doch jedem Nichtfachmann simpel vorkommende Gedanke führte dann zu scheinbar so berühmten Ansätzen wie die „Familienkonferenz“ und das „systemische Denken“. Das waren zu ihrer Zeit scheinbare Erkenntnisse, doch nur deshalb, weil man, verblendet wie man war, zunächst versuchte, theoretisch ohne den Kontext klar zu kommen.

Ein Kontext ist entweder gleichbleibend-starr oder aber er ist in Bewegung. Dem entsprechen auf der neuronalen Basis eine neuronale Blockade oder eine neuronale Beweglichkeit. Ist der Kontext starr, kann dies ein neuronal gesteuertes Gefühl von Enge auslösen. Ist der Kontext veränderlich, kann das zu neuronaler Instabilität, psycho-neuronaler Verwirrung und damit einer neuro-psychischen Verwahrlosung, Belastungsstörung, Anpassungsstörung, einem paranoiden Erleben u.a. führen.

Der Kontext, die Umgebung und die Menschen in unserer Umgebung werden von uns wahrgenommen („für wahr genommen") und diese Wahrnehmung beeinflusst den Spielraum unserer Möglichkeiten. Ein eingefahrener Kontext ist eher konservativ und unterstützt daher eher Kontinuität statt Veränderung. Wenn der Kontext sich plötzlich verändert, er aber auf ein eher beharrendes neurolinguistisches System stößt, kann es zu Spannungen kommen. Es zeigt sich dann das Bild einer Anpassungsstörung.

Ein neueres Krankheitsbild ist das Burn-Out und der Tinnitus. Das Burn-Out ist ein Zustand hoher Motivationslosigkeit bei völligem Handlungsversagen. Auslöser ist die aus dem modernen Kontext (Handy, SMS, Mail, jederzeitige Verfügbarkeit) kommende Reizschnelligkeit und die damit verbundene Erwartung auf eine gleichschnelle Reaktionsbereitschaft.

Die Kontextabfrage gehört aus Sicht der NLPPt als Letztheit zwingend mit zum Befundbericht. Die klassischen psychiatrischen Befundschemata fragen den Kontext nur randläufig mit ab, da die Psychiatrie doch noch eher in Persönlichkeitsmodellen statt in Kontexten denkt. Zumindest ist dieser Eindruck durch das Befundschema induziert. In der Praxis einer sozialpsychiatrisch denkenden psychiatrischen Station sieht das jedoch ganz anders aus: Hier wird nämlich sehr viel Kontextarbeit geleistet, wie aus klinischen Arztberichten abzulesen ist.

9.3.5.2) DLSM-Diagnostik auf der Verhaltensebene

(Handlungsblockade)

Wenn wir von einer „Handlung“ auf der Verhaltensebene sprechen, müssen wir von vorne herein die Existenz von Spiegelneuronen mitdenken. Spiegelneuronen codieren in ein und dem gleichen Neuron sowohl eine Handlung, die Wahrnehmung dieser Handlung wie auch die Vorstellung dieser Handlung. Neurologisch gesehen ist also eine Handlung eine Wahrnehmung und eine Vision.

Vor kurzem sagte ein neuer Patient zu mir: „Wissen Sie, ich habe schon alle Therapien hinter mir, auch mehrere Psychoanalysen. Wir haben alle Ecken meines Daseins ausgeleuchtet. Ich weiß wirklich alles von mir, aber es kommt nicht zur Handlung." Dieser Satz macht das Problem deutlich: Wissen alleine hilft nicht, man muß dazu bereit sein, über Handlungen korrigierende Erfahrungen zuzulassen, und wenn dies blockiert ist, einfach handeln. Es ist wie bei einem Sprung vom Dreimeterbrett: Irgendwann ist Ende mit ermutigenden Worten, dann muß man springen oder man springt eben nicht.

Aber wie entsteht diese Handlungsblockade/Handlungsfreigabe? Vielleicht helfen uns die Spiegelneuronen hier weiter. Achtung, ich erzähle jetzt eine Theorie, also eine Geschichte/also etwas Unwissenschaftliches. Ich habe nämlich eine Idee, woher die Handlungsblockade herrühren könnte. Dazu sollte man sich einmal fragen, zu welchen Störungen die Spiegelneuronen (wenn sie nun schon mal entdeckt sind) Anlass geben könnten: Welche Störungen sind denkbar, wenn in einem dreisträngigen Spiegelneuron (Tun, Beobachten, Vorstellen) einer der drei Stränge ausfällt? Was ist, wenn die Handlung nicht mehr vollzogen werden kann, die Beobachtung einer Handlung nur noch gestört wahrgenommen wird oder wenn die Vorstellung einer Handlung nicht mehr funktioniert? Es sind noch viele andere Kombinationen denkbar. Ich weiß, das ist jetzt eine wilde Spekulation. Alle Wissenschaften haben solche unbewiesenen Theorien. Diese sind wichtig, damit eine konkurrenz-geleitete und letztendlich erfolgreiche Suche nach der richtigen Lösung stattfinden kann.

Also nun: Meine Theorie über die blockierten Handlungen: Vielleicht sind Zwangshandlungen, Zwangsgedanken und zwanghafte Fehlwahrnehmungen Versuche der Spiegelneuronen, mit ihren eigenen neurologischen Störungen fertig zu werden, sozusagen ein Selbst-Reparaturversuch. Die Störungen bestehen darin, daß der Dreiklang der Spiegelneuronen auf biologischer Basis in manchen Spiegelneuronen gestört im Sinne von „teilweise inaktiv" ist. Das neurologische System startet dann einen neuronalen Gegenversuch, nämlich wieder Kontrolle in die nicht mehr reibungslos funktionierenden Spiegelneuronen zu bringen. Was wir von diesem neurologischen Reparaturversuch erleben, das ist der neuronale Druck und der neuronale Stress angesichts des immer wieder sich wiederholenden Versuchs, die Handlung und die Vorstellung neuronal zu einem guten Ab-Schluss bringen zu wollen.

Da dieser Ab-Schluss von Seiten der Spiegelneuronen nun aber trotz aller Coaching-Versuche (warum auch immer) nicht zu Ende zu bringen ist, spüren wir den neuronalen Stress im Psychischen als Zwang und Angst. Was sich neurologisch als Störung zeigt, wird auf der psychischen Ebene als erlebte Angst wahrgenommen und spürbar gemacht: Ich habe Angst vor dieser Handlung und Angst vor dieser Vorstellung. Die Abstammung von den Spiegelneuronen ist an dem Dreiklang „Handlung“, „Vorstellung“ und „Wahrnehmung“ unschwer zu erkennen. Bei aller Skepsis, wir hätten so die Zwangshandlungen und Zwangsgedanken erklärt. Beide Zwänge treten meist gemeinsam auf. Dies ist verständlich, wenn man bedenkt, daß Handeln und Vorstellen, hirnneurologisch aus der/den gleichen Quelle/Spiegelneuronen stammen.

Es gibt Störungen, die sind in einer ersten Psychotherapie mit 320 Sitzungen (auf allen daseinsanalytischen Ebenen) durchanalysiert worden, ohne daß sich eine Veränderung im Verhalten (Verhaltensebene) ergeben hätte. Der Patient weiß alles über sein Innenleben (Ressource), doch es kommt zu keiner Verhaltensänderung. Warum? Weil „Wissen“ und „Handlung“ zwei unterschiedliche Kategorien sind, die wie bei den Spiegelneuronen an einem Ende ein einzelnes und am anderen Ende ein integriertes Neuron vorfindet. Die drei Neuronenstränge (Handlung, Vorstellung, Wahrnehmung) verschmelzen ineinander. Dabei liegen doch (seit dem Wissen um die Spiegelneuronen) das Bild, die Handlung und die Zukunftsvorstellung in einer Nervenzelle. Alle drei (Handlung, Bild, Vorstellung) sind in ein und dergleichen gemeinsamen Zelle abgespeichert, so daß die Handlung durch die Wahrnehmung und die Vorstellung eigentlich neuronal angeschoben werden müsste. Wenn dies nicht passiert, könnte dies an einer Funktionsstörung der Spiegelneuronen liegen. Stellen wir uns vor, in einem Spiegelneuron funktioniert die bildliche Vorstellung, die Wahrnehmung, nur die Handlung stellt sich nicht ein. Die Handlungskomponente der Spiegelneuronen ist defekt. Dann kommt es einfach nicht zur Handlung, weil die Neuronenbestandteile der Handlung trotz enger Verschmelzung mit den anderen Neuronenbestandteilen doch gleichzeitig auch eine ganz eigene Neuronenkategorie darstellt, die sich durch die anderen

Neuronenbestandteile eben auch nicht völlig bestimmen lässt. Es kommt dann darauf an, ob die gesunden Neuronenbestandteile den defekten Neuronenbestandteil sozusagen heilend „anschieben" können oder nicht.

Die Zwangsneurose ist ein Beispiel für eine starre Handlung bei gleichzeitiger Unfähigkeit, die erzwungene Handlung zu unterlassen und eine andere Handlung durchzuführen. Man kann die Zwangsneurose 1000 Stunden analysieren, irgendwann muß der Patient sich zu einer neuen Handlung entscheiden, ob mit oder ohne Angst. Die Analyse kann die Angst nicht aufheben. Nur wenn der Patient die Angsthandlung ausführt, kann eine korrigierende Erfahrung entstehen. Die Vorstellung, man analysiere eine Zwangsneurose und dann sei die Angst weg, stimmt nicht. Die Analyse soll suggerieren, man hätte die Angst aufgelöst, und der Patient erlebe die Angst dann kleiner und lasse sich auf eine neue Handlung ein.

Wie kann man sich das Zustandekommen einer Zwangsneurose auf der Geschichtenebene, also psychisch, erklären? Man glaubt, wenn man auf die psychologische Entstehungsfrage eine Antwort hätte, dann wäre die Zwangshandlung aufgelöst bzw. man könne dann einfacher behandeln. Das ist zwar ein Irrtum, aber trotzdem: Wodurch kommt eine Zwangsneurose zustande? Antwort: Durch den Ausfall des Handlungsstrangs der Spiegelneuronen bei gleichzeitiger „Geschichtenbildung" zur seelenlogischen Erklärung der ansonsten irrationalen Sprünge auf der psychischen Ebene.

Jetzt noch ein humoriges Beispiel für eine Handlungs- oder Entscheidungsblockade: Ich kenne einen Mann, gut aussehend, Akademiker, alleinstehend, vermögend, sucht seit ca. 20 Jahren eine Luxus-Eigentums- oder Penthouse-Wohnung. Immer haben die Wohnungen einen Fehler, und sei es die Penthouse-Wohnung mit der kleinen Wiese von 10 qm, die er ja pflegen müßte. Vor einiger Zeit offenbarte er mir, er wisse jetzt, warum er keine Wohnung fände: Er könne einfach kein Geld ausgeben. Vor jedem Kauf frage er sich, ob er den zum Erwerb anstehenden Gegenstand wirklich brauche oder nicht. Die Antwort sei fast immer: „Nein, ich brauche das nicht.“

9.3.5.3) DLSM-Diagnostik auf der Fähigkeitsebene / im Ressourcenbereich

(Insuffizienzerleben, Minderwertigkeitsgefühl, Burn-Out, Bulimie)

Hier finden sich Störungen des „Könnens", die also damit zu tun haben, ob man Fähigkeiten hat oder nicht. Es geht um das „Können" im weitesten Sinne, auch um das noch nicht realisierte Können.

Die/Der BulimikerIn zeichnet sich dadurch aus, daß sie/er das Nichtessen als einen Sieg (ein Können) und das Essen als eine Niederlage (Nichtkönnen) erlebt. Bei BulimikerInnen mit Missbraucherfahrung geht es um die Frage: „Konnte ich mich wehren oder konnte ich mich nicht wehren? Nein, ich konnte mich nicht wehren", aber wo liegt die Grenze zwischen Können und Nichtkönnen? Und in der Symptombildung fortgeschrieben: Kann ich Macht über meinen Körper erlangen oder zurückgewinnen oder nicht? Mit jedem Übergriff und jedem Missbrauch verliert der Organismus Verfügungsmacht über den eigenen Körper. Wenn der Übergriff weitgehend ist, dann besteht für die Psyche noch ein letzter Schritt zur Erhaltung des „Selbst" - nämlich sich zur Bestätigung des Selbst von der letzten Verfügungsmacht über den eigenen Körper zu überzeugen - z.B. in der Bulimie. Die Bulimie ist eine Art Beweis, daß es mich noch gibt (Übergang zur Auflösung der eigenen Identität): Der Körper ist die letzte Rückzugsbastion, wenn es um das Nicht-Können geht. Kann ich über meinen Körper verfügen oder nicht, das ist hier die Frage nach Aufgabe des Körpers im Suizid.

Zu jedem psychiatrischen Befundschema sollte die Frage nach den Ressourcen/Fähigkeiten/Könnens Formen bzw. dem Versagen gestellt werden. Hier wären dann die bisher im psychiatrischen Befundschema üblichen kleinen Ressourcen wie Merkfähigkeit, Konzentrationsfähigkeit und Intelligenz verortet. Allerdings hat die Psychiatrie ein eher eingeengtes Bewußtsein von Ressourcen. Da könnte die NLPPt gut zulegen.

9.3.5.4) DLSM-Diagnostik auf der Glaubenssatz- und Werteebene

(Hypochondrische Glaubenssätze, Neurosen, Wahn oder Störungen von wahnartigem Gepräge)

Solange die Glaubenssätze beweglich und frei veränderbar sind, herrscht Gesundheit. Die Unverrückbarkeit eines Glaubenssatzes oder eines Wertes ist dagegen ein Zeichen, daß eine („neurotisch" genannte) Störung vorliegt. Das Denken, daß jemand über mich redet, kann sachlich zutreffend sein. Menschen reden nun einmal übereinander. Ist dieser Gedanke jedoch überwertig und liegt in gesteigerter Form vor, so handelt es sich nicht mehr um einen Glaubenssatz, sondern um einen sensitiven Beziehungswahn. Eigentlich gibt es nichts, was nicht auch Glaubenssatz ist. Unser System der Pädagogik ist ein grenzenloses riesiges Areal von Glaubenssätzen. Unser Rechtssystem, ein weiteres Areal von Werten und Glaubenssätzen, basierend auf dem Glaubenssatz, es gäbe so etwas wie Gerechtigkeit - die es natürlich gar nicht gibt. Und unsere Religionen, die Moral, die Ethik - Glaubenssätze wo auch immer wir hinschauen. Und unsere Wissenschaft ist ein Psychose-nahes Glaubenssatzgebilde.

Zum psychiatrischen Befundbericht sollte auch die Frage nach den Ordnung schaffenden Glaubenssätzen gestellt sein. Konflikte widerstreitender Glaubenssätze können Anlass psychischer Störung sein.

Die Werte-Ebene wird meist gemeinsam mit den Glaubenssätzen dargestellt. Dies ist jedoch nicht richtig. Die Glaubenssätze können sich ändern, ohne daß die Werte davon betroffen sind. So kann „Geld" der höchste Wert bleiben, auch wenn sich die Glaubenssätze zur Erlangung des Geldes ändern können: „Ich glaubte lange Zeit, durch Arbeit reich werden zu können. Jetzt glaube ich, man muß schon kriminell sein oder man heiratet jemanden mit Geld an den Füßen."

9.3.5.5) DLSM-Diagnostik auf der Identitäts-Ebene

(Persönlichkeitsstörungen, Narzissmus, Depersonalisation, Derealisation, Maßnahmen zur Auflösung oder Rettung des Körperempfinders (Borderline))

Identitätsstörungen sind Ausdruck des Versuchs, das Ganze einer Person gegen Verfalls- und Auflösungstendenzen zu schützen. Es geht darum, anzuerkennen, daß eine Person verschiedene und auch gegenläufige Teile in sich hat, die es gilt, zu einem miteinander auskommenden Ganzen zu vereinen. Dies ist die Kernaufgabe der Identität. Alle Persönlichkeitsstörungen sind Ausdruck der Tatsache, daß es dominante und weniger dominante Persönlichkeitsanteile gibt, die in einer Person zusammengebunden das Bild einer schiefen und seitenlastigen Persönlichkeit abgeben - halt die Persönlichkeitsstörung.

Das Grundproblem einer Identitätsstörung besteht darin, zwischen den verschiedenen Teilen einen Ausgleich von Auseinanderbrechen und Beibehalten der Ganzheit herzustellen. Man sieht dies im Politischen: Was versucht die EU als Einheit zusammen zu halten? Machen die Teile dies mit oder machen die Teile es nicht mit. Das hat was mit Eros und Thanatos zu tun, mit Verfestigen und Zerbrechen. Hierhin gehört denn auch Freuds „Jenseits des Lustprinzips", das als erklärende Letztheit (zugunsten des Konflikts und der Zweieinheit von Verdichtung und Auflösung) zugunsten des lebbaren „Sekundären Narzissmus“ aufgegeben wird.

Identitätsstörungen sind Störungen des Daseins und des Aushaltens von ganzheitsgefährdenden gegenläufigen Teilen der Ganzheit selbst. In den psychiatrischen Befundbericht gehört die Frage nach dem Akzeptieren des eigenen Seins, des Aussehens und des Könnens zwingend mit aufgenommen.

9.3.5.6) DLSM-Diagnostik auf der Zugehörigkeitsebene

(Trennungsangst, Verlassenheitssyndrom, Depression)

Das kennen wir alle: Wir sind schlecht drauf. Das ist noch keine Depression. Was eine Depression ist, können wir erfahren, wenn wir eine uns wichtige Person verlieren, sei es durch Tod oder Trennung. Den Zustand, den wir dann erleben, hat mit harmlosen „missgestimmt“ nicht mehr viel zu tun. Da geht es um Leere, Bodenlosigkeit, Handlungsstarre, Todes- und Auflösungswünsche. Die beiden Zustände (missgestimmt und depressiv) unterscheiden sich vor allem hinsichtlich der Heftigkeit des Gefühls. Solch heftige Depressionsgefühle treten ausschließlich bei Verlusterfahrungen auf. Wenn ein Mann bei einem Erdbeben sowohl seine Familie wie auch seine Firma verloren hat, dann nennen wir diesen psychischen Zustand des Verlustes der Familie „Depression", und den Zustand hinsichtlich des Verlustes der Firma „Verzweiflung". Nur der Verlust von Personen mit hohem Zugehörigkeitsgrad löst eine Depression aus. Dagegen löst der Verlust von uns entfernter stehenden Personen auf Grund der weniger engen Zugehörigkeit kaum depressive Gefühle oder Stimmungen aus.

In das psychiatrische Befundschema gehört die Frage nach erlittenen Verlusten und den sich daraufhin gezeigt habenden Ausmaße depressiver Reaktionen. Es geht um die Daseinsgrundmodi von Bindung und Loslassen. Die Antwort kann das Risiko depressiver Reaktionen bis hin zum Suizid abdecken helfen.

9.3.5.7) DLSM-Diagnostik auf der Visionsebene

(Entwicklungsangst, Entwicklungshemmung, Motivationslosigkeit, Manie)

In einer Übertreibung von Visionen kommt es zu manischen Glücksgefühlen, in einer verblassten Visionsfähigkeit kommt es zur Freud- und Lustlosigkeit, zu Motivationslosigkeit und Antriebsschwäche. Das Risiko, in solche Gefühlslagen hinein zu geraten, hat mit der Not des Lebens zu tun, sich aus Veränderung und Entwicklung nicht heraushalten zu können. Dies dennoch zu versuchen, kann eine Angstneurose (überzogene Struktur) oder aber eine Strukturlosigkeit hervorrufen.

Das psychiatrische Befundschema sollte das Beweglichkeitsausmaß und die Veränderungsbereitschaft erfragen, denn davon hängt der Therapieerfolg wesentlich ab.

10) Falldarstellungen / Fallvignetten

Vorwort

Die drei folgenden kurzen Falldarstellungen sind ca. 10 Jahre alt. Einiges würde ich heute anders machen und auch anders darstellen. Ich habe mich dann jedoch umentschieden, kein „Change History“ zu betreiben und alles so zu belassen.

Was gut zu erkennen ist, das ist die Auswirkung der weggelassenen Therapieinhalte. Die Reduktion auf das Prozesshafte läßt die Fallbeschreibungen trist, formal und leblos erscheinen. Hart gesprochen bekommt man eine langweilige Auflistung der benutzten Formate hingelegt, mehr nicht. Die inhaltliche Spannung erzeugt erst die Dynamik der Geschichten.

Ich hoffe, dem Leser fällt auf, daß er in den folgenden Falldarstellungen bis auf die Anamnese, keine Inhalte über die Therapie erhält. Stattdessen werden die Vorgehensweisen und die eingesetzten Formate protokollartig beschrieben. Dies ist kein Vorenthalten von inhaltlichen Informationen, sondern gibt die tatsächlichen Therapieverläufe in ihrer technischen OP-Atmosphäre richtig wieder. Der Patient hat natürlich einen Inhalt im Kopf, mit dem er arbeitet, der Therapeut muß aber über den Inhalt nichts wissen. Der Patient muß natürlich den Inhalt im Kopf „geladen“ haben, den es zu behandeln gilt. Aber aus Sicht des Therapeuten handelt es sich um ein inhaltsleeres Bearbeiten. Das hat diese Vorteile in der Behandlung von Missbrauchsopfern: Sie brauchen ihre Geschichte nicht mehr dem Therapeuten erzählen. „Gehen Sie in den schlimmsten Moment, machen Sie das Bild kleiner ... usw." Oder „Gehen Sie in das Problem, trennen Sie Absicht und Verhalten ... usw." Es folgen also nur formale Anweisungen.

Die therapeutische Arbeit und die Wirkung kommen ausschließlich durch formale Änderungen an dem Probleminhalt zustande. Dabei wird der Inhalt zunächst in seine fünf Sinnesbestandteile zerlegt, dann werden entweder das

Bild, die Stimme oder die Körperempfindung systematisch mit Hilfe der Formate formal so lange verändert, bis eine Senkung des Beschwerdedrucks erreicht ist. Die Falldarstellung begrenzt sich dadurch auf die Nennung und Begründung der eingesetzten Formate (und Prozessierungen). Die sonst in psychoanalytischen Fallberichten so langatmigen inhaltlichen Beschreibungen fallen weg. Stattdessen bilden sich die Fälle weitgehend „endkernt und technisiert an.

1. Fall: (Patient unkenntlich gemacht): 45 Jahre, männlich, Akademiker, Jurist, Selbstzahler. Diagnose nach ICD-10-GM-2004: F40.2 (isolierte Phobien), F41.0 (Panikstörung): Frische, wenngleich schwere Angstneurose (Panikattacken / Versagensängste / Sprechstörungen / schwere reaktiv-depressive Zustandsverarbeitung). Zustand unter neuroleptischer Medikation.

Diagnose aus psychoanalytischer Sicht: narzisstische Retardierung nach innerpsychischem Ausfall von Übervaterfiguren. Unveränderter Zustand nach 6-wöchigem Aufenthalt in psychosomatischer Klinik: Absicht zur Aufgabe der florierenden Kanzlei mit der Konsequenz der Entlassung von 7 Mitarbeitern. Medikamentöse Begleitbehandlung bei stark reduzierter Dosis und zusätzlicher Bedarfsmedikation.

Psychotherapeutisches Vorgehen: Verzicht auf psychoanalytische Behandlungskonzepte und stattdessen Behandlung hauptsächlich mit folgenden NLPPt-Formaten: Zunächst patientenzentrierte und ressourcenfokussierte Arbeit auf der Time-Line zur Schaffung von kompensativ wirkenden und jederzeit einsetzbaren VAKOG/SM-geankerten Halt-Strukturen. Erweiterung der Ressourcenarbeit durch die Formate „Sicherer Ort", „Video-Technik" und „Strahl-Technik". Danach wieder Timeline-Arbeit als Konfrontationsarbeit zur Freilegung, Veränderung, Zerstörung von infektiösen Affektbrücken retraumatisierend wirkenden angstbesetzten Vorläufer-Szenen. Verstärkter Einsatz des EMI-Formates nach Steve Andreas auf den schlimmsten Positionen auf der Time-Line. Veränderung von angstbesetztem Traummaterial mittels Film-Veränderungstechnik (Vor-Läufe, Rück-Läufe, zerdehnt und beschleunigt, submodalitäten-verändert und Einbau von traum-analogen Dsenkender Ersatzstücke) sowie Import und Ankerung von Ressourcen in die Traumgeschichte. Zunehmende Vorwegnahme von szenisch beschreibbaren Angsterwartungen und Future-Pacing. Zustand nach NLPPt-Behandlung im Umfang von 44 Sitzungen: seit Jahreswechsel 2005/2006 ohne Behandlungsnotwendigkeit, völlig symptomfrei, voll liebes- und arbeitsfähig, Unternehmen gesichert, keine Entlassungsgedanken, ressourcenvoller psychischer Gesamtzustand.

2. Fall: (Patient unkenntlich gemacht): 43 Jahre, männlich. Diagnose nach ICD-10-GM-2004: F40.2 (Spezifische Isolierte Phobien): Massive Flugangst seit ca. 10 Jahren, verbunden mit Angst vor geschlossenen Räumen aller Art (Gaststätten, Toiletten, Autorücksitze bei Dreitürern). NLPPt-Behandlung mit Zustimmung des Patienten möglich, da Selbstzahler. Behandlung hauptsächlich mit folgenden NLPPt-Formaten: Fast-Phobia, Film-Technik, EMI-Technik nach Steve Andreas. Alle Formate unter Hinzuziehung von VAKOG/SM-Submodalitäten-Veränderungsarbeit, Ressourcenarbeit und Assotiation-Dissoziations-Übungen. Behandlungsverlauf nach Erstellung einer „Angstlandkarte" ausschließlich symptomorientiert bei forcierter Handhabung der Formate im Sinne einer vorher verabredeten Konfrontationsstrategie.

Zustand nach 47 Sitzungen NLPPt-Behandlung: völlige Auflösung der Flugangst, völlige Auflösung der Gaststätten- und Toiletten-Angst. Geminderte Angst vor dem Sitzen in dreitürigen Autos. Keine Hinweise auf Symptomverschiebungen. Beendigung der Therapie im Herbst 2005 auf Wunsch des Patienten mangels Leidensdrucks, Flugreisen und Gaststättenbesuche mehrfach angst- und symptomfrei überstanden.

3. Fall: (Patient unkenntlich gemacht): 52 Jahre, männlich, Kostenzusage einer Privatkasse über 25 Sitzungen. Diagnose nach ICD-10-GM-2004: F45.2 (Hypochondrische Störung): Seit 5 Jahren ständiger Angstgedanke, wie der

Vater qualvoll an Krebs versterben zu müssen, ständige hypochondrisch motivierte Arztbesuche. Dieser bescheinigt neben der Hypochondrie eine seit sechs Jahren bestehende Hypertonie ohne körperlichen Befund, medikamentöse Behandlung ohne Erfolg. Einschlaf- und Durchschlafstörungen, morgendliche Unruhe, psychosomatische Druckgefühle in der Brust, Antriebsminderung, depressiver Gesamtzustand. Diagnose aus psychoanalytischer Sicht: ödipale Thematik: unbewußte Schuldgefühle als Folge von verdrängten Beseitigungswünschen gegen den todkranken Vater, da der Patient den Vater bis zum Tod täglich hatte pflegen müssen.

Hauptsächlicher Einsatz der NLPPt-Formate der „Inneren Stimme" und des „Inneren Auges", der Time-Line und des EMI: Zunächst Suche nach den Angst-Bildern und den Angst-Stimmen mittels EMI. Dabei Verdeutlichung von Bildern vom Tod der Oma und der Schwiegermutter. In beiden Fällen konnte der Patient die Toten nicht „ansehen". Weiterarbeit mit EMI-Konfrontationsstrategie, nämlich in den assotiativen Zustand zu gehen und sich die verleugneten Bilder nun nachträglich anzusehen, dabei Einsatz von VAKOG/SM-Submodalitätenarbeit, zeitliche Verfremdung durch Zerdehnung der Konfrontation (Film-Technik), Wechsel von Assoziation (Inkorporation) und Dissoziation (Exkorporation) der Bilder, Einsatz des 3-Positions-Formats, Swish-Technik, Rückholung der zerstörten Bilder mittels „Importieren" und „Platzanweisung".

Nach 9 Sitzungen sagt der Patient, daß die Angst vor den Bildern der Toten genauso verschwunden sei, wie die Angst an Krebs zu erkranken. Erstmals seit 5 Jahren keine Schlafstörung mehr. Weiterhin allerdings ganztägig „körperliche Unruhe", hauptsächlich nach dem Aufwachen. Meine Vermutung: Neuronale Residualzustände im Sinne von Transmitterblockaden, die von der beseitigten hypochondrischen Angst und deren neuronalem Ort abgelöst und funktionell autonom weiter funktionieren. Schwierigkeit: der Patient produziert hierzu keine VAKOG/SM-Eindrücke, also keine Bilder, keine Gedanken, keine Gerüche, keinen Geschmack, halt nur das diffuse Körpergefühl. Dies macht das Handling und die Zielrichtung des Einsatzes von Formaten schwieriger.

Herumprobieren mit Submodalitäten-Arbeit versandet ebenso wie die versuchte Timeline-Arbeit. Schließlich führt eine Core-Transformation weiter, aus welcher der Patient mit dem überwältigenden Gefühl und dem bisher verschütteten Gedanken aufwacht, er und der Vater seien eins, und er lebe das Körpergefühl des Vaters - nämlich die Unruhe - in seinem Körper weiter. Patient ist mit allen Zeichen des Affekts erschüttert von diesem Gedanken. Hier kann die Auflösung einer Neurotransmitter-Blockade vermutet werden, deren inhaltliche Ausgestaltung mit dem Vater unbewußt eins gewesen zu sein, er als „völligen Blödsinn" bewertet (Distanzierung, Dissoziation). Es handelt sich offensichtlich um einen bis dahin hirnorganisch gespeichert Glaubenssatz, der wie ein unbewußtes Metaprogramm wirkte.

Fortgang der Behandlung: Die Bearbeitung des Glaubenssatzes mittels des NLPPt-Formates der „Inneren Stimme" führte zu der Suche nach einem optimalen Satz, der als neuer Glaubenssatz hilfreich sein könnte. Patient findet den Satz: „Mein Körper ist gesund, mein Kopf ist krank, und ich bin nicht mein Vater, er hatte Krebs, ich aber nicht, er ist tot, nicht ich." Einweben dieses Satzes mit dem EMI-Format führt nach nur einer weiteren Sitzung zur völligen Gesundung des Patienten. Zustand nach insgesamt 16 Sitzungen NLPPt: Beendigung der Therapie durch den Patienten wegen völliger Beschwerdefreiheit. Patient hatte mit einer längeren Therapie gerechnet und ist von der Schnelligkeit der Wirkung überrascht. Psychosomatische Unruhe und Hypertonie sind nicht mehr vorhanden. Die Therapie ist seit April 2006 beendet.

11) Geschichtliches: NLP-Strukturansätze in der Vorgeschichte der NLPPt

Durch Einblick in das Vergangene Verständnis für das Gegenwärtige.

11.1) Vorläufer der NLPPt

Für Terrence McClendon „The wild Days 1972 -1981" beginnt das NLP mit einer am letzten Seminartag stattfindenden Weihnachtsfeier 1974 in den Bergen von Santa Cruz (Kalifornien). Es war das Seminar, aus dem das Meta-Modell hervorging. Die am letzten Seminartag stattfindende „Weihnachtsfeier war das Ende einer Ära und der Anfang von NLP" … „Es war das erste Mal, daß Richard mir das neue Firmenschild an seinem Büro zeigte, auf welchem ‚Neurolinguistisches Programmieren' stand".

Als die Erfinder des NLP/der NLPPt werden in der Regel John Grinder, Richard Bandler und Frank Pucelik genannt. Diese haben Virginia Satir, Milton Erickson, Fritz Perls modelliert (vom Vorbild abgeschaut und nachgemacht).

Als wissenschaftstheoretische Vorläufer gelten Gregory Bateson, Alfred Korzybski, Bertrand Russel, Noam Chomsky und die Palo-Alto-Gruppe um Paul Watzlawick.

Weiterentwicklungen des NLP kamen von Robert Dilts, Judith DeLozier, Leslie Cameron-Bandler, David Gordon, Charles Faulkner sowie Steve und Connirae Andreas.

Dies sind die üblicherweise aufgezählten Begründer und Entwickler des NLP.

Der Begriff „Neurolinguistik" (1933) stammt im Übrigen von dem polnisch-amerikanischen Gesundheitsphilosophen Alfred Korzybski.

Korzybski war Mathematiker, Philosoph, Sprachwissenschaftler, Neurobiologe und Psychotherapeut. Er nannte sein therapeutisches Modell „Neurolinguistische Training“ (NLT) und war ein Vorläufermodell des „Neurolinguistischen Programmierens“ - eine Begriffs-Schöpfung von Richard Bandler.

Korzybskis Grundgedanke ging von einer parallelen Funktionseinheit von Neuronalem und Mentalem aus. Jede Form von Kognition und Psyche ist abhängig von der Funktionsweise des „neuronalen Systems“, wirkt aber auch auf das Neuronale ein. Das Gehirn verarbeitet die von den Sinnesorganen eingelieferten Daten zu Modellen, plant auf der Basis dieser Modelle etwaige Reaktionen und befiehlt dem Nervensystem entsprechende Handlungen. Daher die Namensgebung „neuro“ für das „Körperliche“ und parallel dazu „linguistisch“ für das „Psychische“, zusammengefasst also neuro-linguistisch.

Über diese Vorläufer des NLP ist genügend geschrieben worden, da braucht an dieser Stelle nichts wiederholt werden. Neben diesen unmittelbar Beteiligten gibt es jedoch eine Reihe von gedanklichen Vorläufern, die in der Geschichte schon einige Zeit zurück liegen und die man mit NLP sicherlich so gar nicht in Zusammenhang bringen würde. Aber wir wissen ja wie Wirklichkeit unter Anwendung des ersten Kandel‘schen Plastizitätsgesetzes hergestellt wird. Wir können unter dem Mikroskop sehen, wie die Synapsen zueinander wachsen. Oder nach Hebb stellen wir die Dinge einmal geplant nahe zusammen, befeuern die Hirnareale und siehe da, jetzt sieht jeder den Zusammenhang.

Man kann natürlich nicht bei jedem Autor etwas finden, was man als einen Vorläufergedanken ansehen kann. Wir greifen hier also nur Autoren auf, die bereits ein Entgegenkommen in sich tragen. Als Vorläufer sehen wir hier nur solche Autoren an, die dem Kerngedanken des NLP/der NLPPt, nämlich daß wir in einer konstruierten Wirklichkeit leben und daß diese konstruierte Wirklichkeit aus den fünf Sinnen und deren Submodalitäten abzuleiten ist, sehr nahegekommen sind und/oder dem unbewußt vorgearbeitet haben. Dies sind nicht die sonst regelmäßig oben genannten Personen, sondern es gibt

Vorläufer, die es überhaupt erst einmal als Fundgrube für das NLP/die NLPPt zu entdecken gilt.

Es geht dabei nicht um die Geschichte einer Abfolge von Menschen, sondern um die Entwicklung von Gedankenstrukturen. Die Menschen sind lediglich die Träger der Gedanken.

11.2) NLPPt und „Modell der fünf Sinne" (VAKOG/SM) in der Antike

In der frühen Antike sah man die „Sinne" jeweils vereinzelt und noch nicht als Bündelung der Wahrnehmungsorgane zu den „fünf Sinnen".

Die erste Bündelung der fünf Sinne als „Wahrnehmungsorgane" findet man bei dem Vorsokratiker Pythagoras von Samos (um 570-500 v.Chr.), also demjenigen, den wir alle aus dem Geometrieunterricht mit seinem „Satz des Pythagoras" in guter Erinnerung haben.

Pythagoras versuchte, die „fünf Sinne der Wahrnehmung" mit der damaligen „Elementenlehre" in eine Zuordnung (in einen Zusammenhang) zu bringen. Man sieht, daß die Menschen schon damals an der Frage nach den „Einheiten", der „Richtung" und dem Zustandekommen von „Zusammenhängen" interessiert waren.

Die „Elementenlehre" sah die Welt physikalisch-anschaulich aus den nicht mehr zu hinterfragenden Elementen „Feuer", „Erde", „Luft" und „Wasser" zusammengesetzt.

Daneben gab es die „Sinneslehre" mit den Sinnen „visuell", „auditiv", „olfaktorisch" und „gustatorisch".

Der schon damalig verbreitete „Wille zum System“ ließ bei Pythagoras den Gedanken entstehen, jedem der „Sinne“ einem „Element“ zuzuordnen (Analogie zum heutigen Hebbschen Gesetz der Verbindung).

Dieser Logik folgend wurde das Auge (visueller Sinn) dem sichtbaren Feuer (Element) zugeordnet. Das Ohr (auditiver Sinn) nimmt über die Luft (Element) die Töne wahr. Diese Zuordnung bleibt schräg-unverständlich und es fehlt die Zuordnung des körperlichen, olfaktorischen und gustatorischen Sinnes?

Empedokles (ca. 482-420 v.Chr.) kümmerte sich um den bis dahin vernachlässigten Körpersinn/Tastsinn, man könnte auch sagen um die „Handfläche“ oder den „Greifer“, also was so viel bedeutet wie mit den Händen „be-greifen“. Darin lässt sich das „Grundgesetz von der Herleitung der Begrifflichkeit aus der handgreiflichen Erfahrung („Tastsinn“)“ ableiten. Die Objekte werden mit den Augen wie mit der Hand „begriffen“, „abgegriffen“. Das Auge greift das Objekt ab, so wie die Hand das Objekt abgreift. Deshalb sprechen wir Sätze wie „Ich habe das ‚be-griffen‘. Ich habe es begriffen, weil ich es mit den Händen be-griffen und ab-gegriffen habe.“

Die Ableitung der Begriffe aus den Handlungen findet man in der NLPPt wieder. Indem wir die Begriffe auf Handlungen zurückführen, arbeiten wir den Patienten analog des „Metamodells der Sprache“ in eine konkret-derivate Suche hinein.

Demokrit (460-370 v.Chr.) zählt zum ersten Male die fünf Sinne in ihrer Kompletthaftigkeit auf. Außerdem unterscheidet er als erster zwischen den organmäßig zuzuordnenden fünf „sinnlichen Wahrnehmungen“ und einem organmäßig nicht zuzuordnenden „Erkenntnisorgan“. Das Erkenntnisorgan habe die Funktion, eine Überarbeitung und Korrektur der sinnlichen Eindrücke vorzunehmen.

Das aber ist genau die Sichtweise der NLPPt: Die fünf Sinne sind hirnorganisch lokalisierbar. Alles andere ist sozusagen „zwischen“ den neuronalen Strukturen als Netzwerk (Cloud) gespeichert, ist zwar keinem nachweislichen Organ zuzuordnen, ist aber wirklich, weil es im emergenten Sinne „wirkt". So gibt es kein lokalisierbares „Erkenntnisorgan", gleichwohl gibt es so etwas wie „Erkenntnis". Also muß man sich das „Erkenntnisorgan" als ein neurologisches „Dazwischen" vorstellen. Hier ist Demokrit der NLPPt um ca. 2400 Jahre voraus.

Platon (427-347 v.Chr.) setzt diesen Gedanken fort und unterscheidet ebenfalls den wahrnehmenden „Sinnesvorgang" vom „Denkvorgang" (emergentes Organ?). In seinem Werk Timaios stellt er die fünf Sinne einzeln vor, beginnend mit dem Geschmack, gefolgt von Geruch, Gehör, Gesicht und dem Tastsinn, dem er allerdings kein spezifisches Organ zuordnet. Was den Geruch anbelangt, so unterscheidet er zwischen angenehm und unangenehm. Damit ist erstmals, wenn auch nur rudimentär, so doch die Ebene der Submodalitäten angesprochen.

In seinem „Höhlengleichnis" kommt Platons Zweifel an den Wahrnehmungen zum Ausdruck: Die gesehenen Bilder sind nur Schatten der Ideen (wir würden heute wohl sagen: Grundmuster, Schemata der Wirklichkeit). Erst der Verstand (emergentes Organ) ist in der Lage, zu den Dingen selbst (Ideen) zu kommen.

Aristoteles (384-322 v.Chr.) geht über Platon hinaus und spricht den fünf Sinnen psychische Funktionen zu. Damit ist der Prozeß der Begriffsentstehungsanalyse nun wirklich bei VAKOG/SM und den Submodalitäten gelandet, denn das ist ja ein Grundgedanke der NLPPt: Die Sinne sind eigentlich Bündelungen ihrer in Submodalitäten zergliederten Merkmalsausprägungen. Wenn wir die Ein-Stellungen der Merkmalsausprägungen verändern, erzeugen wir Veränderungen in der erlebbaren Psyche: Die Veränderung der Submodalitäten erzeugt Psychotherapie.

Aristoteles schreibt allen fünf Sinnen gemeinsame „Grund-Submodalitäten" zu, nämlich „Bewegung", „Stillstand", „Zahl" und „Größe". Und, noch etwas unsystematisch ausgeführt, nennt Aristoteles die sinneseigenen Submodalitäten des Geruchs: „süß“, „scharf“, „herb“, „stechend“ und „ölig“. Was fehlt, das sind die analogen Submodalitäten für VAKG.

Auch Aristoteles macht den Versuch, Zusammenhänge zwischen der „Sinneslehre“ und der „Vier-Elementen-Lehre“ herzustellen: Danach wird der Geruch (Sinn) über „Luft“ (Element) und „Wasser“ (Elemente) verbreitet. Aber auch diese Zusammenstellung ist unvollständig.

Für Aristoteles war das zentrale Wahrnehmungsorgan - wie in der Antike üblich - das „Herz“. Erst der aus Pergamon stammende Arzt Galen (129-199) veränderte diesen Glaubenssatz und setzte ein Neurologie-ähnliches Denken durch. Danach geht er von Nervenbahnen aus, die alle dem Gehirn als dem Zentralorgan zulaufen. Man könnte sagen, daß hier die Geburtsstunde der Neurologie liegt.

Galen brachte die „Vier-Elementen-Lehre“ mit der „Vier-Körpersaft-Lehre“ (Blut, Schleim, gelbe Galle und schwarze Galle) und diese jeweils wieder mit den „vier Primärqualitäten“ (warm und feucht, kalt und feucht, warm und trocken, kalt und trocken) sowie diese wiederum mit einer „Vier-Geschmacks-Lehre“ (Sekundärqualitäten: Blut-süß, Schleim-salzig, gelbe Galle-bitter, schwarze Galle-sauer und scharf) zusammen. Aus den Störmöglichkeiten dieser „Elemente“ ergeben sich für Galen die Erkrankungsmöglichkeiten. Danach entstehen Krankheiten aus einer Unausgewogenheit der Körpersäfte (ätiologisches Denken). Und die medizinische Behandlung sucht diese Unausgewogenheit der Körpersäfte durch die Gabe von Stoffen auszugleichen.

Diese heute doch eher verwirrend anmutenden Theorien erinnern in ihrer Zielrichtung doch bereits sehr an die Submodalitätenlehre in der NLPPt, nur mit dem Unterschied, daß Galen daraus ein erstes pharmakologisches Therapiesystem und kein Psychotherapiesystem machte. Doch ist es verblüffend, wie nah man in der Antike schon an der NLPPt dran war.

Dieses Thema fortführend kann man nun untersuchen, mit welchem der fünf Sinne die verschiedenen Theorien jeweils in ihren theoretischen Darlegungen arbeiten und mit welchen nicht. So scharf abgegrenzt, wie es sich anhört, kann man diese Aufgabe jedoch nicht erledigen. Denn alle Theorien nutzen natürlich, quasi alltagsmäßig und von niemandem bemerkt, die Terminologie der fünf Sinne. Eine Therapie, die von sich sagt, sie arbeite mit Bildern, nutzt natürlich auch Sprache oder Körpergefühl und setzt die entsprechende Terminologie auch ein.

Aber es gilt auch, daß keine der bisher gängigen Psychotherapien ihren Ausgangspunkt bei den „fünf Sinnen" genommen hat - die NLPPt ausgenommen. Unsere Aufgabe besteht deshalb auch nicht darin, bei einzelnen Theorien nach einer großen Trennschärfe in der Dominanz der „fünf Sinne" zu suchen, denn alle Autoren nutzen beiläufig irgendwie alle Sinne, nur halt in unterschiedlicher Dominanz.

11.3) NLPPt und „Welt als Wille und Vorstellung" - Arthur Schopenhauer (1788 - 1860)

NLPPt-Bedeutung: Erstmalige Sicht auf die auf Psyche beruhende Welt

Arthur Schopenhauer`s Hauptwerk lautet: „Die Welt als Wille und Vorstellung", Dresden 1818. Es geht ihm in diesem Buch in Anlehnung an Kant um die Erkenntnisfähigkeit des Menschen. Schopenhauer kommt zu dem Ergebnis, daß wir über das wahre Wesen der Dinge nichts erfahren können, sondern daß die Welt, so wie sie sich uns jeweils zeigt, lediglich das ist, was unsere Sinne uns als Vor-Stellung präsentieren. Die „Vorstellung" beinhaltet die durch die Sinne erzeugte „Struktur" der Welt. Die vorantreibende Kraft in der Welt bezeichnet Schopenhauer mit dem Begriff „Wille" - heute würden wir vom „Drang zur Entwicklung" reden.

Schopenhauers Sichtweise zeigt einen starken konstruktivistischen Anklang. Allein der Titel des Hauptwerkes sagt nach heutiger Wortbedeutung eigentlich schon alles aus: Das Werk lautet „Die Welt als Wille und Vorstellung“. Wenn man sich klar macht, daß mit dem Titel schon alles gesagt ist, dann sollte man den Titel mehrfach lesen.

Schopenhauer (1972, § 1, S. 29) beschreibt den gemachten Charakter unserer Wahrnehmung wie folgt: „Die Welt ist meine Vorstellung ... Es wird ... dann deutlich und gewiss, daß er keine Sonne kennt und keine Erde, sondern immer nur ein Auge, das eine Sonne sieht, eine Hand, die die Erde fühlt; daß die Welt, welche ihn umgibt, nur als Vorstellung da ist, d.h. durchweg nur in Beziehung auf ein Anderes, das Vorstellende, welches er selbst ist.“

Schopenhauer greift hier auf die Sinne zu, das Auge und die Hand, also das Visuelle und das Kinästhetische. Er hätte auch noch das Auditive hinzufügen können - und VAKOG/SM ließe grüßen.

Und Schopenhauer (1972, § 21) weiter: „Der Verstand hat die objektive Welt erst selbst zu schaffen: Nicht aber kann sie, schon vorher fertig, durch die Sinne und die Öffnungen ihrer Organe bloß in den Kopf hineinspazieren. Die Sinne nämlich liefern nichts weiter, als den rohen Stoff, welchen allererst der Verstand, mittels der angegebenen einfachen Formen, Raum, Zeit und Kausalität, in die objektive Auffassung einer gesetzmäßig geregelten Körperwelt umarbeitet.“

Dies könnte so auch in jedem guten NLP-Lehrbuch geschrieben stehen. Der erste Gedanke betont die Bedeutung der fünf Sinne.

Der zweite Gedanke besagt, daß die fünf Sinne alleine noch nicht ausreichen, eine Welt zu erschaffen, sondern daß es in einer Art „sekundären Bearbeitung" (vgl. Freud) die Aufgabe des die Sinne bearbeitenden Gehirns ist, sich dem Drang, zu einem „Willen zum Weltmodell“ (beinhaltet die Frage, wie das alles im Innersten zusammen hält) zu unterwerfen. Hier zeigt sich der Wille zur Ganzheit, das „menschliche Kausalitätsbedürfnis“, oder noch besser und ganz einfach gesagt, das Gehirn, das aus dem Daten-Input eine vorgestellte Realität von zusammengehöriger Wirklichkeit (Geschichte) herstellt. Das was bei diesem Prozeß herauskommt, das ist die Welt als meine hergestellte und gemachte Vorstellung.

Sehen wir in Schopenhauer einmal nicht den Philosophen, sondern den Psychologen, dann meinte er mit „Vorstellung“ tatsächlich eine „Vor-Stellung“, eine „Vor-Sich-Hin-Stellung", um so einen Gesichtswinkel zum Betrachten von außen - also aus der dissoziierten Position heraus - möglich zu machen (mag man als NLPPt-ler hinzufügen). Und auch im Theater gibt man Vor-Stellungen.

Der Begriff des „Willens“ hat eine lange Geschichte und eine größere Bedeutung als heute. Wir finden den Begriff „Wille“ bei Platon, bei Schopenhauer, bei Nietzsche und dann auch noch einmal bei Freud zu Beginn seines psychologischen Denkens, als er durch Einführung eines theoretischen „Gegenwillens“ erstmals das Paradigma einer Konfliktpsychologie schuf. Heute ist der Begriff „Wille“ eher auf den alltagspsychologischen Bereich begrenzt und mutet uns in theoretischen Zusammenhängen eher etwas komisch an. Als theoretischer Begriff ist er heute bedeutungslos.

Schopenhauers erkenntnistheoretische Position ist sehr eng am erkenntnistheoretischen Grundmodell von NLP/NLPPt. Alles ist eine Vorstellung, also etwas von unserem Gehirn Gemachtes. Gemacht ist alles aus und mit unseren fünf Sinnen (VAKOG/SM). Die „Entwicklung“ / der „Wille“ ist dabei immer auf das Überleben ausgerichtet.

11.4) NLPPt und „Wille zur Kraft“ - Friedrich Nietzsche (1844-1900)

NLPPt-Bedeutung: Umwertung aller Werte

Nietzsches Kerngedanke kurzgefasst: Wir können gar nicht anders, als die Welt perspektivisch, also vorurteilsbelastet wahrzunehmen. Mit jeder Wahrnehmung entscheiden wir uns zwangsläufig für nur eine Perspektive aus der unendlichen Vielzahl möglicher Perspektiven. Indem wir uns aber für eine Perspektive entschieden haben, verfehlen wir alle anderen Möglichkeiten. Aber wir können nicht anders, als uns für eine Perspektive zu entscheiden, denn ohne Perspektive ist keine Existenz möglich. Schon allein die Notwendigkeit, sich zum Zwecke der Kommunikation einer Sprache bedienen zu müssen, bedeutet eine Vorurteilbelastung, die dann zwangsläufig einem Wahrnehmungsvorurteil zu unterliegen.

Nietzsche verhält sich in jeder Hinsicht als Skeptiker und äußert grundsätzliche Vorbehalte gegen jede Art von angeblichem Erkenntnisgewinn, Wahrnehmung, Urteilsbildung, Theoriebildung, Perfektionierung, Systematisierung oder Einpassung in ein theoretisches Ordnungsgefüge.

Zitat: „Ich misstraue allen Systematikern und gehe ihnen aus dem Weg. Der Wille zum System ist ein Mangel an Rechtschaffenheit.“ (Götzen-Dämmerung)

Da jedes Sprachgebilde immer ein Ordnungsgefüge (mit Grammatik, Syntax und Semantik) ist, empfindet Nietzsche ein Unbehagen, seine Gedanken in sprachlichen Zusammenhängen darzustellen. Jeder geschriebene Satz produziert allein schon durch seine Existenzwerdung eine Verfehlung anderer möglicher Sätze und es entstehen ganz andere Bedeutungshorizonte.

Nietzsche schreibt häufig entweder in Aphorismen, kurzen Satzfetzen, in Gedankensplittern. Dies mit der Absicht, es seinen Lesern und den ihn bedrängenden Theoretikern schwer bis unmöglich zu machen, aus seinen Sätzen widerspruchsfreie Theorien zu machen.

Hinsichtlich seiner seinerzeit geplanten Veröffentlichung spielte Nietzsche u.a. mit der Formulierung „Wille zur Kraft". Sein Umfeld legte ihm stattdessen einen „Willen zu Macht" nahe. Skeptisch wie Nietzsche war, schob er die Entscheidung hinaus. Darüber ereilte ihn der Tod. Dies machte den Weg für die Hinterbliebenen frei, aus seinen für alle doch so unverständlichen Sätzen ein zusammenhängendes Theoriegebilde zu formulieren und gaben seinem Hauptwerk unglücklicherweise den Titel „Willen zur Macht", der mancherlei politische Missverständnisse hervor brachte. Die Bezeichnung „Willen zur Kraft" hätte besser zu der allen Lebewesen zu eigen seienden Ausrichtung im Sinne eines „Willens zum Leben" (Leben strebt nach oben und außen, den Tod erleben wir nach unten und innen) gepasst.

NLPPt und Nietzsche - beide berühren sich in der gemeinsamen Skepsis hinsichtlich theoretischer Ordnungsgefüge. Durch Wortwahl und Sätze kommt es zu Ausrichtungen und Geschichten, die zu einem „Willen zum System" drängen, Ordnungsgefüge suchen und Absolutheitsansprüche formulieren. Ordnung ist nach Nietzsche der Ersatz des Chaos durch den Irrtum. Hier liegt der Angelpunkt zum „Hohen Lied der Theorielosigkeit" (vgl. oben).

11.5) NLPPt und „Philosophie des Als-Ob" - Hans Vaihinger (1852 - 1933)

NLPPt-Bedeutung: Die „Als ob" Realität

Vaihingers Grundgedanke kurz gefasst: Vaihinger war Nietzsche-Schüler und vertrat die „Lehre von der wissenschaftlichen Fiktion". Das Hauptwerk lautet „Die Philosophie des Als-Ob." Was ist mit „Als-Ob" gemeint? Nun, damit ist eine wissenschaftliche Haltung gemeint, die mit der Welt so umgeht, als ob sie real sei.

Zitat: „Das menschliche Vorstellungsgebilde der Welt ist ein ungeheures Gewebe von Fiktionen voll logischer Widersprüche, d. h. von wissenschaftlichen Erdichtungen zu praktischen Zwecken bzw. von inadäquaten, subjektiven, bildlichen Vorstellungsweisen, deren Zusammentreffen mit der Wirklichkeit von vornherein ausgeschlossen ist.“ – (Hans Vaihinger, 1911, a.a.O., S.14)

NLPPt und die Philosophie des Als-Ob: Das „Als-Ob“ ist ein Vorläufer des NLP/NLPPt-Future-Pace: Tun wir einmal so, „als ob“ du dein Ziel schon erreicht hast, was ist dann?

Nun, dann haben wir zweierlei erreicht: Erstens betrachtet der Klient seinen Weg nicht aus der Vergangenheit, sondern aus der Zukunft, was eine völlig andere Dynamik hervorbringt.Zweitens handelt es sich um die Vorwegnahme eines späteren Zustandes, vom Gesichtspunkt des derzeitigen Zustands ausgesehen, – also eine Art „psychischer Impfung.“

11.6) NLPPt und „Ökonomisch-philosophische Manuskripte“ - Karl Marx (1818-1883)

NLPPt-Bedeutung: Der Produktionsgedanke und die Machbarkeit

Die NLPPt vertritt den Produktionsgedankens. Demnach ist die Welt nicht vorgegeben, sondern sie ist von Menschenhand gemacht. Dieser Gedanke findet sich auch bei Marx.

Marx beschreibt in seinen philosophischen Manuskripten im Kapitel „Entfremdete Arbeit“ (Marx, 1844, a.a.O., S.: 510) den Vorgang der Produktion. Zunächst sei im Kopf des Arbeiters ein Modell, ein Objekt, das dort repräsentiert bleibe, bis der Arbeiter durch seine entäußernde Arbeit die Verwirklichung des Objekts in der physikalischen Vergegenständlichung betreibt. Sobald das Objekt vergegenständlicht ist, also außerhalb des Arbeiters seine eigene Existenz gefunden hat, handelt es sich um einen eigenen Gegen-Stand, der ab jetzt auch gegen etwas stehen kann. Das heißt, daß das Objekt, einmal vom Erzeuger befreit, im wahrsten Sinne des Wortes hinsichtlich des

Erzeugers zu einem „Gegen-Stand", zu dem „gegen den Erzeuger stehenden", zu einem „dem Erzeuger entgegenstehenden, ja sogar feindlichen Objekt wird. Marx beschreibt den Vorgang der Verwirklichung am Objekt, nicht jedoch den Vorgang der esoterischen Materialisierung. Bei der marxschen Verwirklichung wird mittels Materie psychische Formgebung hergestellt oder symbolisiert, es wird aber keine Materie neu geschaffen.

Marx (1844, S. 511, ff) schreibt: „Das Faktum drückt weiter nichts aus als: Der Gegenstand, den die Arbeit produziert, ihr Produkt, tritt ihr als ein fremdes Wesen, als eine von dem Produzenten unabhängige Macht gegenüber. Das Produkt der Arbeit ist die Arbeit, die sich in einem Gegenstand fixiert, sachlich gemacht hat, es ist die Vergegenständlichung der Arbeit. Die Verwirklichung der Arbeit ist die Vergegenständlichung"

11.7) NLPPt und „Protestantische Ethik ..." - Max Weber (1864 - 1920)

NLPPt-Bedeutung: Die Macht kollektiver Glaubenssätze und persönliche Konsequenzen

„Protestantische Ethik und der Geist des Kapitalismus" macht an einem Beispiel die gesellschaftsverändernde Kraft von Glaubenssätzen deutlich. Max Webers Grundgedanke bei der „Protestantischen Ethik" ist, daß deren religiöse (also psychische) Glaubenssatzentwicklung der Wirkauslöser der ökonomischen Entwicklung zum Kapitalismus war.

Nachdem es bei Karl Marx um die Wirkung gesellschaftlichen und ökonomischen Seins (Besitzverteilung) auf das Bewußtsein und damit auf die Machbarkeit von gesellschaftlicher Realität (Revolution) geht, so geht es Max Weber um den umgekehrten Vorgang, nämlich um die Herstellung / Machbarkeit gesellschaftlicher Macht durch die Wirkung psychischer Glaubenssätze.

Max Webers „Protestantische Ethik und der Geist des Kapitalismus“ (1904) macht der NLPPt deutlich, daß Glaubenssätze nicht nur psychische, sondern auch soziale oder politische Realitäten darstellen.

Nun zunächst einmal konkret: Max Weber geht es um die Beschreibung des Bedürfnisses der Menschen um 1500 n.Chr., mit Gott Händel (Ablasshandel) treiben zu dürfen (Tausche Geld gegen Sündennachlass). Mit dem protestantischen Verbot dieses „Geschäfts“ und den daraufhin durchgesetzten Wegfall des Ablasshandels wurden die Menschen in die Ungewissheit hinsichtlich ihres bisher angestammten und sicher geglaubten Platzes im Himmelreich gestürzt. Die Volksseele schrie geradezu nach einer alle wieder beruhigenden Lösung dieses psychischen Problems. Diese Lösung fand sich in einer seitlichen Arabeske des protestantischen Glaubens, nämlich daß es doch eine Art diesseitigen Erkennungsmerkmals über den jenseitig zu erwartenden Verbleib der eigenen Seele gibt. Dieses Erkennungsmerkmal wurde Bestandteil der protestantischen Lehre und lautete in etwa: Ob jemand einen Platz im Himmel bekommt, das kann jeder an seinem wirtschaftlichen Erfolg ablesen. Denn es kann ja nicht sein, daß der Herrgott die „Seinen“ in Armut lässt und den Verdammten einen diesseitigen Erfolg zukommen lässt. Sofort war der wirtschaftliche Erfolg das höchste Ziel (höchster Wert). Auf Konsum wurde zugunsten eines asketischen wirtschaftlichen Lebens verzichtet - Gewinne wurden reinvestiert. Dies war wie eine groß aufgezogene Selbst-Bewegung zum Kapitalismus.

Dies ist nicht nur ein Beispiel für die Macht von individuellen und gemeinschaftlich betriebenen Glaubenssätzen. Der Kapitalismus ist die Materialisierung dieser Glaubenssätze. Es ist auch ein Beispiel dafür, wie irrationale seelenlogisch logifizierte Geschichten konstruiert werden können, nur weil es einer Erklärung oder der Abstillung eines innerpsychischen Bedürfnisses bedarf. Psychotherapeutisch sind die Glaubenssätze das Brennholz für Neurosen. Aufgelöste Glaubenssätze hinterlassen Freiheitsverfassungen.

Webers „Protestantische Ethik“ ist deshalb so herausragend wichtig, weil hier der erste gelungene Versuch vorliegt, einen Wirkzusammenhang von individuellem und sozialem Glaubenssatz geisteswissenschaftlich überprüfbar nachzuvollziehen. Das ist gleichzeitig auch die erste Fundstelle für eine integrative „Sozial-Psychologie“ und das ist zugleich eine gute spannende Geschichte. Psychologie ist immer nur gut, wenn sie in Geschichtenform um die Ecke kommt. Ansonsten ist sie nämlich nicht verständlich. Und auch nicht wirksam. Aber die Geschichte von zunächst einigen wenigen Menschen, die sich ihren Ablasshandel (Bestechung Gottes) nicht ohne einen Ersatz nehmen lassen wollten und von denen eine Weltrevolution im Denken, im Glauben und auch im Wirtschaften ausging, das fasziniert.

Und den afrikanischen und asiatischen Völkern, denen oft die Arbeitsdisziplin der Europäer und der calvinistische Umgang mit Geld fehlt, ihnen fehlt vielleicht auch eine kulturell verankerte religiöse Glaubensgeschichte. Vielleicht fehlt ihnen ja nur das religiöse Problem, das sie nur mittels Veränderung ihrer Glaubenssätze lösen könnten. Auf dieser Ebene einer spannenden verstehbaren Geschichte muß die NLPPt daherkommen.

Der Paradigmenwechsel bei Karl Marx und Max Weber besteht darin, daß beide eine „Gegenstandsbildung" betreiben, in der Soziales nicht aus Sozialem, sondern aus Psychischem (Glaubenssätze) erklärt wird. Marx beschreibt das Entstehen von Gesellschaft durch die psychischen Vorgänge der inneren und äußeren Produktentwicklung, Entäußerung, Spaltung, Enteignung, Entfremdung, Kapitalisierung und Schichtenbildung. Max Weber beschreibt in Fortsetzung des Marx`schen sozialpsychologischen Paradigmas, wie eine Gesellschaft durch Veränderung individueller und gleichzeitig vergesellschafteter mentaler Glaubenssätze (psychische und soziologische Ebene) in einen revolutionären Kulturumbruch hineingeraten kann.

Der von Marx und Weber beschriebene gesellschaftliche Urzustand ist von dem Paradigma „Man arbeitet um zu leben" gekennzeichnet. Der Kapitalismus war ein gelegentlicher Abenteuer-Kapitalismus. Mit dem Calvinismus verkehrte sich der Abenteuer-Kapitalismus in einen totalen Kapitalismus nach dem Paradigma „Man lebt um zu arbeiten".

Was hat das alles mit NLP/NLPPt zu tun? NLPPt und Weber: Warum sollte die NLPPt sich mit solchen Themen wie die „gesellschaftliche Macht der Glaubenssätze“ beschäftigen? Das hat doch für die Therapien keine Relevanz. Nun, das Wissen um die Glaubenssätze hilft der NLPPt z.B. in der Firmen-, Institutions- und Politik-Beratung. Es kann davor schützen, ohne Kenntnisse um die jeweils gültigen Glaubenssätze, Mittel in die Entwicklungsländer zu investieren, deren sinnvolle Verwendung an den Glaubenssätzen der zu fördernden Entwicklungsländer scheitert (naive Entwicklungspolitik). Wenn es zu den Regeln eines Stammes gehört, daß der Häuptling Anspruch auf alle Geschenke an den Stamm hat, dann sollte man sich nicht wundern, daß alle Gelder aus Europa zum Aufbau des Staates automatisch im Geldbeutel des Häuptlings landen.

11.8) NLPPt und „Principles of Psychologie“ - William James (1842 - 1910)

NLPPt-Bedeutung: Fluß des Erlebens und die Bedeutung des Stopps

Im Jahre1890 erschien von William James: „The Principles of Psychology". Im Internet wurde die Frage aufgeworfen, ob James mit dieser Veröffentlichung kurz davor war, das heutige NLP zu erfinden - so nah sei er mit seiner Lehre der NLP auf die besagte „Pelle“ gerutscht.

James fasste seine Psychologie naturwissenschaftlich-konstruktivistisch auf und suchte in seiner Theorie eine Verbindung von Bewußtseinszuständen (psychisch) mit Gehirnzuständen (neurologisch) herzustellen (das ist NLPPt).

Darüber hinaus arbeitete er stark mit dem Begriff der „Vorstellung". Er unterschied zwischen der „optischen“, der „akustischen“, der „taktilen“

Vorstellung. Warum er der olfaktorischen und gustatorischen Vorstellung keinen Raum einräumte, ist unbekannt.

So wie er von VAKOG/SM das O und das G wegließ, so hat er eine andere „Vorstellung“ hinzugenommen, nämlich die „motorische Vorstellung". Die motorische Vorstellung entspricht der anthropologischen Grundbedingung, daß der Mensch sich qua Mensch bewegen kann und muß. Die Bewegung/Motorik macht den Ortswechsel, die Verortungsmöglichkeit und damit eine ständige VAKOG/SM-Veränderung, ein sich ständig veränderndes Modell von Welt, überhaupt erst möglich. Die Bewegung ist also eine anthropologische Grundbedingung des VAKOG/SM-Erlebens.

James: „Ständig sind wir dabei, zu hören, zu sehen, zu ertasten, zu denken, zu empfinden und zu urteilen.“ In dieser Formulierung scheint wieder VAKOG/SM durch, das „Motorische" bleibt diesmal ungenannt, dafür fügt James jedoch noch zwei andere psychische Funktionen hinzu: die „Empfindung" und das „Urteilen". Mit der Empfindung sind die „Gefühle" gemeint, mit dem „Urteilen" meint er die „Entscheidungsfähigkeit“ als eine zentrale Wirkfunktion für die Ausrichtung (Einheiten, Richtung, Zusammenhang) der Psyche.

Die NLPPt ist sinnvollerweise gut beraten, VAKOG/SM um das „Motorische / Bewegung“ sowie um den Faktor der „Entscheidung“ zu erweitern. Das „Motorische“ verweist auf „Bewegung in der Örtlichkeit", und ist immer schon unbewußt fester Bestandteil in der NLPPt, und zwar in Form der „Raumanker“ (Räumliche Organisation des Psychischen). Darüber hinaus scheint die Erweiterung von VAKOG/SM um das Element der „Entscheidung“ sinnvoll zu sein. Viele Störungen die wir in der Praxis sehen, sind Entscheidungs-Störungen - und es gibt bisher keine Verortung für die „Entscheidungsfindung.“

Anders ist es bei dem Begriff des „Gefühls“, ein Begriff, der sinnvollerweise nicht als weiteres Element neben VAKOG/SM in die NLPPt-Nomenklatur aufgenommen werden sollte. Warum diese Ablehnung? Zwei

Gründe: Erstens kommt der Begriff „Gefühl“ aus der Romantik (ca. …) und birgt das Risiko in sich, im Troß einen ganzen Sack von Begriffen mit einem „romantischen Bedeutungshof“ in die knochenharte NLPPt einzuschleppen - Begriffe, die wegen nicht vorhandener Logofizierungsmöglichkeit nur als Fremdling fungeren können. Zweitens sind in einer Wissenschaftstheorie niemals zwei Begriffe für eine Sache zulässig. Dieses Prinzip würde bei uns durch die Dopplung „State“ und „Gefühl“ durchbrochen.

Antwort: Man kann zwischen direkten körperlichen Empfindungen und körperlich vermittelten und dargestellten Gefühlen im Sinne von K+ unterscheiden. Ob nun Empfindungen oder Gefühle, die Verortung ist und bleibt „K“ von VAKOG/SM. Es gibt keine Empfindungen oder Gefühle, die keine Verbindung zum Körper haben.

Beispiele: Angst hat eine körperliche State-Seite u.a. im Gesicht, Freude hat eine körperliche Seite u.a. im Gesicht, Zweifel hat eine körperliche Seite u.a. im Gesicht, ja letztlich zeigt jedes Gefühl seine körperliche Seite im Gesicht. Wer darüber nachlesen möchte, der schlage nach bei Philipp Lersch, (a.a.O. Gesicht und Seele). Gefühle sind immer körperlich gebunden. Schlussfolgerung: Wenn die Gefühle bereits im „K“ von VAKOG/SM sowie in den physiologisch ausgetragenen „States“ verortet sind - warum sollte dann der aus der Romantik stammende Begriff des „Gefühls“ hier eingeführt werden - wobei das für unsere NLPPt systemsprengend ist?

Systemsprengend wäre es auch, wenn jemand wie James den Begriff des „Glaubens“, der ihm sehr wichtig war, in das System der NLPPt integrieren wollte. Und mit „Glauben“ meint er nicht den NLPPt-Begriff des „Glaubenssatzes“, sondern er meint den religiösen Glauben, der uns als eine spezielle Form von Glaubenssätzen in der NLPPt nur marginal interessiert.

Und James formuliert darüber hinaus einen „Willen zum Glauben". Ergo, mit dem „Glauben“ ist es wie mit dem „Gefühl“, beide gehören nicht in die NLPPt. Es gilt die Bus-Theorie: „Wer drinnen ist, ist drinnen und wer draußen ist, bleibt draußen.“

James formulierte das „Law of habit", das Gesetz der Gewohnheit (Programme als Gehirnautobahnen), und nahm damit das Hebb`sche Gesetz „Was zusammen feuert, das verbindet sich miteinander, und was verbunden ist, das feuert auch gemeinsam" (Anker), vorweg.

L. Michael Hall, Ph.D. schreibt im Internet (a.a.O.) einen Artikel zu der Frage: „William James - hätte er NLP erfunden?" Und: „Wie nahe ist William James der Erfindung des NLP gekommen?" Nun, James beschrieb die Sinnessysteme, sowie die Submodalitäten, versuchte Nominalisierungen zu vermeiden (Metamodell!), er schrieb über die Repräsentationssysteme als die Gesamtmöglichkeit aller Bewußtseinszustände und arbeitete mit Reflexibilitäten (Metapositionen).

Wohl von ihm selbst unbemerkt, weist James auf den Ansatzpunkt für eine eigene Störungslehre hin, indem er auf eine interessante Beobachtung von Galton (USA) aufmerksam macht: „Die Fähigkeit, optische Vorstellungsbilder zu erzeugen, ist von Mensch zu Mensch enorm unterschiedlich“. Steckt hier vielleicht der Ansatzpunkt einer eigenen Störungslehre der NLPPt? Denn was ist, wenn auch die anderen Kanäle nicht oder nur teilweise funktionieren? Welche Konsequenzen hat eine gestörte Visualisierung für die Bereiche des Visuellen, des Auditiven, der Körperempfindung, des Olfaktorischen und Gustatorischen? Ähnlichkeiten zwischen NLPPt und James finden sich auch in dem Begriff eines ständigen VAKOG/SM-Wahrnehmungs- und Empfindungs-Flows. Hieraus lässt sich als therapeutisches Mittel der „Erzähl-Stopp“ ableiten.

James ist der NLPPt ähnlich nahekommen wie Alfred Adler, wenn auch beide von anderen Richtungen her kommend.

11.9) NLPPt und „Psychoanalyse" - Sigmund Freud (1856 - 1939)

NLPPt-Bedeutung: Vielfacher Paradigmenwechsel

Freud hatte als junger Mediziner das Ziel (mit moderner, damals aber noch nicht zur Verfügung stehender Technik, heute sind das die bildgebenden Verfahren), so etwas wie eine neurologische Grundlegung für psychische Phänomene zu entwickeln. Er suchte als Anatom und Neurologe nach der hirnorganischen Repräsentation psychischer Vorgänge, dies in der Hoffnung, aus der Kenntnis dieser Zusammenhänge zu neurologisch abgeleiteten psychotherapeutischen Konsequenzen zu kommen. Weil es ihm in Ermangelung moderner Technik nicht gelang, neuropsychische Vorgänge im Gehirn zu verorten, wandte er sich enttäuscht von der Medizin ab und zur Psychologie hin.

Freud schrieb 1895 in „Das Unbewußte" (a.a.O. Ausgabe 1991, S. 273): „Alle Bemühungen, die Vorstellungen in Nervenzellen aufgespeichert zu denken und die Erregungen auf Nervenfasern wandern zu lassen, sind gründlich gescheitert."

Wenn Freud heute leben würde, würde er sich mit Hilfe der bildgebenden Verfahren über das Auffinden psychischer Vorgänge im neuronalen Substrat hermachen und daraus eine Psychotherapie ableiten. Diese Psychotherapie wäre dann natürlich keine Psychoanalyse mehr gewesen, aber vielleicht wäre sie dann zumindest eine neurologisch bestimmte Psychotherapie - vielleicht sogar eine „Neuro-Linguistisch-Bestimmende-Psychotherapie" geworden.

Schon damals, als Freud sich um 1895 von der Neurologie abwandte, wollte er nicht grundsätzlich, sondern nur vorläufig, auf die Aufdeckung der neurologischen Grundlagen psychischer Phänomene verzichten. Stattdessen sah er es als eine Aufgabe späterer Generationen an, bei Vorliegen entsprechend weiter entwickelter medizin-technischer Möglichkeiten die körperlichen Substrate seiner phänomenologisch beschriebenen psychischen Einheiten zu finden.

Seit ca. 15 Jahren ist es soweit: Die späteren Forscher-Generationen sind angetreten, haben mit den bildgebenden Verfahren tatsächlich die von Freud ersehnten technischen Möglichkeiten und es gibt auch schon eine Psychologie und Psychotherapie, die völlig im Einklang mit den Ergebnissen der sogenannten Neurowissenschaften steht. Und das sind das NLP und die NLPPt.

Freud ist für einen Moment lang der VAKOG/SM-Systematik des NLP sehr nahegekommen. Solms & Solms (2005, S.84) berichten von „Entdeckungen, die Freud schon 1891 gelangen – nämlich, daß das Wort aus einem komplexen funktionellen Zusammenspiel mehrerer Teilkomponenten besteht und mit vier primären Sprachmodalitäten (visuell, auditiv, kinästhetisch und motorisch) verbunden ist“ (Freud, 1891 b)“.

Dieses Zitat von Solms & Solms ist nicht wegen der beschriebenen Wahrnehmungsüberlagerung interessant, sondern weil damit überhaupt erst einmal eine Nähe zwischen Freud und VAK bzw. VAKOG/SM spürbar wird. Hätte Freud doch hier nur das Potential von VAK gesehen.

Für die weggelassenen Kanäle O (olfaktorisch) und G (gustatorisch) wird das Motorische (M) hinzugenommen, ein Vorschlag von Freud und James, dem man auch aus der NLPPt gut zustimmen kann, zumal die Hinzunahme des Motorischen sowohl von Freud wie auch von William James vorgeschlagen war. Beide haben das „Motorische“ theoretisch nicht weiter ausgebaut. Das Motorische verweist auf die Bedeutung des „Örtlichen" im Psychischen, es bildet das Örtliche aus, und umgekehrt ist das Örtliche eine Bereitschaft zum Motorischen. Vielleicht wäre es sinnvoll, das VAKOG/SM-Format um das M (Motorische) zu erweitern.

Solms & Solms sind an den Spuren von VAKOG/SM natürlich nicht interessiert. Sie sind vielmehr darauf ausgerichtet, die Einheiten „Ich“, „Über-Ich“ und „Es“ vor der Wucht der neuen neurologischen Hirnforschung schützen und den Untergang der Psychoanalyse verhindern zu wollen. Sie versuchen unter Zuhilfenahme der bildgebenden Verfahren für alle Hirnareale den Nachweis eines funktionalen Beteiligt-Seins von „Ich“-, „Über-Ich“- oder „Es“-Anteilen zu führen. Das läuft darauf hinaus, daß psychoanalytische Anteile, zwar im kleineren Umfang, aber in allen Hirnbereichen zu finden sind. In der Konsequenz läuft dieser Forschungsansatz auf eine illegitime Total-Okkupation des Gehirns seitens der Psychoanalyse hinaus, illegitim deshalb, weil man wieder einmal die drei Instanzen andiskutiert, unhinterfragt und wie selbstverständlich gesetzt hat, so als gäbe es diese Instanzen und als gäbe es keine besseren. Das Ergebnis beruht zu 100% auf der Vorgabe der Grundeinheiten und man kann nichts anderes herausbekommen, als was man reingesteckt hat. Im Übrigen erinnert dieser Ansatz an den fehlgeschlagenen neuropsychologischen Zuordnungsversuch von Freud.

11.10) NLPPt und „Individualpsychologie“ - Alfred Adler (1870-1937)

NLPPt-Bedeutung: Vorwegnahmen der NLPPt

Freud beschäftigte sich vornehmlich mit dem innerpsychischen Funktionieren und psychischen Herleitungen aus vergangenen Geschehnissen.

Die NLPPt beschäftigt sich nicht so sehr mit Störquellen in der Vergangenheit, sie beschäftigt sich eher mit Ressourcen-Aktivierungen und Zielbeschreibungen für die Zukunft (teleologisches Modell).

Sobald wir mit Adler formulieren, daß der Mensch in einer Minus-Situation zur Welt kommt und all sein teleologisches Streben darauf gerichtet ist, in eine Macht- und Überlegenheitsposition zu kommen, da klingt das nicht mehr nach Freud und auch nicht nach NLPPt, sondern das klingt auf eine seltsame Art und Weise antiquierter, ja das klingt nach Alfred Adler. Dabei lassen sich beide Ansätze gut ineinander übersetzen. Dies legt daran, daß Adler und die

NLPPt inhaltlich weitgehend deckungsgleich sind. Es handelt sich hier nur um ein Übersetzungsproblem.

Was zwischen NLPPt und Individualpsychologie jedoch deutlich anders ist, das ist die Technik der Therapie. Die Individualpsychologie wollte in Anlehnung an Freud psychoanalytisch sein, ist auch ein großes Stück Psychoanalyse geworden und geblieben, rutschte aber dennoch ein Stück wieder in Richtung „ermutigende pädagogische Sozialarbeit“ ab. Anders bei Freud, der in seinem ständigen Theorie-Veränderungs-Prozeß nie ein Ende fand. Während Freud an einem großen Rad drehte und seine Festlegungen immer wieder durchbrach, legte Adler sich inhaltlich auf ein „Sozial-Coaching“ fest, wie man heute sagen würde.

Die NLPPt setzt sich von der Individualpsychologie dadurch ab, daß sie „neuronales Prozessieren“ im Repertoire mit sich führt, was sicherlich kein Sozialcoaching ist. Man sieht: Bei weitgehend gleicher inhaltlicher Theorie sind beide Techniken völlig anders in ihrem therapeutischen Tun.

11.11) NLPPt und „Analytische Therapie“ - C.G. Jung (1875-1961)

NLPPt-Bedeutung: Die Aufdeckung der Macht der Bilder

Jungs Theorie lehnt sich sehr an Freud an. Zentral ist der „Ich“-Begriff, der in seinen Bestandteilen und in seiner Funktion Ähnlichkeit mit den wesentlichen Zügen des Freud’schen „Ich“-Begriffs hat. Wir finden aber auch Unterschiede: Bei Jung besteht das „Ich“ aus den Elementen „Denken“, „Fühlen“, „Empfindung“ und „Intuition“. Dem „Ich“ steht bei Jung, anders als bei Freud, das „Unterbewußte“ (Freud sprach immer nur vom „Unbewußten“ und vom „Vorbewußten“) entgegen. Der Begriff „Unterbewußt“ ist bewußt gewählt. Es soll auf eine Verdrängung des Bösen und des Dunklen in die „tiefen“ Abgründe des Unterbewußtseins hinweisen und die „Wurzeln“ der

Psyche betonen. Hier wird einfach zu viel Mystik spürbar. „Tiefe“ ist hier keine Metapher wie bei Freud, sondern Tiefe wird bei Jung als topographisch „reale“ Verortung gemeint. Da wird die „Hölle“ wieder zur kindlich-realen Verortung für die begangenen Sünden.

Weitere Begriffe bei Jung: die menschheitsgeschichtlichen Archetypen als Erlebens-Muster zur Bildung individueller Archetypen, der Schatten als der Ort verdrängter Anteile, dunkler Werte, Bilder, sich zu hellen wie dunklen Seiten bekennen, Individuation als Ganzwerdung durch Offenlegung von unlösbaren Widersprüchen (Eros und Thanatos) und der Umgang mit Geheimnissen.

Jungs psychotherapeutische Techniken sind die „Traumdeutung“, die „aktive Imagination, das Sandspiel, das Malen sowie das Anbieten von Projektionsflächen. Die Leitlinie der Therapie besteht darin, den Schatten-Komplexen den Zugang zu ich-nahen Wertschätzungen und damit zu Ausgleichmöglichkeiten zwischen hellen und dunklen Komplexen zu führen.

Jung arbeitete hauptsächlich mit Bildern, also auf der visuellen Ebene. Indem er seinen Blick über die Menschheitsgeschichte schweifen ließ, kam er zu menschheitsgeschlechtlich sich immer wieder durchziehenden großen Bildern, wie z.B. der Held, der Vater, die Große Mutter, der alte Weise, das göttliche Kind, Tiergott, den „Zauberer“, den „Priester“, die „Prinzessin“ u.a. Im Alltag übernehmen wir unbewußt solche archetypischen Grundmuster. Da gibt es in unserem Alltag u.a. die „Prinzessin“, den „Teufel“, den „Krieger“, den „Drachen“, den Magier u.a.

Aber es gibt neben den Figuren auch archaische Sachbilder, z.B. der „Baum“, „Wiese“, „Bach“ u.a. Dagegen sind Bilder wie „Nähmaschine“, „Revolver“ und „Stemmeisen“ keine archaischen Bilder, sind im eigentlichen Sinne nicht in den Status „unterbewußte Bilder der Menschheitsgeschichte“ abgesunken. Leben ist zwar ohne Bewußtsein möglich, nicht aber ohne gelebte Bilder (Lebens-Rollen/Archetypen).

Jung denkt aus Spaltungen heraus, auch wenn dieser Begriff explizit selten auftaucht und nur eine untergeordnete Rolle spielt. Spaltung heißt: Die Archetypen halten sich von ihren Gegenbildern getrennt. Die „Individuation" besteht in der Zusammenfügung von Geheimnissen archetypischer Art, in der Rückführung der Geheimnisse an das vergesellschaftete Wissen. Die Auflösung von Geheimnissen führt zu Veränderungen archetypischer Kraft (Wirkprinzip) - d.h. daß es auf der psychischen Ebene der Geschichten archetypische Konstruktionsprobleme gibt, die es durch Sinnfindung und Arbeit an der Geschichte zu lösen gilt.

Die analytische Therapie steht der NLPPt sehr nahe. Nur macht die NLPPt die Dominanz des „V"-Kanals nicht mit. Die bei Jung beliebten Imaginationen finden sich in der NLPPt in den Phantasie-Reisen oder im inhaltsnahen „Katathymen Bilderleben". Es sind mal wieder nur die Namen der Therapie-Erfinder und das neu eingeschleppte Vokabular, das die Ähnlichkeiten der Therapien unbetont lässt und Schützengräben aushebt, wo gar nicht gekämpft werden soll.

11.12) NLPPt und „Katathymes Bilderleben" - Hanscarl Leuner (1918-1996)

NLPPt-Bedeutung: VAKOG für Jedermann

Weniger bekannt ist das „Katathyme Bilderleben" von Leuner, dessen Arbeitsschwerpunkt in der Therapie darin besteht, zu vorhandenen Bildern weitere Bildergeschichten konstruieren und erzählen zu lassen, also innere Filme zu drehen. Dabei kommt VAKOG/SM automatisch zur Anwendung, wenn auch mit Dominanz auf dem visuellen Kanal. Das „Katathyme Bilderleben" ist reinste, aber auf V konzentrierte NLPPt.

So wie es ein „Katathymes Bilderleben" gibt, so könnte es theoretisch auch ein „Katathymes Spracherleben" und ein „Katathymes Körpererleben" geben. Das „Katathyme Körpererleben" stellt sich dann mit den verschiedenen körpereinbeziehenden Therapien (Autogenes Training, Progressive Relaxationsübungen) sowie mit „The Work“ von Byron Katie für den auditiven Bereich zur Verfügung. Dieses Setting wäre dann die perfekte NLPPt, körperbezogener und umfassender als die derzeitige auf V und A fokussiertes NLPPt.

11.13) NLPPt und „Kognitive Verhaltenstherapie“ - Aaron T. Beck (1921)

NLPPt-Bedeutung: Größte Nähe zur NLPPt

Becks „Kognitive Verhaltenstherapie“ lässt von der Namensgebung die Phantasie aufkommen, als handele es sich bei ihr um einen Versuch, die Verhaltenstheorie mit Zusatzannahmen aufzupeppen und damit zu retten. Dem ist aber nicht so. Die Kognitive Verhaltenstherapie stellt schwerpunktmäßig auf innere Visualisierungs-Prozesse ab und ist dadurch in ihrer paradigmatischen Grundausrichtung auch als ein Vorläufer der NLPPt anzusehen. Die kognitive Verhaltenstherapie ist ein ernst zu nehmender Mitkonkurrent der NLPPt.

Dann folgt jedoch die Unverträglichkeit der beiden Konkurrenten: Die Kognitive Verhaltenstherapie geht nämlich davon aus, daß psychische Störungen auf „Kognitiven Fehlern“ beruht, als da wären: willkürliche Schlussfolgerungen ohne Beweis, Übergeneralisierung, Dichotomes Denken, Personalisierung (sensibler Beziehungswahn), Selektive Abstraktion (ich werde nicht gegrüßt, also mag man mich nicht), Maximieren und Minimieren, Katastrophisieren, emotionale Beweisführung, Etikettierung, Gedankenlesen, Tunnelblick, Sammeln und Aufzeichnen automatischer Gedanken.

Die Therapie besteht im Bewußtmachen dieser irrationalen Kognitionen, wie z.B. die Überprüfung von Schlussfolgerungen auf deren Angemessenheit, Transfer korrigierter Einstellungen ins konkrete Verhalten, die Zweispalten-technik (Argumentieren gegen automatische Gedanken), Erkennen von

Mustern kognitiver Verzerrungen, Realitätstest, Umattribution (Trennung der Verantwortlichkeiten) (vgl. Trennung im NLP: Six-Step-Reframing), Entkatastrophisieren, Aufbau von Erwartungen.

Diese Auflistung irrationaler Gedanken erinnert doch sehr stark an das „Metamodell der Sprache“ im NLP, in dem es auch um das Aufdecken falscher Gedanken in Verallgemeinerungen, Tilgungen und Verzerrungen geht. Allerdings erscheint das darauf fußende therapeutische Konzept rationaler Aufklärungsarbeit zu stark auf die Wirkung rationaler Veränderungsarbeit ausgerichtet zu sein. Die rationalen Überzeugungsversuche der „Kognitiven Verhaltenstherapie“ sind nicht Bestandteil der NLPPt. Hier wird zentral auf ein „Erleben“ in vorformatierten Problem-Kunstsituationen Wert gelegt. Wir steuern mit Formaten direkt in das Problem hinein und lassen „irrationales Erleben zu.

11.14) NLPPt und „Rational-Emotive-Verhaltenstherapie“ - Albert Ellis (1913 – 2007)

Die Rational-Emotive Therapie (REVT) von Ellis geht von zwei Axiomen aus: Jeder ist selbst verantwortlich für seinen Zustand und jeder kann seinen Zustand durch Einsatz von Ratio verändern.

Gefühle und Verhaltensweisen sind ein direkter Ausdruck von Gedanken. Psychische Störungen sind Folge von irrationalen Gedankeninhalten. An dieser Stelle begegnet uns die „Kognitive Verhaltenstherapie“. In beiden Fällen zeigt sich ein auf „A“ zentriertes VAKOG/SM.

Die Therapie verläuft in einem standardisierten ABCDE-Format mit folgender Schrittigkeit: A: Activing event (auslösendes Ereignis), B: Beliefsystem (Glaubenssätze/Bewertungen), C: Consequences (resultierende irrationaler Gedanken), D: Disputation (Auseinandersetzung), Sokratischer Dialog, Selbstanalyse, Rationale Vorstellungsübungen, E: Effect (Ersetzen irrationaler durch rationale Gedanken). Weitere Techniken sind Entkatastrophisierung, Übertreibung des Symptoms, Überprüfung der Faktizität, Überprüfung der Zweckmäßigkeit, Rollentausch, Reframing.

REVT kommt der NLPPt sehr nahe - auch in ihren Axiomen. Das Zentral-Axiom, daß jeder sich selbst verändern kann, wenn er nur die Entscheidung trifft, könnte man dies als ein von der NLPPt versehentlich vergessenes Supra-Axiom bezeichnen. Aber: Das NLPPt arbeitet nur teilweise rational. Das Irrationale nimmt einen viel höherwertigen Platz ein.

11.15) Zusammenfassung

Erstaunlich, wie wenige Theorie-Ansätze ganz bewußt und ausdrücklich bei zumindest einem oder zwei der fünf Sinne ihren theoretischen Anfang nehmen. Einige greifen VAKOG/SM zwar (unbewußt) auf, indem sie mit einem der fünf Sinne arbeiten - die meisten mit „V", Byron Katie mit „A", aber niemand scheint in den fünf Sinnen einen Ansatzpunkt zu einer Theorieerweiterung in Richtung auf alle fünf Sinne zu bemerken. Es ist schwer zu erkennen, wieso Leuner mit Bildern arbeitet, nicht jedoch mit „Sätzen" oder „Körperlichkeit" (VAK).

Die analytisch abgeleiteten körperorientierten Verfahren decken zwar das „K" von VAKOG/SM auf, könnten sich so gesehen gut in VAKOG integrieren, führen aber ein bloßes „Schattendasein" und werden verächtlich als „Turnübung" abgetan. Hier liegt ein theoretisch wie praktisch noch offenes Gebiet für nach Ruhm und Ehre strebende NLPPt-ler.

Und an „O" und „G" traut sich sowieso niemand heran, obwohl Praxisrelevanz besteht (Rettungsfahrer beim Mund-zu-Mund Wiederbeleben). Da baut sich die Welt psychologische Theorie nach Theorie auf, konstruiert gigantische Theoriegebilde, und sieht nicht, welch einfache Theorie und Therapie in VAKOG/SM steckt. Also bleibt es bei dieser kleinen Auswahl an NLP-Vorläufern.

12) NLPPt und Wissenschaftstheorie

Ich höre immer wieder, NLPPt sei keine Wissenschaft. Das stimmt! Sie ist mehr als Wissenschaft, sie ist „Kunst“. Kunst ist uneingeschränktes „Können“, Wissenschaft ist eine eingeschränkte unbrauchbare Satzsammlung.

Wissenschaftstheorie ist wichtig, weil Standards festgelegt werden müssen, die dann darüber entscheiden, ob etwas als Wissenschaft gilt oder nicht. Aber zunächst einmal, was ist denn schon Wissenschaft? Wissenschaft ist nur ein Wort. Wissenschaft tritt mit dem Anspruch auf, mit höchster Bewertungsinstanz und mit Deutungshoheit ausgestattet zu sein. Dieses Recht hat die Wissenschaft sich einfach so genommen.

In Wirklichkeit ist Wissenschaft, so wie sie uns heute an Universitäten begegnet, eine Blickverengung auf einen bestimmten Teil der Wirklichkeit, nämlich auf den Teil, den man benennen, zählen und messen kann. Den Teil, den man empirisch mit Beobachtung, Wiederholung und Prognose nicht abgreifen kann, also der größere Teil der Welt, bleibt unberücksichtigt.

Dieser enge Wissenschaftsbegriff bedeutet z.B., daß auch die Medizin aus der Liste der Wissenschaften herausfällt, denn sie basiert nicht auf experimentaler Wiederholbarkeit am gleichen Patienten, sondern auf die Kunst des Arztes. Die Wissenschaft von der Medizin ist nicht identisch mit der Medizin. Die Medizin handelt, die Wissenschaft von der Medizin beobachtet und gibt Auskünfte über das Beobachtete. Sie beobachtet und beschreibt zwar über Medizin, aber sie operiert nicht. In der beschreibenden Haltung ist die Medizin Wissenschaft, in der OP ist sie Kunst.

Diese Einschätzung trifft auch die Psychotherapie. Selbst moderne Psychotherapeuten betrachten ihre Erfolge als Ergebnis ihrer Kunst in der Beziehungsgestaltung mit dem Patienten, und das ließe sich nicht beobachten. Die Beobachtung des psychotherapeutischen Geschehens sei schlichtweg nicht möglich, da es sich um ein nicht „Beobachtbares“, „Nicht Lern- und

Lehrbares", nicht „Wiederholbares" und auch nicht „Prognosen-Trächtiges" Geschehen handele. Aber das stimmt ja gar nicht. NLPPt ist lern- und lehrbar.

Die Wirkung sei das Ergebnis eines inneren Übertragungs-/Gegenübertragungsgeschehens und man müsse Teilnehmer an diesem Geschehens sein, ggf. auch in einer Triangulierung oder aber in einem Gruppenprozeß, um das nicht beobachtbare zumindest mit erspüren zu können. Dem wird von der positivistischen Seite entgegengehalten, ein solcher Ansatz sei nicht objektivierbar, sondern sei bestenfalls eine „Kunst". Die positivistische Sichtweise drängt also das Entscheidende und den Umfang dessen, wozu sie nichts sagen kann, der ständig wächst, in die Enge.

Denkt man an Wissenschaft, dann kann sich einem das Bild einer Pyramide aufdrängen. Unten sind die vielfachen Phänomene und ganz oben in der Spitze findet sich die über allem thronende Wissenschaft, die mit der Macht vernichtender Urteile ausgestattet ist und Richterfunktion darüber hat, was als Wissenschaft gilt und was nicht. Dieses Bild von Wissenschaft ist aber nur ein infantil-gläubiges Bild, kein adultomorphes Bild.

Der Aufbau von unten nach oben geschieht wie folgt: Die Basis bilden die Phänomene. In der nächsthöheren Ebene findet sich der Sitz des privatlogischen Glaubens. In der nächsthöheren Ebene finden wir die sozialen Glaubenssätze, in der darauffolgenden Ebene den wissenschaftlichen Glauben mit der irrtümlichen Annahme, es gäbe wissenschaftliche Erkenntnis und an der Spitze dann die metawissenschaftliche Konstruktion die Kunst der Medizin, die Kunst der Psychotherapie, die Kunst der Pädagogik und aller anderen Künste auch. Dieses Pyramidenbild soll sagen, daß der Wissenschaft ein zu hoher Stellenwert beigemessen wird.

Die Psychoanalyse und die Verhaltenstherapie sind die einzigen von den Kassen zugelassenen, weil angeblich wissenschaftlichen, Psychotherapien (Richtlinienverfahren). Tatsache ist jedoch, daß diese als wissenschaftlich anerkannten Therapien ihre Wirksamkeit wissenschaftlich-empirisch letztlich nie nachgewiesen haben. Was es gibt, das sind methodisch unsaubere, gestrickt-dilettantische Untersuchungs-Designs, meist mit zu wenig Probanden und fehlender Kontrollgruppe (vgl. Klaus Grawe, 1999/Psychotherapie-gutachten). Warum also sind die beiden Richtlinienverfahren kassenzugelassen? Antwort: weil sie in den 50er und 60er Jahren die ersten Therapieverfahren waren, die sich gerade zufällig am Markt befanden. Eine schöne Metapher für das Bild der Landnahme ist das Hellinger'sche „Gesetz der Ordnung“: Wer zuerst da ist, der hat vorrangiges Bleiberecht.

Heute wird zwar behauptet, die Wirksamkeit von Psychoanalyse und der Verhaltenstherapie sei wissenschaftlich nachgewiesen, doch das ist ein Beispiel für eine „nette Geschichte“. Die Richtlinienpsychotherapien stolzen sich als wissenschaftlich heraus, weil niemand mehr auf die 50er und 60er schaut und deshalb nichts mehr in Zweifel gezogen wird. „Das Kind das einmal geboren ist, das bringt man halt nicht mehr um.“ Das ist auch eine Form von Besitzstandswahrung.

Dagegen hat das EMDR (im NLP-Sprachgebrauch EMI als erstes und einziges Verfahren aus dem Dunstkreis des NLP seine Wirksamkeit in mehreren voneinander unabhängigen Studien mit an PTBS erkrankten Patienten vor dem „Wissenschaftlichen Beirat der Bundesregierung für Psychotherapie“ nachgewiesen.

Und jetzt an dieser Stelle noch einmal: NLP ist die Mutter des EMDR. Und EMDR ist identisch mit EMI. Und NLPPt ist identisch mit NLPt, und diese ist wiederum identisch mit NLP. Ist auf diesem Hintergrund die Forderung der NLPPt nach Kassenanerkennung nicht verständlich? Nachdem das EMDR als ein Format von NLP/NLPPt die Wirksamkeit hat nachweisen können, ist abzusehen, daß auch das NLP bzw. die NLPPt die Wirksamkeitsnachweise für alle ihre Formate ganz „locker“ wird beibringen können - wenn diese Studien nur eine Finanzierung hätten.

Bis es soweit ist, kann die NLPPt nur darauf verweisen, daß sie jederzeit in der Lage ist, ihre Wirksamkeit durch ad-hoc Demonstrationen aus dem Stehgreif heraus zu belegen. Man nehme ein vorgestelltes Problem-Bild, erfrage den zu dem Bild zugehörigen SUD-Beschwerdewert (Subjective Units of Disturbance), bearbeite das Bild mit den Submodalitäten - oder prozessiere dieses Bild mit einem beliebigen Verfahren und erfrage dann erneut den SUD-Wert. Nach wenigen Minuten stellt man fest, daß sich der SUD-Wert gesenkt und mit ihm das Problembild an negativer Kraft verloren hat. Das mögen Psychoanalyse und Verhaltenstherapie mit ihren Mitteln einmal nachmachen.

Schauen wir uns doch die Literatur der Psychoanalyse der letzten 20 Jahre an. Wer versteht das noch, was da so hochgestochen theoretisch beschrieben ist? Es ist die vierte oder fünfte Generation nach Freud, und jede Generation hat natürlich den Anspruch, über die Väter und Großväter hinauszugehen und eine noch weiter vertiefte Theorie auf den Markt zu bringen. Und wie macht man das? Indem man vom komplizierten Niveau zum noch differenzierteren Niveau steigt, bis man sich verstiegen hat und kein Leser mehr nachkommt.

Wer hat schon den Mut, dieses „Nicht-Mehr-Nachsteigen-Können“ zum Thema auf einem Fachkongress zu machen. Stattdessen zeigen einige eine wissende Miene, andere schlafen ein. Da sitzen ca. 300 Psychoanalytiker stumm und hören sich die Vorträge staunend an, verstehen nichts, klatschen aber Beifall und sind tief ergriffen und beeindruckt von dem Nichtverstandenen, was es danach aber kräftig zu verbergen gilt. Man möchte ihnen zurufen: Eure Theorien werden nicht besser, nur weil sie immer umfangreicher und differenzierter werden. Die Güte einer Theorie hängt davon ab, wie viele Phänomene sie mit möglichst geringer Anzahl von Sätzen erklären kann. Was die Psychoanalyse zuhauf produziert, das ist Theorie nach Theorie, alles unbewiesene Behauptungen - halt Geschichten im schlechten Sinne.

Wissenschaftstheorie macht Aussagen über die Kriterien von Wissenschaftlichkeit. Sie gibt an, nach welchen Methoden, Verfahren und welchen Vorgehensschritten eine jeweils in Rede stehende Wissenschaft vorgehen muß, um als Wissenschaft gelten zu können. Als wenn das so einfach wäre.

12.1) Bedingungen einer guten Therapietheorie und Kriterien eines guten Theorievergleichs

Therapie soll nicht nur gelingen, sondern wir wollen auch wissen, wie und warum sie gelingt. Nur wenn wir genau wissen, was in einem Format steckt, was den Erfolg wiederholbar macht, dann haben wir eine gute Theorie.

Am liebsten hätten wir es, wenn eine Therapie die folgenden naturwissenschaftlichen Experimentalbedingungen erfüllen würde. Sie sollte:

- die eigenen Grundannahmen/Axiome angeben können,
- ihre Gegenstandsbildung benennen können,
- den Kern der Theorie möglichst mit einem Satz offenlegen können,
- das vermutete Wirkprinzip mit einem Satz offenlegen können,
- ihre letzten Elemente (Letztheiten/kleinste atomisierte Bausteine), deren Gerichtetsein und deren Zusammenhang (Einheiten, Richtung und Zusammenhang, vgl. Salber 1959, S.19) angeben können,
- intersubjektiv beobachtbare objektive Therapieschritte (Formate) angeben können,
- in Inhalt und Ablauf lern- und lehrbar sein,
- übertragbar und wiederholbar sein,
- je nach Krankheitsbild Voraussagen über den vorhersehbaren Umfang und die Dauer der geplanten therapeutischen Maßnahme (Kostenvoranschlag) machen können,
- ihre Ableitungsregeln, nach denen die Theorie/Therapie zu Beobachtungen, Erkenntnissen, Sätzen und/oder Therapieschritten gekommen ist, angeben können,

- eine selbstkritische Metaposition einnehmen können,
- Gedanken zur Wissenschaftlichkeit und Erkenntnistheorie machen können.

Die NLPPt gilt, wenn sie denn überhaupt gekannt ist, nicht als wissenschaftliche/s Verfahren/Methode. Daran läßt sich auf Dauer wegen der fehlenden Finanzen nichts ändern. Ist es möglich, hinter dem EMDR nachzudrücken? Ja das ginge schon - man braucht aber jemanden der sich auskennt mit Finanzen, wissenschaftlichem Knowhow und politisches Geschick.

12.2) NLPPt und multikomplexe Wissenschaftstheorie

Wissenschaftstheorie tritt immer mit dem Anspruch auf, die höchste Deutungs- und Bewertungsinstanz hinsichtlich der Aussagen einer Disziplin zu sein.

Da alles irgendwie immer in der Antike seinen Anfang genommen hat, so stammen auch die ersten wissenschaftstheoretischen Gedanken aus der Antike. Vorläufer von Wissenschaftstheorie finden wir in der Philosophie (Platon, Aristoteles). Diese hatte u.a. die Aufgabe, mit den (heute würde man sagen) Strukturwissenschaften (Mathematik, Logik etc.) die Kriterien der Wissenschaftlichkeit zu formulieren und die Aussagen einer Disziplin hinsichtlich ihres Wissenschaftsgehaltes zu bewerten.

Später im Mittelalter riss die politisch erstarkte christliche Religion die Deutungsherrschaft über die Bewertung von Aussagen hinsichtlich ihrer Wissenschaftlichkeit an sich.

Mit Galileo Galilei und Isaak Newton nahm der Einfluss der Religion auf das Verstehen und das Interpretieren von Welt langsam wieder ab und an ihre

Stelle trat, wie oben bereits dargestellt, das Experiment als der neue methodische Prüfstein der wissenschaftlichen Geltung von Aussagen.

Das naturwissenschaftliche Experiment ist durch drei Kriterien bestimmt, nämlich erstens, daß es „intersubjektiv beobachtbar“, zweitens „wiederholbar“ und drittens „voraussagefähig“ hinsichtlich der wahrscheinlichen Wiederholungsergebnisse ist.

Zu Beginn des 20. Jahrhunderts kamen nach und nach die Wirtschafts- und Sozialwissenschaften hinzu, die nach einer - ihrem Gegenstand angepassten - eigenen Wissenschaftstheorie suchten. Diese fand sich im Positivismus (Methodik der empirischen Sozialforschung) und im Kritischen Rationalismus (Falsifikationstheorem). Das positivistische Wissenschaftsverständnis erkennt nur solche Aussagen als mehr oder weniger wissenschaftlich an, die sich als positiv benennbar (Nominalskala), der Größe nach zu ordnen (Ordinalskala), den Abständen nach (Intervallskala) zu vergleichen und mit einem Maßstab (metrische Skala) versehen messbar sind. Wissenschaft beschreibt danach die Wirklichkeit nicht als all das, was wirkt (Wirk-Lichkeit), sondern als all das, was einer tatsächlichen positiven Beobachtung (Positivismus) zugänglich ist. Problem: Danach aber dürfte die Gravitationskraft, weil nicht VAKOG/SM-sichtbar, nicht existent sein.

Vielleicht ginge es der NLPPt besser, wenn sie sich klar machte, daß sie ja eigentlich eine Medizin, und zwar eine „sprechende Medizin“ (vgl. EMDR) oder „Beziehungsmedizin“, letztlich aber zunächst einmal keine Wissenschaft, sondern eine Kunst ist. Die NLPPt hat ja den verrückten Anspruch, durch Worte im Gehirn neurologische Operationen (Plastizität) durchzuführen (Tourette-Syndrom) – na, wenn das nicht eine „Kunst“ ist.

Aber was ist mit der NLPPt als Wissenschaft? Dazu zunächst ein Blick zur Psychologie? Die Psychologie wurde meist von anderen Fächern okkupiert - streckenweise durch die naturwissenschaftliche Position (Wundt, Fechner), dann durch die geisteswissenschaftliche Position (Dilthey, Sander, Salber) und derzeit durch die konstruktivistische Position (Watzlawick). Mit Salbers „Der

Psychische Gegenstand“ gibt es erstmals Bemühungen um die Herausbildung einer eigenen „Psychologischen Wissenschaftstheorie“.

Das positivistische Wissenschaftsverständnis sieht die Psychologie nur dann als Wissenschaft, wenn sie der „Methodik der empirischen Sozialforschung“ folgt, ansonsten bleibe sie „Kunst“. Eine Wissenschaft der Psychologie ist demnach nur das, was man als objektives Tun bei Psychologen positiv beobachten kann.

Auf die Psychoanalyse angewendet bedeutet dies, daß sie in ihrer Durchführung am Patienten selbst keine Wissenschaft ist. Hingegen ist die Sammlung beobachtbarer Daten über Psychoanalyse oder über das, was Psychoanalytiker tun, Wissenschaft. Also nicht die Frage nach der Handhabung der Übertragungsdeutung ist Wissenschaft, sondern die Frage, ob es z.B. einen signifikanten Zusammenhang zwischen der Höhe des Alkoholverbrauchs bei schottischen Psychoanalytikern und des Suizidrisikos sucht-behandelter deutscher Priester besteht. Letzteres interessiert zwar niemanden, ist als Fragestellung irrelevant und inhaltlich blanker Unsinn, aber sie ist eine wissenschaftliche Fragestellung, die man mit beobachtbaren Daten beantworten kann.

Wozu zählt nun die NLPPt? Ist sie Kunst oder Wissenschaft? NLPPt am Patienten ausgeführt ist Kunst, NLPPt beobachtet und aufgeschrieben ist positive Wissenschaft.

Zu den Künsten gehört die NLPPt solange, wie sie nicht auf beobachtbare, wiederholbare und prognostisch erprobte Formate zurückgreift, sondern „Wilden Konstruktivismus“ betreibt.

Die NLPPt ist Naturwissenschaft, insofern die sprachlich-psychologischen Physikalismen der NLPPt nicht mehr nur symbolisch, sondern als wirkende Realitäten anerkannt werden. Da redet Einstein davon, daß psychische Realitäten zu zertrümmern schwieriger ist, als Atome zu spalten. Trotz solcher Äußerungen bleibt es bei diesem nicht ernstgemeinten Umgang mit psychischer Realität. Niemand aber macht Ernst und geht einen Schritt weiter über den „Vergleich hinweg“ und spricht von der physikalischen Realität psychischer Gedanken, Sätze und Handlungen. Es fehlt auch unter den NLPPt-lern die konsequente Haltung, die physikalisch-psychische Realität anzuerkennen.

Die Naturwissenschaft ist aus sich selbst heraus immer auch eine konstruktivistische Wissenschaft. Hierzu das Beispiel: „Erdanziehungskraft“, ein Begriff aus der Physik: Problem: Die Erdanziehungskraft hat noch niemand gesehen. Was man sieht, ist, daß ein Gegenstand zu Boden fällt. Der Vorgang kann beliebig oft wiederholt werden. Das Ergebnis ist immer das gleiche. So ist es möglich, eine Voraussage über die weiteren Ergebnisse zu machen. Und die Voraussage stimmt. Alle Gegenstände fallen immer wieder zu Boden. Ich sehe keinen Grund, warum sie immer wieder fallen. Dennoch setzt das Fallen voraus, daß es eine Wirkquelle gibt. Diese Wirkquelle muß nun hinzu konstruiert werden. Sie ist eine nicht sichtbare Wirkquelle. Sichtbar ist nur die Wirkung der Wirkquelle: das Fallen. Da, wo es eine Wirkung gibt, muß es aber auch eine Wirkquelle geben. Diese können und müssen wir, da sie nicht sichtbar ist, geradezu zwangsläufig konstruierend annehmen. Die Naturwissenschaft wird zum Konstruktivismus und öffnet damit ein riesiges Fass.

Machen wir doch einmal Gebrauch von unserem Kapitel (siehe oben) „NLPPt ist eine Psychophysik.“ Wenn wir dies ernst nehmen, stellt sich eine völlig neue zunächst absurd erscheinende Sichtweise ein.

Wir nehmen unseren Ausgangspunkt bei den „Physikalismen der Sprache“, die in der NLPPt wortwörtlich als physikalische Realität genommen werden. Ein Beispiel für den Umgang mit Physikalismen in der Sprache: „Es ist jetzt ein Jahr her. Lass den Tod deines Angehörigen hinter dir“, oder alternativ: „Es gelingt mir nicht, den Tod des Angehörigen hinter mir zu lassen.“ Gemeint ist, daß der verstorbene Angehörige im gesunden Fall auf unserer von uns unbemerkten Landkarte (soziales Panorama) nach „hinter unseren Rücken“ verortet werden. Im Falle des „Nicht-Gelingens“ dieses „Hinter-Sich-Werfens“

kann das ein Symptom für eine beginnende neuronale Erkrankung sein. Im Falle des Misslingens können Formate, und zwar physikalisch aufgebaute Formate, eingesetzt werden, um einen physik-therapeutischen Schritt herbeizuführen.

Dies noch einmal gesagt, weil es so wichtig ist: NLPPt arbeitet psychotherapeutisch mit einer psycho-physischen Verortung (z.B. im Familienstellen und Systemaufstellungen) und Umverteilung der Verortung (z.B. in der Aufstellungsarbeit). Wenn es uns gelingt, einen depressiv erkrankten Patienten mittels eines Verortungsformates erfolgreich zu behandeln, so daß die Behandlung hinter seinen Rücken (physikalische Ortsangabe) verortet ist, dann ist das nicht nur ein schönes Ergebnis, sondern müsste auch jeden Therapeuten neugierig machen.

Legen wir nun die Kriterien der Naturwissenschaft an das Vorgehen der NLPPt an, dann kommt man zu dem Ergebnis, die NLPPt sei eine Naturwissenschaft. Dazu drei Schritte: Erstens: Die gesprochenen Sätze sind im Format festgelegt und „intersubjektiv beobachtbar“. Zweitens ist die Handhabbarkeit des Formates wiederholbar und drittens ist der korrelative Abgleich zwischen möglichen „Voraussagen“ („Prognosen“) und tatsächlichem Geschehen möglich. Die Formate entsprechen damit den Grundmuster-Kriterien des „Experiments“ als dem erkenntnistheoretischen Prüfverfahren für Naturwissenschafts-Zumessungen.

Beispiel: Alle Angaben bitte jetzt wortwörtlich-physikalisch und nicht nur symbolisch verstehen: „Stellen Sie sich Ihren Chef vor“. „Wo genau haben Sie sich den Chef vorgestellt? Wenn Sie das getan haben, wo ist Ihr Chef dann jetzt?“ „Er sitzt mir im Nacken“. „Dann haben Sie sich ihn also nicht vor sich hingestellt, denn er sitzt Ihnen ja im Nacken.“ „Wie wäre es, wenn Sie sich ihn noch einmal vor sich hin zu stellen versuchten?“ „Das ist sehr anstrengend.“ „Ja das ist gut, denn ich stelle mir das auch ganz schwierig vor, einen ganzen Chef mit vielleicht 100 Kilo hochheben und ihn auf Ihrem Nacken zu setzen.- was spüren Sie?“ „Also mir wäre er zu schwer.“ „Das könnte ich keine Minute schaffen. Sie aber tragen 100 Kilo jetzt schon seit Monaten mit sich herum, und ich denke, das sind wirklich 40 kg zu viel." Der Patient versucht, den Chef von der Schulter zu bekommen und schafft es schließlich. Er will den abgeworfenen Chef im Keller einsperren (Verfahren, Methode: kindliches Material zulassen, Patient schämt sich nicht, weil er regrediert ist), damit er ihm nicht nachkommt. Wir tun dies (wirklich tun) und der Patient ist erstmals erleichtert.

Anderes bekanntes Psycho-Physikalisma: Sorgen aufschreiben (Physik) und in ein (physikalisches) Papierboot packen, am nächsten Fluss (Physik) aussetzen und ihm nachschauen bis es nicht mehr zu sehen (Zerdehnung der physikalischen Zeit) und mit ihm die Sorgen objektiv verschwunden sind.

Wenn wir die Physikalismen nicht als solche mit physikalischer Kraft, sondern als Metaphern oder Symbole sehen, dann geschieht gar nichts. Wenn wir sie aber als Physikalismen sehen, dann bringen wir beim Leaden die völlige Trance-Kraft auf die Kette.

Wenn wir gesagt bekommen, die physikalischen Vorgänge nicht nur zu formulieren, sondern auch zu handeln, dann nehmen wir dies nicht ernst, lächeln und gehen weiter. Wirkung vertan. Es gilt, Compliance herzustellen. Wenn das gelingt, dann nehmen wir die Physikalismen ernst, und dann wirken sie. Das NLPPt hat eine naturwissenschaftliche Grundlage.

13) NLPPt und Erkenntnistheorie

Zum Themenkreis der Erkenntnistheorie verweise ich auf das Buch von Alexa Mohl: „Die Wirklichkeit des NLP, Erkenntnistheoretische Grundlagen und ethische Schlussfolgerungen“, (Paderborn 2000). In diesem Buch ist alles beschrieben und nachzulesen, was es zum Thema „Erkenntnistheorie im Zusammenhang mit NLP“ zu sagen gibt. Die dort festgehaltenen Gedanken brauche ich hier nicht zu wiederholen oder sinngemäß nachzuplappern.

Also einfach das Buch kaufen und Seite15 – 49 (Erkenntnistheorie des NLP) ganz l a n g s a m lesen, und dann Seite 50 – 114 (das Menschenbild des NLP) bitte auch noch g a n z g e n a u lesen, dann aber aufhören mit Lesen. Wenn ich zu bestimmen hätte - habe ich aber nicht - dann wäre das Buch von Alexa Mohl das erste, das ich auf die Liste der Pflichtliteratur setzen würde.

In der NLPPt wird das Material des Psychischen aus der erkenntnistheoretischen Position des Konstruktivismus heraus als ein in Raum und Zeit verortetes VAKOG/SM-Wirkungs-Gebilde gedacht. Die NLPPt geht von der Wirklichkeit einer „vakogisierten" Raum-Zeit-Verortung aus, weil sie für den, der sich ihrer Wirkung ausgesetzt fühlt, wirklich, sprich „wirk-lich“, sprich „wirkend“ ist - weil sie nämlich „wirkt".

Psychoanalytisch wäre die Annahme einer vakogisierten Raum-Zeit-Verortung eine psychosenahe Projektion - für die NLPPt ist es „Wirklichkeit". Warum ist es Wirklichkeit? Weil es als kognitive „Vor-Stellung" (vor sich hinstellen) im Sinne einer nur für das Kognitive wahrnehmbaren Materialisierung wirkt. Für den, der die Materialisierung durchführt, ist die Materialisierung real, für alle anderen ist diese Materialisierung nicht existierend.

14) Angriffe gegen die NLPPt

Die NLPPt ist ständigen Angriffen durch ein unwissendes Publikum, durch Glaubenssatz-Hörige, durch Klugschwätzer und durch die etablierte Fachwelt ausgesetzt. Es steht der Vorwurf im Raum, NLPPt sei Scharlatanerie, oder Esoterik, oder Scientology oder aber ein großartiges Manipulationsinstrument. Dabei haben sich die Ankläger in der Regel von keinerlei Fachkenntnis den Blick für das falsche Wissen verstellen lassen. Die Kritik wird nach der Methode der schlichten Behauptung vorgebracht. Eine frech vorgetragene Behauptung erspart jeden Beweis.

Beispielhaft für diese Kritik ist der Sammelband „Die Seelenpfuscher" von Heike Dierbach (2009). Es folgt an dieser Stelle eine Sammlung der dümmsten Behauptungen aus diesem Buch - natürlich mit Kommentar.

14.1) Erster Vorwurf

Zitat: „Menschen haben ihr Leben, ihre geistige Gesundheit oder auch nur ihr Wohlbefinden verloren, nachdem sie an esoterischen oder alternativen Psycho-Techniken teilgenommen haben. Techniken, die in keiner Weise fundiert und erprobt waren. Durchgeführt von Personal, das weder Psychologie noch Medizin studiert hatte.“ (Dierbach, 2009, S. 7)

Stellungnahme: Ist eigentlich jemals die Frage aufgeworfen worden, wie viele Menschen ihr Wohlbefinden verloren haben, nachdem sie an einer klassisch psychotherapeutischen Sitzung bei einem approbierten Fachmann teilgenommen haben? Als sei die Approbation ein Garant für gute Arbeit. Und es ist es ein frommer Glaubenssatz zu denken, der ausgebildete Psychotherapeut arbeite immer mit einer erprobten Technik. Die wenigsten Richtlinienpsychotherapeuten arbeiten nach der gelernten Technik, sind meist alles andere als verfahrenstreu. Manch ein Therapeut glaubt von sich, er arbeite verfahrenstreu und irrt sich hier. Und wer prüft schon, was in den Therapien tatsächlich passiert? Wenn die Tür zum Behandlungszimmer erst einmal zu ist, dann ist sie zu. Die meisten Richtlinientherapeuten verfahren einfach nach dem Motto: „Mal sehen, was der Patient heute mitgebracht hat, irgendwas wird schon passieren.“ Und selbst dann, wenn Einblick gewährt wird, kann man nicht immer erkennen, welches Verfahren angewendet wird. An dieser Stelle sei angemerkt, daß auch NLPPt-Therapeuten nicht immer verfahrenstreu sind. Aber beim NLPPt-Therapeuten könnte man durch Beobachtung feststellen, ob die Leitplanken (Formate) nun angewandt werden oder nicht. Da es in der Psychoanalyse keine Formate gibt, ist die Einschätzung von außen weitaus schwieriger als in der NLPPt.

So haben die Richtlinienverfahren bis heute keinen belastbaren Nachweis einer höheren Wirksamkeit als ein Placebo-Gespräch erbracht. Zu diesem Ergebnis kommt zumindest das Gutachten der Bundesregierung zum Psychotherapeutengesetz 1999, in dem Klaus Grawe schreibt, daß letztlich keines der etablierten Verfahren den Wirksamkeitsnachweis wirklich erbracht hat. Die Wirksamkeitsnachweise der Psychoanalyse und der Verhaltenstherapie scheinen dem Laien zwar plausibel, doch stecken sie alle in methodischen Unzulänglichkeiten. Es gilt der Satz: „Traue keiner Statistik, die du nicht selbst gefälscht hast.“

Und was ist mit dem Vorwurf des nicht ausgebildeten Personals? Der Autor des vorliegenden Textes ist approbierter psychologischer Psychotherapeut, Psychoanalytiker (DGIP/DGPT) für Einzel- und Gruppenpsychotherapie, sowie NLPPt-Lehrtherapeut und NLPPt-Supervisor. Doch, ich zähle mich schon zum ausgebildeten Personal. Und ich sage mit umfangreicher Erfahrung in beiden Bereichen: Die so verteufelten NLPPt-Techniken sind bedeutend wirksamer als jede Richtlinientherapie. Wird solch ein Statement eines ausgebildeten Therapeuten von den Gegnern akzeptiert? Wohl nicht. Die Gegner werden daraufhin antworten, daß dieser Psychotherapeut dann eben durch diese seine Äußerung zeigt, daß er offensichtlich doch nicht hinreichend ausgebildet ist. Wenden sich die Gegner mit ihrem Argument des nicht gut ausgebildeten Personals gegen eine schlampige Ausbildung oder gegen die

Therapiemethode NLPPt? Nun - natürlich gegen die Therapiemethode. Ich vermisse eine Äußerung wie folgt: „NLPPt ist eine tolle Sache, es müsste nur mehr gut ausgebildete Therapeuten geben, die die gute Sache auch gut händeln können."

14.2) Zweiter Vorwurf:

Zitat: „Ihre Techniken schaffen zwar oft intensive Erlebnisse, aber sie leisten nicht, was eine Psychotherapie kann: alte Verletzungen zu heilen, destruktive Verhaltensmuster zu überwinden, neue auszuprobieren, damit der Betroffene am Ende gestärkt durchs Leben geht." (Dierbach, 2009, S. 9)

Stellungnahme: Woher weiß die Schreiberin, was die klassischen Psychotherapien können oder nicht können, und was die NLPPt kann oder nicht kann? Zumindest spricht aus ihren Worten ein völlig naives Bild über die Wirkfähigkeit von Psychotherapie. Wenn nur halb so viel stimmt, was meine Patienten mir über ihre Vortherapien berichten, dann gruselt es mich. Die Autorin scheint keinerlei oder nur falsches Fachwissen zu haben. Unabhängig davon: Die NLPPt leistet alles, was Richtlinienpsychotherapien auch leisten - nur in einem Drittel der Zeit. Angesichts leerer Kassen im Gesundheitssystem könnte man mit der NLPPt Milliarden einsparen. Warum tut man das nicht?

14.3) Dritter Vorwurf:

Zitat: „... kann eine unseriöse Technik durchaus den ersten Eindruck vermitteln, sie habe viel gebracht. ... Entscheidend ist aber, ob der Effekt anhält - oder ob nach zwei Monaten wieder alles beim Alten ist. Seriöse Psychotherapien prüfen das genau, ... Unseriöse interessieren sich, wenn überhaupt, nur für den kurzfristigen Effekt." (Dierbach, 2009, S. 11)

Stellungnahme: Völliger Unsinn. Natürlich prüft die NLPPt den langfristigen Erfolg. Das EMDR (als ein Teil von NLP) mußte seine Wirksamkeit beim „Wissenschaftlichen Beirat für Psychotherapie" mit gleich mehreren Langzeitstudien nachweisen. Ja, das EMDR ist das erste psychotherapeutische Verfahren überhaupt, das seine Wirksamkeit tatsächlich nachgewiesen hat. Es überflügelt in diesem Punkt auch die Richtlinienverfahren. Und dabei ist das EMDR doch nur mal ein einziges Format von vielen Formaten der NLPPt. Soll heißen (eine Vision): Wenn man die Forschungskosten über die öffentliche Hand aufbrächte, könnte man alle Formate der NLPPt in kürzester Zeit auf ihre Wirksamkeit überprüfen und man würde über das Ergebnis nur staunen. Mit einem Schlag gäbe es dann nämlich außer dem NLPPt kein anderes anerkanntes Richtlinienverfahren mehr. Und es gäbe eine Einsparung der Kosten für Psychotherapie um ca. 2/3 der derzeitigen Kosten.

14.4) Vierter Vorwurf:

Zitat: „Und genau dies ist bei den vorgestellten Techniken nicht gegeben. Sie enthalten Elemente, die Patienten schädigen können, zum Teil sogar schwer. Die meisten haben bereits Menschen geschädigt. Das ist nicht akzeptabel, egal, wie viele andere angeblich geheilt wurden. Drei begeisterte Teilnehmer wiegen nicht die eine auf, die nach der Familienaufstellung eine Psychose entwickelt hat.“ (Dierbach, 2009, S. 11)

Stellungnahme: Wie viele Menschen sind eigentlich schon durch die ach doch so sicheren Richtlinienverfahren geschädigt worden? Und wie viele Menschen - einfache Laien - haben schon nur durch ihr gesprochenes Wort bei anderen Menschen eine Psychose ausgelöst! Man muß sich nämlich klar machen, welches Denkmodell über die Auslösung von Psychosen man bevorzugt. Meistens geht dies völlig unreflektiert durcheinander. Die Denkmodelle schwanken zwischen der Annahme, Psychosen träten endogen bedingt auf, oder sie träten reaktiv als Antwort auf Erlebnisse oder aber drittens als Kommunikations- und/oder Beziehungsverarbeitungsstörungen auf.

Dazwischen muß man sich entscheiden. Im ersten Fall tritt die Psychose plötzlich auf, egal in welchem Lebensvollzug ein Mensch gerade ist - warum also nicht auch während einer Aufstellungsarbeit? In den beiden anderen genannten Fällen scheinen per Grundannahme immer irgendwelche Menschen ursächlich verstrickt, wenn in der weiteren Umgebung bei jemandem eine Psychose auftritt. Wer von uns aber weiß schon, in wie viele Psychosen anderer Menschen wir alle immer schon durch die Teilnahme am Alltag verstrickt sind? Damit soll der eine Fall bei der Aufstellungsarbeit nicht schöngeredet werden - nur sollte man sich nicht hinstellen und der NLPPt Flecken aufs Hemd reden und die Flecken auf den anderen Hemden totschweigen.

Dennoch ist der Dogmatismus nach Hellinger zurückzuweisen. Nur ist die Hellinger‘sche Unart nicht tauglich als Argument gegen das Paradigma der NLPPt. Wer will schon die unentdeckten Kunstfehler der Richtlinienverfahren suchen? Wie viele Patienten haben sich schon alleine deshalb suizidiert, weil sie das kalte Schweigen des Psychoanalytikers oder das Unverständnis des technokratisch wirkenden Verhaltenstherapeuten nicht mehr ertragen konnten! Wenn wir als Psychotherapeuten mit hoch risikobehafteten Menschen arbeiten, dann sollte die Gesellschaft uns dankbar sein und sich nicht aufregen, wenn der Risikofall dann auch einmal eintritt.

14.5) Fünfter Vorwurf:

Zitat: „Teilnehmer werden zuweilen regelrecht gedrängt, schnell alles zu erzählen, schlimmste Momente nochmal zu durchleben oder Gefühle ins Extreme zu steigern. Dies ist ein großer therapeutischer Fehler. Verdrängung ist keine Fehlfunktion, sondern ein Schutzschild der Seele. Der Mensch bewahrt sich damit erst mal gegen Überforderung. Denn wenn der Schmerz zu stark wird, kann der Geist kollabieren - der Mensch gleitet in eine Psychose, eine Wahnvorstellung ab. Das heißt nicht, daß man an Verdrängungen nicht arbeiten kann. Auch seriöse Therapeuten nähern sich traumatischen Erlebnissen, aber immer sehr langsam und vorsichtig." (Dierbach, 2009, S. 18)

Stellungnahme: Glaubenssätze über Glaubenssätze. Hier ist der Muff der Geschichte deutlich zu spüren. Sicher ist man früher mit der Psychoanalyse und der Verhaltenstherapie langsam zu Werke gegangen. Man hatte nämlich noch nicht das Werkzeug, das man braucht, um schnell vorgehen zu können. Vor allem hatte man nicht das Wissen, wie man schnelle Abläufe kontrollieren kann. Heute hat die NLPPt dieses Wissen. Es ist wie bei der Erkundung einer Höhle: Zuerst tastet man sich l a n g s a m vor, dann legt man Licht hinein und fortan geht es s c h n e l l e r. Heute hat man das Werkzeug zur Handhabung der Schnelligkeit, es liegt in der NLPPt zur sofortigen Anwendung bereit.

Das EMDR, das Fast Phobia, der Swish, The Work und all die anderen Formate sind Verfahren, die es auf Schnelligkeit abgesehen haben. Und ist es denn schlimm, daß diese Formate so schnell arbeiten? Ist man denn nicht auch in der Medizin an immer eleganteren und schnelleren Heilverfahren interessiert? Ist man nicht in jeder Profession auf der Suche nach immer schnelleren und gleichzeitig immer perfekteren Abläufen? Und jetzt kommt die NLPPt mit schnellen Wirkverfahren daher und bei ihr dreht sich nun die Sache um: Langsamkeit ist das Gebot der Stunde, nicht der elegante Eingriff. Da bedauert man seit Jahrzehnten, daß die Psychologie keine exakte Wissenschaft sei, daß Psychotherapie ein sich lange hinziehendes Etwas ist, das man weder lernen noch lehren könne, und nun bringt die NLPPt dafür die Lösungen - und da pocht die Welt darauf, daß die Therapien genauso umweghaft und lange dauern sollen wie bisher.

Es ist zum Piepen: Da macht man die Untauglichkeit und Langsamkeit der alten Verfahren zu einem Gütemaßstab! Und dennoch hat der Wissenschaftliche Beirat für Psychotherapie im Frühjahr 2015 dem schnellsten aller Verfahren, dem EMDR/EMI, die Anerkennung als psychotherapeutisches Verfahren ausgesprochen. Und dabei ist das EMDR/EMI ein Verfahren, das in die traumatischen Bilder nicht nur hinein geht, sondern sogar noch mit dem „schlimmsten Moment" arbeitet und zudem auch noch ganz schnell. Und? Kommt es zu einer Retraumatisierung? Schon wieder ein versteckt-blockierender Glaubenssatz. Nein! Die Traumatisierungen werden in einem Tempo abgebaut, von dem die Richtlinienverfahren noch nicht einmal zu träumen wagen. Es ist ja auch absurd, nicht an die Traumatisierung heranzugehen.

Diese Forderung ist ein Artefakt der nicht Bescheid wissenden Richtlinientherapien. Man würde einem Arzt, der an einem kranken Organ operieren muß, doch auch nicht sagen, er dürfe erstens nicht an das kranke Organ heran, sondern er dürfe es nur vom Rande her streifen und zweitens dürfe er dabei auch nur ganz langsam vorgehen. Es sind die Unzulänglichkeiten der überholten Richtlinienverfahren, die hier zum Maßstab einer Bewertung eines neuen Verfahrens gemacht werden. Lächerlich!

14.6) Sechster Vorwurf:

Zitat: „Es klingt natürlich verlockend, daß man sich alle Wünsche durch Bestellungen ans Universum erfüllen kann. Daß man aber sein Unglück angeblich auch selbst herbeigedacht hat, wird erst im zweiten Schritt verraten." (Dierbach, 2009, S. 25)

Stellungnahme: Diese Textstelle bezieht sich auf das Buch von Bärbel Mohr „Bestellungen beim Universum". Was hat es mit den Bestellungen ans Universum aus Sicht einer seriösen NLPPt auf sich? Nun, aus Sicht der naturwissenschaftlich denkenden NLPPt gibt es kein Universum, das unsere Wünsche in Empfang nimmt und sie erfüllt. Überrascht? Aber dennoch ist die „Bestellung beim Universum" ein hoch wirksames hypnotherapeutisches Format der Selbstprogrammierung unseres Gehirns. In der NLPPt ist das wirklich, was wirkt.

Und es ist ein allbekanntes Wirkphänomen, daß sogar in der sogenannten Wissenschaft beschrieben wird, daß wir nämlich überall Coca-Cola-Reklame sehen, wenn wir Durst haben. Das neuronale Netzwerk ist in diesen Fällen auf ein Ziel ausgerichtet und das Gehirn setzt das um, woran es denkt, also: Ich denke an meinen Durst und was tue ich? Nach Trinkbarem Ausschau halten und Coca-Cola kaufen! Man kann sich nicht dagegen wehren, auch wenn man gar nicht kaufen wollte. Es ist nichts anderes als die Fokussierung (Programmierung) des Gehirns auf einen Punkt, den Zielpunkt. Wichtig ist natürlich, daß sich diese Fokussierung auch in Handlung umsetzt, sonst passiert nämlich gar nichts.

Aber ein fest programmierter Wunsch hat eben sehr viel größere Wahrscheinlichkeit, sich handlungsrelevant umzusetzen, als ein nicht fokussierter Wunsch. Das hat mit den Spiegelneuronen zu tun: Spiegelneuronen sind solche Neuronen, die eine Handlung, die Beobachtung dieser Handlung und die zukunftsgerichtete Vorstellung dieser Handlung in ein und dergleichen Nervenzelle neurologisch strukturvereint abbildet. Das heißt, daß ein auf die Zukunft gerichteter starker Wunsch dazu neigt, die Handlung zur Erfüllung dieses Wunsches gleich mit zu aktivieren (wir sehen den Schuss vom 11-Meter-Punkt aufs Tor und unser Bein zuckt ganz leicht mit, so als würde es mitschießen wollen).

Ein „Wunsch" ist neurologisch gesehen ein neuronal feuerndes Areal im Gehirn. Nichts anderes aber ist der „Wunsch ans Universum", er öffnet ein neuronales Areal, und je stärker wir das Areal zum Feuern bringen („Mußt du feste dran glauben und den Gedanken (auditiv) nicht loslassen, und was siehst du, wenn der Wunsch erfüllt wird?"), desto mehr arbeitet das Gehirn des so denkenden Menschen an der Verwirklichung dieses Wunsches durch Handlung. Also nicht das Universum erfüllt Wünsche, sondern unser eigenes Gehirn achtet darauf, ob sich eine Chance ergibt. Warum dann aber die falsche und frei erdachte Geschichte mit dem Universum? Nun, weil wir das Gehirn ohne Geschichten nun einmal nicht zum Feuern bekommen. Was würde wohl passieren, wenn man (neurologisch richtig) in folgender Art und Weise zu motivieren suchte: „Also jetzt setze mal deine Neuronen und Synapsen in Gang - Areal hinten rechts - und sag denen, sie sollten deinen Wunsch in Erfüllung gehen lassen, denn sie wüssten ja, wenn man nur daran denke, würde das Gehirn bitteschön an der Erfüllung arbeiten und jetzt hopp-hopp!? ' Nichts würde passieren, gar nichts. Warum nicht? Antwort: Weil die gelebte Geschichte fehlt, die die Neuronen zum Feuern bringen.

Die Geschichte vom helfenden Universum ist in ihrer Struktur so aufgebaut wie die allseits bekannte und schöne Geschichte für Kinder von der heiligen Barbara. Für sie legten wir unsere Wunschzettel auf die Fensterbank und wir taten dies in dem Glauben daran, daß die im Universum lebende Barbara unsere nach oben geschickten Wünsche erfüllen würde. Na, das ist eine Geschichte, da geht richtig was ab in den Neuronen, denn diese Sprache verstehen die Neuronen. Wenn wir den Kindern die Geschichte von der Barbara erzählen, die am 4. Dezember eines jeden Jahres die gut geputzten Schuhe füllt, dann wissen wir, daß es gar keine Barbara gibt, die die Wünsche erfüllt. Doch das ist dem Gehirn des Kindes ganz egal, es putzt die Schuhe wie wild und nutzt damit die einzige Chance, Barbara und die Eltern großzügig zu stimmen und sie zu reichhaltigen Barbara-Geschenken zu bewegen. Und dann hat die Barbara am nächsten Morgen tatsächlich Geschenke gebracht, auch wenn es doch gar keine Barbara gibt. Und so ist das auch mit den Wünschen ans Universum. Und jetzt kommen NLPPt-Kritiker ohne Durchblick und wollen uns die schöne Barbara-Geschichte wegnehmen.

Und dann ist da dieser Autofahrer, der das Universum mal testen möchte und sich einen leeren Parkplatz am Bahnhof wünscht. Er, der sonst immer weit draußen geparkt hat, will es jetzt wissen, fährt zum Bahnhof und findet den einzigen leeren Parkplatz, 1:0 für seinen wachsenden Optimismus. Es fühlt sich so an, als würde der Suchgedanke in Richtung „freier Parkplatz" den leeren Parkplatz geradezu anziehen. Das tut er natürlich nicht, aber er stellt eine höhere Aufmerksamkeit und Bereitschaft her, die sich etwaig eröffnenden Möglichkeiten auch ohne Zögern wahr zu nehmen. Dies nennt man dann „Das Gesetz der Anziehung" - zugegebenermaßen vielleicht etwas unglücklich gewählt - ist wissenschaftlich gesehen eine Fehlbezeichnung, aber als Ausdruck des Gefühlten genau zutreffend: Es fühlt sich so an, als zöge ich die Erfüllung meiner Wünsche an. Wir sagen ja auch „Ich ziehe das Pech/Glück an, ich ziehe Krankheiten an", usw. In all diesen Fällen glaubt man ja nicht wirklich, man könne all dies anziehen, aber die privatlogische Denkweise versteht, was hier gemeint ist.

Das ist der Sinn des Verschickens von Wünschen an das Universum. Und wenn ich dieses Grundmodell in die Psychotherapie einbringen kann, ist dagegen etwas zu sagen? Vielleicht, daß ich einen leichtgläubigen Patienten mit dem „Universum, das Wünsche erfüllt", belüge. Nun ja, es ist aber eine hilfreiche Lüge, so wie ich die Kinder mit Barbara belüge. Oder wie ich die sterbende atheistische Oma belüge, indem ich ihr sage, der „Liebe Gott" würde ihr helfen und sie werde im Jenseits die Eltern wiedersehen. Wenn Lügen nützlich sind, dann werden sie wie Bargeld angenommen. Und wäre die Welt ohne solche Lügen nicht viel leerer?

Und ich möchte noch einen Schritt weiter gehen: Die ganze Psychotherapie ist eine ans Universum gesandte Wunschgeschichte. Da wird die „Geschichte von der schlechten Kindheit“ in dem Wunsch zelebriert, einen Menschen zu heilen. Was anders macht ein Schamane oder jemand, der das Universum um Hilfe bittet, anders?

So wie die Geschichte von der Existenz des „lieben Gottes" doch auch nur eine psychosenahe Lüge ist, aber es ist eine hilfreiche Lüge: Sie drückt den Angstwert bei todkranken Menschen auf einen SUD-Wert von unter 3 und das ist doch eine tolle Wirkung, wenn ich mit einem SUD-Wert von 10 als Notfall ins Krankenaus eingeliefert werde. Wie viele Menschen beten jeden Tag zu Gott, schicken im wahrsten Sinne des Wortes ihre großen und kleinen Wünsche ins Universum und achten jeden Tag darauf, welche Wünsche der liebe Gott bereits erfüllt hat und welche nicht. Die Menschen fragen sich, wieviel „Gegrüßest seist du Maria“ und wie viele „Vater-Unser" sie noch zum Universum schicken müssen, damit Tante Amalie wieder gesund wird? Und dann wird Tante Amalie wieder gesund, also eine Spontanheilung oder doch wegen der guten Pflege durch die sich sorgenden Familienangehörigen oder doch wegen der Gebete ans Universum? Es gibt viele Menschen, die glauben nicht an Gott. Gleichwohl beten sie zu ihm und schicken diese Gebete zum Universum, denn das Universum ist doch der Sitz Gottes, zumindest sagt uns der Archetyp „Gott“, ob wir das nun wollen oder nicht, das sei seine Adresse, seine Verortung auf der in uns wirkenden Geschichtenebene.

Dem Gehirn ist es egal, ob es Gott gibt oder ob man weiß, daß das nur ein Glaube ist. Das ist ja eine Konsequenz, die sich aus den Spiegelneuronen ergibt: Der Glaube an eine Handlung ist neurologisch zu 30% identisch einer ausgeführten Handlung. Es werden also auch Lügen angenommen, und zwar weil sie wirken. Jedes Gebet mit dem „Lieben Gott" ist eine Wunschsendung nach oben und die Religion war früher da als die NLPPt. So gesehen schicken Millionen von betenden Menschen ihre Wünsche ans Universum, nur daß das Universum hier Gott heißt. Die Universumsgeschichte ist das Gebet für Atheisten, doch der Grundvorgang ist derselbe.

14.7) Siebenter Vorwurf:

Zitat: „So ist etwa der Anstoß durchaus positiv, doch einmal zu prüfen, ob die Kollegen wirklich so feindselig sind, oder ob man dies nur befürchtet. Wenn man aber wie „The Work" daraus macht, daß immer nicht die Kollegen, sondern man selbst feindlich ist, wird es absurd und riskant." (Dierbach, 2009, S. 28)

Stellungnahme: Hier liegt wieder ein völlig laienhaftes Denken und Missverständnis bei der Autorin vor. In der Therapie geht es nämlich nie darum, zu klären, wieviel Prozent der Patient und zu viel Prozent die Kollegen schuld sind. Die „Anderen" sind erstens nicht Teilnehmer der Therapiesitzung, sind einfach nicht zugegen, und der Therapeut kann sich auf Grund dieser Tatsache somit sowieso kein Bild von der Schuldaufteilung machen. Selbst wenn die Kollegen da wären, ginge es im Rahmen einer Einzelpsychotherapie nicht um die Kollegen.

In einer Psychotherapie hat sich der Patient und der Therapeut qua Einzel-Therapie darauf festgelegt, die ganze Welt quasi aus theorie-didaktischen Gründen einmal sehr einseitig und nur unter dem Gesichtspunkt zu untersuchen, was der Anteil des Patienten an seinem Unglück ist. Es geht nicht darum, wie die Kollegen, andere Menschen oder wie der Therapeut etwas erlebt. Es geht auch nicht darum, die gegenseitigen Schuldanteile einzuschätzen. Und es geht auch nicht darum, die anderen Menschen zu verändern, denn das geht schon mal ganz und gar nicht. Wir können in der Therapie niemanden verändern, und erst recht nicht jemanden, der gar nicht da ist. Nein, wir arbeiten mit einer Art künstlichem Perspektivismus: Wir tun (quasi aus didaktischen Gründen) in den therapeutischen Sitzungen (aber nur in dieser künstlichen Verfassung) einmal so, als hätte der Patient an allem schuld, besser gesagt: Uns interessiert hier nur der Anteil der Mitbeteiligung des Patienten, seine Verstrickung, denn nur diesen Anteil kann der Patient, wenn überhaupt, ändern. Der Patient kommt ja, weil er sich ändern will - sollte er zumindest. Die meisten Patienten sagen das auch: „Ich will mich ändern."

Was nach diesem Lippenbekenntnis aber kommt, geht meist alles in die Richtung „Die andern sind schuld, die sollen sich ändern, und von meinem Therapeuten erwarte ich, daß er zu mir hält und mit mir gemeinsam verbal kräftig auf die nicht Anwesenden eindrischt, bis die sich verändert haben." Das aber ist nicht Aufgabe von Psychotherapie. Eine therapeutische Perspektive ist es stattdessen, immer wieder geradezu penetrant auf die didaktische Frage zurück zu kommen: „Und was ist Ihr Anteil dabei?" Es geht immer nur darum, wie der Patient etwas erlebt, was er damit macht oder auch nicht. Man muß natürlich aufpassen, daß diese Sichtweise sich nicht verselbständigt und den Patienten nicht in einen neuen Beschwerdedruck von Schuld hineinbringt. Aber das versteht sich von selbst.

Interessant ist es, wenn man sich in der Therapeutenrolle aus den Erzählungen der Patienten ein Bild von eben diesem Patienten und dessen

Partner gemacht hat. Kommt dann der Partner einmal mit zu einer Sitzung, ist man regelmäßig überrascht, wie sich das Bild vom Patienten innerhalb von Sekunden wandelt und man die hässlichen Seiten seines Patienten gezeigt bekommt, die man bisher nicht wahrnehmen konnte. Man sieht, die Frage der Schuldaufteilung ist keine psychotherapeutische Aufgabe. Sie könnte psychologisch auch gar nicht bewältigt werden, weil man in der Regel immer nur die sonnigen Selbstdarstellungen der Patienten sieht. Nur selten, daß ein Patient seine hässlichen Seiten zeigt. „Das war ich nicht, das Teil war schon kaputt, das waren die anderen, da geben Sie mir doch wohl Recht (unterschwellig: sonst beende ich die Therapie)."

Die Autorin des o.g. Vorwurfes aber hat sich durch ihren hier mit der Ziffer 7 bezeichneten Vorwurf wieder einmal als unkundig im Bereich von Psychotherapie erwiesen. Man sollte wirklich nur mitreden, wenn man vertiefte Ahnung hat.

14.8) Achter Vorwurf:

Zitat: „Sollte es den Pseudo-Therapien irgendwann gelingen, nachzuweisen, daß sie Patienten helfen und zugleich nicht schaden, so können sie Anerkennung beanspruchen. Bisher ist dies aber keiner Technik auch nur ansatzweise gelungen und viele machen sich nicht einmal die Mühe." (Dierbach, 2009, S. 31)

Stellungnahme: Tärä, tärä! Das Buch von Heike Dierbach „Die Seelenpfuscher", aus dem ich zitiere, ist 2009 erschienen, also gerade mal vor zehn Jahren. Was damals noch undenkbar erschien, ist heute Wirklichkeit: Im Frühjahr 2015 hat eines der verteufelten Verfahren, das EMDR, seine Wirksamkeit nachgewiesen und ist als Kassenleistung zugelassen worden. Tja, Frau Dierbach, wie ist es nun mit der Behauptung, bisher sei es keiner der modernen Techniken gelungen, auch nur ansatzweise ihre Wirksamkeit nachzuweisen? Und EMDR ist reinstes NLPPt in den Händen der approbierten

Psychotherapeuten und der Ärzte. Es ist also nur eine Frage der Zeit, vor allem aber des G E L D E S (Forschungen kosten sehr viel Geld), wann es der Gesamt-Denkrichtung NLPPt, oder NLPt, oder Neuropsychotherapie (Grawe) oder unter welcher Bezeichnung auch immer, gelingen wird - wenn es sein muß, sogar Format für Format - die Anerkennung zu erlangen. Dies ist umso erfreulicher, als daß die NLPPt wie kein anderes Paradigma in der Lage ist, alle Psychotherapierichtungen zu integrieren. Dies ist durch den Rekurs auf die neurologischen Grundlagen psychischen Erlebens möglich.

Die sinnes-neurologische Sicht ist nach Watzlawick eine Wirklichkeit erster Ordnung, d.h., man kann sich intersubjektiv darauf einigen, daß ein sinnesmäßig wahrgenommener Apfel ein Apfel ist. Die psychischen Formate sind in der Lage, die Wirklichkeit zweiter Ordnung (ist der Apfel groß oder klein, schmackhaft oder nicht usw.) aufzufächern. So gesehen können alle Psychotherapieverfahren als Formate psychoneurologischer Gegenstandsbildung gesehen werden. Dies trifft auch für die derzeitigen Richtlinienverfahren zu. Deren Zukunft besteht darin, daß die NLPPt ihnen eine Platzanweisung bietet - mehr jedoch nicht. Es geht für diese Verfahren letztlich um die Frage „anpassen oder untergehen!?"

15) NLPPt und das Gesundheitssystem

Käme in Deutschland nur noch die NLPPt als therapeutische Methode zum Einsatz, könnten durch ihre höhere therapeutische Wirksamkeit grob geschätzt ca. 2/3 aller Ausgaben für Psychotherapie eingespart werden. Damit wir uns recht verstehen - es handelt sich hier um Milliardenbeträge. Doch die Politik wird nicht aktiv. Warum? Antwort: Weil die Vertreter der Richtlinienverfahren in den gesundheits-politischen Gremien den Ton angeben und natürlich auch Lobbyarbeit - oder auch Abschirmarbeit - bei der Bundesregierung betreiben. Es handelt sich hierbei um mafiöse Strukturen, die den Zugang zur „Futterkrippe" zugunsten der Vertreter der Richtlinienverfahren blockieren.

Ein Beispiel aus dem Jahre 2015: In diesem Jahr erhielt das EMDR vom „wissenschaftlichen Beirat Psychotherapie der Bundesregierung" seine Anerkennung als wissenschaftlich begründetes Verfahren zur Behandlung posttraumatischer Krankheitsbilder - allerdings - wie sich später herausstellte mit einer Einschränkung - nur für Erwachsene und nicht für Kinder und Jugendliche. Um die Anerkennung auch für diesen kindlichen Personenkreis zu erlangen, bedarf es wieder dreier positivistisch abgeleiteter wissenschaftlich unabhängig voneinander entstandener Wirksamkeitsnachweise. Letztlich ist dies völliger Unsinn, aus dem man die subtile Ablehnung des Beirates gegen eine Zulassung neuer Psychotherapieverfahren durchspürt. Es handelt sich um reine Schikane, denn der Erfolg einer EMDR-Behandlung hängt von der Güte des Verfahrens und nicht vom Alter des Patienten ab.

Zweite Einschränkung für die Zulassung des EMDR: Sie ist kein selbständiges Verfahren, sondern sie darf nur im Rahmen einer der Richtlinienverfahren erbracht werden. Denn um als eigenständiges Verfahren anerkannt zu werden, muß das EMDR seine Wirksamkeit erst an vier weiteren Krankheitsbildern nachweisen. Welch ein Unsinn, welch eine Kräfte-, Manpower- und Finanzverschwendung. Solange diese Nachweise nicht erbracht sind, muß das EMDR sich den Richtlinienverfahren unterordnen, obwohl diese - anders als das EMDR - niemals ihre Wirksamkeit haben nachweisen müssen und können. Alle von den Richtlinienverfahren nachgereichten Wirksamkeitsuntersuchungen sind nämlich methodisch unsauber.

Und noch ein Joke: Muß denn ein neues Medikament gegen Bluthochdruck erst seine Wirksamkeit gegen Krebs, Parkinson, Multiple Sklerose, Herzinfarkt u.a. nachweisen, um als Medikament gegen Bluthochdruck zugelassen werden zu können? Ist es nicht logischer, wenn jedes Medikament nur gegen eine Erkrankung wirken würde? Das würde bedeuten, daß das EMDR vorrangig bei PTBS und andere Formate eher bei anderen Erkrankungen wirksam wären. Bedauern wir nicht den Umstand, daß wir keine gezielt wirkenden Medikamente, sondern überwiegend solche mit Streuwirkung haben?

Man könnte bei den Krankenkassen Milliardenbeträge einsparen, denn NLPPt ist preisgünstiger als Psychoanalytische Psychotherapie. Wie bei der Dieselkrise, der Einwanderer-Krise, die Euro- und Umweltkrise wird nicht mit Verstand, sondern von der Lobby entschieden. Und genau so ist es mit der NLPPt. Die Gremien sind mit der Lobby besetzt, die ihre Pharmaprodukte verkaufen werden - alles klar?

16) Das Desaster der Psychotherapie in Deutschland

Die Lage der Psychotherapie in Deutschland ist desaströs. Da gibt es auf der einen Seite die zwei Dinosaurier der Psychotherapie - die sogenannten Richtlinienverfahren Psychoanalyse und Verhaltenstherapie - beide mit Leistungsabrechnungsberechtigung mit den Krankenkassen. Eine Verhaltenstherapie kann mit bis zu 120 Sitzungen bei einer Frequenz von einer Sitzung pro Woche bewilligt werden. Eine Psychoanalyse kann über Verlängerungsanträge mit bis zu 320 Sitzungen bei 2-3 Sitzungen pro Woche bewilligt werden. Oder der Therapeut sieht keine unbewußte kindliche Konfliktlage, dann geht er den Antragsweg der „tiefenpsychologisch fundierten Psychotherapie" (sozusagen die „Kleine Psychoanalyse“), die rmit bis zu 120 Sitzungen bewilligt werden kann.

Rechnen wir mal durch:

120 Sitzungen tiefenpsychologisch fundierte Einzeltherapie bei einem Satz von 92,50 EUR pro Sitzung ergeben Kosten von 11.100,-- EUR pro Therapie. Dagegen liegt eine NLPPt-Therapie mit 40 Sitzungen a 92,50 EUR bei insgesamt 3.700,-- EUR.

Es könnten Milliarden für Psychotherapie eingespart werden. Doch kein Gesundheitspolitiker erkennt das Potential der NLPPt für Sparmaßnahmen im Gesundheitswesen und niemand ergreift die Initiative gegen diese Verelendung durch Psychotherapie-einengende Strukturen.

Keines der anerkannten Richtlinienverfahren kann den vom Beirat geforderten wissenschaftlichen Beweis ihrer Wirksamkeit antreten, auch wenn das die Funktionäre aus wohlverstandenem Eigeninteresse ganz anders sehen. Und man sollte die Richtlinienverfahren einmal ganz nüchtern aus einer Metaposition heraus betrachten. Da wirken beide Verfahren (das analytische Verfahren und die Verhaltenstherapie) wie Überbleibsel einer bereits lange vergangenen und überholten Zeit, nämlich wie antiquierte Suppenhühner, die man nur deshalb nicht mehr schlachtet, weil sie mittlerweile bei abgelaufenem Verfallsdatum ungenießbar geworden sind. Da doktert die Psychoanalyse noch immer am Aberglauben der schon langen überwundenen Begrifflichkeiten wie „Ich“, „Es“ und „Über-Ich“.

Auch ist starker Zweifel hinsichtlich der Einhaltung der Verfahrenstreue in den Richtlinienverfahren anzumelden. Kann es sein, daß die Begriffsfassaden nur noch die stehen geblieben Zeichen einer vergangenen Zeit sind und sich dahinter ein wildes Treiben verbirgt, in dem jeder Therapeut seiner therapeutischen Privatlogik folgt?

Und da steht auf der anderen Seite die NLPPt, die sich auf neurologisch bestätigte und von jedermann zu validierenden Einheiten/Recheneinheiten, nämlich die fünf Sinne (VAKOG/SM) und deren Submodalitäten, stützt.

Und diese NLPPt hat eine abtrünnige Tochter nachzuweisen, nämlich das EMDR, das für sich in Anspruch nimmt, ein eigenständiges Therapieverfahren zu sein. Und das EMDR hat es als erstes und einziges neues Verfahren geschafft, die geforderten wissenschaftlichen Wirksamkeitsnachweise beigebracht. Daß sich das EMDR seiner NLP/NLPPt-Herkunft schämt, hat wirtschaftliche Gründe.

Es geht hier nicht um Psychotherapie, sondern um politische Machtfragen, gesellschaftliche Zwangsneurosen sowie die Verteilung von Geld. Daran scheitern dann die in die Milliarden gehenden Einsparmöglichkeiten im Gesundheitswesen.

Und das alles mitten in Europa und mitten in Deutschland.

17) Die „Allgemeine Psychologie“ der NLPPt

Worum geht es in diesem Kapitel? Es geht um einen Vorentwurf einer „Allgemeinen Psychotherapie“. Einige unfertige Gedankensplitter können vielleicht zu einem späteren Zeitpunkt in ein Koordinatensystem (Setzkasten) übertragen und eingeordnet werden.

17.1) Theoretischer Teil

In der „Allgemeinen Psychologie“ geht es darum, Grundeinheiten (psychische Recheneinheiten) zu entwickeln, denen sich möglichst viele andere Schulen der Psychologie anschließen können, weil sie sich plötzlich in einem fremden übergreifenden Ordnungsrahmen wiederfinden können.

Was damit gemeint ist, möchte ich an einem Beispiel zeigen: Leuner arbeitet mit dem von ihm selbst entwickelten „Katathymen Bilderleben“. Das hört sich so an, als verberge sich dahinter etwas spektakulär Neues. Brechen wir das „Katathyme Bilderleben“ einmal auf das herunter, was Leuner konkret macht: Das was er therapeutisch tatsächlich macht, ist sicherlich recht diffizil. Um weiter zu kommen, vereinfache ich nun in einer sicherlich verfälschenden Weise, nämlich so, daß nur das vom „Katathymen Bilderleben“ übrig bleibt, was unabweislich zwingend zum „Katathymen Bilderleben“ gehört und nicht mehr weggelassen werden darf, ohne daß das „Katathyme Bilderleben“ als solches nicht mehr zu erkennen ist (Substraktions-Technik / Tannenbaum-Entsorgungs-Verfahren).

Leuner läßt seine Patienten die Augenlider schließen, gibt ihnen ein Ausgangsbild, z.B. „Baum“, vor und schickt sie dann ausgehend von diesem Ausgangsbild „Baum“ auf eine Phantasiereise - oder er arbeitet mit stillgelegten inneren Bildern. Der Patient schildert seine Phantasien bzw. die Reise, die dann in einem zweiten Arbeitsschritt nach psychoanalytischer Art analysiert und gedeutet werden. Hat Leuner damit etwas wirklich Neues in die

Welt gebracht? Ich denke „Nein". Das hätte auch unter der Überschrift „Klassische Psychoanalyse" so durchgeführt werden können - denn läuft eine Traumanalyse nicht genau so ab, nur daß der Traum eine Nacht- und das Katathyme Bilderleben eine Tagesproduktion ist? Das Katathyme Bilderleben könnte sich also - wenn es so etwas gäbe - ohne große Not in einen psychoanalytischen Setzkasten einordnen lassen.

Wie wäre es, wenn sich das „Katathyme Bilderleben" in die NLPPt einordnen lassen wollte? Das ginge ohne weiteres und ohne Theoriebruch: Leuner arbeitet ja ganz ausgesprochen mit „Bildern" - klingelingeling hören Sie etwas – mit Bildern also, aha, mit Bildern. Er arbeitet nicht mit Sätzen, nicht mit körperlichem, nicht mit olfaktorischem und auch nicht mit gustatorischem Material.

Leuner nimmt sich von den fünf Sinneswahrnehmungen einfach eine heraus (V) und arbeitet mit nur einem Sinnes-Kanal. Es wäre aber doch ein Leichtes, den Grundansatz auf fünf Kanäle auszuweiten, ohne das Therapiesetting zu verändern. Zumindest hätte man Herrn Leuner gewünscht, er hätte sich gefragt, warum er nicht in gleicher Weise mit den anderen vier Wahrnehmungskanälen auditiv-analytisch, körper-analytisch, olfaktorisch-analytisch und gustatorisch-analytisch zu arbeiten, denkbar gewesen wäre. Mit dieser Ausweitung wäre das „Katathyme Bilderleben" zu einem Teil von NLPPt progrediert - und zwar sogar einem besonders gründlichen NLPPt-Teil, das wegen der kompletten VAKOG/SM-Nutzung eine besonders hervorragende Platzanweisung im Setzkasten erhielte. Das „Katathyme Bilderleben" ist in seiner derzeitigen Version ein hinter seinen Möglichkeiten zurückbleibendes unvollständiges NLPPt-Format. Je weniger Felder des Setzkastens von einem Format in Anspruch genommen werden, desto geringer ist die Zugehörigkeit zur NLPPt.

Einwand: Arbeitet das „Katathyme Bilderleben" nicht heute schon - wenn auch ungewollt -, mit allen fünf VAKOG/SM-Kanälen? Eine Phantasiereise besteht doch nicht nur aus Bildern, denn es wird in den Phantasien ja unausweichlich auch gesprochen, und es können körperliche Sensationen auftreten und es kann zu Geruchs- und Geschmackssensationen kommen. Dies müßte das „Katathyme Bilderleben“ wohl eingestehen, doch liegt in der Namensgebung ja bereits eine besondere Betonung und Verpflichtung auf den visuellen Kanal.

Dieses Beispiel sollte den Grundvorgang der Bewertung und Verortung anderer und letztlich aller Therapiearten im Setzkasten einer NLPPt-basierten „Allgemeinen Psychologie“ verdeutlichen.

Der einfachste, aber auch der langlebigste Setzkasten stammt von Platon. Zweitausend Jahre und mehr galten die von Platon entwickelten psychischen Recheneinheiten als die Grundelemente psychisch-geistiger Theoriebildung. Zu den Einheiten Platons zählen „Denken“, „Fühlen“ und „Wollen“. Diese Einteilung findet sich im Groben so in allen Handbüchern der Psychologie bis zum heutigen Tage wieder. Gehen Sie in eine Universitätsbibliothek und schauen Sie sich die Buchrücken der psychologischen Handbücher an. Da findet man so oder andere, aber auf jeden Fall ähnliche Begriffe: Band 1 „Erkenntnis“, Band 2 „Fühlen“, Band 3 „Motivation“. Was Sie aber auf den Buchrücken nicht finden werden, das ist: Band 1 „Ich“, Band 2 „Über-Ich“, Band 3 „Es“. Die psychoanalytischen Begriffe und auch alle anderen Psychologien haben sich gegen die Sichtweise und Begriffe Platons nicht durchsetzen können. Wenn die Begriffe der Psychoanalyse als dem bisher umfassendsten existierenden psychologischen Theoriegebilde sich schon nicht gegen Platon haben durchsetzen können, wie soll es dann allen anderen und weniger prominenten Theorien hinsichtlich ihrer Eignung als Grundlage einer „Allgemeinen Psychotherapie“ ergehen?

Oder haben wir eine prominente Theorie übergangen? Googelt man im Internet nach „Psychologien“, dann ist die Liste unendlich lang. Etwas besser ist die Lage, wenn man nach „Psychotherapien“ oder „Psychotherapie-Arten" suchen läßt, dann findet man zwar Zusammenstellungen aller möglichen psychotherapeutischen Schulen - doch da wird einfach Therapieansatz neben Therapieansatz gestellt, ohne daß ein „Dazwischen“ oder ein dahinterliegendes Gesamtsystem deutlich würde. Man gewinnt den Eindruck, als seien die einzelnen Psychotherapien selbst für Fachleute ein undurchdringliches Dickicht wirrer Ideen, die einfach nicht zusammenzubringen sind.

Und der Kunde bzw. der Patient? Nun, der muß nun per Losverfahren oder über die Methode des Abzählens seiner Hemdknöpfe ermitteln, für welche Therapieart er sich nun entscheiden soll, welche Therapie gut und welche schlecht für ihn sei. Was da fehlt, das ist ein „allgemein übergreifender Ordnungsrahmen“, das ist der „Wille zum System", eine Art „Setzkasten für Psychotherapien“ oder ein Koordinatensystem zur Verortung psychotherapeutischer Methoden und Verfahren. Erst aus einer Metaposition heraus kann man sehen, wie das alles irgendwie zusammenpasst.

Bisher hat es nur einen einzigen offiziellen Versuch einer Gesamtzusammenstellung bzw. eines Ordnungsrahmens gegeben - das Psychotherapie-Gutachten der Bundesregierung von 1999 unter Federführung von Grawe. Aber auch dieses Gutachten ist enttäuschend, stellt alle Therapie-Ansätze einfach nebeneinander, so als gäbe es keinen originären verbindenden Gesamtentwurf.

Wen wundert es da, daß die Schulen sich untereinander wirklich nicht kennen? Die NLPPt-ler kennen nicht die Psychoanalyse und die Psychoanalyse kennt nicht die NLPPt. Es gibt keinerlei Kooperationswunsch zwischen beiden.

Wie wenig Ahnung die NLPPt-Vertreter von der Psychoanalyse haben, mag man an der immer wieder in Gesprächen und auch Vorträgen gehörten unerschütterlich-frechen Behauptung erkennen, Freud habe das Bewußte und das Unterbewußte entdeckt. Wie sagte einer meiner Lehrer: eine frech vorgetragene Behauptung erspart jeden Beweis. Nach dieser Methode ist in mehrfacher Hinsicht Falsches in die Welt gesetzt: Zum einen hat nicht Freud, sondern Carus hat das Unbewußte entdeckt. Zum anderen hat Freud zwei Wirksysteme, nämlich das „Unbewußte“ und das „Vorbewußte“ entdeckt - nicht jedoch das „Unterbewußte“. Das „Unterbewußte“ kommt bei Freud überhaupt nicht vor. Und viertens kommt das „Bewußte“ zwar sehr häufig vor, jedoch nicht, wie falsch dargestellt, als ein Wirksystem. Das Bewußtsein ist eher ein flüchtiger Punkt, vergleichbar mit dem Lichtschein einer Taschenlampe. So wie der Lichtkegel unstet und flüchtig ist, so ist auch das Bewußtsein unstet und flüchtig. Und wenn die Lampe aus ist, dann ist das „Bewußte“ weg.

Das rudimentärste Bewußtsein ist die sensorische Aufnahme dessen, was wir gerade jetzt sehen, hören, körperempfinden, riechen und schmecken, also das Hier und Jetzt des Empfindens. Der Lichtkegel ist genau genommen auch kein Bewußtsein, sondern eher ein Trancezustand, denn Sie sind ja jetzt psychisch in dem besagten Lichtkegel, und jetzt sind Sie als Leserin diesem Buch in dem jetzt gelesenen Satz und sie jetzt nicht in Ihrem Bewußtsein. In meinem Bewußtsein bin ich erst dann, wenn ich mir meines Lichtkegels und meines Selbst durch einen Erzähl-Stopp, einem Break, einer Metaposition oder einer Störung bewußt werde.

Wir verfolgen im Fernsehen ein Fußballspiel und sind richtig „drin“ - dann sind Sie psychisch nicht auf Ihrem Sitzplatz - keine Angst, physikalisch bleibt alles beim Alten, sondern psychisch sind Sie auf dem Feld. Aber dessen sind Sie sich in diesem Moment nicht bewußt. Wenn Sie sich das bewußt machen, dann sind Sie sich dessen und ihrer Unterbrechung bewußt, aber Sie sind dann nicht mehr im Spiel.

Dies war ein Beispiel für die Unkenntnis der NLPPt hinsichtlich der Psychoanalyse. Umgekehrt können wir leider kein Beispiel für die Unkenntnis der Psychoanalyse gegenüber der NLPPt vorbringen. Das liegt einfach daran, daß die Psychoanalytiker eine 100%ige NLPPt-Verleugnung zeigen: NLP oder NLPPt kommt bei Psychoanalytikern schlicht nicht vor, also gibt es auch nichts mißzuverstehen.

Welche Theorie wird sich in dieser Lage um Integration bemühen? Vielleicht schafft es ja die NLPPt. Schauen wir uns die Integrationskraft der NLPPt an, die mit dem Anspruch auftritt, eine erste übergreifende „Allgemeine Psychologie“ auf die Beine stellen zu können.

Warum haben alle Therapieschulen kein Interesse an anderen Therapieschulen? Es ist die Angst vor dem Verlust der eigenen therapeutischen Identität, die einen offenen Dialog verhindert. Da sich die verschiedenen Therapieansätze im Gebrauch der unterschiedlichsten Begriffe für ein und das gleiche Phänomen hervortun, kann man den Eindruck gewinnen, als seien alle Therapieformen bemüht, strukturelle Gleichheiten durch möglichst verschiedene Geschichten aufzumischen, um so das eigene Existenzrecht abzusichern.

Die einzige Therapieform, die sich um einen Gesamtentwurf und um theoretische Integration bemüht, ist – ich kann es nicht anders sagen – die NLPPt. Dies ist allerdings kein Wunder, denn die NLPPt kupfert ja ganz ausdrücklich die wirkungsvollsten Strategien anderer Therapieformen ab, hat es also mit in die Wiege gelegt bekommen, sich als ein Sammel- und Integrationsbecken therapeutischer Ideen zu verstehen.

17.1.1) Psychotherapievergleich nach Reduktion auf deren Kernsätze

Es stellt sich die bisher ungelöste Frage nach der Existenz einer zusammenführenden Ordnung, einer Verortung und Platzanweisung für alle Psychotherapiearten in einem übergeordneten System aller psychotherapeutischen Theorien. Dieses typisch deutsche Ordnungsansinnen wird auf großen Widerstand stoßen.

Es gibt einen Autor, der die Frage nach einem Bezugsrahmen - allerdings nicht für psychotherapeutische, sondern für psychologische Theorien - schon einmal gestellt hat: Dies ist Wilhelm Salber.

In seinem Buch "Der psychische Gegenstand" (1959, S. 17) geht er „aus von der Frage, wo sich eine Basis finden lasse, mit deren Hilfe die verschiedenen psychologischen Ordnungs-Versuche verglichen werden können.“

Salber entwickelte als erster einen Vergleichsrahmen für Psychologien. Durch den Vergleich nach vorher festgelegten Kriterien wird es möglich, mit allen Bewerbern werthaltig umzugehen, indem ihnen der ihnen zukommende Platz in der Struktur und in der Geschichte der Psychologie zugewiesen werden kann.

Im Prinzip ist die Herstellung einer „Allgemeinen und integrierenden Psychotherapie-Theorie“ nichts anderes, als die Reduzierung aller beteiligten Psychotherapien auf deren Grundstruktur und deren Alleinstellungsmerkmale.

Wenn ich zehn sperrige Tannenbäume vom zehnten Stock auf die Straße hin entsorgen möchte, wie gehe ich vor? Antwort: Ich schlage zunächst alles Kleinzeugs ab - der handliche Stamm bleibt erhalten. Dieser ist dann leicht zu entsorgen.

Die radikale Festlegung auf das Wesentlichste einer Therapie, also seinen Stamm, ist ein methodisches Prinzip, um das Wesentliche vom Unwesentlichen trennen zu können. Durch diese Bearbeitung werden die Baumstämme/ Therapien zwar auf das Gröbste - den Kern - reduziert, doch es schafft einen Blick sowohl auf das Trennende, aber auch auf das Verbindende.

Die Integration sehr verschiedener Therapiearten kann nur dann gelingen, wenn alle Therapien bereit sind, Abstriche an der eigenen Therapie zu machen. Und wenn die anderen Therapieansätze etwas gegen die Abstriche haben - womit zu rechnen ist, dann klappt das Vorhaben nicht. Und im Übrigen kann man ja über Theorien nicht abstimmen oder verhandeln - genauso wenig wie darüber, ob 1 +1 gleich 2 ist oder nicht. Wahrscheinlich wird es deshalb nie zu solchen Integrationsgesprächen kommen.

Die hier vorgelegten Gedanken sind nicht mehr, als ein nur halb ernst gemeinter Vorschlag. Es ist eine Utopie, doch es können gar nicht genug Utopien unterwegs sein.

17.1.2) Psychoanalyse als ungeeigneter Ordnungsrahmen einer „Allgemeinen Psychotherapie"

Eine „Allgemeine Psychologie" macht sich Gedanken um die Einheiten, mit denen die gesamte Psychologie sinnvollerweise arbeiten sollte - damit ein Ordnungsgefüge wie das der Mathematik oder der Chemie entstehe. Um solch ein Ordnungsgefüge bewerten zu können, klingt es vernünftig, sich einen Gesamtüberblick über alle bekannten Psychotherapie-Formen zu verschaffen und der derzeitig größten und bekanntesten Psychotherapie-Schule - nämlich der Psychoanalyse - die leitende Führungsaufgabe zur Entwicklung einer „Allgemeinen Psychologie" zu überlassen.

Die Psychoanalyse müsste dann aber in der Lage sein, eine Kategoriensprache anzubieten, die von möglichst vielen anderen Therapierichtungen angenommen werden kann. Die Psychoanalyse wäre dann zunächst einmal der Lieferant von einheitsschaffenden Kategorien zur Bildung eines Bezugsrahmens/Setzkastens für eine „Allgemeine Psychotherapie".

Das wäre gut, hat aber leider nur eine Schwierigkeit zu überwinden. Diese Schwierigkeit besteht darin, daß die Begrifflichkeiten der Psychoanalyse sehr speziell und deshalb nun einmal gerade nicht in der Lage sind, einen Metarahmen zur Verfügung zu stellen, in dem andere Therapie-Formen sich zumindest teilweise wiederfinden könnten. Bei der Frage nämlich, wo und unter welchen metatheoretischen Vergleichs-Begriffen denn die anderen Theorien so etwas wie ein psychoanalytisches „Ich", „Es" und „Über-Ich" verortet haben, wäre dieser Ansatz aus Mangel an begrifflicher Kompatibilität bereits bei den ersten Vorüberlegungen gescheitert. Denn wo ist das „Ich", das „Es" und das „Über-Ich" in der Individualpsychologie (A. Adler) und der Analytischen Therapie (C.G. Jung), wo ist der Ort der drei „Instanzen" in der Gesprächspsychotherapie oder in der Muskelentspannung nach Jacobson usw.?

Hier wäre dann nicht nur Übersetzungsarbeit gefordert, sondern auch Bereitschaft, die eigenen Begrifflichkeiten in Frage zu stellen. Je spezieller die „Einheiten" einer Theorie, desto schwieriger ist es, diese als Basis oder als

Bezugsrahmen für unsere Vergleichs- und Integrationsabsicht heranzuziehen. Die Psychoanalyse ist im Vergleich zu anderen Schulen theoretisch sehr stark entwickelt, doch ist sie dadurch so spezifisch aufgebaut, daß sie letztlich keine allgemein gehaltene begriffliche Einigungsangebote hinsichtlich der gemeinsam zu verwendenden Recheneinheiten/Letztheiten erster Ordnung (Paul Watzlawick) anbieten kann, die von möglichst vielen Therapie-Schulen als gemeinsames Fundament angesehen werden könnten.

Wenn die Psychoanalyse aber als Lieferant eines Integrationsinstruments ausfällt, welche andere Schulrichtung könnte dann die Basierungsarbeit für eine Integrationsaufgabe übernehmen? Es geht dabei wieder um eine Übersetzungsaufgabe. Wo ist das psychoanalytische „Ich“ in der NLPPt, in der Analytischen Therapie, in der Kognitiven Verhaltenstherapie, im Psychodrama, in der Aufstellungsarbeit usw. usw.? Solch eine Übersetzungsarbeit ist sehr mühsam und nur bei dem guten Willen aller Beteiligten zu leisten. Solch eine Arbeit könnte sich aber langfristig als Ausgangspunkt für eine Integration aller Therapieformen herausschälen. Der Beginn einer Einigung aber liegt in der Anerkennung bestimmter erster Elemente, die zumindest in der Lage sind, als „Realitäten erster Ordnung“ (nach Watzlawick) zu fungieren. Damit wäre schon viel erreicht.

Die gesuchten Einheiten müssen allgemein genug sein, um unter den Beteiligten anerkennungsfähig zu sein. Aus einer Metaposition heraus kann deutlich werden, daß es derzeit nur ein einziges Modell gibt, auf das sich viele Therapieformen einigen könnten, wenn sie denn nur wollten, wenn sie doch nur für einen einzigen „zerdehnten Moment“ ihre Aufmerksamkeit auf die fünf Sinne, also auf „VAKOG/SM“ lenken würden. Dann könnte jedem Beteiligten klar werden, daß der Vorschlag, VAKOG/SM als den Königsweg zu einer „Allgemeinen Psychotherapie“ zu sehen, optimaler nicht sein kann. Die fünf Sinne sind in der psychotherapeutischen wie in der neurologischen Gegenstandsbildung gleich präsent, wodurch sie prädestiniert sind, sie zur strukturbildenden Leitungskraft zur Schaffung einer Psychotherapie-vergleichsmatrix bestimmt zu werden. Das macht Sinn. Die fünf Sinne als theoretische Größe gab es schon in der Antike bei Aristoteles. Und auch Freud fragte seine Patienten (zumindest in den Anfängen) was sie gesehen, gehört, gefühlt, gerochen und geschmeckt haben, und wie etwas weiter gegangen sei, und was sie dann gesehen, gehört oder gedacht, gefühlt, gerochen und geschmeckt haben. Freud hätte seine Patienten zu Beginn seiner therapeutischen Arbeit niemals gefragt, was das „ICH" gerade mache und was denn das „ÜBER-ICH" dazu sagt. Das wäre eine Theoriesprache und keine Therapiesprache.

Auch Freud hat auf der VAKOG/SM-Ebene angefangen. Nur hat er leider diese Ebene der fünf Sinne nicht zum Ausgangspunkt einer weiterführenden Logifizierung gemacht. Da, wo die NLPPt mit den Submodalitäten und den DLSM weiter gemacht hat, da ist Freud von der Mainstreet rechts abgebogen und hat mit den beschreibungsferneren theoretischen Einheiten „ICH", „ÜBER-ICH" und „ES" weiter gemacht. Diese „Einheiten" sind „gesetzt" und nicht von VAKOG/SM abgeleitet, wie man es aus wissenschafts-logischen theoretischen Gründen erwartet hätte.

Die fünf Sinne sind im Gehirn zwar nicht perfekt verortet, und dennoch gibt es unterschiedliche, sagen wir mal Orte mit unterschiedlichen neuronalen Funktions-Verdichtungen. Es gibt zumindest ein Sehzentrum, ein Sprachzentrum, ein Zentrum des Körperempfindens- sowie ein Riech- und ein Schmeck-Zentrum - man spricht hier von Arealen. Alle anderen psychischen Funktionsstrukturen, also auch das „Ich", „Über-Ich" und „Es" sind nicht als neuronale Areale verortet, haben kein markierbares Areal, sondern sie sind im Gehirn als nur weit verzweigte neuronale Steuerungsstrukturen lokalisierbar (vgl. Solms&Solms). Die fünf Sinne sind im Zuge der Evolution sozusagen im Gehirn bevorzugt verortet. Ja wenn das kein Hinweis auf die VAKOG/SM-Fundierung größerer Teile unserer Psyche und damit aber auch unserer vakog-basierten „Allgemeinen Psychotherapie" ist!!!

17.1.3) Eignung von VAKOG/SM und DLSM als Basis eines eklektischen „Allgemeinen Psychotherapeutischen Ordnungsrahmens“

Wenn man statt „Ich“, „Es“, „Über-Ich" alternativ die fünf Sinne (VAKOG/SM) der NLPPt als Basis- und als Vergleichsrahmen einer „Allgemeinen Psychotherapie“ zu verhandeln suchte, dann wäre darüber wahrscheinlich viel leichter Einigkeit zu erzielen, als mit den psychoanalytischen Einheiten. Und zwar deshalb, weil die Existenz der fünf Sinne wohl von keinem System geleugnet werden kann und viele Therapieformen es ja nun doch zumindest mit einem VAKOG/SM-Sinn zu tun haben. Und es gibt wohl auch keine Therapie, die nicht stillschweigend davon ausgeht, daß es diese fünf Sinne nun einmal gibt. VAKOG/SM wird in jedem unserer Lebensäußerungen „mitgeschleppt" - auch wenn wir überhaupt nicht darauf achten. Wir achten nur nicht bewußt darauf, wie und wo VAKOG/SM-Bestandteile in Therapien eine nicht extra ausgewiesene Rolle spielen. Es gibt Theorien, die arbeiten mit allen fünf VAKOG/SM-Ebenen, andere mit nur drei, zwei oder nur einer VAKOG/SM-Ebene.

Wieder andere Theorien arbeiten zwar mit eigenen Einheiten - arbeiten aber ohne Deklaration quasi unbemerkt mit dem ein oder anderen VAKOG/SM-Kanal. Egal, wenn man sich auf VAKOG/SM als die fünf Letztheiten einigen könnte (Wirklichkeit erster Ordnung), wäre schon mal eine erste prägende Festlegung für zu akzeptierende Vergleichskategorien geschaffen.

Auf einer Wirklichkeitsebene zweiter Ordnung (Watzlawick) sind die Einigungsmöglichkeiten schon bedeutend schwieriger. Die NLPPt bietet auf dieser zweiten Wirklichkeitsebene die acht "Daseinslogischen Seinsmodalitäten" (DLSM). Diese acht Daseinslogischen Modalitäten (DLSM) eignen sich wegen ihrer Allgemeingültigkeit gut als Wirklichkeitsebene zweiter Ordnung, denn die damit gemeinten Realitätsfelder sind so allgemein und ubiquitär gehalten, daß die Chance einer streitarmen Übernahme dieser Modalitäten durchaus gegeben ist.

Interessanterweise tauchen die DLSM, wenn auch unter anderer Begrifflichkeit, in Freuds Phasenlehre wieder auf, oder umgekehrt formuliert, finden sich die DLSM-Begriffe in übersetzter Form in den Begriffen Freuds wieder. Diese gegenseitige Durchdringung bietet zumindest eine kleine Chance auch auf Einigung über die Begrifflichkeit der Wirklichkeit zweiter Ordnung (Watzlawick).

Die NLPPt stellt mit VAKOG/SM und den Daseinslogischen Modalitäten (DLSM) einen übergeordneten Ordnungsrahmen zur Verfügung, der so umgreifend und face-valide ist, daß man darin nicht nur die Psychoanalyse, sondern fast alle Therapieformen einordnen kann, wenn man denn will. Es handelt sich bei der NLPPt um eine Art ubiquitärer Dolmetscher zwischen den Therapieformen.

Warum nun der Begriff „Setzkasten“? Nun, ein Setzkasten bietet zweidimensionale Verortungs- und Einstellmöglichkeiten, bildet also eine Matrix, in der man gekreuzte Merkmalsträger einordnen kann. So könnte man auf der X-Achse die VAKOG/SM- und Submodalitäten-Skalen und auf der Y-Achse die acht Kategorien der DLSM abbilden.

Ein Beispiel für die Einordnungsmöglichkeiten in den Setzkasten der NLPPt soll an Hand der psychoanalytisch-Freud'schen Begriffen „Ich", „Es" und „Über-Ich" demonstriert werden. Dazu müssen die psychoanalytischen Begriffe zunächst in NLPPt-Begrifflichkeit übersetzt werden: Das „Ich" ist identisch mit der Daseinslogischen Modalität (DLSM) der „Identität"; das „Es" steht als treibende Kraft in der Nähe der „Ressourcen"; das „Über-Ich" steckt in der Daseinslogischen Modalität der „Werte und Glaubenssätze".

Gut zu erkennen: Was hier fehlt, das sind die inhaltlichen psychoanalytischen Füllungen, als da sind: Libido (Freud), Machtstreben (Adler), Individuation (Jung), Lebenssinn (Frankl), Sorge (Binswanger).

Beispiel 1: VAKOG/SM-mäßig arbeitet Freud vorzugsweise auf dem A-Kanal. Einordnung im Schnittpunkt von A der X-Achse und Werte auf der Y-

Achse des Setzkastens. Damit ist die Kompatibilität zwischen Psychoanalyse und NLPPt nicht gerade sehr hoch - nämlich 1 Punkt von 5 möglichen VAKOG/SM-Punkten und 2 Punkte von 8 möglichen DLSM-Punkten, insgesamt 3 von 13 Punkten möglichen Punkten.

Beispiel 2: Einordnung der Analytischen Therapie nach C.G. Jung: Auch Jung arbeitet unausgesprochen mit der Freud'schen Deutungsmethode sowie seinen Struktur-Elementen, weicht damit jedoch von Freuds A-Dominanz ab und betont die Arbeit mit Bildern archetypischen Inhalts (Bilder, also V von VAKOG/SM auf der X-Achse), „Verhalten“, „Identität“ und „Vision“ der Archetypen auf der Y-Achse, insgesamt 4 von 13 Punkten.

Beispiel 3: Die Relaxationsübung nach Jacobson arbeitet mit dem Körper (Feld K von VAKOG/SM) und hat das Ziel einer Selbstwertsteigerung (Feld Identität auf der Y-DLSM-Achse. Einordnung im Setzkasten: „K“ auf der X-Achse und „Identität“ auf der Y-Achse. Insgesamt 2 von möglichen13 Punkten.

Unsere Einschätzung zur Frage der Integrationsfähigkeit der Jacobschen Relaxationsübung in die NLPPt: Die Relaxationsübung ist ein körperbasiertes Verfahren psychoanalytischer Herkunft und läßt sich hier als Format der NLPPt völlig abdecken - man könnte sagen, die Relaxationsübung ist komplett ein Format von NLPPt, und Relaxationsübung ist zumindest ein kleines Stück NLPPt, denn diese spannt umfänglich weit größer als die Relaxationsübung. Ein NLPPt-ler, der einen körperlich verspannten und selbstunsicheren Patienten hat, sollte ihn mit einem Format der NLPPt, der „Progressiven Relaxationsübung“, mit dem Selbstverständnis eines NLPPt-Formates durchführen. Darauf angesprochen kann man antworten: „Ja wir haben mit NLPPt gearbeitet, und zwar zur Bearbeitung von K-VAKOG/SM“. Die Relaxationsübungen sind theoretischer Bestandteil der NLPPt.

Soweit zum Gebrauch des vergleichschaffenden Setzkastens. Als Ergebnis des zunehmenden Überblicks kann man aus einer Metaposition heraus die Verteilung von VAKOG/SM erkennen. Da gibt es Therapieformen ganz ohne

VAKOG/SM-Berührung bis hin zu den Verfahren mit völliger VAKOG/SM-Ausschüttung. Auch der Eintrag der „Realität zweiter Ordnung" ist in ihrer Verbreitung im Setzkasten gut ablesbar.

17.1.4) „Setzkasten-Modell" als Vergleichsmaßstab der „Allgemeinen Psychotherapie"

Ein Setzkasten ist nichts anderes als ein Koordinatensystem, so wie wir es vom Mathe-Unterricht kennen. Ich spreche aber lieber von einem Setzkasten, weil der bildhafter und gemütlicher aussieht als das kalte Koordinatensystem aus der Schule. Ein Setzkasten ist etwas für die positiven Erinnerungen. Viele kleine Kästchen sind auf einer Rückansichtplatte angebracht. Und die Kästchen sind mit kleinen Gegenständen und Miniaturen gefüllt.

Solch einen leeren Setzkasten können wir nun für unsere Zwecke nutzbar machen, indem wir die fünf VAKOG/SM-Kästchen vertikal untereinander und die acht DLSM-Kästchen horizontal nebeneinander anordnen, so daß 40 (5 x 8 =40) leere Kästchen in Wartestellung liegen, befüllt zu werden.

In dieses schlichte Koordinatensystem mit einer X- und einer Y-Achse können wir alle Psychotherapieansätze, gemessen über ihre VAKOG/SM- und DLSM- Verbreitung, in diesen Setzkasten einordnen. Jede Theorie erhält nun für jeden Therapieansatz jeweils 5 VAKOG/SM- und 8 DLSM-Verortungspunkte.

Weiteres Beispiel: „The Work" arbeitet vorzugsweise mit Sätzen, gelegentlich auch Bildern (AV in VAKOG/SM), sowie Ressourcen-Schwankungen und Identitätszweifeln (RI in DLSM), ist also in vier Zellen des Setzkastens vertreten.

Weiteres Beispiel: Kognitive Verhaltenstherapie arbeitet vorzugsweise mit Sätzen (AVK in VAKOG/SM), dann aber auch mit Ressourcen, Glaubenssätzen und Visionen (RGV in DLSM). Da es mindestens 40

Schnittpunkte zwischen VAKOG/SM und DLSM gibt, ist also in mindestens sechs Zellen des Setzkastens vertreten - wobei nach oben beliebig Platz ist, je nachdem ob immer alle angetriggerten Kriterien gerade feuern oder nicht.

Das Koordinatensystem fungiert wie ein Prisma, das man in Anlehnung an Goethes Farbenlehre nun nicht gegen eine Kante, sondern jetzt bei dieser neuen Fragestellung gegen jede neue Therapie halten kann und uns dahingehend aufspreizt, welche VAKOG/SM- und DLSM-Einheiten das neue Therapie-Verfahren abdeckt und welche nicht. Dies sagt dann etwas über die Güte des neuen Verfahrens und die Verortung eines x-beliebigen Therapie-Ansatzes im Rahmen der Gesamtmatrix.

Das Koordinatensystem ist zweidimensional gedacht. Man kann dieses System jedoch nach Belieben um eine dritte Dimension erweitern. Stellt sich die Frage, mit welcher Kategorie diese dritte Dimension belegt werden sollte. Es bieten sich drei in der Warteschleife verharrende Haupt-Formate an: Timeline (Entwicklung), 1-2-3-Meta (Struktur) und Einhaltung von Wissenschaftskriterien (Einheit, Richtung, Zusammenhang).

Diese Vergleichsfragen zu den Therapieansätzen sollen so minimalistisch wie möglich beantwortet werden (Substraktions-Technik / Tannenbaum-Entsorgungs-Technik). Es tut gut, sich mittels eines einzigen Wortes festzulegen - man spürt Entschiedenheit und das Gefühl starker Identität. Man hat eine schwierige Sache erst dann verstanden, wenn man ihren Kern mit einem Wort benennen kann. Dadurch wird das Prinzip klarer sichtbar.

Bisher ist das Ergebnis ein zugegebenermaßen eklektisches Gebilde, weniger aus der Wissenschaft, als vielmehr aus der Plausibilität der NLPPt abgeleitet.

Beispiel: Spielen wir dieses Integrationsschema an der NLPPt selbst einmal durch:

- Name der Therapie: NLPPt
- Was ist die Gegenstandsbildung der NLPPt? Antwort: Psychisches wird aus Neurologischem erklärt.
- Was ist der Grundgedanke der NLPPt? Die Sinne (VAKOG/SM) sind zugleich Zugang und Ausgang zu Neuro-Programmierungen.
- VAKOG/SM-Berücksichtigung: primär auditiv (Talking-Cure), sekundär visuell. DLSM-Berücksichtigung
- VAKOG/SM-Einheiten sind Letztheiten erster Ordnung (Watzlawick). DLSM-Einheiten sind Letztheiten zweiter Ordnung (Watzlawick)
- Einhaltung der Kriterien einer guten Theorie:
    - Einheiten/Letztheiten der NLPPt: VAKOG/SM, DLSM
    - Richtung: Werte/Altprogrammierungen
    - Zusammenhang: Gemeinsames Feuern getrennter Hirnareale
- Vermutetes Wirkprinzip der NLPPt: Neuro-Stimulation im „Zerdehnten oder beschleunigten Augenblick“,
- NLPPt-Setzkasten Kompatibilität ist sehr gut.

Wenn sich herausstellen sollte, daß sich die anderen Therapieformen entweder mit einer Systematisierung nur von V-VAKOG/SM, oder nur von A-VAKOG/SM, oder nur von K-VAKOG/SM, oder O-VAKOG/SM, oder G-VAKOG/SM, oder mit einer Kombination, oder aber mit einer oder mehreren daseinslogischen Ebenen beschäftigen, dies aber wegen der unterschiedlichen Begrifflichkeiten oder verschiedenen Modellbildungen nicht zu Tage tritt, dann kann trotzdem - wenn auch nicht ins Zentrum des Setzkastens - eine Platzanweisung innerhalb des Setzkastens der NLPPt erfolgen. Es ist aber selten, daß im Durchschnitt mehr als drei bis fünf Punkte pro Durchgang erzielt werden.

Man kann auch die Begrifflichkeiten der Phasenlehre Freuds auf die DLSM zuentwickeln und in die Sprache der NLPPt übersetzen. Dadurch würde eine Aufsammelbewegung ausgelöst.

So hat die „Entwicklung“ etwas mit „Vision“ und deren Geschichtenbildung (Ruhmes-Geschichten) zu tun. Aus dem Oralen wird dann „Zugehörigkeit“ und Verlust, aus dem Analen wird „Einwirkung“ (Handeln, Verhandeln) und die Fähigkeit zur „Ordnung“ (Werte/Glaubenssätze). Das Ödipale steht für „Können“ und/oder „Versagen“, die genitale Phase steht für das „Werden“.

17.1.5) Keine Besitzeransprüche für Therapie-Erfinder

Dies ist eine lockere Übersetzung zwischen den verschiedenen Therapie-Arten. Manch ein Therapie-Theoretiker wird sich wegen der Reduzierung auf das Wesentliche (Tannenbaum-Entsorgung) in seinem filigranen Wissenschaftler-Stolz gekränkt und verletzt fühlen - galt Wissenschaft doch immer noch als gute Bastion für unwichtige Aufgabenstellungen. Da kann man die Kränkung nachspüren, jetzt auch nicht mehr um fachlichen Beistand gebeten zu werden.

Ähnlich gekränkt sind Entdecker und Entwickler neuer Psychotherapie-Ansätze, wenn sie die Verfügungsgewalt über die eigenen Worte aufgeben müssen. Solange ein Therapieansatz unveröffentlicht ist, geht der Ruhm am Entdecker vorbei. Hat der Entdecker seine Gedanken veröffentlicht, geht ihm sein Werk verloren und dieses Werk kann sich sogar gegen seinen Entdecker wenden (Entfremdung/Karl Marx).

Das eigene Werk nicht hergeben wollen - das ist menschlich zwar verständlich, doch die Wissenschaft darf darauf keine Rücksicht nehmen. Es darf und kann nicht sein, daß ein Therapieentwickler bestimmen kann, wie und wo seine Therapie verortet wird. Diese Einordnung geschieht automatisch durch das Kollegium der gleichfalls in dieser Disziplin tätigen Experten. Oder es existiert ein allgemeiner Ordnungsrahmen - dann wird das neue Werk dort verortet.

So will Byron Katie ihren Therapieansatz „The Work" nicht ins NLP integriert sehen, obwohl „The Work" reinstes NLP ist. Genauso schräg ist es, wenn ein Fach-Verband darüber entscheiden will, ob „The Work" von Byron Katie zum NLP gehört oder nicht. Fachlich gesehen erfüllt „The Work" alle Anforderungen des NLP und der NLPPt - jede andere Einschätzung geht fehl.

Und das schärfste Unding ist es, wenn Francine Shapiro EMDR als eigenständige Therapieform und nicht als ein NLP-Format sehen will.

17.2) Praktischer Teil: Raster-Analyse der bekanntesten Psychotherapie-Ansätze

Im Folgenden führen wir einen Vergleich der wichtigsten uns bekannten Psychotherapieformen hinsichtlich ihrer Nähe zu einer „Allgemeinen Psychologie" und einer „Allgemeinen Psychotherapie" durch. Dieser Vergleich erhebt nicht den Anspruch einer wissenschaftlich-allumfassend-fundierten und erschöpfenden Zusammenstellung, Es handelt sich lediglich um die Dokumentation nach Gesichtspunkten der Integrations-Plausibilität. Diese Plausibilitätsgesichtspunkte sind im folgenden Raster/Schema zusammengefaßt.

Therapierichtung:	
Gegenstandsbildung	
Kerngedanke	
VAKOG/SM Berücksichtigung	
Einhaltung der Kriterien einer guten Theorie:	
Einheiten/Letztheiten	
Ausrichtung der Einheiten/Letztheiten:	
Zusammenhang der Einheiten/Letztheiten	
Wirkprinzip nach eigener Einschätzung	
NLPPt-Setzkasten-Kompatibilität	

Dieses Schema wenden wir nun auf die folgenden Psychotherapierichtungen an.

17.2.1) Psychoanalyse / Sigmund Freud (1856 – 1937)

- **Gegenstandsbildung der Psychoanalyse**: Psychisches wird mit Psychischem erklärt.
- **Kerngedanke der psychoanalytischen Theorie**: Rekonstruktion zerstörten Sinns.
- **VAKOG/SM-Berücksichtigung**: primär auditiv (Talking-Cure), sekundär visuell.
- **Einhaltung der Kriterien einer guten Theorie:**
    - **Einheiten/Letztheiten** der Psychoanalyse.
        1. Konzept (1890-1895): Einheiten: Wille / Gegenwille.
        2. Konzept (1995-1900): Einheiten: Ablaufregeln der „Allgemeinen Psychologie" finden sich in der „Traumdeutung" (Vorbewußtes / Unbewußtes).
        3. Konzept (1900-1905): Einheiten: Wirkungseinheiten / (Ich, Es, Über-Ich).
        4. Konzept Perspektivismus (1905-1920): Einheiten: narzisstisch, oral, anal, ödipal, genital.
        5. Konzept (1920-1939): Einheiten: Zwei-Einheit als Konstruktionsproblem von Eros und Thanatos / Metamorphosen.
    - **Ausrichtung** der Einheiten/Letztheiten: Sinn / Hedonistische Wunscherfüllung.
    - **Zusammenhang** der Einheiten/Letztheiten: alle Abwehrmechanismen (kompromisshafte Versuche) und (Zwang zur Gestaltbrechung der Zwei-Einheit von Eros und Thanatos).
- **Wirkprinzip der Psychoanalyse nach eigener Einschätzung**: Wieder-Herstellung verloren gegangener und verdrängter konflikthafter Sinn-Zusammenhänge durch „Erinnern, Wiederholen, Durcharbeiten".

- **NLPPt-Setzkasten-Kompatibilität:** Kompatibilität von Psychoanalyse und NLPPt ist gering. VAKOG/SM-(A)

17.2.2) Individualpsychologie / Alfred Adler (1870 – 1937)

- **Gegenstandsbildung der Individualpsychologie**: Psychisches wird nicht nur mit anderem vergangenem Psychischen, sondern auch mit Sozialem und teleologisch ausgerichteten Zielorientierungen erklärt.
- **Kerngedanke der Individualpsychologie**: Vom Chaos zur teleologisch anleitenden Ordnung, von der Ohnmacht zur Kraft/Macht.
- **VAKOG/SM-Berücksichtigung:** zu indifferent und ohne ausdrückliche Betonung irgendeines Kanals, zwangsläufig noch am ehesten der auditive Kanal (A).
- **Einhaltung der Kriterien einer guten Theorie**
  - **Einheiten/Letztheiten**: Chaos, Organminderwertigkeit, Wille, Kraft, Macht
  - **Ausrichtung der Einheiten/Letztheiten**: von unten nach oben.
  - **Zusammenhang der Einheiten/Letztheiten**: Lebensplan.
- **Wirkprinzip der Individualpsychologie gemäß eigener Einschätzung:** Sokratisches Gespräch, partnerschaftliche Ermutigung, Coaching.
- **NLPPt-Kompatibilität**: hoch.

17.2.3) Analytische Psychologie / C.G. Jung (1875 – 1961)

- **Gegenstandsbildung der Analytischen Psychotherapie**: Psychisches wird mit Psychischem erklärt.

- **Kerngedanke der Analytischen Psychotherapie**: Wir werden von gespaltenen Bildern archaisch-archetypisch-phylogenetischen Art numinos bestimmt. Heilung durch Individuation und Aufhebung von gruppenschädlichen Geheimnissen.
- **VAKOG/SM-Berücksichtigung**: durch ausdrückliche Nutzung eines einzigen Kanals, hier des bildhaften Großformates (V).
- **Einhaltung der Kriterien einer guten Theorie.**
  - **Einheiten/Letztheiten:** Archetypen (Phylogenetisch-kollektive Bilder).
  - **Ausrichtung der Einheiten/Letztheiten**: Individuation und Eins-Werdung mit geheimen, abgespaltenen und deshalb nicht mehr verfügbaren Anteilen.
  - **Zusammenhang der Einheiten/Letztheiten**: Ergriffenheit durch steigend schuldhafte Geheimnisbildungen.
- **Wirkprinzip der Analytischen Psychotherapie:** Ganzwerdung durch Offenlegung von Geheimnissen vor der Gemeinschaft.
- **NLPPt-Kompatibilität:** Sammlung von stark wirksamen Bildern der Menschheitsgeschichte ergänzen die NLPPt-Erkenntnis, nicht Herr im eigenen Haus zu sein.

17.2.4) Tiefenpsychologisch Fundierte Psychotherapie / Politik-Beschluss

- **Gegenstandsbildung der Tiefenpsychologisch Fundierten Psychotherapie**: Psychotherapeutische Kostenzusagen unterliegen den Bedingungen der Notwendigkeit und der Wirtschaftlichkeit.
- **Kerngedanke**: Psychische „Hier-und-Jetzt-Probleme" bedürfen keiner langen Psychoanalyse
- **VAKOG/SM-Berücksichtigung**: implizite Orientierung an einen „Psychoanalytisch-Theoretischen Common-Sense-Brei"

- **Einhaltung der Kriterien einer guten Theorie**
    - **Einheiten/Letztheiten**: Unreflektiertes psychoanalytisches Allerlei
    - **Ausrichtung** (der Entwicklung? Der Einheiten?): Wunscherfüllung
    - **Zusammenhang**: Geschichten zum Hier und Jetzt
- **Wirkprinzip**: Leichte Problemlage verspricht schnelle rational gesteuerte Lösung
- **NLPPt-Kompatibilität**: unbestimmt

17.2.5) Logotherapie / Viktor Frankl (1905 – 1997)

- **Gegenstandsbildung der Logotherapie**: Psychisches wird mit Psychischem (Lebenssinn) erklärt.
- **Kerngedanke**: Psyche braucht Lebens-Sinn (zweckhafte Aufgabenstellung)
- **VAKOG/SM-Berücksichtigung** beiläufig, vorzugsweise auditiv (A)
- **Einhaltung der Kriterien einer guten Theorie**
    - **Einheiten/Letztheiten**: Unsterbliche Werte
    - **Richtung**: Zweckhaftigkeit
    - **Zusammenhangstiftender Wert** „Lebens-Sinn“
- **Wirkprinzip**: Wieder-Herstellung von verloren gegangenem Sinn durch eine innere und äußere dialogische Offenheit.
- **NLPPt-Kompatibilität**: Kompatibilität ist gegeben. Neues Element für den Setzkasten ist der „Lebens-Sinn“.

17.2.6) Existenzanalyse / Alfred Längle (geb. 1951)

- **Gegenstandsbildung der Existenzanalyse**: Psychisches wird mit Psychischem erklärt.
- **Kerngedanke**: „Existenz" heißt „Gegenübertreten", „Entgegnen."
- **VAKOG/SM-Berücksichtigung**, vorzugsweise auditiv (A).
- **Einhaltung der Kriterien einer guten Theorie**.
    - **Einheiten/Letztheiten**: unscharfe psychoanalytische Einheiten/Letztheiten. Neue Einheit: die verlangend auftretende „Existenz."
    - **Richtung**: Anerkennung erarbeiten.
    - **Zusammenhang**: Geschichten.
- **Wirkprinzip**: Gegenübertreten und Anerkennen was ist.
- **NLPPt-Kompatibilität**: Die therapeutische Frage bei der Zielformulierung lautet: „Ist das … realistisch?" „Erkennen Sie damit an, was ist?"

17.2.7) Daseinsanalyse / Ludwig Binswanger (1881 – 1944) und Medard Boss (1903 – 1990)

- **Gegenstandsbildung der Daseinsanalyse**: Psychisches wird mit Psychischem erklärt.
- **Kerngedanke**: Wir sind in das Dasein geworfen und müssen die Bedingungen des Lebens „anerkennen".
- **VAKOG/SM-Berücksichtigung** beiläufig vorzugsweise auditiv (A).
- **Einhaltung der Kriterien einer guten Theorie**.
    - **Einheiten/Letztheiten**: unklar.
    - **Richtung**: anerkennen.

- **Zusammenhang**: durch die Not des Lebens.

- **Wirkprinzip der Daseinsanalyse**: Sokratisches Gespräch.
- **NLPPt-Kompatibilität**: voll kompatibel: die Verantwortung für sich übernehmen.

17.2.8) Transaktionsanalyse / Eric Berne (1919 – 1970)

- **Gegenstandsbildung der Transaktionsanalyse**: Freud'sche Einheiten/Letztheiten werden als Kommunikations-Modell missbraucht.
- **Kerngedanke**: Ich-Anteile-Kommunikations-Modell.
- **VAKOG/SM-Berücksichtigung** beiläufig: vorzugsweise auditiv (A).
- **Einhaltung der Kriterien einer guten Theorie.**
  - **Einheiten/Letztheiten**: Eltern-Ich, Kindheits-Ich, Erwachsenen-Ich.
  - **Richtung**: Beliebige Kommunikation.
  - **Zusammenhang**: Teile-Arbeit.
- **Wirkprinzip**: Kommunikations-Bewußtseins schaffen.
- **NLPPt-Kompatibilität**: ein neues heimatloses Format für den Setzkasten, aber nichts wirklich Neues, eher ein Rückschritt in das Einheiten-/Letztheiten-Denken Freuds.

17.2.9) Bioenergetische Analyse / Alexander Lowen (1910 – 2008)

- **Gegenstandsbildung der Bioenergetischen Analyse**: Psychisches wird durch Neuronales erklärt.
- **Kerngedanke**: Psycho-Neuronale Parallelität.

- **VAKOG/SM-Berücksichtigung**: dominantes K.
- **Einhalten der Kriterien einer guten Theorie**.
    - **Einheiten/Letztheiten**: Körperhaltungen.
    - **Richtung**: verstärkte Körperempfindungen.
    - **Zusammenhang**: Einheit von Körper und Psyche.
- **Wirkprinzip**: psycho-physische Wechselwirkungen schaffen.
- **NLPPt-Kompatibilität**: Bioenergetischer Ansatz entspricht der Skulpturarbeit bei V. Satir.

17.2.10) Katathymes Bilderleben / Hanscarl Leuner (1918 – 1996)

- **Gegenstandsbildung des Katathymen Bilderlebens**: Psychisches wird aus Psychischem erklärt.
- **Kerngedanke**: Durch stimulierende „Imaginationen" werden blockierte Bilder erinnert, wiederholt, durchgearbeitet und sortieren sich dann neu.
- **VAKOG/SM-Berücksichtigung**: ausdrücklich systembildendes starke V.
- **Einhalten der Kriterien einer guten Theorie**
    - **Einheiten/Letztheiten**: Archetypische Bilder.
    - **Richtung**: Freies Öffnen.
    - **Zusammenhang**: VAKOG/SM-Reise-Geschichten.
- **Wirkprinzip**: getrancte Wiederbelebung frühkindlicher ggf. auch archetypischer Bilder-Geschichten.
- **NLPPt-Kompatibilität**: Hohe Kompatibilität: Es handelt sich um das Format einfacher Gedanken-Reisen wie in der NLPPt bekannt.

17.2.11) Das Kommunikationsquadrat / Friedemann Schulz von Thun (geb. 1944)

- **Gegenstandsbildung des Kommunikationsquadrats**: Erweiterung der Submodalitätenliste auditiver Kommunikation
- **Kerngedanke**: Jeder gesprochene Satz transportiert immer drei zusätzliche „Geheim-Botschaften“.
- **VAKOG/SM-Berücksichtigung**: dominant auditiv mit vier auditiven Sub-Kanälen: A (A-Dominanz).
- **Einhaltung der Kriterien einer guten Theorie**.
    - **Einheiten/Letztheiten**: 4 x Botschaften auditiv.
    - **Richtung**: Sache, Beziehung, Selbstoffenbarung, Apell.
    - **Zusammenhang**: Geheime Begleitpost.
- **Wirkprinzip**: Herstellung von Bewußtsein über die „Begleitbotschaften“.
- **NLPPt-Kompatibilität**: keine wirkliche Psychotherapie, sondern nur ein Kommunikations-Format. Sollte von der NLPPt absorbiert werden. Zusatz: Es gibt eine weitere geheime Grundsatzfrage, die Freud benutzte: „Was will er mich hören lassen?“

17.2.12) Themenzentrierte Interaktion / Ruth Cohn (1912 – 2010)

- **Gegenstandsbildung der Themenzentrierten Interaktion: Gestörtes** Sozialverhalten wird mit gestörter Beziehungs-Kommunikation erklärt.
- **Kerngedanke**: Sozial- und Arbeitsstörungen sind „Beziehungsstörungen“
- **VAKOG/SM-Berücksichtigung**: keine Angabe, irrelevant.

- **Einhaltung der Kriterien einer guten Theorie**.
    - **Einheiten/Letztheiten**: Ich, Es, Wir, Globe.
    - **Richtung**: Konfliktbehebung hat Vorrang vor der Arbeit.
    - **Zusammenhang**: Globe.
- **Wirkprinzip**: Beziehungsklärung erhöht die Produktivität.
- **NLPPt-Kompatibilität**: Keine Psychotherapie, sondern ein Kommunikationsmodell. Eingangstor zu einer NLP-Soziologie.

17.2.13) Gesprächspsychotherapie / Carl Rogers (1902 – 1987)

- **Gegenstandsbildung**: Das richtige Therapeutenverhalten.
- **Kerngedanke**: Es gibt ein „Richtig" und ein „Falsch" in der therapeutischen Kommunikation. „Klientenzentrierung."
- **VAKOG/SM-Berücksichtigung** beiläufig eines Gesprächs: auditive Dominanz A.
- **Einhaltung der Kriterien einer guten Theorie**.
    - **Einheiten/Letztheiten**: Therapeuten-Verhalten und -Kommunikation.
    - **Richtung**: Kongruenz.
    - **Zusammenhang**: positive Zuwendung und emotionale Wärme.
- **Wirkprinzip**: ständiger Rapport, sorgenvolles authentisches Verständnis, synonymes Spiegeln. Sag es als Therapeut noch treffender.
- **NLPPt-Kompatibilität**: NLPPt arbeitet mit 1:1-Spiegelungen und nicht mit Synonymen.

17.2.14) Gordon-Training / Thomas Gordon (1918 – 2002)

- **Gegenstandsbildung**: Psychisches wird als Gruppenphänomen verstanden.
- **Kerngedanke**: „Familienkonferenz“.
- **VAKOG/SM-Berücksichtigung**: keine theoretische Relevanz.
- **Einhaltung der Kriterien einer guten Theorie**.
    - **Einheiten/Letztheiten**: Familienmitglieder und Betreuer.
    - **Richtung**: Kongruenz.
    - **Zusammenhang**: Verfassung der Familie.
- **Wirkprinzip**: Die Familienkonferenz komplettiert das Bild über die Kontextberücksichtigung.
- **NLPPt-Kompatibilität**: Bedeutung des Kontextes.

17.2.15) Focusing / Eugene T. Gendlin (geb. 1926)

- **Gegenstandsbildung**: Therapeutischer Erfolg durch Verzicht auf professionelle Mitarbeiter in Selbsthilfe-Gruppen.
- **Kerngedanke**: Die Anwesenheit der „Weißkittel“ sagt mir, daß ich wohl sehr krank sein muß.
- **VAKOG/SM-Berücksichtigung**: irrelevanter Ansatz.
- **Einhaltung der Kriterien einer guten Theorie**.
    - **Einheiten/Letztheiten**: Gesamtsetting.
    - **Richtung**: Selbstverantwortlichkeit.
    - **Zusammenhang**: Zugehörigkeit.
- **Wirkprinzip**: Setting: Neue Rollenverteilung zwischen Laien und Professionellen. Psychisches therapiert sich selbst.

- **NLPPt-Kompatibilität**: Kompatibles Lernmodell. Du hast alle Ressourcen in dir. Das Gehirn stellt das her, woran es denkt, daß du es brauchst.

17.2.16) Feldenkrais / Moshe Feldenkrais (1904 – 1984)

- **Gegenstandsbildung**: Psychisches wird auf Körperliches zurückgeführt.
- **Kerngedanke**: „Zerdehnung körperlicher Leiden".
- **VAKOG/SM-Berücksichtigung**: „K-Dominanz".
- **Einhaltung der Kriterien einer guten Theorie**.
    - **Einheiten/Letztheiten**: körperliche Schmerzen.
    - **Richtung**: Verdichtung, Steigerung und Zerdehnung.
    - **Zusammenhang**: Körper-Geist-Einheit.
- **Wirkprinzip**: ungewohnte Körperhaltungen.
- **NLPPt-Kompatibilität**: Helft mit, die K-Lücke in der NLPPt zu schließen.

17.2.17) Autogenes Training / Johannes Heinrich Schultz (1884 – 1970)

- **Gegenstandsbildung**: Psychisches wird mit Körperlichem erklärt.
- **Kerngedanke**: Muskelentspannung erzeugt „Neuro-Entspannung".
- **VAKOG/SM-Berücksichtigung**: K-Dominanz.
- **Einhaltung der Kriterien einer guten Theorie**.
    - **Einheiten/Letztheiten**: Muskel-Areale.
    - **Richtung**: Spannung – Entspannung.

  - **Zusammenhang**: Bio-physisch-psychische Einheit.
- **Wirkprinzip**: körperliche Entspannung, neuronale Entspannung, psychische Entspannung.
- **NLPPt-Kompatibilität**: Hilft die K-Lücke der NLPPt zu schließen.

17.2.18) Progressive Muskelrelaxation / E. Jacobson (1888 – 1983)

- **Gegenstandsbildung**: Psychisches wird mit Körperlichem erklärt.
- **Kerngedanke**: Psychische Entspannung bewirkt neuronale „Entspannung“ und umgekehrt.
- **VAKOG/SM-Berücksichtigung**: K-Dominanz.
- **Einhaltung der Kriterien einer guten Theorie.**
  - **Einheiten/Letztheiten**: Körperregionen.
  - **Richtung**: Wechsel von aktiver Spannung und aktiver Entspannung.
  - **Zusammenhang**: psychosomatische Einheit.
- **Wirkprinzip**: Die Psyche kann sich gegen Psyche wenden, nicht aber gegen das Körperliche.
- **NLPPt-Kompatibilität**: Hilft die K-Lücke der NLPPt zu schließen.

17.2.19) Rolfing / Ida Rolf (1896 - 1979)

- **Gegenstandsbildung**: Psychisches wird auf Körperliches zurückgeführt.
- **Kerngedanke**: Körperliche Veränderung erzwingt psychische Veränderung.
- **VAKOG/SM-Berücksichtigung**: K-Dominanz.

- **Einhaltung der Kriterien einer guten Theorie**.
    - **Einheiten/Letztheiten**: körperliche Schmerzen
    - **Richtung**: Verklebung von Faszien, Verdichtung oder Zerdehnung und Entspannung.
    - **Zusammenhang**: Körperlicher Verbund.
- **Wirkprinzip**: ungewohnte Körperhaltungen und Massagen zur Neupositionierung von Faszien.
- **NLPPt-Kompatibilität**: Hilft die K-Lücke in der NLPPt zu schließen.

17.2.20) Mentales Training / Fred Christman (1931 – 2007)

- **Gegenstandsbildung**: Körperliches wird mit Psychischem erklärt.
- **Kerngedanke**: Mentales Üben schafft körperlichen Automatismus.
- **VAKOG/SM-Berücksichtigung**: VAKOG/SM komplett aktiv.
- **Einhaltung der Kriterien einer guten Theorie**
    - **Einheiten/Letztheiten**: Einzelne Chunks/Übungsabschnitte.
    - **Richtung**: mehrfach ablaufen lassen.
    - **Zusammenhang**: Teilstücke zusammenfügen.
- **Wirkprinzip**: störungsfreies Üben.
- **NLPPt-Kompatibilität**: hilft die K-Lücke in der NLPPt zu schließen.

17.2.21) Verhaltenstherapie / Iwan Petrowitsch Pawlow (1849 – 1936) und Burrhus Frederic Skinner (1904 – 1990)

- **Gegenstandsbildung**: Psychisches wird als Verhalten erklärt.
- **Kerngedanke**: Lernen durch positive Verstärker.

- **VAKOG/SM-Berücksichtigung**: Nein.
- **Einhaltung der Kriterien einer guten Theorie.**
    - **Einheiten/Letztheiten**: Stimulus, Response.
    - **Richtung**: Verstärkung.
    - **Zusammenhang**: Raum- zeitliche Assoziation.
- **Wirkprinzip**: Häufigkeit der Verstärker.
- **NLPPt-Kompatibilität**: Ein einziges Format: Ankern.

17.2.22) Kognitive Verhaltenstherapie / Aaron T. Beck (geb. 1921)

- **Gegenstandsbildung**: Psychisches wird aus Psychischem erklärt.
- **Kerngedanke**: Art und Weise wie wir denken bestimmt unsere Psyche.
- **VAKOG/SM-Berücksichtigung**: ausschließlich A-Dominanz.
- **Einhaltung der Kriterien einer guten Theorie.**
    - **Einheiten/Letztheiten**: richtige und falsche Kognitionen.
    - **Richtung**: Überredungsversuche und Logik.
    - **Zusammenhang**?
- **Wirkprinzip**: Das bewußte Erkennen von irrationalen Gedanken führt zu deren Auflösung.
- **NLPPt-Kompatibilität**: kompatibel, sorgfältiger Umgang mit Sprache analog des „Metamodells der Sprache“.

17.2.23) Rational-Emotive Therapie / Albert Ellis (1913 – 2007)

- **Gegenstandsbildung**: Psychisches wird aus Sprache/Gedanken erklärt.
- **Kerngedanke**: Psyche ist Sprache.
- **VAKOG/SM-Berücksichtigung**: A-Dominanz.
- **Einhaltung der Kriterien einer guten Theorie**.
    - **Einheiten/Letztheiten**: Worte.
    - **Richtung**: Von irrational zu rational.
    - **Zusammenhang**: Beratung, Informieren.
- **Wirkprinzip**: Aufklärung, Verantwortung für sich selbst übernehmen.
- **NLPPt-Kompatibilität**: inkompatible Betonung des Rationalen.

17.2.24) Gestalttherapie / Fritz Perls (1893 – 1970)

- **Gegenstandsbildung**: Psychisches wird mit Psychischem erklärt.
- **Kerngedanke**: Wir leben in Gestalten / Geschichten.
- **VAKOG/SM-Berücksichtigung**: beiläufige Nutzung aller VAKOG/SM-Kanäle.
- **Einhaltung der Kriterien einer guten Theorie**.
    - **Einheiten/Letztheiten**: Gestalten.
    - **Richtung**: Geschlossenheit guter Gestalten.
    - **Zusammenhang**: gemäß der Gestaltgesetze, z.B. des „Gemeinsamen Schicksals"
- **Wirkprinzip**: probeweises Einfühlen in Gestalten, Drang zur Geschlossenheit, Gespür für das notwendigerweise Verfehlte.

- **NLPPt-Kompatibilität:** Sub-Format der Lehre von den Geschichten.

17.2.25) Psychodrama / Jacob Moreno (1890 – 1974)

- **Gegenstandsbildung**: Psychisches zeigt sich in (gespielten) Geschichten (Rollen).
- **Kerngedanke**: Man kann sich nicht aus allen Geschichten kognitiv raushalten.
- **VAKOG/SM-Berücksichtigung**: K-Dominanz, beiläufig auch VA.
- **Einhaltung der Kriterien einer guten Theorie.**
    - **Einheiten/Letztheiten**: Rollen/Gestalten/Geschichten.
    - **Richtung**: Nimmt seinen gestalteigenen Verlauf.
    - **Zusammenhang**: das Thema der Geschichte.
- **Wirkprinzip**: Die Geschichte verselbständigt sich dynamisch und spült verdeckt Gehaltenes/Verfehltes zur Entäußerung, zur Materialisierung und zur aufgestellten Anschaubarkeit nach oben.
- **NLPPt-Kompatibilität**: NLPPt-integrierbar, unter Körper-Berücksichtigung gespielte Geschichten - (gespieltes) Theater.

17.2.26) Hypnotherapie / Milton Erickson (1901 – 1980)

- **Gegenstandsbildung**: Psychisches wird auf Psychisches zurückgeführt.
- **Kerngedanke**: Verfassungswechsel.
- **VAKOG/SM-Berücksichtigung**: beiläufig automatisch, je nach Bedarf VK.
- **Einhaltung der Kriterien einer guten Theorie.**
    - **Einheiten/Letztheiten**: alles ist zugelassen.

  - **Richtung**: auflösungsnah, derivationale Suche.
  - **Zusammenhang**: alles ist zugelassen und wird mit allem vernetzt.
- **Wirkprinzip**: Entmachtung der Wachverfassung, Vernetzung.
- **NLPPt-Kompatibilität**: Trance und Hypnose sind mit der „Zerdehnung der Augenblicke" gleich zu setzen.

17.2.27) Provokative Therapie / Frank Farrelly (1931 – 2013)

- **Gegenstandsbildung**: Psychische Tabubrüche als Komplex-Reizung.
- **Kerngedanke**: Durchkreuzen der Erwartungs-Schemata.
- **VAKOG/SM-Berücksichtigung**: beiläufig dominant A.
- **Einhaltung der Kriterien einer guten Theorie.**
  - **Einheiten**/Letztheiten: liebevolle Provokationen.
  - **Richtung**: Reframen.
  - **Zusammenhang**: durch Geschichten.
- **Wirkprinzip**: Tabu-Brüche.
- **Einordnung in den NLPPt-Setzkasten**: gute Kompatibilität im Sinne von temporären Kulturdurchbrüchen.

17.2.28) Systemische Therapie / Maria Selvini Palazzoli (1916-1999)

- **Gegenstandsbildung**: Psychisches wird durch soziale Systeme erklärt.
- **Kerngedanke**: Wenn ein Teil eines Ganzen sich verändert, dann verändert sich auch das Ganze.

- **VAKOG/SM-Berücksichtigung**: nicht aufgegriffen.
- **Einhaltung der Kriterien einer guten Theorie**.
    - **Einheiten/Letztheiten**: beliebig
    - **Richtung**: Wiederherstellung eines Ganzen.
    - **Zusammenhang**: das Ganze.
- **Wirkprinzip**: Blick auf das Ganze.
- 17.2.28.6) **NLPPt-Kompatibilität**: Kompatibel als Format über den Kontext (DLSM).

17.2.29) Familientherapie / Virginia Satir (1916 – 1988)

- **Gegenstandsbildung**: Psychisches wird durch den Kontext erklärt.
- **Kerngedanke**: Das Einzelne wird durch das Ganze (System) bestimmt.
- **VAKOG/SM-Berücksichtigung**: dominant K, beiläufig VA.
- **Einhaltung der Kriterien einer guten Theorie.**
    - **Einheiten/Letztheiten**: die verschiedenen Familien-Mitglieder.
    - **Richtung**: Aufdecken von Kommunikations-Mustern.
    - **Zusammenhang**: Hand-und-Hand-Kontakt.
- **Wirkprinzip**: Sichtbarmachung (V) durch exkorporierende Materialisierung.
- **NLPPt-Kompatibilität**: DLSM-Kontext-Format.

17.2.30) Familienstellen / Bert Hellinger (1925 - 2019)

- **Gegenstandsbildung**: Psychisches wird mit Psychischem erklärt.
- **Kerngedanke**: „Es gibt eine uns vorgegebene Weltordnung".
- **VAKOG/SM-Berücksichtigung**: nicht aufgegriffen.
- **Einhaltung der Kriterien einer guten Theorie.**
    - **Einheiten/Letztheiten**: Familienmitglieder.
    - **Richtung**: Anerkennen was ist.
    - **Zusammenhang**: Deutungshoheit des Coachs.
- **Wirkprinzip**: Unterwerfung unter Glaubenssätze.
- **Einordnung in den NLPPt-Setzkasten: Format**-Inkompatibilität hinsichtlich der „verlangten Unterwerfung".

17.2.31) Systemische Strukturaufstellung / Mathias Varga von Kibed (geb. 1950) und Insa Sparrer (geb. 1955)

- **Gegenstandsbildung**: Psychisches wird mit Psychischem erklärt.
- **Kerngedanke**: Die Verortung bestimmt unser Empfinden.
- **VAKOG/SM-Berücksichtigung**: Nein.
- **Einhaltung der Kriterien einer guten Theorie**:
    - **Einheiten/Letztheiten**: Verortung, Richtung, Abstand, System. Bewertung: besser-gleichgeblieben, schlechter?
    - **Richtung**: Richtung (?)
    - **Zusammenhang**: System.
- **Wirkprinzip**: Jede Minimalveränderung.
- **NLPPt-Kompatibilität**: Nein.

17.2.32) Soziales Panorama / Lucas Derks (geb. 1950)

- **Gegenstandsbildung**: Psychisches ist durch Verortungen räumlich organisiert.
- **Kerngedanke**: Wir tragen unbewußt immer unsere eigene privatlogische Landkarte mit allen eingetragenen Verortungen mit uns herum.
- **VAKOG/SM-Berücksichtigung:** stark über Submodalitäten aufgegriffen.
- **Einhaltung der Kriterien einer guten Theorie.**
    - **Einheiten/Letztheiten**: Personenlandschaft mit Submodalitäten.
    - **Richtung**: Verortungen.
    - **Zusammenhang**: Beziehungsstruktur.
- **Wirkprinzip**: Sichtbarmachen durch Verortung.
- **NLPPt-Kompatibilität**: Soziales Panorama ist nichts anderes als eine Aufstellungsarbeit mit VAKOG/SM-SM-Beteiligung.

17.2.33) Konstruktivismus / Paul Watzlawick (1921 – 2007) und Ernst von Glasersfeld (1917 – 2010)

- **Gegenstandsbildung**: Psychisches wird zum „Gemachten“ erklärt.
- **Kerngedanke**: Was konstruiert ist, das kann auch umkonstruiert werden.
- **VAKOG/SM-Berücksichtigung**: starke VAKOG/SM-Berücksichtigung als Wirklichkeit erster Ordnung.
- **Einhaltung der Kriterien einer guten Theorie.**
    - **Einheiten/Letztheiten**: erster und zweiter Ordnung.

  - **Richtung**: Werte.
  - **Zusammenhang**: durch Geschichten.
- **Wirkprinzip**: Entzauberung/Entmythologisierung.
- **NLPPt-Kompatibilität**: hohe Kompatibilität durch „Belief in Zweifel)".

17.2.34) Neurolinguistische Psychotherapie / Richard Bandler (geb. 1950), John Grinder (geb. 1939) und Steve de Shazer (1940 – 2005)

- **Gegenstandsbildung**: Psychisches wird durch Neurologisches
- **Kerngedanke**: Neuronale Veränderungen durch sprachliche Operationen.
- **VAKOG/SM-Berücksichtigung** hoch.
- **Einhaltung der Kriterien einer guten Theorie.**
  - **Einheiten/Letztheiten**: VAKOG/SM und DLSM.
  - **Richtung**: Neuroautobahnen.
  - **Zusammenhang**: nach den Hebb`schen Plastizitätsgesetzen.
- **Wirkprinzip**: Zerdehnung des neuronalen und psychischen Augenblicks.
- **NLPPt-Kompatibilität**: NLPPt ist Neuropsychotherapie.

17.2.35) Eye-Movement-Integration (EMI) / Steve Andreas (1935-2018)

- **Gegenstandsbildung**: Psychisches wird durch neurologisches Prozessieren verändert.

- **Kerngedanke**: Stimulieren der AZH (Augenzugangshinweisen) führen zum neuronalen Prozessieren.
- **VAKOG/SM-Berücksichtigung**: starkes VAK gemäß Standardprotokoll.
- **Einhaltung der Kriterien einer guten Theorie:**
    - **Einheiten/Letztheiten**: AZH-Punkte.
    - **Richtung**: Prozessieren.
    - **Zusammenhang**: „Was ist jetzt?“ Körperliches Screenen.
- **Wirkprinzip**: Stimulieren führt zum Prozessieren.
- **NLPPt-Kompatibilität**: EMI ist ein Format von NLPPt.

17.2.36) EMDR / Francine Shapiro (geb. 1948)

- **Gegenstandsbildung**: Psychisches wird aus Neurologischem erklärt.
- **Kerngedanke**: Doppelbelastung von „schlimmem Bild“ und „Hirn-Prozessieren“.
- **VAKOG/SM-Berücksichtigung**: dominant gemäß Standardprotokoll systembildend VAK.
- **Einhaltung der Kriterien einer guten Theorie.**
    - **Einheiten/Letztheiten**: Schlimmste Momente.
    - **Richtung**: Trennung von Bildern (V) und (körperlichen) Affekten.
    - **Zusammenhang**: entsteht gemäß den Hebb`schen neurologischen Verankerungsgesetzen.
- **Wirkprinzip des EMDR**: Öffnung des schlimmsten Moments mit „Zergliederung des Augenblicks“ (Salber), was zu einer „neuronalen Stimulation“, gelegentlich zu einer Verzögerung oder Besserung der Erkrankung, führen kann.

- **Einordnen in den NLPPt-Setzkasten**: EMDR ist das perfekte NLPPt-Format.

17.2.37) Energetische Psychotherapie / Fred Gallo (geb. 1946)

- **Gegenstandsbildung**: Psychisches wird aus Neuronalem erklärt.
- **Kerngedanke**: Behandlung von Hirn-Neuronen mittels Klopftechnik.
- **VAKOG/SM-Berücksichtigung**: starke VAKOG/SM und Submodalitäten.
- **Einhaltung der Kriterien einer guten Theorie**.
    - **Einheiten/Letztheiten**: dominant-K-Klopfpunkte.
    - **Richtung**: Mainstream.
    - **Zusammenhang**: Verankerung gemäß Plastizitätsgesetze.
- **Wirkprinzip**: Ausnutzen von Hirnströmen zur Neu Verschaltung von Neuronen durch bilaterale Klopftechnik.
- **NLPPt-Kompatibilität**: hohe NLPPt-Kompatibilität, strukturidentisch mit EMI. „K" hilft die K-Lücke in der NLPPt zu schließen.

17.2.38) Reiki / Micao Usui (1865 – 1926)

- **Gegenstandsbildung**: Psychisches wird aus Neurologischem erklärt.
- **Kerngedanke**: Reiki-Meister haben keine Heilkraft, tun aber so als hätten sie Heilkraft (Beides so wie bei katholischen Priestern). Die Klienten übernehmen die Numinosität des Meisters. Diese übernommene Numinosität führt dazu, daß die Laien-Gehirne den Heilungsakt in voreiliger Freude schon selbst durchgespielt haben, so daß der Patient die Heilung, ohne daß er das bemerkt, selbst durchführt.

- **VAKOG/SM-Berücksichtigung**: vorhanden, aber nicht systembildend. Bleibt auf der Geschichtenebene - keine wissenschaftsanalogische Theorie, folglich geringste Plausibilität für Laien.
- **Einhaltung der Kriterien einer guten Theorie.**
  - **Einheiten/Letztheiten**: Heilungs-Zentrierung (Ägyptischer Tempelschlaf).
  - **Richtung**: Zentrierung auf das kranke Körperorgan.
  - **Zusammenhang**: durch das Hebb`sche Plastizitätsgesetz.
- **Wirkprinzip**: Selbstinduzierte Andacht-Verfassung ist mit einem Gewissheitsgrad ausgestattet (hochgradige Fokussierung wie im EMDR der schlimmste Moment). Heilung durch Neurostimulation.
- **NLPPt-Kompatibilität:** Reiki ist simpelstes NLPPt.

17.2.39) „The Work“ / Byron Katie (geb. 1942)

- **Gegenstandsbildung**: Psychisches wird mit Neurologischem erklärt.
- **Kerngedanke**: Glaubenssätze bei sich selbst durch „Zerdehnen des Augenblicks“ (Salber) und durch Verweilen im „schlimmsten Moment“ zum „Zerbröseln“ bringen.
- **VAKOG/SM-Berücksichtigung**: dominant auditiv (A).
- **Einhaltung der Kriterien einer guten Theorie.**
  - **Einheiten/Letztheiten**: Vier Glaubenssätze, vier gestaltbrechende Fragen.
  - **Richtung**: Umzentrierung der Glaubenssätze.
  - **Zusammenhang**: Zerdehnung.
- **Wirkprinzip**: Intensives Verharren/Zerdehnen in vier Aufdeckungsfragen.

- **NLPPt-Kompatibilität**: Hoch kompatibel zur NLPPt. Löst die Frage nach dem „schlimmsten Satz“ im EMDR auf „auditiver“ Ebene.

17.2.40) Neuropsychotherapie / Klaus Grawe (1943 – 2005)

- **Gegenstandsbildung**: Psychisches wird aus Neurologischem erklärt.
- 17.2.40.2) **Kerngedanke**: Man kann mittels Worte neuronale Veränderungen erzielen.
- **VAKOG/SM-Berücksichtigung**: eher beiläufig A.
- **Einhaltung der Kriterien einer guten Theorie.**
  - **Einheiten/Letztheiten**: keine Hinweise.
  - **Richtung**: konservative Neuro-Autobahnen.
  - **Zusammenhang**: biochemische Einheit.
- **Wirkprinzip**: Neuronale Dominanz vor der Psyche.
- **NLPPt-Kompatibilität**: Sehr hohe Deckungsgleichheit.

17.2.41) NLPPt: Neurolinguistisch Programmierende Psychotherapie

- **Gegenstandsbildung**: Psychisches wird aus Neurologischem erklärt.
- **Kerngedanken**: Man kann mittels Worte neuronale Veränderungen erzielen.
- **VAKOG/SM-Berücksichtigung**: starkes VAKOG/SM.
- **Einhaltung der Kriterien einer guten Theorie.**
  - **Einheiten/Letztheiten**: VAKOG/SM-Erleben.
  - **Richtung**: konservative Neuro-Autobahnen.
  - **Zusammenhang**: biochemische Einheit.

- **Wirkprinzip**: Neuronale Dominanz vor der Psyche.
- **NLPPt-Kompatibilität**: Sehr hohe Deckungsgleichheit.

17.3) Ergebnis / Überblick / Auswertung

Die folgenden Auswertungen beinhalten einige kleinere Häufigkeitsangaben zu Therapie-Ansätzen, ohne daß offengelegt ist, welche der 38 abgegriffenen Therapieansätze sich jeweils dahinter verbergen. Dieses Verdeckthalten ist Absicht: Zum einen soll hier kein Therapie-Ansatz bloßgestellt oder sonstwie beschädigt werden und zum anderen soll der neugierige Leser selbst im praktischen Teil nachstöbern, um der zwischenzeitig eingetretenen Lese-Müdigkeit durch Aktivität etwas entgegen zu setzen.

17.3.1) Ergebnisse der Gegenstandsbildung – Freuds Vision ist in Erfüllung gegangen

Freuds Vision von der „Neuropsychischen Gegenstandsbildung“ ist mit den bildgebenden Verfahren in Erfüllung gegangen, aber niemand scheint zu begreifen, daß dies doch einen Feiertag wert sein müßte - doch niemand feiert.

Alle psychoanalytischen Schulen erklären Psychisches mit Psychischem. Dies sind sechs psychoanalytische von insgesamt 40 untersuchten Therapieansätzen. Diese sechs Schulen könnten sich jetzt von der rein psychologischen Gegenstandsbildung zu einer neuro-psychischen Gegenstandsbildung weiterentwickeln - Freuds Zustimmung hätten wir sicher. - denn die Neuropsychische Gegenstandsbildung war ursprünglich Freuds Anliegen. Nun, obwohl die Wünsche Freuds in Erfüllung zu gehen scheinen, da rühren sich die analytischen Schulen nicht - mit Ausnahme von Solms&Solms - die bei ihren alten Begrifflichkeiten bleiben und unbedingt die hirnorganischen Areale dieser Instanzen finden möchten. Besser wäre hier ein Wechsel der „Einheiten.

Wie dem auch sei - eine große Diskussion über die möglichen Konsequenzen für den Bestand der analytischen Schulen scheint bisher nicht in Gang gekommen zu sein. Um voranzukommen, müßte die Psychoanalyse ihr Theoriegebäude umbauen. Sicher käme da eine Psychoanalyse mit einer anderen, nämlich „Neuro-Psychologischen Gegenstandsbildung" heraus - vielleicht auch mit einer anderen „Neuro"-Namensgebung.

Das ist doch wieder einmal paradox: War es nicht so, daß die Psychoanalyse seinerzeit außerhalb des schulmedizinischen Betriebes entwickelt und dann aber vom medizinischen Betrieb okkupiert wurde? Und ist es nicht so, daß der NLPPt das gleiche Schicksal widerfährt? Als Reaktion darauf, daß die Neuro-Ansätze bisher noch nicht von der Schulmedizin aufgesogen wurden, und zudem jetzt auch noch unter Gewalt des Psychotherapeutengesetzes in 1999 (und damit hat sich die Lage verschärft) auch außerhalb des Medizin-Betriebes keine Psychotherapien mehr durchführen dürfen (JURISTISCHE BLOCKADEN), hat es sich ergeben, daß die komplette Neuro-Gruppe (NLP, NLPPt, The Work, EP, Reiki) recht erfolgreich in den Bereich des „Coachings" abgewandert ist.

Der Vergleich von „kassenzugelassener Psychoanalytischer Psychotherapie" und „nicht-kassenzugelassenem neuropsychischem Coaching" ist zwar eigentlich nicht möglich, aber wir machen trotzdem einen gefühlten Vergleich: Es fühlt sich nämlich so an, als seien die „hinter den Protagonisten (Psychoanalyse oder Neuro) versammelten Armeen" beide miteinander in Augenhöhe. Alle anderen Psychotherapien verteilen sich auf dem Schlachtfeld zwischen Psychoanalyse und der Neuromethodik.

Von den 40 untersuchten Psychotherapieansätzen gibt es fünf Ansätze, die Psychisches auf Körperliches zurückführen. Überraschend ist, daß es sich in allen fünf Fällen um aus der Psychoanalyse kommende und sich selbst auch so verstehende körperbasierte psychoanalytische Schulen handelt. Hierbei handelt es sich um somato-psychische (nicht neuro-psychische) Gegenstandsbildungen.

Man setzt hier scheinbar etwas konsequenter als anderswo die analytische und theoretisch abgesicherte Weisheit um, daß der Körper (K) und seine Erfahrungen für die Entwicklung der Psyche wohl zumindest genauso wichtig ist wie Sprache, Bilder und Geschichten (VA).

Zwei Schulen erklären das Psychische als aus der Sprache (A) kommend - sind also VAKOG/SM-verbunden. Vier Schulen sehen in den Geschichten (A) die Quelle des Psychischen. In einem Fall führt man Psychisches auf dessen Kontext zurück, ein andermal will man das Psychische durch Verortung und Aufstellung erklären, einmal wird Psychisches als ein „Gemachtes“ gedacht, einmal wurde Psychisches als Verhalten umdefiniert, dann ist Psychisches ein Gruppenphänomen, oder es wird als psychotherapeutisch bewirkt gesehen, durch Selbsthilfe entstanden, durch Tabubruch komplex gereizt oder das Psychische ist lebensfähig durch das es umgebende soziale System. Drei Fälle waren als Kommunikations-Fälle und ein Fall als Plagiat nicht auszuwerten.

17.3.2) Reduktion von Theorie-Komplexität durch Konzentration auf den Kerngedanken einer jeden Theorie

Wenn man sich einmal fragt, was die Kernaussage oder eine wichtigste Botschaft eines Buches ist, dann kann es hilfreich sein, sich den Kerngedanken dieser Therapie-Schule einmal dadurch klar zu machen, daß man sich zwingt, die Aussage auf einen Satz - besser noch auf ein „Wort“ zu komprimieren. Die Botschaft durch einen einzigen Satz oder ein einziges Wort (Tannenbaum-Entsorgungs-Prinzip) vor Augen zu stellen. Wenn es gelingt, aus Buchtitel, Deckeltext und Inhaltsverzeichnis den zentralen Satz oder das zentrale Wort zu erschließen, dann sind alle anderen Sätze plötzlich Nebensache, werden zu Abfall. Jemand der redet und redet muß vielleicht weiterreden, weil er den Kern einer Sache eben nicht zu packen bekommt und er spürt, daß er insgeheim die Sache im Kern doch noch nicht verstanden hat - denn sonst würde ja der ausgesprochene Satz/Wort alles klar machen. Erkenntnis heißt, den Kern von allem Entbehrlichen befreit, vor sich zu sehen. Viele Bücher haben nur einen zentralen Gedanken, dann kommen seitenweise Erklärungen und Dinge, die schon von vielen Anderen geschrieben wurden.

Ein Beispiel für dieses Prinzip ist Schopenhauer mit seinem Werk: „Die Welt als Wille und Vorstellung“. Was bekommen wir nach drei Bänden durch alle Fachgebiete hindurch dekliniert für eine Erkenntnis? Antwort: Die Welt besteht in allen Fächern nur aus „Wille und Vorstellung“, mehr nicht. Da hätte ein Blick auf den Titel des Gesamtwerks Klarheit erbracht: Die Welt als Wille und Vorstellung.

Wir wenden diese Reduktion auf den Kern unserer Sache an: So erhalten wir das Extrakt von über ca. 40 untersuchten Therapie-Ansätzen. Da sind die einzelnen Therapien schon sehr gerupft - und dann gilt es immerhin noch ca. 40 Extrakt-Sätze in einen Überblick zu bringen. Das verstehe ich als Extraktion.

Es folgt nun der Versuch, mittels Einwortsätze den Überblick über alle untersuchten 40 Therapie-Ansätze zu erlangen - um die Möglichkeiten einer Integration der Therapieansätze hin zu einer „Allgemeinen Psychologie“ oder „Allgemeinen Psychotherapie“ abschätzen zu können.

Die Einwortsätze sind mir leider oft zu Mehrwortsätzen avanciert. Durch diesen meinen Fehler wird das Einwort-Prinzip als methodisches Prinzip aufgeweicht, jedoch nicht aufgegeben. Es ist Ihre Chance, es besser zu machen.

Autor: Ein Wort/ein Satz-Prinzip

Freud: Suche nach der Sinn-Rekonstruktion sinnzerstörter Beziehungs-Zusammenhänge

Freud: Sinn

Salber: Gestalt und Metamorphose

Adler: Vom Chaos zum Kosmos

Jung: Nicht wir leben Bilder, sondern die Bilder leben uns in archaisch-archetypischen Bildern

Frankl: Lebenssinn (zweckhafte Aufgaben)

Längle: Sinn, Gegenübertreten, Entgegnen

Binswanger: Sinn ist das akzeptierte Leiden unter den Bedingungen des Daseins

Berne: Nachreifung von Ich-Anteilen

Lowen: Psycho-neuronale Parallelität

Leuner: Blockierte Bilder durch Nacherleben befreien

Schulz von Thun: Bewußtsein über „Begleitbotschaften“.

Cohn: Arbeits- und Sozialkonflikte sind Beziehungskonflikte. Ebenenwechsel durch Coachen und Mediation.

Rogers: Klient Zentrierung: Positive Zuwendung und emotionale Wärme

Gorden: Familienkonferenz, Zusammenrufen

Gendlin: Ärzte machen krank, Patienten an die Macht.

Feldenkrais: Zerdehnung körperlicher Leiden durch Prozessieren seltener Bewegungen

Schulz: Psychische Entspannung erzeugt Neuronal-Entspannung

Jacobson: seltene Körperbewegungen entspannen die Psyche

Rolf: Körperliche Faszien-Arbeit (Orthopädie)

Christmann: Mentale Wiederholungen bis zur Designergestalt

Skinner: S-R-Verknüpfungen mit Verstärker

Beck: Psyche ist die „Art des Denkens“. Therapie heißt: Kognitiv rationales Zutrauen in den Verstand

Ellis: Psyche ist „Sprechen“. Rationale Dominanz fordert Verantwortungsübernahme

Perls: Wir leben in unbewußten Gestalten und Gestaltbrechungen

Moreno: Wir leben in psycho-sozialen Rollen

Erikson: Neuronale Vernetzung und Verfassungswechsel

Farrelly: Provokationen durch Tabubrüche

Palazzoli: Wenn ein Teil eines Ganzen sich verändert, dann verändert sich das Ganze

Satir: Sichtbarmachung durch Exkorporation (sprich: entäußernde Aufstellung)

Hellinger: Anerkennen was ist. Morphogenetisches Feld

Von Kibed: Verortung bestimmt das Erleben

Derks: Verortet-Sein von Beziehungen auf einer privatlogischen Landkarte

Watzlawick: Struktur- und Konstruktionserfahrung: was konstruiert ist, kann man auch wieder umkonstruieren

Bandler: Neuronal-morphologische Veränderungen durch Worte

Andreas: Prozessieren der AZH durchschlägt die operative Geschlossenheit und erreicht das neuronale System

Shapiro: Zerdehnung des schlimmsten Moments durch Bilder-Prozessieren

Gallo: Zerdehnung des schlimmsten körperlichen Moments durch Körper-Klopfen und somatisches Prozessieren

Usui: Die Arbeit macht nur der Patient

Katie: Zerdehnen von Sätzen

de Shazer: Einfache synaptische Verstärkung gewünschten positiven Verhaltens

17.3.3) VAKOG/SM in den Therapieansätzen

In der folgenden Übersicht sind Mehrfachnennungen eingearbeitet.

Von den 40 untersuchten Therapieformen haben elf keine auch nur schwach erkennbare VAKOG/SM-Anbindung. Das heißt nicht, daß diese elf Therapieformen nicht auch mit Sprache, Bildern oder Körperempfindungen (VAK) zu tun haben - müssen sie ja schon qua Geburt und qua Leben - ist jedoch nicht bearbeitet.

So arbeitet Varga von Kibed natürlich mit seiner Sprache, doch „Sprache“ ist dadurch noch nicht als theoretisches Element in die Theorie der Systemischen Aufstellungen eingegangen.

Ähnlich aber schon theorienäher ist es bei Carlheinz Leuner: er arbeitet zwar ausdrücklich mit Bildern, doch würde er diese Bilder nicht im mindesten in einen VAKOG/SM - Gesamtzusammenhang sehen wollen - er arbeitet eben doch nicht mit Bildern in Hinblick auf ein System - er arbeitet mit Bildern, weil der Mensch halt nun mal in Bildern denkt.

29 von 40 Therapie-Ansätzen haben nur „einen“ bis hin zum fünffachen VAKOG/SM-Bezug.

Bei den drei klassischen analytischen Therapien arbeiten zwei dominant auditiv und eine dominant visuell.

Die vier neu-analytischen Schulen arbeiten alle dominant im auditiven Bereich.

Eine analytische Schule arbeitet mit körperlicher K-Dominanz und eine analytische Schule arbeitet mit visueller V-Dominanz.

Bei fünf Therapien kam es zumindest zu einer dominanten VAK-Nennung.

Drei Therapie-Schulen haben deutlich gemacht, daß die bis dahin unbeachtet gebliebene Therapeutenvariable und nicht die „Art der Therapie" die entscheidende Wirk-Kraft sei.

Vier Therapieansätze arbeiten mit Körper-Dominanz.

Ein Therapieansatz arbeitet mit imaginativen Körperbewegungen.

Fünf Therapien mit exotischem Flair, die alle mit auditiv-A arbeiten.

Sechs Verortungs- und Aufstellungstherapien, die mit VK arbeiten.

Neun Therapien, die dominant mit dem neuronalen Prozessieren arbeiten,

- davon zwei unter Hinzunahme von A

- sowie drei unter Hinzunahme von K

- sowie eine unter Hinzunahme von VK

- sowie zwei unter Hinzunahme von VAK

- sowie eine, die mit komplettem VAKOG/SM arbeitet.

Zwei Kommunikationstheorien, die keine Psychotherapien sind, aber auditiv arbeiten, wurden nicht gewertet.

Die Gesamtübersicht macht deutlich, daß unter dem Unterscheidungsmerkmal „VAKOG/SM-Anbindung-Ja-Nein“ von einer mittleren Größenordnung NLPPt-freundlich-gestimmter Therapieansätze (incl. Neuro-Therapien) auszugehen ist. Die meisten Ansätze bewegen sich unbewußt bzw. „unbemerkt“ im VAKOG/SM-Bereich, und zwar schon deshalb, weil sie nämlich jeden Moment einfach nur anwesend sind, also am Sehen, Hören, Körpergefühl, Riechen und Schmecken teilnehmen: Es wird ja auch ohne fokussierten VAKOG/SM-Thematisierung immer entweder bebildert, geredet, mit dem Körper agiert, gerochen und geschmeckt - oder aber auch Mehreres gleichzeitig.

17.3.4) DLSM in den Theorieansätzen

Hinsichtlich der DLSM zeigt sich folgendes Ergebnis: Von 40 untersuchten Therapieansätzen haben 18 Ansätze keinen DLSM-Bezug und 22 haben zumindest einen spärlichen DLSM-Bezug. Weiter fanden sich sechs Kontext-Bezüge, sechs Handlungs-Bezüge, zwei Ressourcen-Bezüge, ein Glaubenssatz-Bezug, drei Werte-Bezüge, einen Identitäts-Bezug, drei Zugehörigkeits-Bezüge, zwei Visions-Bezüge, eine Geschichten-Anbindung, ein direkter Zugang zum Handlungskreis, eine Störung und zwei Therapieansätze mit S-R-Anbindung.

17.3.5) Einheiten, Richtung, Zusammenhang

Die Einheiten eines Therapieansatzes zu finden und zu benennen, das gelingt meistens noch gerade so. Richtung und Zusammenhang der psychischen Abläufe bei diesen Ansätzen überhaupt erst einmal aufzuspüren, das ist in einigen Fällen schwer bis gar nicht möglich.

Schauen wir, wie die Psychoanalyse das macht. Die Einheiten sind zumindest eine Zeitlang (3. Konzept) das „Ich", „Über-Ich" und das „Es". Insgesamt gibt es fünf weitere analytische Schulen, die Freud in der Übernahme der Elemente sowie des damit Arbeitens weitgehend kopieren. Zwischen den analytischen Schulen scheint es bis auf die Frage nach dem Inhalt keine großen Abweichungen zu geben.

Die Frage danach, was mit „Zusammenhang" gemeint ist, kann man leicht mit der Erklärungskraft des Bildes vom „psychischen Apparat" verdeutlichen. Ein „Apparat" ist ja von seiner Zweckbestimmung darauf gerichtet, die „Einzelteile" seines eigenen Funktionierens in einen geordneten Funktions-Zusammenhang zu präsentieren.

Was ist nun noch mit der Richtung, in der die Abläufe drängen? Da gibt es mehrere Richtungsangaben: zur Befriedigung am Objekt, zur Wunscherfüllung (im Traum) oder im konservativen Verharren im Ist-Zustand.

Bis hierher ist zwischen den analytischen Schulen im Großen und Ganzen und unter Weglassung aller Unwichtigkeiten (Tannenbaum-Entsorgung) eine große Ähnlichkeit miteinander festzustellen.

Eine ähnliche Homogenität und Einigkeit findet man innerhalb der Neuro-Gruppe NLP, EMDR, The Work, EP, Reiki und NLPPt.

Die Elemente bei all diesen Schulen sind ausgesprochen oder unausgesprochen VAKOG- und DLSM-orientiert. Die Richtung wird von den neuronalen aktuellen Verbindungen im Hirn bestimmt. Der Zusammenhang kommt durch zeitgleiche neuronale Befeuerungen von neuen Arealen zustande,

17.3.6) Vermutete therapeutische Wirk-Kraft

Die einzelnen Wirkkräfte und konkreten Formate wie folgt:

Autor	**Behandlungstechnik**
Freud:	Format: Rekonstruktion von Sinn
Freud:	Forma: „Erinnern, Wiederholen, Durcharbeiten“
Salber:	Format: „Zerdehnung des Augenblicks“
Salber:	Format: Leiden können, methodisch werden, ins Bild rücken, ins Werk setzen
Salber:	Format: Konstruktions-Erfahrungen machen lassen.
Adler:	Format: Ermutigung
Jung:	Format: Analyse archaischer numinoser Archetypen
Jung:	Format: Geheimnisse an die Gemeinschaft zurückgeben
Frankl:	Format: dialogische sokratische Offenheit
Längle:	Format: dialogische-sokratische Offenheit
Binswanger:	Format: dialogisch-sokratische Offenheit, Sorge
Berne:	Format: dialogisch-sokratische Offenheit, Nachreifung, Ermutigung
Lowen:	Bioenergie, Körperanalyse
Leuner:	Phantasiereisen, Körperreisen
Schulz von Thun:	Kommunikationsgestalten und Gestaltbrechungen der Nachricht und der Kommunikation
Cohn:	Format: dialogisch-sokratische Offenheit, Coachen, Mediation
Rogers:	Positive Zuwendung, emotionale Wärme, Empathie zeigen
Gordon:	Familienkonferenz in Aufstellung
Gendlin:	Verantwortungsübernahme durch den Patienten
Feldenkrais:	Körperliches Zerdehnen seltener Bewegungen

Schulz:	VAKOG/SM-Submodalitäten, Imaginationen, Prozessieren
Jacobson:	VAKOG/SM-Körperbewegungen Prozessieren
Rolf:	Körperliches Prozessieren
Christmann:	Gestaltlogik von VAKOG/SM
Skinner:	Verstärker
Beck:	Psychische Störung ist immer eine Störung der Rationalität. Unlogisches rational erklären
Ellis:	Format: dialogisch-sokratisches Gespräch: Verantwortungsübernahme für sich selbst
Perls:	gehandelte Gestalt-Logik und Gestaltbrechung
Moreno:	Katharsis durch Aha-Ansteuerung
Erickson:	Neuronale Vernetzung
Satir:	Sichtbarmachung durch Exkorporation
Hellinger:	Morphogenetisches Feld
Von Kibed:	Entäußerung. Minimalistische Input erzeugen enorme Veränderungen, Verortung in einer privatlogischen Sozial-Karte.
Derks:	Verortet-Sein
Watzlawick:	Strukturerfahrung (vgl. Video-Aufzeichnungen)
Andreas:	AZH-Prozessieren
Shapiro:	Bilder-Prozessieren (V von VAKOG/SM)
Katie:	Satz-Prozessieren (A von VAKOG/SM)
Gallo:	Körper-Prozessieren (K von VAKOG/SM
Reiki:	Reines VAKOG/SM hinter einer altchinesischen Geschichte

17.3.7) Inhalte

Und doch es gibt eine Uneinigkeit, und zwar hinsichtlich der „Inhalte“ - welche die psychische Ablaufrichtungen mitbestimmen. Freud sieht die Ablaufrichtung von der „Libido“ (Inhalt) mitbestimmt. Bei Adler ist die Richtung durch den Willen zur „Macht“ gekennzeichnet, für Jung ist die „Individuation“ (Aussöhnung mit der Gemeinschaft), richtungsgebend.

Frankl, Längle und Binswanger bevorzugen als Inhalt die Sinnsuche in seiner zweckmäßigen, zu akzeptierenden und der ihr entgegentretenden Form.

Die NLPPt arbeitet prozessual und nur selten „inhaltlich“. Ist jedoch eine kritische Situation entstanden, dann muß man entgegen theoretischer Andersempfehlungen auch zu den Inhalten greifen, wenn ihr Einsatz erforderlich erscheint. Denn unsere Aufgabe ist es nicht, Theorien auszuprobieren, sondern Menschen zu behandeln, denen es verdammt schlecht geht.

Hier eine Zusammenstellung der Inhalte:

Autor	**Inhalt**	**Eingesetzte Wirkkraft** **Vermutete Wirkkraft**
Freud	Libido	Abstinenz
Adler	Macht	Ermutigung
Jung	Individuation	Geheimnisse abbauen
Frankl	Sinn (Zweckmäßigkeit)	Sinnsuche
Längle	Sinn (Konfrontation)	Aufklärung
Binswanger	Sinn (Leiden am Dasein)	Sorge

Auffällig ist, daß es nur sehr wenige Inhalte gibt, die therapeutische Relevanz bekommen haben. Und dann beobachten Sie einmal Ihren Alltag. Ergebnis: mehr Inhalte gibt es tatsächlich nicht.

17.3.8) Prüfung der NLPPt-Kompatibilität durch VAKOG/SM-Abgriff

In diesem Kapitel prüfen wir mit unserem Allround-Messinstrument namens VAKOG/SM den Grad der Nähe aller Therapie-Ansätze zur NLPPt. Zu diesem Punkt kann man von der großen Überraschung berichten, daß doch sehr viele Therapie-Formen mit Teilen von NLPPt/VAKOG/SM übereinstimmen, sie aber jeweils für sich keine Vernetzungsmöglichkeiten und auch keine imperialen Ausweitungsmöglichkeiten sehen. So gibt es ein VAK für Bilder, (das nennt sich EMI/EMDR), ein VAK für das Auditive, das nennt sich „The Work"; und da gibt es ein VAK für das Körperliche, das ist die „EP".

Also: eine „Als-Ob-Geschichte: Hätte ein uns nicht bekannter Therapeut, nennen wir ihn Herrn Großartig, die Idee gehabt, eine zusammenhängende Einheitstherapie über V, A und K hinweg, nennen wir sie „NeuroBleibDranTherapie" mit den Leistungs-Kennzeichen „integriertes visuelles, auditives und körperliches Prozessieren" zu entwerfen - dann sähen wir darin völlig störungsfrei eine Super-Therapie. Niemand käme auf den Gedanken, es handele sich in Wirklichkeit nicht um eine, sondern um drei Therapieformen. Jetzt ist die Sache aber anders verlaufen und wir haben drei mitwirkungsbereite Autoren (Shapiro, Katie und Gallo). Jetzt fällt es uns noch schwer, die drei Therapieformen als methodisch gleichwertig zu erkennen. Das Einheitsgefühl einer Sache geht uns nicht wegen der Sache, sondern wegen der Aufteilung einer Sache auf mehrere Träger. Wir müssen lernen, die Dinge zusammenzusehen.

Viele der untersuchten Therapie-Ansätze haben das gleiche Grundmuster, was uns aber nicht zum Problem wird, weil unter allen drei der gleiche Name steht. Wenn der Name durch drei andere Namen ersetzt wird, haben wir das Problem, daß die Einheit der Sache verloren geht.

Ich meine, mich an eine Geschichte zu erinnern, da hat ein erfolgreicher Krimi-Schreiber seinen x-ten Krimi unter einem anderen Namen, aber sonst

Aufmachung und Preis unverändert, veröffentlicht: es wurde ein Flop. Daraufhin wurde unter seinem Namen ein Krimi eines anderen Krimi-Autors veröffentlicht: großer Erfolg.

Also Glück-Auf zur Integration.

18) Vorentwurf zu einer NLPPt-gestützten „Allgemeinen Psychotherapie“

Die Frage nach dem Sinn einer „Allgemeine Psychologie“ ist in anderen Schulen meist gar nicht gestellt. Ich sehe darin eine völlig naive Haltung, die nicht zu entschuldigen ist.

18.1) Axiome

Über die Axiome der NLPPt kann vom Grunde her nicht gestritten werden. Über die Feinheiten der Wortwahl kann natürlich diskutiert werden. Im NLP gehört es zur ersten Stunde zur Übung, sich seiner Voraussetzungen bewußt zu werden.

18.2) VAKOG/SM ist der Ausgangspunkt jeder Theoriebildung

VAKOG/SM beinhaltet die Verwaltung der Grundeinheiten für alle Neuro-Therapiearten, und stellen damit die Präsenz der Wirklichkeit erster Ordnung nach Watzlawick her.

Die Psychoanalyse wäre wohl noch die einzige Schule, die sich an den VAKOG/SM-Einheiten orientieren könnte. Freud spricht von seiner Therapie als einer „Talking-Cure“. Und so ist es bei Freud denn auch, wenn er sagt, er behandle nur durch „Worte“. Freud arbeitet eindeutig dominant im A-Kanal. Ich möchte dem entgegenhalten, daß er unbewußt auch mit Bildern arbeitete - siehe Ödipus, Narcissus.

Adler übernahm das Freud‘sche Denken, arbeitete aber in seinen Gesprächen weniger analytisch als vielmehr unterstützend und mit

Ermutigung. Er arbeitete mit offenen sokratischen Gesprächen,also ebenfalls mit Gesprächen. Somit Dominanz auch im A-Kanal.

Jung übernahm die analytische Arbeitsweise Freuds nicht nur, sondern versteigerte sich dabei in grenzwertige Bereiche - löste sich von Freud ab und arbeitete und forschte schwerpunktmäßig mit Archetypen, sprich mit archaischen Bildern (V).

Da wundert es nicht, daß auch Frankl unausgesprochen mit dem Theoriewerk von Freud arbeitete. Frankls eigenständige Leistung war, den von Freud eingeführten Inhalt „Libido“ durch den Inhalt „Sinn“ im Sinne „Jeder braucht einen Sinn des Lebens“ zu ersetzen.

Beleg: Verlieren die Menschen ihren Lebenssinn, stellen sich Krankheitssymptome (vorzugsweise depressiver Art) ein. Wenn man am Thema Lebenssinn arbeitet, spielt VAKOG/SM nur noch eine untergeordnete Transport- oder Trägerrolle bei der Sinnsuche.

Die Existenzanalyse (nach Längle, s.o.) arbeitet stillschweigend ebenfalls nach Freud und auch hier wird die Libido-Perspektive durch eine Perspektive eines vorgegebenen Sinns, nämlich des Aushalten-Könnens der Welt, so wie sie ist, ersetzt. VAKOG/SM spielt auch hier nur wieder eine Nebenrolle.

Wundert es da, daß auch die Daseinsanalyse (nach Binswanger) nach den Freud’schen Maßstäben arbeitet? Aber auch hier wird die inhaltige Libido-Theorie zugunsten eines Lebenssinns der „Sorge“ fallen gelassen.

Leuner mit dem „Katathymen“ Bilderleben, das ebenfalls noch zur analytischen Fraktion zählt, arbeitet mit Traum- und Phantasiereisen, nimmt also Bilder und/oder deren Geschichten zum Anlass für ein inneres Kino. Hier ist V von VAKOG/SM dominant.

Dagegen arbeitet das „Mentale Training“ (nach Christman) mit dem kompletten VAKOG/SM, um kurzgestaffelte Handlungsabfolgen einzutrainieren und zu designen.

Dann gibt es die Gruppe der Körpertherapien: Autogenes Training, Progressive Muskelrelaxation, die Bioenergetische Analyse, Feldenkrais, Rolfing und Bonding. Dies alles sind keine Sportveranstaltungen, sondern Versuche, über den stiefmütterlich behandelten ungeliebten K-Kanal des VAKOG/SM-Zugangs zur neuronalen Schicht zu gelangen. Ein bisschen „schräg“ erscheint dagegen das NLP, das zwar laufend die körperliche Dominanz (K) betont, dann aber nach dieser floskelhaften rituellen Ankündigung zur Arbeit mit den dominant gewählten Lieblingskanälen „V“ und „A“ übergeht. Die aufgezählten Körpertherapien haben sich also aus eigener Kraft entwickelt, und haben entstehungsgeschichtlich nichts mit NLP zu tun, passen aber von ihrer inneren Logik sehr gut in den bisher doch eher übergangenen „K“-Kanal von VAKOG/SM.

Eine andere Gruppe ist die der Kommunikations-Theorien, die zwar unter dem Gewand von Psychotherapien auftreten, jedoch im eigentlichen Sinne keine Therapien, sondern Sammlungen von förderlichen und wirksamen Setting-Bedingungen für erfolgreiche Kommunikation sind. Zu dieser Gruppe von Verfahren zählen das Kommunikationsquadrat, die Themenzentrierte Interaktion, die Transaktionsanalyse und gewissermaßen auch die Gesprächspsychotherapie. Entscheidend ist jetzt, daß eine Störung nicht mehr automatisch als das Ergebnis eines „kranken“, sondern als die Spätauswirkung eines emotional sehr mitreißenden persönlichen oder sozialen Konflikts gesehen wird. Diese Gesundungs-Kraft ist nicht mehr die theoriegemäß richtige Intervention eines Therapeuten, sondern der Umstand, einmal pro Woche einen Begleitungs-Termin zu haben. Konflikte basieren in dieser Sicht nicht auf Persönlichkeitsmerkmalen, sondern auf früheren noch offenen alten Rechnungen im interpersonalen Kontakt. Wichtig ist nicht, was im Patienten drin ist, sondern das, was „zwischen“ den Personen ist. Für den Erfolg der Therapie ist nicht mehr die eigentliche Behandlung, sondern die Güte der Therapeut-Patient-Beziehung maßgebend - egal unter welcher Flagge man diese Erkenntnis dann verkauft.

Eine recht neue Gruppe von Therapieansätzen sind die „Aufstellungen“ verschiedener Art, die aber letztlich doch alle in ihrem Grundschema gleich sind: Exkorporation, Verortung, Skulpturieren und Abbilden. Es geht immer um die Transformation von innerpsychischem Material in ein außerpsychisches Skulptur- oder Gruppengebilde, das durch die Exkorporation die psychischen Konflikte „sichtbar“, ja geradezu begehbar macht. VAKOG/SM kann dazu wenig bis gar nichts beitragen, und auch die DLSM ist hier nur sekundär wichtig.

NLPPt und EMDR arbeiten mit vollem VAKOG/SM. The Work ist NLPPt nur im auditiven Kanal. EP und Reiki sind von dem was sie tun ebenfalls NLPPt-Formate, und zwar im körperlichen Kanal. Alle diese Therapien arbeiten vollständig mit VAKOG/SM oder zumindest mit VAKOG/SM-Bestandteilen. Die NLPPt führt diese Liste an, indem VAKOG/SM hier ausdrücklich zur systembildenden und grundlegend-theoriebildenden Kraft wird.

Das EMDR scheint vorzugeben, nur mit Bildern (V), genau genommen den „schlimmsten Bildern“ zu arbeiten. Das stimmt aber nicht: Das sogenannte „Standardprotokoll“ des EMDR gibt hier Auskunft: Da gibt es neben dem mit VAKOG/SM ausgeleuchteten „schlimmsten Moment“ ja auch die Frage danach, inwiefern der Patient „schlecht über sich denkt“, wie er im Falle eines Therapieerfolges „über sich denken möchte“ und in wie fern dieser Satz wie er „über sich denken möchte jetzt bereits erfüllt ist.“ Dies ist nichts anderes als VAKOG/SM im auditiven Kanal. Dann haben wir die Frage nach der körperlichen Verortung des Leidensdrucks/Beschwerdedrucks und später dann auch noch einen sogenannten „Körper-Scan-Test“. Somit haben wir im EMDR ein vom NLPPt abgeleitetes rudimentäres VAKOG/SM - und zwar ein „VAK“ als Wirkformat.

Die „EP“ ist ein EMDR, das nicht prominent mit schnellen Bildern (V), sondern mit einem „Körper-Klopfen“ (K) arbeitet. Ansonsten ist das Setting völlig wie beim EMDR: „Denken Sie an den schlimmsten Moment und klopfen Sie Ihren Körper an diesem Punkt, oder an einem anderen Punkt… diesem Punkt …usw.“

„The Work“ arbeitet mit einem auf „A“ reduziertes VAKOG/SM: Es werden der Reihe nach, aber mit zeitlicher Unterbrechung und einem zeitlichen Verharren („Zerdehnung des Augenblicks“) (Salber) bei jeder einzelnen der fokussierten Fragen, vier Fragen an den Patienten gestellt. Der P. kommt durch das Fokussieren auf den jeweilig vom Therapeuten vorgegebenen ersten Satz (Glaubenssatz) zu einem neuronalen Prozessieren (Verweilen im Moment) und damit zu einer Veränderung der Neurotransmitter-Konstellation. Diese Veränderung drückt sich darin aus, daß der Patient durch die „Zerdehnung des Satzes“ nicht anders kann, als über den Satz anders zu denken, und damit den Anfangssatz nicht mehr halten kann, ihn abändert, entschärft oder sogar in sein Gegenteil verkehrt.

Wie ich gehört habe, trägt sich der Verband DVNLP mit Überlegungen, mittels Beschluß zu regeln, daß „The Work“ nicht zum NLP gehört und deshalb auch nicht in den Curricula aufzutauchen hat. Völliger Quatsch! Die Artung des Modells des/der NLP/NLPPt, also das wissenschaftstheoretische Paradigma entscheidet, was systemverträglich ist und was nicht. „The Work“ ist vom Paradigma her gesehen reinste NLPPt: Es wird nämlich eine Ordnungsgeschichte dialektischen Gruppen-Erlebens geschrieben, die mit DLSM quer durch die spiralmäßige Reproduktion der Menschheitsgeschichte erzählt wird. Aber nicht die Menschen treiben die Entwicklung voran, sondern die jeweiligen Störstrukturen der kulturellen Gegenwart selbst. Hier bietet es sich an, politisches Coachen anzubieten.

In Analogie zum EMDR, das sich zum Ziel gesetzt hat, mittels eines Prozessierens im „V“-Bereich Veränderungen zu erzielen, besteht eine ehrenwerte und neue Aufgabe darin, ein Format des Prozessierens von „A“ (von VAKOG/SM) zur Veränderung von Glaubenssätzen zu erfinden. Welches Format würde man dabei wohl automatisch finden? Nun, man würde wohl genau auf das kommen, was das Format „The Work“ als Vorgehen vorschlägt.

Daß ein Spitzenverband wie der DVNLP fachlich dermaßen unwissend und dilettantisch denkt und auch noch äußert, das erstaunt mich doch sehr.

Und was ist mit Reiki? Hier gilt das gleiche. Wir müssen zwischen der Performance, also der Geschichte (der Geschichte vom Meister, den Heilungswundern, den Fernheilungen der Magie) und den tatsächlichen Wirkabläufen unterscheiden. Der Patient glaubt an das Verfahren, hat also eine hohe Compliance. Das heißt, daß er sich ernsthaft bemüht, alles richtig mitzumachen. Dies ist nicht selbstverständlich - viele normale Patienten machen noch lange nicht alles was der Arzt sagt. Der Meister unterstützt die Compliance durch entsprechend priesterlicher Worte, so wie bei der „Heiligen Kommunion“ in der katholischen Kirche. Es ist gleichsam ein religiöser Akt mit völliger Hingabe. Absolute Ruhe ist geboten. Der Satz heißt: „Ich bringe dir den Leib Christi“. Und die Gläubigen stellen sich bildhaft vor, wie der Leib Christi von ihnen geschluckt wird (psychotisch), denn es ist doch nur eine Hostie und wie jede Körperzelle davon betroffen wird (Körpertest) und man ohne Sünde ist. All das wird auf der neuronalen Ebene eingelagert/ einprogrammiert. Ist solch ein Gottesdienst nicht genau das, was wir in unseren ausgeklügelten Formaten erst noch erreichen möchten? Ja so ist es. Doch unsere Psyche sieht in einem Priester einen Priester und keinen Psychotherapeuten. Und die sieht in einem Therapeuten einen Therapeuten und keinen Priester. Da sieht man, wie wichtig das Gewand ist. Es ist völlig egal, wer darunter steckt. Und die Angebote sind gewissermaßen die gleichen, nämlich das Angebot jetzt mitzumachen oder es bleiben zu lassen. Der Priester macht ein NLPPt-Format als Gottesdienst.

Bei Reiki wird nicht der Leib Christi geschluckt, sondern es werden heilende Kräfte geschickt. „Ich schicke dir Reiki“, heißt der Satz. Und der Patient denkt und spürt in den Körper hinein, um zu spüren, daß sich z.B. eine Verspannung löst und die Schulter messbar warm wird.

Das ist wie „Autogenes Training“, nur daß die Performance anders ist - hier der Reiki-Meister, dort Frau Dr. Eberlein, anerkannte Ärztin, die in den 70er Jahren morgens im Radio zu hören war: „Positiv sollten Sie den Tag beginnen, schauen Sie hinaus auf die bunte Wiese, atmen Sie durch und Sie spüren, wie es warm wird und sich die Verspannungen lösen." Das ist reinstes Reiki, oder auch: Das ist nichts anderes als neuronale Einnistung. Und damit ist die Neurotransmitter-Konstellation auf Kraft und Heilung ausgerichtet. Das ist reinstes NLP auf der VAKOG/SM-Ebene „A" und „K".

18.3) DLSM als Vorschlag zu einer Wirklichkeit zweiter Ordnung

DLSM beinhaltet acht Einheiten als Wirklichkeit zweiter Ordnung nach Watzlawick und es geht um die Berücksichtigung der Daseinslogischen Kategorien menschlicher Existenz

Bei Freud werden wir zunächst mit der „Sinnfrage" konfrontiert. Dem „Sinn" steht das Neuro-VAKOG/SM gegenüber - Begriffe, die sich wohl kaum auf gemeinsame „Einheiten" eignen können/dürften.

Freud'sche Einheiten finden wir eher in den Seins-Zuständen von Entwicklung wie „primär-narzisstisch", „oral", „anal", „ödipal", „genital" und „sekundär-narzisstisch", „genital", „Pubeszenz", „adultomorph").

Daneben stehen in deutscher Übersetzung Daseins-Einheiten nach Salber: „Haben, Tun, Ordnen, Sein, Können, Werden".

Freud und Salber können übersetzt werden: „primär-narzisstisch/ Verschmelzung", „oral/Bindung haben", „anal/Ordnungs-Tun", „ödipal"/ Werden, „genital"/Können und „sekundär-narzisstisch/Entwicklung.

Diese Begrifflichkeiten sind geeignet, Realitäts-Einheiten erster Ordnung nach Watzlawick abzugeben.

Auch bei Adler finden wir zwar nicht alle, aber doch einige daseinslogische Bedingungen menschlicher Existenz (DLSM): „Kontext, Tun, Können, Zugehörigkeit und Werden.“

Bei C.G. Jung spielen die Kategorien Sein (Identität/Individuation) und Bindung/Halt (Zugehörigkeit/Individuation) eine Rolle. Die Individuation meint das ganzheitsbildende Ziel der Kategorien. Die Kategorien „Identität“ und „Zugehörigkeit“ findet man unter dem DLSM-Format auch in der NLPPt.

Die Logotherapie fokussiert auf die Kategorie des „Werdens“ (DLSM-Vision), die Existenzanalyse auf die Kategorie des „Anerkennens was ist“ (DLSM-Kontext) und die Daseinsanalyse auf die Kategorie des „Leidens am Dasein und der Sorge“ (ob des harten Kontextes).

Die bisher noch nicht genannten Therapierichtungen lassen die Suche nach den Kategorien zweiter Ordnung sowohl in der Praxis wie auch in der theoretischen Aufarbeitung völlig außer Acht. Das hat damit zu tun, daß alle diese Therapiearten immer nur auf einen bestimmten Teil des psychotherapeutischen Arbeitsfeldes abzielen. So z.B. die Gruppe der körperlich arbeitenden Therapien: Sie zielen auf somatische Verursachung oder Begleitfolgen anderer Leitdiagnosen ab. Es ist fraglich, ob z.B. von einer „Relaxationsübung“ ein psychotherapeutischer Sinn-Bogen zu „Glaubenssätzen/Werte“ geschlagen werden kann.

Auch die so beliebten „Aufstellungen“ machen eigentlich nur einen Hilfsdienst: Sie katapultieren eine „innerlich verortete“ Erlebensstruktur in eine „äußerlich verortete“ und damit erst wirklich anschau- und in Gruppen bearbeitbare Erlebensstruktur. Daß also nur die Analytischen Verfahren und die Neurolinguistischen Verfahren an „Daseinslogischen Kategorien“ interessiert sind, hat wohl damit zu tun, daß sie beide einen allumfassenderen Auftrag für sich angenommen haben.

Im Rahmen einer Theorie der „Allgemeinen Psychotherapie“ müssen die „Daseinslogischen Kategorien“ natürlich als wesentliche Bestandteile mit aufgeführt werden. Daraus folgt, daß die Lücken in den verschiedenen Therapieformen schonungslos auffallen. Wahrscheinlich fühlen diese Verfahren sich hinsichtlich einer Nachholverpflichtung/Füllungsverpflichtung frei.

18.4) Zusammenfassung

Bei Freud sind alle Schichten „psychische Schichten“. Eine „neuronale Schicht“ kommt in seiner Gegenstandsbildung nicht vor. Sie erinnern sich - Freud hatte sich aus guten Gründen gegen jede Verquickung psychologischen und neurologischen Denkens ausgesprochen.

Dieser Grundsatz hat lange gehalten. Erst in Anbetracht der bildgebenden Verfahren und den damit verbundenen Erkenntnissen kann Freuds Richtlinie heute aufgegeben werden. Die moderne Hirnforschung hat Freuds Maßstab überflüssig gemacht.

Die NLPPt arbeitet mit zwei Wirk-Systemen. Das erste System ist das „Neuronale System“, das zweite System ist das „Psychische System“. Beide Systeme zusammengenommen bilden ein Ganzes.

Das „Neurologische System“ der NLPPt ist leicht verdeutlicht: es besteht aus Neuronen, so wie sie von Hebb, Kandel und Rizzolatti dargestellt wurden und einem isolierten Pressesprecher des „neuronalen Systems“. Der Pressesprecher ist nicht der Garant der Wahrheit, sondern er bedient sich einzelner VAKOG/SM-Bildgebungen in Form von Einzelbildern, Metaphern, Filmen, Inhalten - zusammengefasst „Geschichten“ oder „Psyche“ genannt - um wie auch immer zu überleben.

Das „psychische System“ besteht dagegen aus einem Sack voller Geschichten zum Konfabulieren für jede Gelegenheit. Das „neuronale System“ und das „psychische System“ brauchen einander.

Um sich deren Zusammenwirken und auch deren Risiken vorstellen zu können, verwende ich hier im Sinne der Valorisierung das Bild eines

„Scharniers“, das gangbar, angerostet, manchmal aber auch zäh abläuft. Dieses Scharnier ist der Ort, an dem Psychisches in Neurologisches und Neurologisches in Psychisches übersetzt wird. Wir müssen uns für NLPPt ein Scharnier vorstellen, das mit einem Flügel den Kontakt zum „neuronalen System“ und mit einem anderen Flügel die Anbindung an das Psychische System darstellt. Wie diese beiden so grundsätzlich unterschiedlichen Flügel die Übersetzung schaffen, welche biochemischen Abläufe dabei zustande kommen, das ist bisher unbekannt. Wie dies geschieht und wie das überhaupt möglich ist, daß aus einem Stück „Neuronalem“ durch eine Übersetzung in ein Stück „Psychisches“ wird, das ist unklar und wird es wohl auch bleiben.

Das „neuronale System“ ist im Input (energetisch) offen, in der Bedeutungs-Gebung (operativ) aber eher verschlossen - aber nicht streng durchgehalten häufig offen. Dagegen ist das „psychische System“ sowohl energetisch wie auch operativ offen. Die operative Offenheit des Psychischen Systems ist für die Bildung von Geschichten und das Umerzählen in andere Geschichten nötig. Wenn sich auf dieser psychischen Ebene eine operative Schließung (Einengung) ergibt, dann sprechen wir von „Neurose“.

Die vorgeschlagene „Allgemeine Psychotherapie“ umfaßt beide Systeme, das „neuronale“ und das „psychische System“. Innerhalb beider Systeme gelten unterschiedliche Funktionsabläufe und Funktionsbedingungen. In beiden Systemen aber gilt die Dominanz des Ordnungssystems VAKOG/SM.

VAKOG/SM vereinigt die Grundbausteine (Einheiten) einer hier nur prototypisch einmal angedachten „Allgemeinen Psychotherapie“.

Wir benutzen die Worte „sehen, hören, fühlen, riechen und schmecken“ sowohl in Hinblick auf physiologische Abläufe im Gehirn (Seh-Zentrum, Hör-Zentrum, Riech-Zentrum, Schmeck-Zentrum) wie auch bezogen auf das psychische Erleben von Sehen, Hören, Körpergefühle, Riechen, Schmecken.

Damit sind die Worte für die fünf Sinne im eigentlichen Sinne „ganzheitlicher“ Art, haben wir doch mit VAKOG/SM ein einheitliches

Ordnungssystem, daß VAKOG/SM mit einem Schlag eine neuronale wie eine psychische Realität und Parallelität beschreibt. Die Sinne könnten gerade wegen dieser Ganzheitlichkeit ihrer (neuronalen und psychischen) Kategorien sowie mit den in VAKOG/SM verborgenen Submodalitäten der Sinne (das sind kalibrierende Veränderungsregler) als psycho-physische Realität (erster Ordnung nach Watzlawick) von allen Seiten Zustimmung erfahren.

Im „neuronalen System" gelten die Regeln der Neurologie und Physiologie, im System der Psyche aber gelten die Regeln des Psychischen. Und was sind die Regeln des Psychischen? Hier könnten wir vielleicht den kompletten „Freud" mit aufnehmen - der damit zu einem mehrfachen Format der NLPPt würde. Daß die Psychoanalyse auf diesen Vorschlag - wenn sie ihn denn überhaupt jemals zur Kenntnis nehmen -, gekränkt reagieren muß, das ist zu erwarten. Als völlig freies Gedankengut jetzt in ein übergeordnetes Ganzes eingemeindet zu werden, das ist viel verlangt.

Das neurologische System (nicht das „neuronale System") beinhaltet Aussagen über VAKOG/SM im Gehirn, über das Zustandekommen von „n" Verknüpfungen und deren Löschung, den möglichen morphologischen Veränderungsmöglichkeiten neuronaler Zustände und schließlich die Bedeutung der Spiegelneuronen für die Konstruktion von Wahrnehmung.

Das psychische System beinhaltet dagegen vakogisierte Aussagen über psychisches Erleben, über das vernetzende Zusammenkommen von allem mit allem, einfach durch die Kraft von sich ausbreitenden irrationalen Wirklichkeiten (sprich „Zurecht-Machungen"), die wir „Geschichtenbildung" nennen. Bei jeder Geschichtenbildung haben wir es mit den Wirkungen und Bedingungen anthropologischer und damit daseinslogischer Existenzbedingungen zu tun. Zu diesen Existenzbedingungen gehört auch das Unterworfen-Sein unter das Phänomen der vergehenden „Zeit" (Entwicklung) sowie die Möglichkeit, aus dem unmittelbaren Handlungsvollzug herauszutreten und anders als die Tiere - eine („wahrnehmungs-brechende") Meta-Position der Wahrnehmung einnehmen zu können.

Soweit unser theoretisches Gesamtgebilde der NLPPt. Kommen wir zu der Frage, wie wir therapeutische Wirkungen erzielen können. Was wir haben, das sind unsere beiden Systeme mit ihren Möglichkeiten und Unmöglichkeit, wir haben einerseits VAKOG/SM und die Submodalitäten, andererseits die daseinslogischen Grundbedingungen menschlichen Existierens und (seit EMDR) das „Prozessieren“- mehr nicht.

Und noch etwas: Wir wollen Veränderungen im „neuronalen System“ erzielen, denn nur die dort vorgenommenen Veränderungen sind langfristige (Wirkungs-) Veränderungen. Veränderungen im psychischen System sind dagegen bloß oberflächlicher Schein, temporäres Geschehen.

Aber nicht doch, wir haben doch auch einen klugen zentralen Gedanken, wie wir unser therapeutisches Handeln begründen (legimitieren): Wir haben den Grundgedanken, daß alle Füllungen im Gehirn nur durch VAKOG/SM vorgenommen sein können, denn wer anders hat denn Zugriffsrecht zum Gehirn? Nur unsere Sinne, also VAKOG/SM. Wie anders kommt man ins Gehirn, wenn nicht durch VAKOG/SM? Also halten wir VAKOG/SM gut fest. Einen anderen Weg ins Gehirn zu gelangen, gibt es nämlich nicht. Diesen Gedanken konsequent zu Ende gedacht bedeutet: Wenn alles durch den VAKOG-Weg in das Gehirn hineingekommen ist und sein muß, dann müssen und können wir natürlich ebenfalls durch diese Kanäle in das Gehirn hineingelangen, um unsere Operationen durchzuführen, ja wir müssen es, denn einen anderen Weg gibt es nicht.

Wie also kommen wir auf die neuronale Ebene? Ganz einfach: Durch VAKOG/SM, indem wir uns auf unsere geheimen Bilder, Gedanken, Körperlichkeit, unser Riechen und Schmecken konzentrieren. Doch erklärt das Wort „Konzentration“ noch gar nichts. Wir müssen näher hinsehen. Was passiert denn, wenn wir uns auf innere Bilder konzentrieren? Nun zunächst einmal unterbrechen wir den Flow der Geschichte, zerdehnen den Augenblick und leuchten da voll hinein, was wir „Prozessieren“ nennen. Ebenso ist die Arbeit mit den Submodalitäten eigentlich bei näherem Hinsehen ein Verharren in einem Moment, das Zerdehnen dieses Moments und das Fokussieren (operieren).

Die im „neuronalen System“ vorgenommenen Prozessierungen (Operationen) führen auf neuronaler Ebene automatisch zu veränderten Neurotransmitter-Konstellationen und auf der psychischen Ebene zu neuen Geschichten.

Mit den Geschichten sind wir automatisch auf die Ebene der Inhalte eingetaucht, wobei diese Geschichten alle eine eigene Logik haben. Hier ist der Ort, wo die Geschichten der großen Psychotherapien angesiedelt sind. Freud erzählt uns die Geschichte der Libido-Entwicklung. Adler kommt mit der Geschichte einer Entwicklung von unten nach oben durch den Willen zur Macht. Freud und Adler meinten beide, sie hätten jeweils Recht, zerstritten sich und so standen sich fortan scheinbar zwei Therapieschulen gegenüber. Und dann kam Jung, nur konnte er mit den Inhalten Libido und Macht nichts anfangen. Aus seiner Sicht ist das Ziel des Lebens die „Individuation“ (Ganzwerdung) abgespaltener Archetypen. Hier ist der Inhalt das Ziel. Und die Logotherapie sieht den „Lebenssinn“ als Inhalt, die Existenzanalyse sieht den „Sinn“ im Akzeptieren und Verantwortlichen dessen was ist, die Daseinsanalyse sieht den „Sinn“ darin, …

Es geht in der Festlegung auf diesen oder jenen Inhalt um einen Machtkampf derer, die sich als die Inhaber der Inhalte verstehen. Auf der Geschichtenebene sind wir so wie in einem skurrilen Traum.

19) Schlußwort

Wir begannen mit der Darstellung der Merkmale der NLPPt, machten uns dann das Zusammenspiel von „N“, „L“ und „P“ zu einem Ganzen deutlich und näherten uns den Behandlungs-Formaten und deren Ordnungen.

Nach Offenlegung einer NLPPt-eigenen Störungslehre (Ätiologie) konnten wir ein allen Formaten zukommendes Grundmodell von NLPPt in Form eines prototypischen Super-Formates erstellen.

In einem klinischen Sonderkapitel wurde die NLPPt im Rahmen der Psychiatrie vorgestellt.

Ein Kapitel zur Geschichte der NLPPt sollte ein Hinein-Sehen zwecks Erlangung von Einsicht (in Etwas hinein-sehen) in das Werden eröffnen: Wissen um das Gewordene zum Verständnis für das Werdende.

Zu guter Letzt stellten wir die These auf, daß die NLPPt soweit und so allgemein angelegt ist, daß sie geeignet ist, einen Rahmen (theoretische Verortung) für alle denkbaren Psychotherapie-Schulen abzugeben. Wir haben dazu eine Reihe von plausiblen Auswertungen vorgelegt - die vorgelegten Überlegungen sind/waren keine Wissenschaft, sondern Erfahrungen aus dem Alltag.

Zum guten Schluß legten wir zusammen, was Bestandteil einer NLPPt sein müsse. Eine gefaltete Gesamtübersicht liegt bei.

Na dann ist gut.

Gesamtübersicht: Coaching mit Psychotherapieformaten

Die folgenden Tabellen geben eine Gesamtübersicht über die mit der Substraktions-Technik zu Coaching-Formaten transformierten bekanntesten Psychotherapie-Schulen wieder.

Für eine bessere Lesbarkeit wurde die Gesamtübersicht in einzelne Tabellen unterteilt. Diese Tabellen finden Sie zum kostenfreien Download auf der Seite http://www.landsiedel-seminare.de/nlppt-fjk .

Coaching mit Psychotherapieformaten - Teil 1

Durchgehender Gesichtspunkt: Meta-Prisma

1. Paradigma: Sinnsuche im unsinnigen Material / Psychoanalytische Schulen

Verfahren	Kürzel	Begründer	Recheneinheiten	realisierter VAKOG	realisierter DLSM	Format hat folgende Wirkfaktoren	Bewertung aus NLP-Metaposition
1) Psychoanalyse	PA	Sigmund Freud 1856-1937	Es / Ich / Über-Ich Geschichte / Sexualität oral / anal / ödipal BW / VBW / UBW	VAKOG: A Perspektivismus Wirkungseinheiten Zustände	Kontext Handeln Identität	Sinnsuche um zu verstehen Bewusstsein schaffen durch Deutungen erinnern/wiederholen/durcharbeiten Übertragungsanalyse Gegenübertragungsanalyse	Psychisches existiert nur in Bild-Geschichten Durcharbeiten ist VAKOG-Submodalitäten Metamodell der Sprache / freie Assoziation Geschichten aus Geschichten ableiten oral = Zugehörigkeit/Kontext = Bindung und Veränderung = Haben und Loslassen anal = Verhalten / Glaubenssätze und Werte = Tun und Ordnung ödipal = Ressourcen / Identität = Können und Sein Psychoanalyse ist immer auch Psychosynthese
Intensivberatung		Wilhelm Salber 1928-2016	Konstruktionsbeschreibung Konstruktionserfahrung Aneignung, Umbildung, Einwirkung Anordnung, Ausbreitung, Ausrüstung			Format: leiden können methodisch werden ins Bild rücken ins Werk setzen	Zweieinheiten, Gestaltschließungen Paradoxien aushalten können
2) Individualpsychologie	IP	Alfred Adler 1879-1937	Geschichte / Minderwertigkeit / Gemeinschaftsgefühl Lebensplan	VAKOG: A unten / oben Metaprogramm	Handeln Ressourcen Zugehörigkeit	Chaos / Ordnung / Ressource Zielausrichtung Begleitung Anerkennung	NE: Ressourcenarbeit / Zugehörigkeit Zielarbeit
3) Analytische Psychologie	AP	C.G. Jung 1875-1961	Archetypische Bilder	VAKOG: V	Werte Zugehörigkeit	Numinosität überwinden Individuation Ganzheit herstellen	Ziel: Wiedergewinnung von verdrängtem (verlorenem) Material Schatten bearbeiten, um Numinosität zu entmachten Metaphern gelten als psychische Realität
4) Tiefenpsychologisch fundierte Psychotherapie (Krankenkassen)							

Coaching mit Psychotherapieformaten - Teil 2

0) Durchgehender Gesichtspunkt: Meta-Prisma

2. Paradigma: Derivate der Sinnsuche

Verfahren	Kürzel	Begründer	Recheneinheiten	realisierter VAKOG	realisierter DLSM	Format hat folgende Wirkfaktoren	Bewertung aus NLP-Metaposition
5) Logotherapie	LT	Viktor Frankl 1905-1997	Freie Sinnsuche zweckhaft	VAKOG: A	Vision	Ziel: Bewußtwerdung	Wie genau macht man das?
6) Existenzanalyse		Alfried Längle *1951	Sinn Konfrontieren mit dem, was ist	VAKOG: A	Kontext	Anerkennen was ist Freiheit / Selbstverant-wortung	Wie genau macht man das?
7.1) Daseinsanalyse		Ludwig Binswanger 1881-1966	Sinn	VAKOG: A	Kontext	Sorge	Emotionale Aufhebung der Abstinenzregel
7.2) Daseinsanalyse		Medard Boss 1903-1990	Leiden am Dasein			Aufhebung Abstinenzregel	Zuwendung
8) Transaktionsanlyse	TA	Eric Berne 1910-1970	Kind-/Eltern/Erw.-Ich	VAKOG: A	Zugehörigkeit	Teilearbeit/Nachreifung	Anwendbar bei Kommunikationsstörung Schnelle Bewusstmachung Formathaftigkeit
9) Bioenergetische Analyse	BA	Alexander Lowen 1910-2008	Körperarbeit	VAKOG: K	Handeln	Bio-psychische Körperdeutungen	Psychophysischer Parallelismus State-Arbeit
10) Katathymes Bilderleben	KB	Hanscarl Leuner 1918-1996	Imaginationen	VAKOG: V	Geschichten	Zerdehnungen	Konzentration (Zerdehnung des Augenblicks)

3. Paradigma: Ebenen der Kommunikation

Verfahren	Kürzel	Begründer	Recheneinheiten	realisierter VAKOG	realisierter DLSM	Format hat folgende Wirkfaktoren	Bewertung aus NLP-Metaposition
11) Kommunikationsquadrat		Schulz von Thun * 1944	Geschichten in 4 Kanälen	VAKOG: A	Keine Therapie	Kommunikationsauffächer	Einsetzbar zur Gestaltbrechung durch Ebenenwechsel
12) Themenzentrierte Interaktion	TZI	Ruth Cohn 1912-2010	Es/Ich/Wir/Globe sachlich / individuell / zwischenmenschlich / umfeldbezogen	VAKOG: A	Keine Therapie	Brechung	Strukturerfahrung Coaching bei Ebenendiffusion, analog Kategorienlehre Batesons Coachen von Arbeitsgruppen

Coaching mit Psychotherapieformaten - Teil 3

0) Durchgehender Gesichtspunkt: Meta-Prisma

4. Paradigma: Therapeutenvariable

Verfahren	Kürzel	Begründer	Recheneinheiten	realisierter VAKOG	realisierter DLSM	Format hat folgende Wirkfaktoren	Bewertung aus NLP-Metaposition
13) Gesprächspsychotherapie	GT	Carl Rogers 1902-1967	Therapeutenvariable	VAKOG: A	Zugehörigkeit	Synonymisierung	Emotionale Zuwendung
14) Gordon-Training		Thomas Gordon 1918-2002	aktives Zuhören	VAKOG: A	Kontext	Familienkonferenz	Win-Win-Situation
15) Focusing		Eugene Gendlin 1926-2017	Selbsthilfegruppe	VAKOG: A	Zugehörigkeit	Verantwortungsübernahme	Selbstheilung durch Aktivierung von Körpergefühlen (Ressourcen) Perspektivenwechsel: Was ist mein Anteil? Teil von NLP-Arbeit

5. Paradigma: Primat des Körpers

Verfahren	Kürzel	Begründer	Recheneinheiten	realisierter VAKOG	realisierter DLSM	Format hat folgende Wirkfaktoren	Bewertung aus NLP-Metaposition
16) Feldenkrais		Moshe Feldenkrais 1904-1984	minimale Bewegungen	VAKOG: K	Handeln	Körperbewußtsein	Alltagsbewegungen verändern
17) Autogenes Training	AT	Joh. Heinrich Schultz 1984-1970	Submodalitäten	VAKOG: K	Handeln	Körperarbeit	Preframings / Primings setzen
18) Progressive Muskelrelaxation		Edmund Jacobson 1888-1983	Muskelgruppen	VAKOG: K	Handeln	aktiver Spannungswechsel	Prozessieren in zerdehnten Augenblicken
19) Rolfing		Ida Rolf 1896-1979	Faszien-Massage	VAKOG: K	Handeln	Aufrichten der Körperstuktur	Körperliches Wohlbefinden als Basis von psychischem Wohlbefinden
20) Mentales Training		Fred Christman 1931-2007	Sukzessivgestalt	VAKOG: VAK	Handlungskreis	Störungsfreiheit	Gestaltlogik

6. Paradigma: Verstärkungslernen

Verfahren	Kürzel	Begründer	Recheneinheiten	realisierter VAKOG	realisierter DLSM	Format hat folgende Wirkfaktoren	Bewertung aus NLP-Metaposition
21) Verhaltenstherapie	VT	Skinner 1904-1990	S/R/K	S-R	Störungen	Verstärkung/Löschung (Konditionierung)	Ankern und Anker löschen Hebbsches Plastizitätsgesetz
22) Kognitive Verhaltenstherapie		Aaron T. Beck *1921	S/R/K	VAKOG: A	Glaubenssätze	VAKOG-Arbeit	NLP-kompatibel
23) Rational-Emotive Therapie	RET	Albert Ellis 1913-2007	ABCDE-Modell	VAKOG: A	Werte	Logik	Verantwortungsübernahme

Coaching mit Psychotherapieformaten - Teil 4

0) Durchgehender Gesichtspunkt: Meta-Prisma

7. Paradigma: Exoten

Verfahren	Kürzel	Begründer	Recheneinheiten	realisierter VAKOG	realisierter DLSM	Format hat folgende Wirkfaktoren	Bewertung aus NLP-Metaposition
24) Gestalttherapie		Fritz Perls 1893-1970	Gestaltgesetze	VAKOG: VAKOG	Geschichten	Konzentration/ Entäußerung	Gestaltlogik
25) Psychodrama		Jacob Moreno 1890-1974	Prozessvariable	VAKOG: VAK	Handeln	Entäußerung	Katharsis
26) Hypnotherapie		Milton Erickson 1901-1980	Milton-Sprache	VAKOG: VAKOG	Ressourcen	Transderivationale Suche	neurologische Vernetzung
27) Provokative Therapie		Frank Farelly 1931-2013	Provokante Sprache	VAKOG: A	Vision Werte	Strukturerfahrung	Reframing

8. Paradigma: Verortung

Verfahren	Kürzel	Begründer	Recheneinheiten	realisierter VAKOG	realisierter DLSM	Format hat folgende Wirkfaktoren	Bewertung aus NLP-Metaposition
28) Systemische Therapie		Maria Pallazzoli 1916-1999	Mailänder Modell		Kontext	Aufstellung	
29) Familientherapie		Virginia Satir 1916-1988	Familienaufstellung	VAKOG: K	Kontext	Verortung/Entäußerung	Sichtbarmachung
30) Familienstellen		Bert Hellinger 1925-2019	Familienstellen	VAKOG: K	Werte	Verortung/Entäußerung	Morphogenetisches Feld
31) Systemische Strukturaufstellungen	SySt	Matthias V. von Kibed * 1950	Strukturaufstellung	VAKOG: K	Kontext	Verortung/Entäußerung	Ort, Abstand, Richtung, Winkel
32) Soziales Panorama		Lucas Derks * 1950	Sozialaufstellung	VAKOG: V	Kontext	Verortung	Sozial-Repräsentations-System

Coaching mit Psychotherapieformaten - Teil 5

0) Durchgehender Gesichtspunkt: Meta-Prisma

9. Paradigma: hirnneurologische Herstellungsprozesse

Verfahren	Kürzel	Begründer	Recheneinheiten	realisierter VAKOG	realisierter DLSM	Format hat folgende Wirkfaktoren	Bewertung aus NLP-Metaposition
33) Konstruktivismus		Paul Watzlawik/ Palo-Alto-Gruppe 1921-2007	Hirn-Prozessieren	VAKOG: A	Vision	Strukturerfahrung	Machbarkeit
34) Neurolinguistische Psychotherapie	NLPt	Schütz, Peter *1952	Hirn-Prozessieren	VAKOG: VAKOG	Prozessieren	Sammel-Surium	Prozesszentrierung
35) Eye-Movement-Integration	EMI	Steve Andreas 1935-2018		VAKOG: VAKOG	Prozessieren	Hirn-Prozessierungen	Prozesszentrierung
36) EMDR	EMDR	Francine Shapiro 1948-2019	Hirn-Prozessieren	VAKOG: VAK	Prozessieren	Hirn-Prozessierungen	Prozesszentrierung
37) Energetische Psycho	EP	Fred Gallo *1946	Hirn-Prozessieren	VAKOG: VAK	Prozessieren	Hirn-Prozessierungen	Prozesszentrierung
38) Reiki		Micao Usul 1865-1926	Hirn-Prozessieren	VAKOG: K	Prozessieren	Hirn-Prozessierungen	Prozesszentrierung
39) The Work		Byron Katie *1942	Hirn-Prozessieren	VAKOG:A	Prozessieren	Hirn-Prozessierungen	Prozesszentrierung
40) Neuropsychotherapie		Klaus Grawe 1943-2005	Hirn-Prozessieren	NEURO-VAK	Ressourcen	Neuronal begründete Gespräche	Hohe NLPt-Kompatibilität
41) Neuro-linguistisch-programmierende Psychotherapie							

Literatur-Verzeichnis

1. Beaulieu, Danie, Impact-Techniken für die Psychotherapie, 3. Aufl., Heidelberg 2008
2. Besser-Siegmund, Cora, Magic Words, Paderborn, 2008
3. Beutel, 2002, in Grawe, Klaus, I. 2002, a.a.O., S. S. 9, in Grawe, I., S. 25
4. Bresser, Paul, Vorlesungsmitschrift 1978
5. De Shazer, Steve, zitiert nach Weber, Gunthard, u.a., Aufstellungsarbeit revisited, Heidelberg, 2005
6. Dilts, Robert, Die Magie der Sprache, Paderborn, 2. Aufl., 2005, S. 177
7. Freud, Sigmund, I. Vorlesungen zur Einführung der Psychoanalyse, Studienausgabe, dritte Auflage, Frankfurt 1969, S.46
8. Freud, Sigmund, II, Die Traumdeutung, 1900, GW Bd. 2 und 3, London 1942, 7. Aufl, 1984
9. Freud, Sigmund, III., Darstellungen der Psychoanalyse, Frankfurt, 1969
10. Freud, Sigmund, IV., Über Psychoanalyse. Fünf Vorlesungen 1909, in: Darstellungen der Psychoanalyse, Frankfurt 1969
11. Freud, Sigmund, V. Darstellungen der Psychoanalyse, Frankfurt 1969
12. Freud, Sigmund, VI., Das Unbewußte, in: GW Bd. 10, Seite 264 - 305, 8. Aufl., London 1991
13. Freud, Sigmund, VII., Abriß der Psychoanalyse, Frankfurt, 1953,
14. Freud, Sigmund, VIII., Zur Auffassung der Aphasien, Wien, 1891 b
15. Freud, Sigmund, IV., Jenseits des Lustprinzips, Wien, 1920
16. Grawe, Klaus, I., Neuropsychotherapie, Göttingen 2004
17. Grawe, Klaus, II., Psychotherapiegutachten der Bundesregierung, 1999
18. Gehirnlernen http://www.gehirnlernen.de/gehirn/plastizität
19. http://www.spiegel.de/wissenschaft/mensch/hirnforschung-forscher-sehen-bilder-in-fremden-koepfen-a-539596.html.
20. (Grawe: NLP bietet keine empirischen Wirksamkeitsuntersuchungen) in Erdmann, Daniel, Prozessoptimierung in der angewandten Mediation durch Kommunikationstechniken des NLP, Morrisville, USA 2010
21. http://www.isw-nlp.at/index.php?id=245: in "Das Vermächtnis des Don Juan", S.63 (Zerdehnung des Augenblicks)

22. https://nlp-zentrum-berlin.de/infothek/nlp-glossar/state
23. http://www.deutschlandfunkkultur.de/gedankenlesen-mit-neurowissenschaft-fenster-zum-hirn.976.de.html?dram:article_id=408628 (Gedanken lesen mit bildgebenden Verfahren)
24. https://de.wikipedia.org/wiki/Methodik (Wissenschaftstheorie)
25. http://www.ahtainc.com/RelationshipEMI-EMDR.pdf (Gestohlenes EMDR)
26. https://de.wikipedia.org/wiki/Nosologie (Definition Nosologie)
27. http://www.neuro24.de/psychdat.htm (Psychiatrisches Befundschema Karl Mayer)
28. http://www.rafa.at/125henoc.php (Sprache der Engel)
29. https://translate.google.de/translate?hl=de&sl=en&u=http://www.neurosemantics.com/william-james-could-he-have-invented-nlp/&prev=search (W. James hätte NLP erfunden)
30. https://www.neurosemantics.com/would-alfred-alder-have-liked-nlp
31. http://www.Randi Fredricks: ahtainc.com/RelationshipEMI-EMDR.pdf
32. https://de.wikipedia.org/wiki/Nosologie
33. http://www.isw-nlp.at/index.php?id=245
34. http://www.rafa.at/125henoc.php
35. http://www.ahtainc.com/RelationshipEMI-EMDR.pdf, S. 269
36. https://www.aphorismen.de
37. Grawe, Klaus, zitiert nach Erdmann, Daniel, Prozessoptimierung in der angewandten Mediation durch Kommunikationstechniken des NLP, Morrisville, USA 2010
38. Gendlin, Eugene T.: *Focusing. Selbsthilfe bei Lösungen persönlicher Probleme*, 9. Auflage , Rowohlt, Reinbek bei Hamburg 1998
39. Jaspers, Karl, Allgemeine Psychopathologie, 8. Aufl., Berlin 1965
40. Jochims, Inke, NLP für Profis, Göttingen 1995
41. Joseph O`Connor und John Seymour, Neurologisches Programmieren, Gelungene Kommunikation und persönliche Entfaltung, 10. Aufl., Kirchzarten 2000
42. Kernberg, Otto F., Borderline-Störungen und pathologischer Narzißmus, Frankfurt a.M. 1978

43. Kibed, Matthias Varga von, Ein Metakommentar, in: Gunthard Weber, u.a., (Hrsg.), Aufstellungsarbeit revisited, Heidelberg 2005
44. Laplanche, J./Pontalis, J.-B., Das Vokabular der Psychoanalyse, Frankfurt a.M., 1972
45. Leuthner, "Nackt duschen streng verboten", München, 2009
46. Marx, Karl, Gesamtausgabe, Ergänzungsband Erster Teil, Berlin 1974, Ökonomisch-philosophische Manuskripte (1844)
47. McClendon, Terrence, The Wild Days, 1972-1981, Hamm, 2003
48. Mohl, Alexa, Die Wirklichkeit des NLP, Erkenntnistheoretische Grundlagen und ethische Schlußfolgerungen, Paderborn 2000
49. Ovid, Metamorphosen
50. Rapaport, David, Die Struktur der psychoanalytischen Theorie, Stuttgart, 2. Aufl.,1970
51. Salber, Wilhelm, I., Der psychische Gegenstand, Bonn, 1959
52. Salber, Wilhelm, II., Morphologie des seelischen Geschehens, Ratingen, 1965
53. Salber, Wilhelm, III., Wirkungseinheiten, Wuppertal 1969
54. Salber, Wilhelm, IV., Vorlesungsmitschrift , 1975
55. Salber, Wilhelm, V., Vorlesungsmitschrift , 1978
56. Salber, Wilhelm, VI., Konstruktion psychologischer Behandlung, 1980
57. Salber, Wilhelm, VII., Entwicklungen der Psychologie Sigmund Freuds, Bd.: I, II, III, Bonn 1973 und 1974
58. Dr. Schäfers, Andrea T.U., http://www.gehirnlernen.de/gehirn/plastizität
59. Schapp, Wilhelm, In Geschichten verstrickt, 2. Auflage, Wiesbaden 1976.
60. Schopenhauer, Arthur, Die Welt als Wille und Vorstellung, 3. Auflage Brockhaus, Wiesbaden, 1972
61. Schopenhauer, Arthur, Über die vierfache Wurzel des Satzes vom zureichenden Grunde, in Züricher Ausgabe, Wiesbaden, 1972
62. Solms, K.K., Solms, M., Neuro-Psychoanalyse, 2. Aufl. Stuttgart 2005,
63. Unterberger, Gerhart, Die emotionale Konstruktion der Wirklichkeit und die Konsequenzen für die NLPt, in: Bader, Birgit u.a. (Hrsg.), Emotion und Beziehung, Hamburg 2005, S. 15 xx
64. Vaihinger, Hans, Philosophie des Als Ob, 1911, S. 14

65. Van-der-Kolk, "Jenseits der Redekur", in Shapiro, F. (RSG), EMDR, Paderborn, 2003
66. Watzlawick/DVD/Vom vermeintlichen Sinn des Unsinns/Hrsg. Auditorium/ Life-Mitschnitt der Baseler Psychotherapietage 1998)
67. Weber, Gunthard, u.a., Aufstellungsarbeit revisited, Heidelberg 2005
68. Weber, Max, Die protestantische Ethik und der Geist des Kapitalismus, 1904
69. Wechsler, (HAWIE) Hamburg Wechsler Intelligenz-Test für Erwachsene
70. Werth, Ulrich, Parkinson ist heilbar, Das Geheimnis der ewigen Nadel, Valenzia, Spanien, 2017
71. William, James, The Principles of Psychology. Zwei Bände. New York/London 1890

Zum Autor

Diplom-Psychologe Dr. (phil.) Franz-Josef Klar, Jahrgang 1951, studierte 1972-1980 Psychologie, Sozialwissenschaften und Pädagogik an der Universität zu Köln. Er erwarb dort zunächst das I. und II. Staatsexamen für das Lehramt am Gymnasium (sowie für Sekundarstufe I und II). Anschließend machte er das Diplom in Psychologie - Studienschwerpunkt „Morpho-logische Psychologie" - bei Prof. Dr. Wilhelm Salber.

1991 schloss Franz-Josef Klar die Ausbildungsgänge zum „Psychotherapeuten (DGIP)" und zum „Psychoanalytiker (DGIP)" ab. Auf der Basis dieser Ausbildungen (Fachkundenachweis) wurde er 1999 in Anwendung des Psychotherapeutengesetzes (Übergangsverfahren) zum „Psychologischen Psychotherapeuten" ernannt. Im selben Jahr erwarb er die Befähigung zum „Gruppenpsychotherapeuten für tiefenpsychologisch fundierte und analytische Gruppentherapie" (DGIP).

Im Jahre 2003 promovierte Franz-Josef Klar an der Universität Duisburg-Essen mit einer Dissertation zur „Wirksamkeit Individualpsychologisch-Psychoanalytischer Psychotherapie - eine Langzeitstudie zur Psychotherapieforschung" zum „Doktor der Philosophie" (Dr. phil.).

In den Jahren 2003-2005 kam es bei ihm zu einem radikaler Wechsel seiner psychologisch-wissenschaftlichen Sichtweise, und zwar weg von der „psychoanalytischen" Sichtweise und hin zu einer „neurolinguistisch-programmierenden" Sichtweise.

Im Bereich der „neurolinguistischen Psychotherapie" durchlief er die Ausbildungen zum „NLP-Lehrtrainer" (DVNLP), „NLP-Lehrcoach" (DVNLP), „Neurolinguistischen Lehr-Therapeut" (DVNLPt) sowie zum „Neurolinguistischen Supervisor" (DVNLPt).

Zur Abrundung seiner therapeutischen Kenntnisse machte Franz-Josef Klar eine Ausbildung zum „EMDR-Therapeuten" bei der EMDRIA-Deutschland.

Dr. (phil.) Franz-Josef Klar war bzw. ist Mitglied bei/in folgenden Verbänden und Institutionen:

- „Deutsche Gesellschaft für Individualpsychologie“ (DGIP). Die Mitgliedschaft wurde aus Altersgründen zum 31.12.1999 beendet.
- „Alfred-Adler-Institut“, Düsseldorf
- „Deutsche Gesellschaft für Psychoanalyse, Psychotherapie, Psychosomatik und Tiefenpsychologie“ (DGPT). Die Mitgliedschaft wurde aus Altersgründen zum 31.12.1999 beendet.
- Deutscher Verband für Neurolinguistisches Programmieren (DVNLP)
- Deutscher Verband für Neurolinguistische Psychotherapie (DVNLPt)
- EMDRIA-Deutschland e.V.
- Von 2008 bis 2019 war er Inhaber des „European Certificate of Psychotherapy“ (ECP) der EAP (European Assoziation Psychotherapy). Die Mitgliedschaft wurde aus Altersgründen zum 31.12.2019 beendet.

Berufliche Tätigkeiten

Zunächst war Franz-Josef Klar als Lehrer in einem Gymnasium sowie dann in einer Schule für Sozialpädagogik tätig.

Danach war er langjähriger pädagogischer Mitarbeiter in einer Jugendgruppe eines Kinder- und Jugendheimes. Später war er dort als psychologischer Berater und Mitglied des Leitungsteams dieses Kindes- und Jugendwohnheimes tätig. Später übernahm er beim gleichen Leistungsträger die Planung, den Aufbau und die Leitung einer sozialpsychiatrischen Wohn- und Rehabilitationseinrichtung für Erwachsene mit 54 vollstationären Plätzen.

Schließlich arbeitete Dipl.-Psych. Dr. (phil.) Franz-Josef Klar als Psychologischer Psychotherapeut in einer psychotherapeutischen Privat-Praxis.

Veröffentlichungen

- Klar, Franz-Josef, "Die nicht anschaubaren Grausamkeiten"; in NLP-konkret, Band 2, Hrsg. Birgit Bader, Bargdeheide 2008, psymed-verlag, S. 40 – 58

- Klar, Franz-Josef, "Mitten in Deutschland", in "Kommunikation & Seminar", Heft 5/2007, S. 12 - 15.